Haug

Intensivtraining körperliche Untersuchung und Diagnostik für Heilpraktiker

Jürgen Sengebusch
Michael Herzog

455 Abbildungen

Karl F. Haug Verlag · Stuttgart

Anschriften
Jürgen **Sengebusch**
info@heilpraktikerlernzentrum.de
art und weise
Kappenberger Damm 423
48163 Münster
Deutschland

Michael **Herzog**
michael.herzog@hufelandschulde.de
Hufeland-Schule Senden
Wilhelm-Haverkamp-Str. 21
48308 Senden
Deutschland

Bibliografische Information der Deutschen Nationalbibliothek
Die Deutsche Nationalbibliothek verzeichnet diese Publikation in der Deutschen Nationalbibliografie; detaillierte bibliografische Daten sind im Internet über http://dnb.d-nb.de abrufbar.

Ihre Meinung ist uns wichtig! Bitte schreiben Sie uns unter:
www.thieme.de/service/feedback.html

Wichtiger Hinweis: Wie jede Wissenschaft ist die Medizin ständigen Entwicklungen unterworfen. Forschung und klinische Erfahrung erweitern unsere Erkenntnisse, insbesondere was Behandlung und medikamentöse Therapie anbelangt. Soweit in diesem Werk eine Dosierung oder eine Applikation erwähnt wird, darf der Leser zwar darauf vertrauen, dass Autoren, Herausgeber und Verlag große Sorgfalt darauf verwandt haben, dass diese Angabe **dem Wissensstand bei Fertigstellung des Werkes** entspricht.
Für Angaben über Dosierungsanweisungen und Applikationsformen kann vom Verlag jedoch keine Gewähr übernommen werden. **Jeder Benutzer ist angehalten**, durch sorgfältige Prüfung der Beipackzettel der verwendeten Präparate und gegebenenfalls nach Konsultation eines Spezialisten festzustellen, ob die dort gegebene Empfehlung für Dosierungen oder die Beachtung von Kontraindikationen gegenüber der Angabe in diesem Buch abweicht. Eine solche Prüfung ist besonders wichtig bei selten verwendeten Präparaten oder solchen, die neu auf den Markt gebracht worden sind. **Jede Dosierung oder Applikation erfolgt auf eigene Gefahr des Benutzers.** Autoren und Verlag appellieren an jeden Benutzer, ihm etwa auffallende Ungenauigkeiten dem Verlag mitzuteilen.

Karl F. Haug Verlag in Georg Thieme Verlag KG
Rüdigerstr. 14, 70469 Stuttgart, Deutschland
www.haug-verlag.de

Printed in Germany

Covergestaltung: © Thieme
Bildnachweis Cover: © Thieme
Grafiken und Fotomontagen: Mareen Wrobel, Stuttgart; nach Vorlagen von Jürgen Sengebusch, Hufeland-Schule Senden/ HPLZ.de
Fotos und Videos ohne gesonderte Quellenangabe: © Thieme
Satz: Ziegler und Müller, text form files, Kirchentellinsfurt
gesetzt auf APP/3B2, V. 9
Druck: Aprinta Druck GmbH, Wemding

DOI 10.1055/b-006-163365

ISBN 978-3-13-242880-5 1 2 3 4 5 6

Auch erhältlich als E-Book:
eISBN (PDF) 978-3-13-242881-2
eISBN (epub) 978-3-13-242882-9

Die abgebildeten Personen haben in keiner Weise etwas mit der Krankheit zu tun.
Wo datenschutzrechtlich erforderlich, wurden die Namen und weitere Daten von Personen redaktionell verändert (Tarnnamen). Dies ist grundsätzlich der Fall bei Patienten, ihren Angehörigen und Freunden, z. T. auch bei weiteren Personen, die z. B. in die Behandlung von Patienten eingebunden sind.

Vorwort

Die Diagnostik in der Heilpraktikerpraxis ist ein sehr umfangreiches, spannendes und bedeutendes und durchaus auch umstrittenes Thema. Wir verfügen potenziell über einen riesigen Fundus an Befundmöglichkeiten und Untersuchungstechniken.

Man kann die vielfältigen Möglichkeiten sehr unterschiedlich bewerten, wenn man sie mit der üblichen Diagnostik in der Klinik und der ärztlichen Praxis vergleicht. Dort steht einerseits eine apparategestützte Diagnostik im Vordergrund, die teilweise ungemein wichtige und erstaunliche Erkenntnisse ermöglicht, z. B. durch bildgebende Verfahren wie die Computertomografie (CT) und Sonografie. In der Klinik kann sehr rasch auf Ergebnisse im oft hauseigenen Labor zurückgegriffen werden. Das sind Möglichkeiten, die dem Heilpraktiker in der Regel verwehrt sind. Auf der anderen Seite bleiben dabei allzu oft das eher „handwerkliche" Können und die Kommunikation zwischen Therapeut und Patient auf der Strecke. Sie leiden auch unter dem Zeit- und Erfolgsdruck, der im ärztlichen Praxisalltag vielfach die Abläufe bestimmt, sowie unter einer Spezialisierung in unabhängig voneinander arbeitende Fachbereiche.

Das „Lesen zwischen den Zeilen", das Erkennen von Zusammenhängen und der „Blick über den Tellerrand" gelingt oft erst dann, wenn der Therapeut sich dem Patienten und seiner Beschwerde unmittelbarer, d. h. in der Berührung und im Gespräch, annähern kann. Die klassische Diagnostik, wie wir sie hier in diesem Buch vorstellen, leistet hierzu einen wertvollen Beitrag. Viele Patienten sind nach einem Besuch in der Heilpraktikerpraxis überrascht, dass man sich Zeit genommen hat – für eine sorgfältige Befragung und eine ausführliche körperliche Untersuchung.

Wir hoffen, dass dieses Buch einen Beitrag dazu leisten kann, dass diese Möglichkeiten fundiert und sicher genutzt werden können. Dem Heilpraktikeranwärter kann es in der Vorbereitung auf den praktischen Teil der Überprüfung eine wertvolle Hilfe sein.

Neben der klassischen Anamnese und körperlichen Untersuchung werden in der Heilpraktikerpraxis vielfach auch naturheilkundliche Diagnoseverfahren wie die Irisdiagnose, homöopathische Anamnesestrategien und energetische Verfahren eingesetzt – je nach Schwerpunkt des jeweiligen Therapeuten. Hier eröffnet sich nochmals ein großes Feld von Möglichkeiten. Sie sind jedoch nicht Gegenstand dieses Buches. Sollten Sie sich für ein gesondertes Diagnose- oder Therapiekonzept interessieren, so nehmen Sie dazu bitte entsprechende weiterführende Literatur in Anspruch.

Münster und Senden, im Januar 2021

Jürgen Sengebusch
Michael Herzog

Zum Aufbau des Buches

Das vorliegende Buch ist umfangreich. Vor diesem Hintergrund empfiehlt sich an dieser Stelle ein Überblick über den Aufbau und die dahinterstehende Intention:

Die klinische Untersuchung in der Praxis (Kap. 1). Einführend geben wir eine Einschätzung zur Bedeutung klinischer Untersuchungen in der Praxis sowie zu ihrem diagnostischen Stellenwert – nicht zuletzt mit dem Blick auf die Auswirkungen auf einen vertrauensvollen und tragfähigen Patientenkontakt.

Ein besonderes Augenmerk legen wir auf den Erstkontakt, der häufig einer körperlichen Untersuchung vorausgeht – auf die orientierende Inspektion des Patienten, den ersten Eindruck und die allgemeine Anamnese. Uns sei die Einschätzung erlaubt, dass diese Aspekte im Praxisalltag allzu häufig zu unbewusst wahrgenommen und somit zu wenig gezielt hinterfragt, dokumentiert und ausgewertet werden.

Im Anschluss erläutern wir die grundlegenden Techniken der klinischen Diagnostik, die immer wieder zum Einsatz kommen, die Auskultation, Perkussion und Palpation, sowie ihre sinnvolle Verkettung.

Abgeschlossen wird dieses erste inhaltliche Kapitel mit Erläuterungen zu grundlegenden Aspekten, die es zu beachten gilt, will man sicher, seriös und effektiv arbeiten. Dazu gehören Aspekte wie die rechtlichen Rahmenbedingungen, in denen wir uns bewegen, sowie sehr pragmatische Dinge wie die Werkzeuge und Hilfsmittel, der Untersuchungsraum und Hygienemaßnahmen.

Untersuchung in Notfallsituationen (Kap. 2). Ein eigenes, wenn auch kleines Kapitel widmen wir einer Situation, die man in seiner Praxis naturgemäß nicht gerne erleben möchte, vor der man aber keineswegs die Augen verschließen darf: dem Notfall! Hierbei kann sich ein Patient bereits in einer bedrohlichen Situation für sein Leben befinden und bestimmte Körperfunktionen sind ausgefallen. Oder der Notfall tritt während der Behandlung auf. Hier ist ein besonders zügiges und effektives Handeln angezeigt. Wir benennen wichtige Aspekte der Indikation und der Durchführung von Notfallmaßnahmen.

Körperliche Diagnostik der Organsysteme (Kap. 3). Das Kernstück des Buches setzt sich zusammen aus zahlreichen Anleitungen zur körperlichen Untersuchung. Sie sind nach Organsystemen gegliedert. Die Unterkapitel sind dabei – soweit es die Besonderheiten erlauben – stets identisch aufgebaut.

Zunächst geben wir einen Überblick über Indikationen für eine Untersuchung, also die Leit- und häufigen Begleitsymptome. Sie werden ergänzt durch komprimierte Hinweise auf Untersuchungen und weiterführende Diagnosemöglichkeiten, z. B. durch Laborbefunde oder bildgebende Verfahren.

Anschließend stellen wir die wichtigsten Untersuchungen vor. Dabei lassen wir uns nicht leiten von dem Anspruch auf Vollständigkeit, sondern beschränken uns auf Techniken, Methoden und Tests, die in der modernen Praxis Anwendung finden. An einzelnen Stellen werfen wir dabei auch den Blick auf einzelne Erkrankungen, die wichtig oder häufig sind.

Viele der vorgestellten Untersuchungen und Tests sind zudem in kurzen Lernfilmen dargestellt. Sie sind über den angegebenen QR-Code abrufbar.

Untersuchung des (Klein-)Kindes (Kap. 4). Je nach Stammklientel können sehr junge Patienten für manche Kollegen irritierend sein. Oft kommen im Gegensatz zum Erwachsenen bestimmte Techniken nicht zum Tragen oder variieren Befunde – ganz zu schweigen von der Anamnese, die im extremen Fall (nämlich beim Kleinkind) kaum oder gar nicht möglich ist. Das kurze Kapitel will hier etwas Abhilfe schaffen, indem es typische Problematiken und den Umgang damit beschreibt. Es stellt nur eine Übersicht dar.

Blutentnahme, Injektion und Infusion (Kap. 5). Die Blutentnahme ist in vielen Praxen ein sehr wichtiger praktischer Teil der Diagnostik: Nicht selten ist es äußerst hilfreich, teilweise sogar zwingend für eine handfeste Diagnose, das Blut zu untersuchen bzw. in einem Labor untersuchen zu lassen. Zum Beispiel ist die Blutsenkung eine grundlegende Diagnosemethode. Die sichere und hygienisch einwandfreie Blutentnahme ist hier unabdingbare Voraussetzung. Es lag für uns nahe, in diesem Zusammenhang auch die damit verbundenen weiteren Techniken wie die Injektion oder die Infusion zu beschreiben.

Bildgebende Verfahren (Kap. 6). Kaum ein Heilpraktiker setzt bildgebende Verfahren wie die Sonografie, die Endoskopie, das Röntgen oder die CT ein. Die Gründe liegen auf der Hand: Man darf es nicht, kann es nicht oder verfügt nicht über die teilweise äußerst kostspieligen Gerätschaften. Dennoch sind wir für eine abschließende, ausschließende oder ergänzende Diagnostik auf diese Verfahren angewiesen und müssen einen Patienten gezielt weiter verweisen bzw. ihn über die Notwendigkeit der jeweiligen Maßnahme aufklären. Deshalb werden wir in einem abschließenden Kapitel die wichtigsten Verfahren kurz erläutern.

Übersichten (Kap. 7 bis Kap. 10). Komplettiert wird dieses Buch durch einige wenige, aber wichtige Übersichten zu Tests und Zeichen (▶ **Tab. 7.1**), Laborparametern (▶ **Tab. 8.1**) und Diagnoseaspekten der Organe (▶ **Tab. 9.1**). Ergänzend werden außerdem die Lage- und Richtungsbezeichnungen in der Übersicht gezeigt (Kap. 10).

Inhaltsverzeichnis

Teil 3 Übersichten

Teil 4 Anhang

Autorenvorstellung

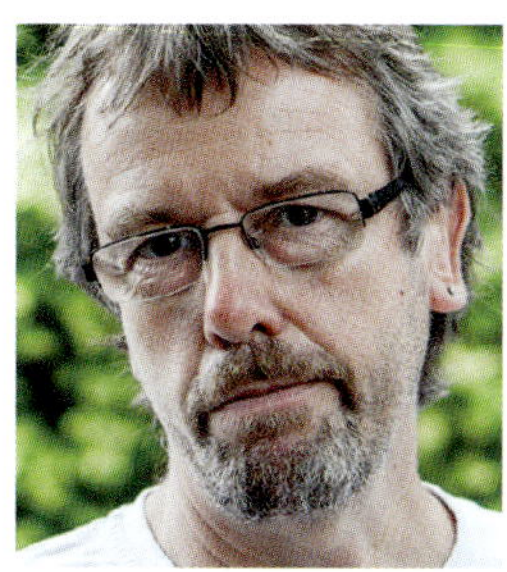

Jürgen Sengebusch ist Heilpraktiker. Als Diplom-Pädagoge blickt er u. a. auf langjährige gesundheitspädagogische Arbeit in unterschiedlichen bundesweiten Einrichtungen und Verbänden zurück. Er ist Autor u. a. einiger Bücher und vieler DHZ-Artikel im Haug-Verlag. Als Dozent arbeitet er seit ca. 20 Jahren an der Hufeland-Schule Senden und betreibt zudem eine umfangreiche Online-Lernplattform zur Vorbereitung auf die Heilpraktikerüberprüfung.

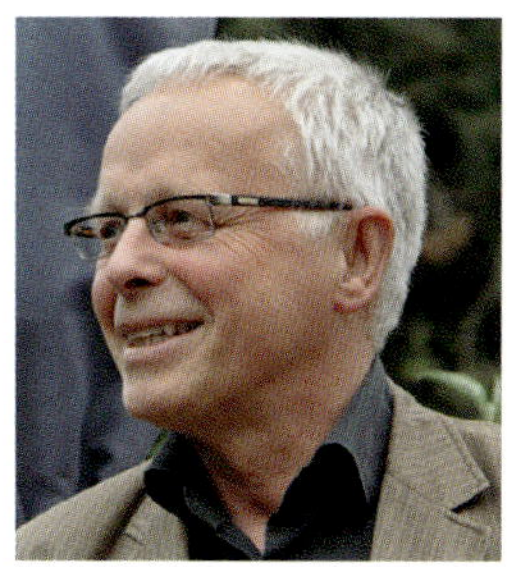

Michael Herzog ist Diplom-Theologe und Heilpraktiker. Seit 1988 ist er in eigener Praxis u. a. mit den Schwerpunkten Augendiagnose, klassische Naturheilverfahren, und Colon-Hydro-Therapie tätig. Er ist Autor u. a. einiger Bücher und vieler DHZ-Artikel im Haug-Verlag. Seit 1991 Referent in der Heilpraktikerausbildung. Er ist Gründer und Leiter der Hufeland-Schule Senden.

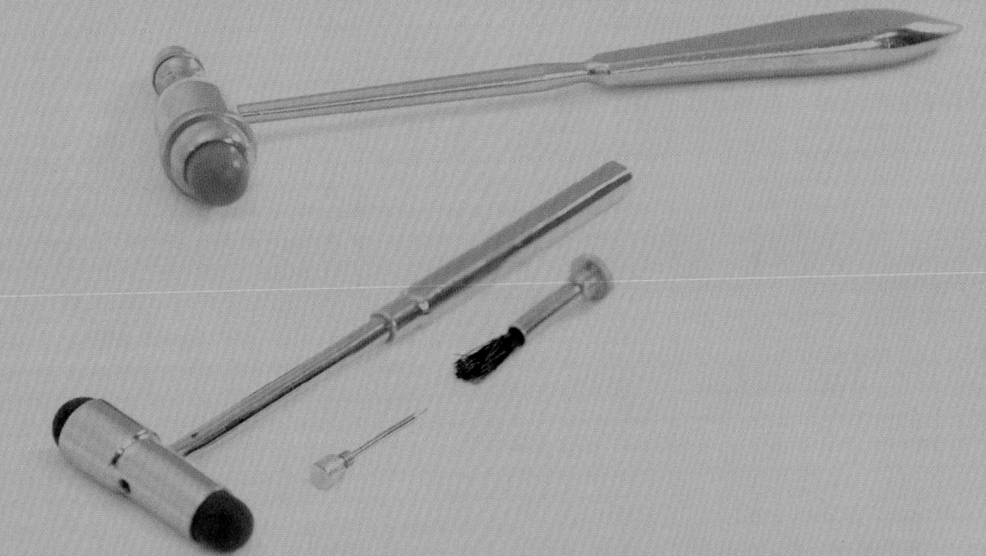

Quelle: Kisten Oborny, Thieme

Teil 1 Grundlagen

1 Klinische Untersuchung in der Praxis

1.1 Bedeutung der körperlichen Untersuchung

Die klinische Untersuchung eines Patienten ist – neben der Anamnese – die wichtigste Säule der Befundung in der Heilpraktikerpraxis.

Einige Untersuchungen, Funktionstests u. Ä. sind sehr einfach durchzuführen, andere aber auch aufwendiger – etwa, weil sich der Patient entkleiden muss oder bestimmte Bewegungsabfolgen überprüft werden müssen. Im ärztlichen Alltag steht hierfür häufig keine oder zu wenig Zeit zur Verfügung. Zudem werden in der Arztpraxis oder im Krankenhaus nicht selten eher Geräte zur Diagnostik eingesetzt, die zwar teilweise hervorragende Erkenntnisse ermöglichen, die „Handarbeit" jedoch immer mehr in den Hintergrund drängen. Angesichts dessen kommt es nicht selten vor, dass Patienten nach einem Besuch beim Heilpraktiker freudig und erstaunt berichten, dass sie erstmals „richtig" untersucht und berührt wurden und ihnen Zeit gewidmet wurde. Dadurch entstehen **Vertrauen** und **Anerkennung**, was – neben der Diagnostik – eine wichtige Qualität der klinischen Untersuchung darstellt.

Gleichwohl ist die klinische Untersuchung nicht in jedem Fall notwendig, zielführend oder effektiv – z. B. bei psychiatrischen oder einigen endokrinen Erkrankungen oder wenn nur bildgebende Verfahren aufschlussreich sind (z. B. bei bestimmten Tumoren) oder wenig effektive Untersuchungen in ihrer Bedeutung hinter einem Laborbefund zurückstehen (z. B. bei Nierenversagen).

Es ist auch möglich, dass bei bestimmten Verdachtsdiagnosen eine körperliche Befundung nicht möglich oder kaum zielführend ist – z. B. dann, wenn das betreffende Organ einer Untersuchung durch den Heilpraktiker nicht zugänglich ist (beispielsweise die Speiseröhre).

Bei Notfällen kann die Zeit für eine gründliche Untersuchung fehlen, und es ist eher ein schneller und effektiver Check angezeigt.

Probleme bei der körperlichen Untersuchung. In der Theorie sind die meisten klinischen Tests und Untersuchungsmethoden relativ einfach und gut durchführbar. In der Praxis kann sich die Durchführung jedoch schwieriger darstellen, wie folgende Beispiele illustrieren:

- Bei einem adipösen Patienten können Sie wegen des Fettgewebes nur schwer Auskultations-, Perkussions- oder Palpationsbefunde ermitteln.
- Bei einem ungelenken oder statisch unsicheren Patienten gelingen Bewegungsabläufe, die Sie überprüfen möchten, nicht.
- Ein Patient mit ausgeprägtem Schamgefühl verweigert die Untersuchung oder die Mitarbeit.
- Schmerzen des Patienten schränken z. B. das Palpieren oder Bewegungsabfolgen ein.
- Es liegen Kontraindikationen vor, die eine körperliche Untersuchung einschränken oder verbieten (z. B. Blutungsneigung, osteolytische Prozesse, infektiöse Effloreszenzen). Diese müssen Sie in einer vorangestellten Anamnese ermitteln.

Erwarten Sie deshalb nie zu viel. Es kann sein, dass anstelle Ihrer „handwerklichen Diagnostik" doch bildgebende Verfahren, Laborbefunde etc. eher zum Ziel führen.

1.2 Der Weg zur Diagnose

Zur Diagnostik stehen Ihnen neben der körperlichen Untersuchung verschiedene „Handwerkszeuge" zur Verfügung. Hierzu gehören die

- Blickdiagnostik/Inspektion (Kap. 1.2.2),
- Anamnese (Kap. 1.2.3) und
- Labordiagnostik (Kap. 1.2.4).

Diese werden im Folgenden eingehend erläutert.

1.2.1 Vorbereitung auf die Begegnung mit dem Patienten und Erstkontakt

Bevor Sie eine Anamnese und/oder eine Untersuchung mit und am Patienten beginnen, sollten Sie sich vorbereiten: Sehen Sie sich möglicherweise bereits vorliegende Informationen an und halten Sie diese bereit. Das können die telefonische Beschwerdedarstellung, Befunde aus vorangegangenen Behandlungen, Labordaten etc. sein.

Empfangen Sie den Patienten möglichst selbst an der Tür und begrüßen Sie ihn persönlich und mit einem Händedruck, während Sie sich vorstellen, sofern Sie einander noch nicht kennen sollten.

1.2.2 Blickdiagnostik/Inspektion

Die Blickdiagnostik wird – das sei anfangs wertend betont – in ihrer Bedeutung für die Praxis vielfach deutlich unterschätzt. In den Vorbereitungen auf die Prüfung, dem Unterricht an Schulen oder der Lehrliteratur fristet sie leider oft nur ein „Mauerblümchendasein", in der Praxis ist die Patientenschau so selbstverständlich und situationsimmanent, dass der Transfer in die Theorie der Prüfung häufig schwerfällt. Daher heißt es an dieser Stelle, ihr ein besonderes Augenmerk zu widmen.

Wenn ein Patient die Praxis betritt, so können Sie bereits ungemein viele Aspekte wahrnehmen, bevor Sie mit der ersten Untersuchung, einschließlich einer gezielten Inspektion, beginnen oder bevor Sie die erste Anamnesefrage stellen.

Die Blickdiagnose umfasst nicht allein die Betrachtung einzelner körperlicher Merkmale, z. B. die Inspektion der Haut und ihrer Anhangsgebilde wie Haare oder Fingernägel. Vielmehr schließen wir beim Blick auf den Patienten zahlreiche weitere Aspekte der Inspektion (oft unbewusst) mit ein: seine Präsenz und Orientierung, seine Körperhaltung und das Gangbild, die Schlüssigkeit zwischen seinem äußeren Bild und seiner Selbstdarstellung, seine Stimme und seine Sprache – obgleich wir diese nicht sehen, sondern hören. Insofern könnten wir den Begriff der Blickdiagnose erweitern und eher von der **Wahrnehmung** oder von der **Diagnose der Erscheinung des Patienten** sprechen.

Distanzbefund

Im Distanzbefund erhalten Sie bereits Anhaltspunkte zu folgenden Aspekten:

- **Gangbild und Haltung:** Gangbild (▸ **Tab. 1.4**) und Körperhaltung (▸ **Tab. 1.3**) des hereinkommenden Patienten können u. U. wichtige Hinweise bieten, die wir beim sitzenden Menschen nicht wahrnehmen (z. B. Gangstörungen wie Ataxie oder Fußheberschwäche, Schonhaltung). Achten Sie auch auf ein evtl. auftretendes Zittern (Tremor; Kap. 3.9.3).
- **Vitalität:** Bereits aus dem oberflächlich betrachteten Gesichtsausdruck und der Bewegungsart eines Patenten lassen sich teilweise Einschränkungen des Allgemeinzustands ablesen. Wir können wahrnehmen, ob seine Vitalität und sein Erscheinungsbild altersgemäß ausgeprägt sind (▸ **Tab. 1.1**, ▸ **Tab. 1.2**, ▸ **Tab. 1.3**).

▸ **Tab. 1.1** Distanzbefund: Inspektionsaspekte.

Inspektionsaspekt	Beispiele für mögliche Befunde
Allgemeinzustand, Vitalität, Orientierung, Vigilanz	geschwächt, dynamisch, altersgemäß, verwirrt, unsicher, aufgeregt
Größe, Gewicht	(nicht) proportioniert, über- oder untergewichtig
Gangbild und Körperhaltung	ataktisch, hemiplegisch, paraplegisch, trippelnd, gebeugt, starr/rigide, Schonhaltungen, agitiert, Tremor, Fußheberschwäche („Storchengang“)
Erscheinungsbild	(un)gepflegt, angemessen gekleidet, kaschierende Kleidung

▸ **Tab. 1.2** Ausdruck des Patienten: Differenzialdiagnosen.

Ausdruck des Patienten	Beispiele für wichtige Differenzialdiagnosen
Vigilanzstörung (verminderte Wachheit, Aufmerksamkeit und Orientierung)	– zerebrale Prozesse (traumatisch, vaskulär, entzündlich, degenerativ oder tumorös) – Intoxikationen – Stoffwechselentgleisungen (z. B. Diabetes mellitus) – Psychosen
verminderte Vitalität (eingeschränkte mentale Kraft, Antriebslosigkeit)	– chronische Schmerzzustände – chronischer Krankheitszustand – Affektstörung (z. B. depressive Verstimmung), akut belastende Lebensumstände (z. B. Stress, Trauer, Angst) – Hormonstörungen (z. B. Hypothyreose, Morbus Addison) – chronische Schlafstörungen (unterschiedlicher Genese) – Medikamenten- und Drogen(neben)wirkungen
erhöhte Affektivität (Hypermotorik, Nervosität)	– Affektstörung (v. a. manische Verstimmung); neurotische Störungen (v. a. Angst) – Hormonstörungen (v. a. Hyperthyreose) – Medikamentennebenwirkungen
verminderte körperliche Kraft (geringere körperliche Präsenz, Leistungsknick)	– chronischer Krankheitszustand; konsumierende Erkrankungen; Kachexie – akuter Infekt – Schmerz – Stoffwechselstörungen, Malabsorptionssyndrom, Mangelzustände – Anämie – Hypoxie (Herz-Kreislauf-/Lungenerkrankungen) – Hormonstörungen (v. a. Hypothyreose, Morbus Addison) – chronische Schlafstörungen (verschiedener Genese), Schlafapnoe-Syndrom – neuromuskuläre Erkrankungen – Medikamentennebenwirkungen, chronische Intoxikationen – Überlastung

- **Orientierung:** Wirkt der Patient wach (Vigilanz) und orientiert, verhält er sich der Umgebung und dem Therapeuten gegenüber zu- oder eher abgewandt?
- **Äußeres Erscheinungsbild:** Jenseits jeglicher Qualitäts- und Geschmacksfragen kann auch die Kleidung eines Patienten Aufschluss geben (► **Tab. 1.1**): Ist er nachlässig oder sorgfältig gekleidet, vermittelt die Kleidung einen in sich schlüssigen Eindruck und passt sie zu den Rahmenbedingungen (z. B. der Witterung), kaschiert sie möglicherweise körperliche Merkmale?

► **Tab. 1.3** Haltung des Patienten: Differenzialdiagnosen.

Schonhaltung/Haltung	Beispiele für wichtige Differenzialdiagnosen
Beugung nach vorne	• Pankreatitis • im Sitzen: Behinderungen/Einschränkung der Atmung (Asthma bronchiale) • beim Gehen: Morbus Parkinson, Morbus Bechterew • Osteoporose
Beugung zur Seite	Geschehen im Thorax: • Geschehen im Stütz und Bewegungsapparat (Rippenfrakturen, Myalgien, Wirbelsäulendeformationen, Interkostalneuralgien etc.) • Einschränkungen der Bewegung durch Gewebeveränderungen (Fibrosen, Tumoren, Narben, z. B. nach einer Operation) • schmerzbedingte Bewegungseinschränkungen des Atemapparats (Pleuritis) • schmerzbedingte Einschränkung durch Lymphadenitis
Aufrichtung	• Orthopnoe bei schwerer herzbedingter Dyspnoe • Lungenödem anderer Genese
(tendenzielle) Immobilität	• periphere arterielle Verschlusskrankheit (pAVK) • diverse Geschehen im Stütz- und Bewegungsapparat (Myasthenie, Knochenschmerz aufgrund von Osteoporose, Leukämie etc.) • Entkräftung (Alter, heftige konsumierende Erkrankungen etc.) • Schmerzpatient
nach hinten abgestützte Sitzhaltung	• Asthma cardiale • Meningismus (Dreifußphänomen) • Asthma bronchiale
Kutschersitz	• Einsatz der Atemhilfsmuskulatur (z. B. bei Asthma bronchiale)
Steifheit	• Schmerzpatient • Myopathien und andere Geschehnisse im Stütz- und Bewegungsapparat (Myasthenie, Knochenschmerz aufgrund von Osteoporose, Leukämie etc.)

► **Tab. 1.4** Gangstörungen: Differenzialdiagnosen.

Gangstörung	Beschreibung	Beispiele für wichtige Differenzialdiagnosen
Ataxie	Der Patient zeigt einen unsicheren, schwankenden Gang („Seemannsgang“), der meist zurückgeht auf zentrale Koordinationsstörungen. Physiologisch besteht eine Ataxie z. B. nach längerem Aufenthalt auf Schiffen, größeren Reit- oder Klettertouren oder Wanderungen in schwierigem Gelände. Die Ataxie verschwindet in diesen Fällen relativ zügig wieder.	• Multiple Sklerose (MS) • Kleinhirnstörungen (z. B. Tumoren) • Polyneuropathie (PNP) • spinale Nervenstörung • Einfluss von Drogen • orthostatische Störungen
Zirkumduktion (Wernicke-Mann-Gangbild)	Der Patient führt beim Gehen das betroffene Bein halbkreisförmig nach außen. Bei Hemiplegie wird der in der Regel ebenfalls gelähmte Arm dabei angewinkelt an den Oberkörper gepresst.	• zentrale Störung (Apoplexie)/Hemiplegie • seltener einseitige periphere Störung • selten Poliomyelitis
Rigor im Gang	Der Patient ist in seiner Bewegung eingeschränkt und wenig geschmeidig. Die Arme unterstützen den Bewegungsablauf wenig bis gar nicht.	• Morbus Parkinson • psychiatrisch: Depression
schlurfender Gang	Der Patient ist nicht in der Lage, weit auszuschreiten und seine Füße deutlich anzuheben.	• zentrale Störung (Apoplexie)/Hemiplegie • Morbus Parkinson • allgemeine Muskelschwäche/Myasthenie

▶ **Tab. 1.4** Fortsetzung

Gangstörung	Beschreibung	Beispiele für wichtige Differenzialdiagnosen
trippelnder, kleinschrittiger Gang	Der Patient ist nicht in der Lage, weit auszuschreiten. Seine Bewegungen erscheinen insgesamt wenig geschmeidig (Zahnradphänomen) und eingeschränkt (Rigor).	• Morbus Parkinson
Bügeleisengang	Der Patient schleift schwerfällig mit dem Fuß auf dem Boden, weil kein Abrollen mehr möglich ist. Er schiebt die Füße „wie ein Bügeleisen" vorwärts, ggf. auch breitbeinig.	• Lähmung oder Spastik des N. tibialis
hinkendes Gangbild	Der Patient entwickelt einen unregelmäßigen Gang, weil Teile des Bewegungsapparats im Ablauf nachschleppen oder nicht funktional beteiligt werden.	• Gelenkversteifungen • Schmerzen, besonders im Knie- oder Sprunggelenk • Lähmungen (z. B. Polio)
hysterisches Gangbild	Der Patient zeigt Bewegungen (meist hyperkinetisch), die das natürliche Gangschema auflösen und/oder dysfunktional darin eingebunden sind.	• psychiatrische Erkrankungen (z. B. hysterische Psychosen und Neurosen, u. a. aufgrund von Drogenabusus) • massive hyperkalzämische Krise
rudernder Gang/ watschelndes Gangbild/ Trendelenburg-Gang	Der Patient bewegt die Beine wenig, schiebt sie mehr voran, als dass er schreitet. Dabei kompensiert er evtl. die Einschränkung durch eine forcierte Armbewegung, die einem Rudern in der Luft ähnelt.	• periphere neurologische Störungen ab dem Bereich der Lendenwirbelsäule (LWS) abwärts • Lähmung des mittleren Gesäßmuskels • Hüftgelenkerkrankungen (kindliche Hüftgelenkdysplasie, Luxation des Gelenkes)
Scherengang	Der Patient zeigt eine Adduktion mit Überkreuzen der Beine (kurze Schritte, Drehung des Körpers um das Standbein).	• Adduktorenspasmus • Diplegie
Steppergang (Storchengang, Treppensteiggang, Hahnentritt)	Der Fuß des Patienten hängt schlaff herab und kann nicht abgerollt werden. Um nicht zu stolpern, beugt er das Spielbein bei jedem Schritt auffallend stärker und hebt den Fuß dadurch weiter nach oben.	• Schädigung des N. fibularis (peroneus) communis • v. a. bei MS, PNP, toxisch, z. B. alkoholbedingt oder aufgrund anderer Genese • mechanische Belastung (Überdehnung, z. B. beim Sport oder durch Druckschädigung, z. B. durch falsch angelegte Verbände, falsche Lagerung immobiler Patienten, häufiges und langes Überkreuzen der Beine [crossed legs palsy] oder Gewichtsbelastung auf die Oberschenkel)
Auffälligkeiten ohne Krankheitswert	–	• habituelle Veränderung des Gangbildes vor einem kulturellen Hintergrund (sozialisiert, adaptiert)

(Ungezielter) Nahbefund

Sitzt Ihnen der Patient gegenüber, nehmen Sie weitere Aspekte wahr – wahrscheinlich bereits ohne eine gezielte Schau (▶ Tab. 1.5):

- **Hautbild:** Unmittelbar beim Erstkontakt nehmen wir die Haut wahr. Wichtige Aspekte sind hier z. B. das Hautkolorit (Blässe in unterschiedlichen Varianten, Zyanose, Café-au-lait-Kolorit, Ikterus; Hyperpigmentierung; Plethora), Faltenbildung, Effloreszenzen, Ödeme etc.
- **Augen:** Beim Betrachten eines Menschen wenden wir uns instinktiv besonders den Augen zu. Die möglichen Befundaspekte und Befunde am Auge sind auch ohne eingehende Untersuchung zahlreich (Skleren, Pupillen: z. B. Anisokorie, Entrundung, Lichtreaktion, Akkommodation; Lidreaktionen: z. B. Ptosis; Ex- oder Enophthalmus; Entzündungen, Gefäßzeichnungen; Befunde am Augenumfeld: z. B. Ödeme, Einlagerungen wie Xanthome; Nystagmus etc.).
- **Gesicht:** Die Proportionierung des Gesichts (Asymmetrien, Vollmondgesicht, Kachexie, Seitendifferenzen der Muskulatur etc.) kann auf zahlreiche neurologische oder endokrine Störungen hinweisen.
- **Hände:** Bei der Begrüßung, im Anamnesegespräch oder bei anfänglichen Untersuchungen (z. B. der Blutdruckmessung) nehmen wir bereits wichtige Aspekte an den Händen wahr (z. B. Tremor, Hautturgor, Fingernagelveränderungen, Effloreszenzen, Fehlstellungen).

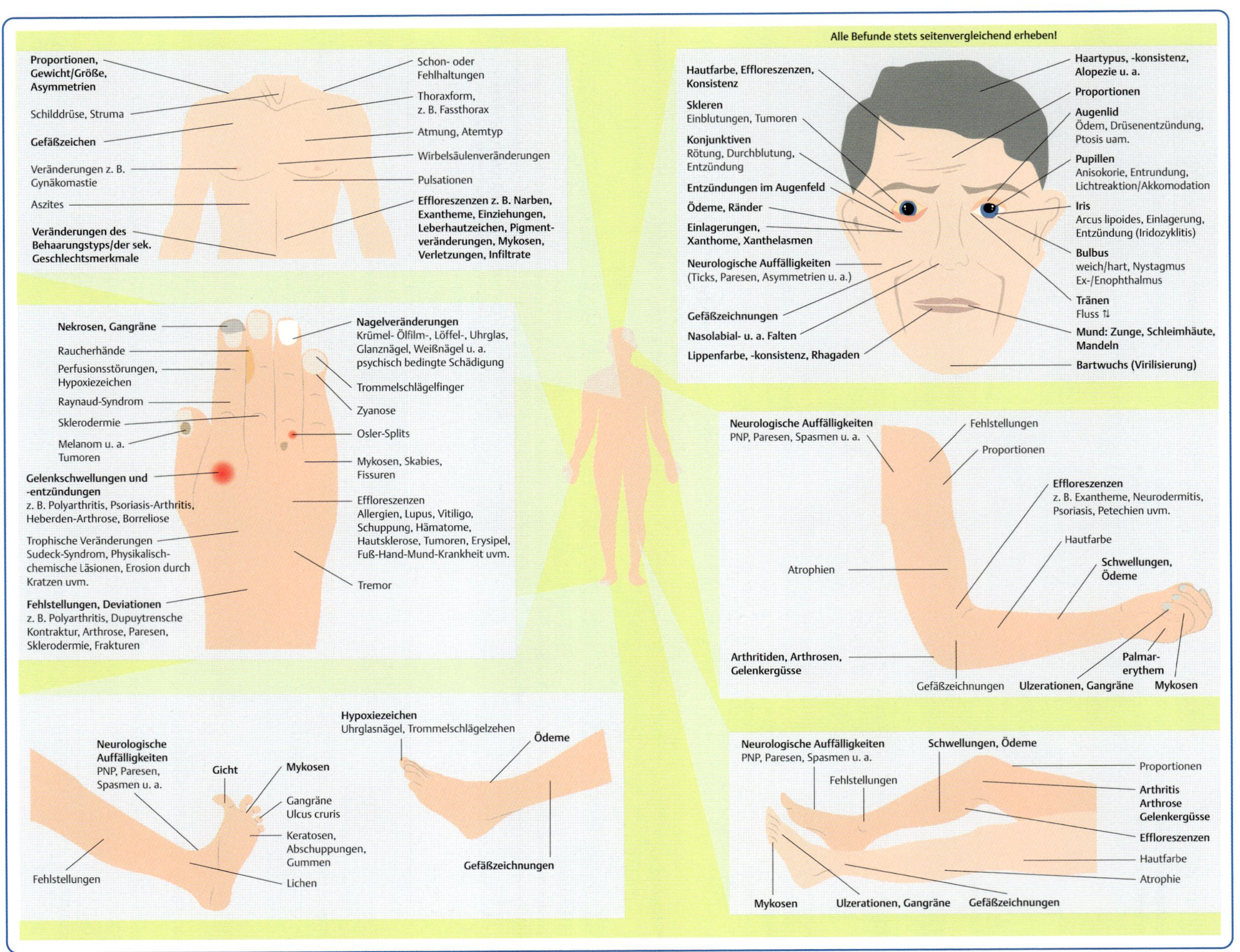

▸ **Abb. 1.1** Mögliche Inspektionsbefunde.

- **Haarbild:** Konsistenz und Haartyp können wichtige Hinweise auf Stoffwechsel- und andere Erkrankungen geben (z. B. Haarausfall, Veränderungen des Haarbildes, z. B. androgener oder umschriebener Haarausfall, struppiges Haar).
- **Stimme:** Die Stimme gibt uns klassisch-objektive Hinweise (z. B. Heiserkeit, Stottern, verwaschene Sprache), kann aber auch weitergehende Wahrnehmungen ermöglichen (z. B. Stimmkraft, Dynamik). Das Sprechen und die sprachliche Darstellung sind besonders wichtige Kriterien bei der Bewertung des (subjektiven) Bildes, das der Patient in uns aufbaut. Insbesondere im Hinblick auf neurologische und psychiatrische Störungen sind hier bereits wichtige Befunde möglich.
- **Geruch:** Wir sehen und hören den Patienten nicht nur, möglicherweise riechen wir ihn (oder die Gerüche und Düfte, in die er sich kleidet) auch (z. B. ketoazidotischer, urinöser, süßlich fader, saurer Geruch). Auch hier eröffnen sich uns teilweise deutliche organbezogene und/ oder psychiatrische Erkenntnisse über den Zustand des Menschen, der vor uns sitzt (▶ **Tab. 1.6**).

Die ▶ **Abb. 1.1** zeigt eine Übersicht über mögliche Inspektionsbefunde.

Abgrenzung zur Augen-, Zungen- und Antlitzdiagnose

Der Begriff der Blickdiagnostik wird hier durch oben genannte Aspekte erweitert. Einschränken müssen wir ihn allerdings für den Bereich der sog. „alternativen Blickdiagnosen" wie der Antlitz- oder der Zungendiagnostik. Hier handelt es sich ausschließlich um empirische Diagnoseverfahren, die ihren wichtigen Stellwert in der naturheilkundlichen Diagnostik besitzen. Sie müssen in den Kontext ihres Ursprungs, z. B. dem der traditionellen chinesischen Medizin (TCM), gestellt werden, daher verweisen wir an dieser Stelle auf die entsprechende Fachliteratur.

Grenzen der Blickdiagnostik

Die Wahrnehmung eines Menschen von Dingen und insbesondere von anderen Menschen ist selten objektiv. Sie unterliegt der Prägung durch die eigenen Erfahrungen, Erlebnisse und Anschauungen. Zudem können potenziell sichtbare Aspekte kaschiert werden – durch Kleidung, Kosmetika oder bewusste Präsentation/Verstellung. Natürlich gilt das für viele andere Diagnosewege auch, es kann bei der äußerlichen Betrachtung des Patienten aber besonders zum Tragen kommen. Deswegen müssen Therapeuten die blickdiagnostischen Befunde nochmals sorgfältiger bewerten und auf Objektivität überprüfen.

▶ **Tab. 1.5** Inspektionsbefunde.

Inspektion	Beispiele für mögliche Befunde	Beispiele für mögliche Hintergründe
Kopf Gesicht	(nicht) proportioniert	Akromegalie
	wie zusammengeschnürt, mit spitz wirkender Nase („Vogelgesicht")	Sklerodermie
	Fehlhaltungen	Störungen im Bereich der Halswirbelsäule (HWS), neurologische oder psychiatrische Störungen
	trockene Haut	Anämie, Hypothyreose
	schweißige Haut	Adrenalinsituation, Hyperthyreose, vegetative Erregung
	Ödeme, aufgeschwemmt	nephrotisches Syndrom, Eiweißmangel, Hyperkortisolismus, Hypothyreose, allergische Reaktion (evtl. Quincke-Ödem)
	neurologische Auffälligkeiten (z. B. Paresen)	neurologische oder psychiatrische Störungen, z. B. Hemiparese
	Tics, agitiert	neurologische oder psychiatrische Störungen
	starrer Gesichtsausdruck, mimische Starre	Parkinson-Syndrom, psychiatrische Störungen
Effloreszenzen	Rhinophym	häufig bei Alkoholkrankheit
	Rosazea	häufig bei Alkoholkrankheit
	Facies mitralis (gerötete Wangen und evtl. gerötete Nase/gerötetes Kinn; Lippenzyanose)	Mitralklappenstenose
	Erythem an lichtexponierten Stellen (evtl. als „Schmetterlingserythem")	systemischer Lupus erythematodes
	rote, runde, evtl. entzündliche Herde	diskoider Lupus erythematodes
	(meist) einseitiges, scharf abgegrenztes Erythem	Erysipel

▶ **Tab. 1.5** Fortsetzung

Inspektion	Beispiele für mögliche Befunde	Beispiele für mögliche Hintergründe
	gelbliche flächige oder körnige Einlagerungen, v. a. im Augenumfeld	Xanthelasmen, Xanthome; Hinweis auf Fettstoffwechselstörung
	Flecken, Blasen (evtl. einblutend), Krusten	Windpocken, Impetigo contagiosa
	fleckiges Exanthem	Röteln, Masern (Infektionsschutzgesetz [IfSG] beachten!)
	diffus gerötete Wangen („Backpfeifengesicht“)	Ringelröteln
	Akne	evtl. Hinweis auf Hormonumstellungen
	erythematöse Infiltrationen	leukämisches Infiltrat
	helle, dunkle, ulzeröse oder knotige Effloreszenz im zentrofazialen Bereich	Basaliom
Hautfarbe	kalkweiß	Eisenmangelanämie
	zyanotisch	Hypoxie (z. B. Lungen- oder Herzerkrankung)
	ikterisch, gelb	Störung im Bilirubinstoffwechsel (z. B. Hämolyse, Cholestase oder Lebererkrankung)
	Café-au-lait-Kolorit (schmutzig-blass)	Niereninsuffizienz, ausgeprägter Vitamin-B_{12}-Mangel
	rot; Plethora	Hypertonie, Hyperkortisolismus, allergische Reaktion (evtl. Angioödem)
	rot, mit blassem Mund-Nase-Dreieck (sog. „Milchbart“)	Fiebergesicht bei Kindern
	diffus/fleckig gerötet	Erythrozytose, Polyzythämie
	grau	Herzinfarkt, starker Raucher
	gebräunt	Hinweis auf Reise, Licht-, Sonnenexposition; Morbus Addison
Augen	• Pupille und Iris: Anisokorie, Lichtstarre/Pupillenreflexe, Entrundung, Arcus lipoides • Bulbus: Bewegung (Nystagmus, Konvergenz, Divergenz), Paresen, Härte und Lage (Ex-, Enophthalmus) • Skleren: Ikterus, Trockenheit, Gefäßzeichnungen • Konjunktiven: Blässe, Entzündung, Rötung • Augenumfeld, -lid: Ödeme, Xanthome, Xanthelasmen, Ptosis des Oberlids (Horner-Syndrom) • Entzündungen an allen o. g. Strukturen	s. Kap. 3.11
Ohren	**Außenohr, Ohrmuschel und Umfeld**: Tophi, Entzündungen, Ohrstellung **Gehörgang (nur per Otoskopie):** Zerumen, Parasiten, Manipulationen (Kratzeffloreszenzen), Verschmutzungen **Mittelohr (nur per Otoskopie):** Entzündungen, Ergüsse, Trommelfell-Läsionen, Paukenröhrchen, Implantate	Gicht, bakterielle Infekte, Parotitis; physikalische Belastungen; Entzündungen; vorausgegangene Erkrankungen (Mittelohr)
Sprache, Stimme	verwaschen, schnell, langsam, stotternd, skandierend, in der Frequenz verändert, im Sprachfluss abbrechend, Heiserkeit	–
Haarbild	Konsistenz, Haartypus, Alopezie	s. Kap. 3.14
Hände, Fingernägel	Tremor	s. Kap. 3.9.3
	Fehlstellungen (z. B. Ulnardeviation, Schwanenhals)	rheumatische Polyarthritis
	Effloreszenzen (z. B. Palmarerythem, Osler-Knötchen, Skabies, Pilz); Tüpfel-, Uhrglas-, Löffelnägel, Nagelpilz	s. Kap. 3.14.2 und ▶ **Tab. 3.22**; ▶ **Tab. 3.20**
	Zyanose	respiratorische oder kardiale Insuffizienz

► **Tab. 1.5** Fortsetzung

Inspektion	Beispiele für mögliche Befunde	Beispiele für mögliche Hintergründe
Lippen, Mund (außen)	Rötung/„Lacklippen“	Vitamin-B_{12}-Mangel
	Blässe	Eisenmangel
	Mundwinkelrhagaden	Vitamin-B_{12}- und/oder Eisenmangel
	Bläschen	Herpes simplex, Aphthen, Impetigo contagiosa
	weißliche Beläge	Soor, Kandidose
	Mikrostomie („Tabaksbeutelmund“)	Sklerodermie
Mund (innen)	Blässe	Anämie
	Ulzerationen	oft Immunschwäche
	Bläschen	Aphthen, Windpocken
	weißliche kleine Flecken	Koplik-Flecken (Masern; IfSG beachten!)
	Kandidosen, Mykosen	Immunschwäche
	Petechien	hämorrhagische Diathese
Zunge	Lackzunge	Vitamin-B_{12}-/Folsäuremangel
	Beläge	Diverse
	Leukoplakie	z. B. Leukämien, humanes Immundefizienzvirus (HIV)
	Kandidosen, Mykosen	Immunschwäche
	Bissspuren	Fehlstellungen, Akromegalie
	Unterzungenvenenstau	Rechtsherzinsuffizienz
	Vergrößerung	Akromegalie
	Bläschen	Aphthen, Windpocken
	Verkürzung des Zungenbändchens	Sklerodermie

► **Tab. 1.6** Geruchsbefunde.

Geruch	Beispiele für wichtige Differenzialdiagnosen
Mund (Foetor ex ore)	
obstessigartig, Azeton	Azidose, diabetische Entgleisung (Hyperglykämie)
urämisch, urinös	Nierenversagen (Foetor uraemicus)
süßlich fade	Diphtherie (IfSG beachten!), andere Mandelentzündungen
faulig	Ösophagusdivertikel
lehmig, erdig	Leberversagen (Foetor hepaticus)
sauer	Refluxkrankheit (Magensäure)
undefiniert, schlecht, evtl. schwefelartig	entzündliche Prozesse und Tumoren im Mund-, Rachen- und Ösophagusbereich (z. B. Stomatitis, Gingivitis, Parodontitis, Kandidose)
schwefelartig	trockener Mund (Sprechberufe), verminderte Speichelbildung; schwefelhaltige Medikamente (z. B. Dimethylsulfoxid)
undefiniert	Nahrungs- und Genussmittel (z. B. Knoblauch, Rauchen, Alkohol)
Kaugummi, Lakritz, Bonbon, Mundwasser etc.	Kaschieren von Gerüchen (z. B. bei Alkoholkrankheit)
(Haut-)Geruch	
urämisch, urinös	Nierenversagen
scharf, beißend, stechend	Entgiftung über den Schweiß bei Versagen anderer Entgiftungsmechanismen oder bei Überbelastung des Organismus; starker Tabakabusus; Fasten; diphtheroide und Testosteronabbauprodukte im männlichen Schweiß
faulig-fade, Mäuseurin	Hautpilze, insbesondere im Haar
Parfüm und Aftershave	Kaschieren von Gerüchen (z. B. Alkohol)

1.2.3 Anamnese

Die Anamnese ist sowohl in der Arzt- als auch in der Heilpraktikerpraxis – neben der eingehenden körperlichen Untersuchung – das wichtigste diagnostische Werkzeug. Als Anamnese bezeichnet man die strukturierte und situationsangemessene professionelle Befragung des Patienten oder Dritter aus dem Umfeld des Patienten zur Ermittlung relevanter Informationen, die zur Diagnosestellung führen. „Situationsangemessen" bezeichnet hier die Berücksichtigung der zur Verfügung stehenden Zeit sowie des Alters, der Sprachbegabung, der kultureller Prägung und der kognitiven Fähigkeit bzw. des Wissensstands des Patienten.

Sie thematisiert v. a. die Krankengeschichte eines Patienten, seine aktuellen und vorausgegangenen Beschwerden und Dispositionen sowie ermittelbare Risikofaktoren in Bezug auf seine Lebensumstände.

In 80 % der Fälle kann die Diagnose schon durch eine zielgenaue Anamnese erhärtet werden.

Flexible Befragung statt starrer Schemata. Jeder gute Therapeut entwickelt im Laufe seiner Tätigkeit ein eigenes Vorgehen für die Befunderhebung. Es ist dabei sicher sinnvoll, eine Systematik für die Befunderhebung im Blick zu haben. Es ist aber sehr häufig notwendig und zielführender, Abfolgen und Schwerpunkte der Befundung den jeweiligen Gegebenheiten anzupassen.

Viele Berufsanfänger halten sich zunächst sehr an ein eher starres Schema, weil es das Gefühl von Sicherheit vermittelt – wie ein Geländer, an dem man entlanggeht. Das betrifft sowohl das Repertoire an vermeintlich wichtigen Fragen als auch die Abfolge bestimmter Fragenkomplexe (von körperlichen Beschwerden über den Beruf des Patienten oder Auslandsaufenthalte bis zur Medikation, von familiären Dispositionen über Stresssituationen bis zu Vorerkrankungen).

Entscheidend für eine erfolgreiche Anamnese ist jedoch, sich nach und nach von festen Schemata lösen und auf sehr unterschiedliche Ausgangssituationen, Patientencharaktere und Beschwerdekonstellationen flexibel reagieren zu können. Es geht eher darum, mehrere kleine „Befundungswerkzeuge" sinnvoll zu verketten, als eine vorab zurechtgelegte Komplettanamnese „unterzubringen". Diese situationsangepasste Beweglichkeit bei der Befundung entsteht durch Erfahrung.

Aktives Zuhören als Schlüssel zum Erfolg. Ein wichtiger Schlüssel zum Erfolg ist dabei das aktive Zuhören. Es geht nicht darum, einen Fragenkatalog abzuarbeiten, sondern Aussagen des Patienten sehr bewusst aufzunehmen, eine erhaltene Information sehr genau zu erfassen und die nachfolgenden eigenen Fragen und Schritte hierauf zu beziehen.

Präzise und detaillierte Fragestellung. Statt viele verschiedene Aspekte zu beleuchten, ist es meist effektiver, genannte Symptome sehr genau zu beleuchten. Beispiel: Der Patient äußert, dass er Husten hat. Gehen Sie dann nicht einfach in Ihrem Anamnesekatalog weiter. Fragen Sie vielmehr exakt nach der Dauer, den Auslösern, der Art des Hustens, nach dem Sputum, dessen Aussehen und Konsistenz, nach Veränderungen der Symptomatik oder einer möglichen Erfolglosigkeit bereits eingesetzter Therapien.

Mit anderen Worten: In einer zielführenden Anamnese ist es eher die Regel, von einem starren Schema abzuweichen, weitere Fragen an die jeweiligen Situationen anzupassen und Einzelaspekte zunächst abzuklären, anstatt diese unklar „im Raum stehen" zu lassen, ohne allerdings den Gesamtzusammenhang aus dem Blick zu verlieren.

Der Patient beschreibt die Beschwerde nicht lehrbuchgerecht. Ihre Flexibilität ist auch gefragt, weil der Patient nur selten „lehrbuchgerecht" berichtet. Er benutzt selten Fachtermini, vermittelt innerhalb von wenigen Sätzen möglicherweise sehr unterschiedliche Informationen und wertet Aspekte nach eigenem Gusto. Beispiel: „Kurz bevor meine Frau vor ein paar Monaten gestorben ist, haben wir noch eine Kreuzfahrt nach Nordafrika gemacht. Danach stand ich alleine da, habe erst mal Essen auf Rädern bestellt, weil ich wegen der Arbeit gar nicht dazu kam, mal ins Kochbuch zu gucken. Das schmeckte mir gar nicht, und da hat sich mein Magengeschwür wieder gemeldet. Aber das habe ich schon lange, auch wegen der Medikamente, die ich aufgrund meines Rheumas nehme." Hier werden sehr verschiedene Informationen vermischt und passen möglicherweise überhaupt nicht in ein vorab vermeintlich gut zurechtgelegtes Abfolgeschema. Sie sind gefordert, die benannten Aspekte einzuordnen, zu gewichten und Ihre Anamnese ggf. neu auszurichten.

Wichtige Aspekte der Anamnese

Gleichwohl gibt es Situationen, in denen keine konkreten Anhaltspunkte benannt werden, die Sie genauer betrachten könnten. Wenn die Symptombeschreibung eher schwammig sein sollte („fühle mich in letzter Zeit etwas schlapp"), kann es durchaus hilfreich sein, auf ein standardisiertes Set kontextbezogener Fragen zurückgreifen zu können. Hierzu gehören verschiedene Bereiche:

Basisdaten

Ermitteln Sie bei jedem Patienten folgende Daten:

- **Alter**
- **Größe**
- **Körpergewicht:** Hierzu gehört auch die Frage, ob sich das Gewicht in der letzten Zeit verändert hat (z. B. Gewichtsabnahme bei zehrenden Prozessen; Gewichtszunahme bei Wassereinlagerungen oder großen Gewe-

beproliferationen). Stellen Sie Größe und Gewicht ins Verhältnis (Stichworte: Body-Mass-Index [BMI], Kachexie, Adipositas).

- **Blutdruck und Puls:**
  - Scheuen Sie nicht, bei jedem Patienten zunächst den Blutdruck zu messen. Das geht recht schnell, Sie bleiben dabei im Kontakt, ermitteln dabei auch den Pulsstatus und erfahren eine Menge über den Betroffenen (z. B. Hauttemperatur, Turgor, Tremor, Geruch). Der Blutdruck kann möglicherweise bereits eine hohe Aussagekraft haben (z. B. Hinweise auf Nierenerkrankungen, Aortenklappenfehler, Hyper- oder Hypotonie, Schilddrüsenfehlfunktionen) und das weitere Vorgehen bestimmen.

Cave

Ein Pulsus irregularis (Arrhythmie) kann ein Hinweis auf ein akutes Notfallgeschehen sein.

- Fragen Sie, ob die gemessenen Werte bekannt sind, sich verändert haben oder einer medikamentösen Einstellung unterliegen. Messen Sie nach ca. 5 min nochmals, wenn Sie sich bei der Interpretation unsicher sind. Damit berücksichtigen Sie eine sog. „Weißkittel- oder Praxishypertonie" aufgrund von Aufregung und eine Schockentwicklung, sollte der Blutdruck absinken und die Pulsfrequenz ansteigen.

Differenzierung der aktuellen Beschwerden (Eingangssymptom)

Nach der Ermittlung der Basisdaten sollten die Eingangsbeschwerden des Patienten im Vordergrund stehen: Warum ist er zu Ihnen gekommen? Der Patient erwartet, dass Sie sich dem zunächst zuwenden, auch wenn Sie möglicherweise vermuten, dass sich hinter dem Eingangssymptom ein weiteres (evtl. schwerwiegenderes) Geschehen verbirgt. Beispiel: Wenn eine Bandscheibenproblematik der Wirbelsäule vorliegt, vermuten Sie möglicherweise Metastasen in den Wirbelkörpern, diagnostizieren dennoch zunächst die neurologische Problematik. Oder: Wenn sich ein Patient bei einem Fall eine Beule zugezogen hat, untersuchen Sie erst einmal das lokale Geschehen und hinterfragen dann erst die Ursachen des Sturzes (z. B. Synkope bei Herzklappenfehlern, Sehstörungen bei transitorischer ischämischer Attacke [TIA]).

Wichtige Aspekte zur Differenzierung eines Eingangssymptoms sind:

- **Art der Beschwerden:** z. B. Schmerz, Missempfindungen, Einschränkung, subjektiv-mental oder objektiv
- **Lokalisation:** z. B. umschrieben, generalisiert, wechselnd/springend, diffus, ausstrahlend
- **Entwicklung:** z. B. akut, subakut, chronisch, intermittierend, zunehmend
- **Qualität:** z. B. bei Schmerzen: drückend, stechend, pochend

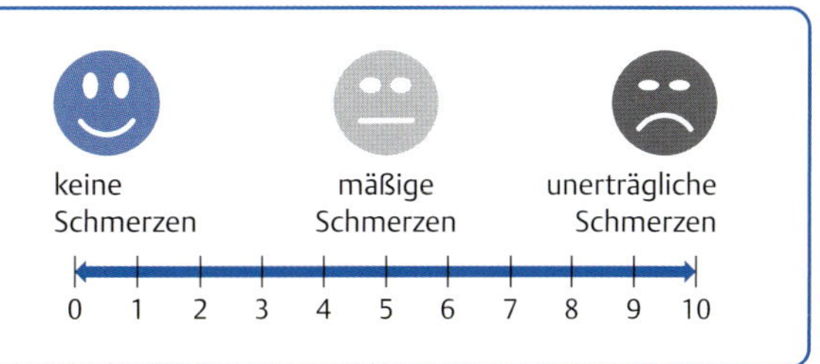

▶ **Abb. 1.2** Schmerzskala. (Quelle: Engeser P. Methodik. In: Klimm H, Peters-Klimm F, Hrsg. Allgemeinmedizin. 5., vollständig überarbeitete und erweiterte Auflage. Stuttgart: Thieme; 2016. doi:10.1055/b-004-129719)

- **Quantität:** Dauer und Häufigkeit; z. B. bei Schmerzen: Einordnung auf einer Schmerzskala (▶ **Abb. 1.2**)
- **Einflussfaktoren:** Auslöser, Aspekte für Verstärkung oder Besserung der Beschwerde, z. B. Haltung, Bewegung, Belastung, Stress, Nahrung, Tageszeit, Umfeld

Dabei helfen auch sog. „W-Fragen", z. B.:

- Wann traten die Beschwerden das erste Mal auf? Seit wann bestehen die Beschwerden?
- Wie haben sie sich im diesem Zeitraum entwickelt? Haben sie sich verstärkt, in der Qualität verändert oder im Körper weiter ausgebreitet?
- Wodurch ist das Symptom entstanden? Ist etwas erinnerlich, was außergewöhnlich war und dem Auftreten der Beschwerde vorausgegangen ist?
- Gab es derartige oder ähnliche Beschwerden vor einem symptomfreien Zeitraum schon einmal?
- Wo sind die Beschwerden genau lokalisiert? Treten sie an einer bestimmten Stelle (lokal), an verschiedenen Stellen (systematisiert) oder überall (generalisiert) auf?

Praxistipp

Lassen Sie sich die Lokalisationen vom Patienten genau zeigen!

- Wie ist der Charakter der Beschwerden genau (z. B. schmerzhaft, drückend, überraschend auftretend, kraftraubend, angstmachend)?
- Was löst die Beschwerden aus? Was vermindert oder verstärkt die Beschwerden?
- Was begleitet die Symptome? Gibt es weitere Zeichen, die im (z. B. zeitlichen) Zusammenhang mit den Beschwerden auftreten? Wenn ja, welche?
- Gehen die Beschwerden einher mit Schmerz, Unwohlsein, Druck, Funktionseinschränkungen etc.?

Teil 1

Vegetative Anamnese

Hinterfragen Sie stets die vegetativen Grundfunktionen des Patienten. Achten Sie dabei besonders auf Veränderungen, von denen der Patient berichten könnte. Dazu gehören folgende Bereiche:

- Appetit, Essverhalten (ggf. Unverträglichkeiten)
- Durst, Trinkmenge
- Stuhl (Frequenz, Konsistenz, Farbe, Geruch etc.)
- Miktionsverhalten (Menge, Häufigkeit der Toilettengänge, Schmerzen etc.)
- Schlaf (Menge, Erholungseffekt, Ein-, Durch- oder Tiefschlafstörungen)
- Gewichtsverlauf (Abnahme, Zunahme, Schwankungen)
- Vitalität, Leistung, Antrieb
- bei Frauen: Menstruation (Hyper-, Amenorrhö, Schmerzen etc.)

Risikoanamnese

In den meisten Hilfestellungen zur Anamneseführung werden Sozial-, Familien-, Berufs- und Reiseanamnese sowie Fragen nach Medikamenten, Noxen und Vorerkrankungen getrennt betrachtet. Interessant sind diese Aspekte im Grunde jedoch nur, wenn daraus eine Disposition oder ein besonderes Risiko abzuleiten sind. Deshalb können diese Aspekte auch als Risikoanamnese zusammengefasst werden.

Zu einer Risikoanamnese können folgende Punkte gehören:

- **Kontakt mit Risikosituationen:** Umgang mit Substanzen, Tieren, Menschen und Situationen, die gesundheitliche Belastungen oder Infektionen wahrscheinlicher machen. Dazu zählen Beruf, Familie, Hobby, soziales Engagement, Wohnumfeld, Sexualpartner, Auslandskontakte etc.
- **Einnahme/Konsum von Noxen und Genussmitteln:** Medikamente (verschriebene und frei verkäufliche), Alkohol-, Tabakabusus, illegale Drogen. Erfragen Sie nicht nur die aktuelle Situation, sondern auch einen Konsum in der Vergangenheit (möglichst mit Mengenangaben).
- **Bezug zu Erkrankungen:** individuelle und/oder familiäre Dispositionen für z. B. Allergien, Krebs-, psychiatrische oder Stoffwechselerkrankungen (z. B. Diabetes mellitus); frühere gravierende oder chronische Erkrankungen und Operationen
- **Medikamenteneinnahme:** Notwendigkeit der Einnahme (Hinweis auf manifeste Erkrankungen), z. B. Antibiose, Blutdrucksenker, Kortisol, Schmerzmittel; unerwünschte Nebenwirkungen

Sozialpsychiatrische Anamnese, psychopathologischer Befund

Psychische und psychiatrische Erkrankungen nehmen an Zahl und Schwere zu. Eine sozialpsychiatrische Anamnese ist folglich von größerer Bedeutung.

Wichtige Aspekte zur Ermittlung psychiatrischer Erkrankungen sind folgende:

- Bewusstseinsstörungen (Vigilanz, Verwirrtheit, Somnolenz)
- Orientierungsstörungen (Zeit, Raum, Situation)
- Merk- und Gedächtnisstörungen
- formale und inhaltliche Denkstörungen
- Antriebsstörungen (v. a. Antriebsverlust, Essstörungen)
- Affektstörungen (Labilität, Verminderung, Verstärkung)
- selbstverletzendes Verhalten, Suizidfantasien
- Zwangshandlungen (neurotisches Verhalten)
- Überlastungsempfinden
- Logorrhö, Spracharmut
- zirkadiane und somatoforme Auffälligkeiten
- sozialer Rückzug

Bereits dem ersten Kontakt kommt eine hohe Aussagekraft zu:

- Ist der Patient z. B. **interessiert, verbindlich, persönlich** und informativ oder fliehend, abwehrend, auf andere(s) projizierend, abweisend und auskunftsarm?
- Ist sein **Händedruck** aktiv und kräftig oder reaktiv und schlaff?
- Sind sein **Pflegezustand** und seine Kleidung angemessen oder wirkt er vernachlässigt, ungepflegt und nachlässig oder unsinnig gekleidet?
- Ist seine **Körperhaltung** alters- und situationsgemäß oder wirkt sie bizarr, affektiert, unterwürfig, abweisend, ängstlich o. Ä.?
- Wirkt er so **vital** und so alt, wie er es angibt, oder widersprechen sich Schilderung und Ausdruck?
- Wirkt sein **Gesicht** entspannt, sein Blick konzentriert und vital oder angespannt, fliehend, abgelenkt oder manieriert?
- Sind seine **Hände und Fingernägel** alters- und situationsgemäß gepflegt oder hat der Patient abgekaute Nägel, Tabakflecken, einen zerkratzten Nagelfalz o. Ä.?

Allgemeine Risikofaktoren für das Auftreten von psychiatrischen Erkrankungen/Störungen (Auswahl):

- geringeres Alter (z. B. Epilepsie, Aufmerksamkeitsdefizit-Hyperaktivitätsstörung [ADHS])
- höheres Alter (z. B. Demenz)
- familiäre Disposition (z. B. Demenzerkrankungen, zerebrale Tumoren)
- Medikamente (z. B. Chlorpromazin, Metoclopramid, Flunarizin)
- Drogenabusus (einschließlich Alkoholabusus), Exposition gegenüber nerventoxischen Stoffen (Berufsanamnese)
- Vorerkrankungen: Leber- und Niereninsuffizienz (Urämie), neuroanatomische Anomalien, Meningoenzephalitis, Hypo- und Hyperthyreose, Morbus Cushing, Schädel-Hirn-Trauma (SHT), ausgeprägte Anämie

- zerebrale Perfusionsstörungen, z. B. bei Arteriosklerose, verminderter Flüssigkeitszufuhr, entzündlichen Gefäßerkrankungen
- Mangelsyndrome (v. a. Thiaminmangel, z. B. nach Magenresektion, bei Leberinsuffizienz, chronisch-entzündlichen Darmerkrankungen [CED])

Hinweise zur Gesprächsführung und kritische Aspekte der Anamnese

Ob ein Anamnesegespräch effektiv ist oder nicht, hängt von vielen Faktoren ab. Ein einfacher, aber grundlegender Aspekt ist der äußere Rahmen: der **Raum** und die **Position(ierung) der Beteiligten** im Raum und zueinander (Kap. 1.4.2). Ein vertrauensvolles Gespräch gelingt besser, wenn eine möglichst einladende, wenig hierarchische Situation möglich ist, die nicht gestört wird und keinem erkennbaren Zeitdruck unterliegt.

Der Therapeut ist nicht nur Fachmensch, sondern auch Moderator

Die Anamnese beginnt normalerweise mit dem Spontanbericht des Patienten, ggf. angeregt durch allgemeine Fragen (s. o.). Dabei ist es notwendig, dass der Patient möglichst ohne Unterbrechung von seinen Beschwerden berichten kann. Er wird lediglich ermuntert, weiter fortzufahren, oder der Behandler stellt kurze Verständnisfragen. Frühzeitig gelenkt wird

- ein Patient, der „nicht auf den Punkt kommt" (z. B. vor dem Hintergrund formaler Denkstörungen);
- ein Patient, bei dem eine Situation vermutet wird, die rasches Handeln erfordert, die aber vom Patienten bagatellisiert oder nicht als solche wahrgenommen wird;
- wenn Symptome o. Ä. anhaltend zu ungenau dargestellt werden.

Versuchen Sie, möglichst genaue Angaben zu ermitteln, und fragen Sie dazu bei Bedarf nach:

- **Messen** Sie, was einfach zu messen ist. Beispiel: Der Patient sagt, dass er sich „etwas fiebrig" fühle. Messen Sie in diesem Fall die Körpertemperatur, um evtl. auch eine subfebrile Temperatur zu ermitteln.
- **Konkretisieren** Sie, was vorher unklar war. Beispiel: Der Patient berichtet, dass es mit dem Wasserlassen ganz gut gehe. Fragen Sie konkret nach Häufigkeit, Menge, Dynamik des Harnstrahls, Harnträufeln, Schmerzen, Inkontinenz, Veränderungen dieser Aspekte.
- Ermitteln Sie möglichst **objektive Zahlen**. Beispiel: Der Patient erzählt, dass er abends ab und zu ein Fläschchen Bier trinke. Versuchen Sie herauszubekommen, an wie vielen Abenden und über welchen Zeitraum er wie große Flaschen leert (und evtl. „abrundet" durch weitere Alkoholika). Eine gute Frage in diesem Zusammenhang: „Wie viel vertragen Sie denn so?"

Offene Fragen zu Beginn, geschlossene Fragen im Anschluss

Eröffnen Sie das Anamnesegespräch mit offenen Fragen, die den Patienten animieren, aus freien Stücken zu erzählen. Ergebnisoffene Fragen bringen gerade zu Beginn der Befragung viele Informationen.

Wir haben bereits betont, dass es wichtig ist, erhaltene Informationen zu konkretisieren und auf Eingangssymptome genauer einzugehen. Das ist kein Widerspruch: Markieren Sie in Ihren Aufzeichnungen, an welchen Punkten Sie zu einem späteren Zeitpunkt nochmals nachfassen müssen. Gehen Sie dann zu geschlossenen Fragestellungen über, auf die der Patient eher mit Ja oder Nein oder Konkretisierungen antwortet.

Schwierig: der Verdrängungs- und Gewohnheitseffekt

Ein Patient möchte natürlich nicht krank sein. Insbesondere bedrohliche Erkrankungen machen Angst. Es ist vor diesem Hintergrund verständlich, wenn Symptome vom Patienten bagatellisiert werden. Typische Aussagen sind beispielsweise: „Ach, das habe ich schon lange, das ist aber nicht so schlimm." Oder auch: „Helmut Schmidt ist trotz Rauchen auch alt geworden." Bedenken Sie dies, wenn Sie die Aussagen des Betroffenen bewerten.

Patienten, die bereits lange ein bestimmtes Leiden kennen, werden dem möglicherweise zu wenig Bedeutung beimessen, weil sie damit vertraut sind und die Symptome für „normal" halten. Es kann sogar sein, dass Patienten sich für „gesund" halten, weil sie z. B. durch ein Medikament beschwerdefrei sind. Gelegentlich wird bei langer gewohnheitsmäßiger Einnahme die Frage nach einem Medikament sogar mit Nein beantwortet, weil der Griff in die Tablettenbox zum Alltag gehört und gar nicht mehr bewusst erfolgt. Die Konsequenz ist, dass Sie noch genauer nachfragen müssen.

Sexualität, Drogen und problematisches Verhalten – schwierige Themen?

Sexualität. Die Sexualität ist eines der Themen, das in der Anamnese zwar wichtig ist, aber oft umgangen oder nur flüchtig beleuchtet wird. Dabei können hier wichtige Hinweis auch zu allgemeinen Geschehen erwartet werden. Beispiel: Störungen der Menstruation können auf endokrine Erkrankungen oder eine Anämie hindeuten, und Erektionsstörungen beruhen vielfach auf Arteriosklerose oder einem Diabetes mellitus. Daneben sind natürlich auch Erkrankungen der Genitalien selbst und/oder sexuell übertragbare Krankheiten von Interesse. Beachten Sie in diesem Zusammenhang das IfSG.

Hinterfragen Sie sexuelle Aspekte möglichst gleichwertig und ohne sie sprachlich zu überhöhen, indem Sie z. B. von einem „schwierigen" oder sogar „delikaten" Thema sprechen. Fragen Sie nicht umständlich und ungezielt nach dem Familienstand oder einem Ehepartner, sondern nutzen Sie den Begriff „Sexualpartner", wenn es Ihnen um diesen geht. Ein Ehering und auch Reisetätigkeiten, die nicht über die Landesgrenze hinausreichen, schützen nicht vor Erkrankungen.

Benutzen Sie keine Begriffe wie „kritische Sexualpraktiken“, sondern bezeichnen Sie diese z. B. als sexuelle Aktivitäten, die Infektionen oder Verletzungen begünstigen können, oder fragen Sie den Patienten unverstellt danach, ob er sich z. B. vorstellen kann, über Geschlechtsverkehr mit einer Erkrankung in Kontakt gekommen zu sein. Bedenken Sie, dass auch das Bestehen einer heterosexuellen Partnerschaft homosexuelle Kontakte nicht ausschließt – und umgekehrt.

Vermeiden Sie es, Ihre eigenen Vorstellungen, Erfahrungen und Bewertungen von Sexualität in allen ihren Varianten so zum Tragen zu bringen, dass Sie Fragen meiden, den Patienten verunsichern oder gar eine Missbilligung zu relevanten Aspekten zum Ausdruck bringen.

Drogenkonsum. Das Thema „Drogenkonsum“ ist für viele Patienten und auch Therapeuten ebenso schwierig. Einerseits zeigen wohl die wenigstens Patienten einen komplett offenen Umgang damit – zum einen, weil es in der gesellschaftlichen Betrachtung sehr verschieden bewertet wird und zum anderen, weil die Nutzung oder der Missbrauch illegaler Drogen evtl. einen Strafbestand darstellt, den man ungern offenlegen möchte.

In Deutschland wird der **Alkoholkonsum** sehr gerne kleingeredet: Man spricht gemeinhin von Schlückchen, Gläschen und Fläschchen, nicht von Gläsern und Flaschen. Versuchen Sie dennoch, die Trinkmengen innerhalb eines relevanten Zeitraums möglichst genau zu erfassen, und bedenken Sie dabei, dass die Trinkgewohnheiten sehr unterschiedlich sind. So kann die Aussage „Ich trinke nie so viel, dass ich nicht mehr weiß, was ich tue“ kaschieren, dass der Betroffene stetig viel, aber nur bis zu einer gewissen Bewusstseinsgrenze Alkohol konsumiert. Die Antwort, dass man „aufgrund des Berufs als Kraftfahrer in der Woche nie Alkohol trinkt“, schließt nicht aus, dass sich der Patient am Wochenende bis zum Delir betrinkt. Die Feststellung, dass man „seit Jahren keinen Tropfen mehr angefasst“ habe, sollte Sie dazu bewegen, nach der Zeit vorher zu fragen.

Benennen Sie illegale Drogen nicht als solche, sondern fragen Sie besser nach dem **Konsum von Stoffen**, von denen Sie mehrere beispielhaft benennen, z. B. Cannabis, Heroin, Aufputschmittel o. Ä. Bedenken Sie, dass **Medikamente** keine illegalen Drogen sind, häufig aber missbräuchlich benutzt werden. Sprechen Sie hierbei insbesondere Beruhigungs-, Schlaf- und Schmerzmittel an.

Zur Diagnostik können standardisierte Fragen oder Fragebögen eingesetzt werden.

Die ICD-10 der World Health Organization (WHO) definiert 6 Kriterien, von denen mindestens 3 erfüllt sein müssen, damit die Diagnose **„Alkoholismus/Alkoholkrankheit“** gestellt werden kann:

1. starker Wunsch oder Zwang, Alkohol zu trinken
2. Kontrollverlust in Bezug auf die Menge, den Beginn oder das Ende des Konsums
3. körperliche Entzugserscheinungen bei Konsumstopp oder -reduktion
4. Toleranzentwicklung (Erhöhung der Dosis)
5. Vernachlässigung anderer Tätigkeiten, um stattdessen zu konsumieren, Alkohol zu beschaffen oder sich vom Konsum zu erholen
6. trotz nachgewiesener körperlicher Spätfolgen weiterer Alkoholkonsum

Als Screeninginstrument für den Allgemeinarzt und den Heilpraktiker bewährt sich auch das sog. **„CAGE-Interview“**. Mindestens 2 positive Antworten auf die folgenden Fragen weisen auf eine Alkoholabhängigkeit hin.

- C = cut down: „Haben Sie (erfolglos) versucht, Ihren Alkoholkonsum einzuschränken?“
- A = annoyed: „Haben andere Personen Ihr Trinkverhalten kritisiert und Sie damit verärgert?“
- G = guilty: „Hatten Sie schon Schuldgefühle wegen Ihres Alkoholkonsums?“
- E = eye opener: „Haben Sie jemals schon gleich nach dem Aufstehen getrunken, um ‚in die Gänge zu kommen‘ oder sich zu beruhigen?“

Ähnliche Kriterien gelten für die Tabak- und Zigarettenabhängigkeit.

Problematisches Verhalten. Neben dem Drogenmissbrauch (einschließlich Alkoholabusus) können sich auch andere Verhaltensweisen als problematisch und für die Anamnese interessant erweisen: Dazu gehören z. B. **stoffungebundene Süchte** (z. B. Spiel- oder Sexsucht) und Ausdrücke von **Persönlichkeitsstörungen**. Das Erscheinungsbild ist hierbei überaus variantenreich und kann ohne konkrete Hinweise kaum gezielt erfasst werden. Scheuen Sie sich jedoch nicht, den Patienten unverblümt auch nach Konflikt- und Belastungssituationen im Umfeld (z. B. Familie, Beruf und Nachbarschaft) zu fragen.

Nicht auszuschließen ist, dass ein Patient in Ihre Praxis kommt, der noch nicht mündig ist oder ganz oder teilweise entmündigt wurde, beispielsweise aufgrund einer demenziellen Erkrankung oder einer vorübergehenden Psychose nach körperlichem Trauma oder bei bestimmten Medikamentengaben. Hier muss und darf (nach Psychisch-Kranken-Gesetz [PsychKG]) der entsprechende bestellte Betreuer hinzugezogen werden.

Versteht Ihr Patient kein oder nur wenig Deutsch oder sprechen bzw. beherrschen Sie seine Sprache nicht, ist natürlich keine komplette und sorgfältige Untersuchung, besonders die Anamnese, möglich. Dies gilt u. U. auch für Menschen mit Sprech-, Sprach- oder massiven Hörstörungen. Auch hier ist es wichtig, eine Vertrauensperson bzw. einen Dolmetscher hinzuzuziehen.

Grundlagen

1.2.4 Labordiagnostik

In vielen Fällen muss die Diagnostik durch labortechnische Untersuchungen untermauert werden. Gelegentlich kommt ihnen sogar eine zentrale Bedeutung zu – etwa bei Erkrankungen der Schilddrüse oder des Blutes. Zu den Laboruntersuchungen gehören Befunde, die anhand der Beschaffenheit des Blutes, des Stuhls, des Urins sowie von Geweben oder anderen Sekreten (z. B. Magensaft) ermittelt werden können.

Einige Untersuchungen können Sie als Heilpraktiker im eigenen (kleinen) Labor durchführen, die meisten jedoch werden Sie externen Dienstleistern überlassen, die über die notwendigen technischen Möglichkeiten und Erfahrungen verfügen.

In der eigenen Praxis können Sie z. B. folgende labortechnische Untersuchungen vornehmen:

- Blutlabor: BSG, Blutzucker, OGTT
- Schnelltests: z. B. CRP-Schnelltest (C-reaktives Protein)
- Urinlabor: Urinteststreifen, Harnsediment

Cave

Sie dürfen keine Nachweise führen mit dem Verdacht auf eine Erkrankung, die Sie nach IfSG nicht behandeln (und somit nicht diagnostizieren) dürfen.

1.3 Untersuchungstechniken

Dem Heilpraktiker stehen in seiner Praxis in der Regel keine modernen bildgebenden Verfahren wie die Sonografie oder die CT zur Verfügung. Auch wenn es vergleichsweise günstige mobile Geräte für die Elektrokardiografie (EKG) u. Ä. gibt, finden wir diese kaum in der Ausstattung einer durchschnittlichen Heilpraktikerpraxis, weil hierzu in der Regel auf die gute Kooperation mit Fachärzten gesetzt werden kann.

Die wichtigsten körperlichen Befunde werden sozusagen in „handwerklicher Arbeit nach alter Methode“ ermittelt. Das betont die hohe Wertigkeit dieser Untersuchungstechniken. Sie sind unabdingbar für erste Befundungsschritte und nahezu ohne Alternative bei Hausbesuchen.

Die wichtigsten Untersuchungstechniken sind – neben der bereits angesprochenen Inspektion (Kap. 1.2.2) und Anamnese (Kap. 1.2.3) – die

- Auskultation (Abhören),
- Perkussion (Abklopfen) und
- Palpation (Abtasten).

Sie kommen bei der Untersuchung fast aller Organe und Organsysteme zum Tragen, wenn auch mit jeweils unterschiedlicher Aussagekraft. Wir stellen die Basistechniken nachfolgend vor, zunächst ohne dabei besondere Varianten (z. B. beim Abhören des Bauches) zu berücksichtigen.

1.3.1 Auskultation

Das Hilfsmittel für das Abhören ist das Stethoskop. Das Stethoskop ist **das** klassische Instrument, mit dem Körpergeräusche besser hörbar gemacht werden können. Es wird v. a. eingesetzt zum Auskultieren der Atemwege, des Herzens, des Bauchraums und der Gefäße. Klassische Stethoskope bestehen aus 3 Grundelementen: dem Kopf (oder Bruststück), dem Schlauch und dem Ohrbügel mit den Ohroliven (► **Abb. 1.3**).

Im Kopf befindet sich vornehmlich eine Membran oder ein Trichter (oder beides; ► **Abb. 1.4**), durch die die akustischen Wellen aufgenommen werden. Die hier erzeugten Schwingungen werden über die Luftsäule im Schlauch

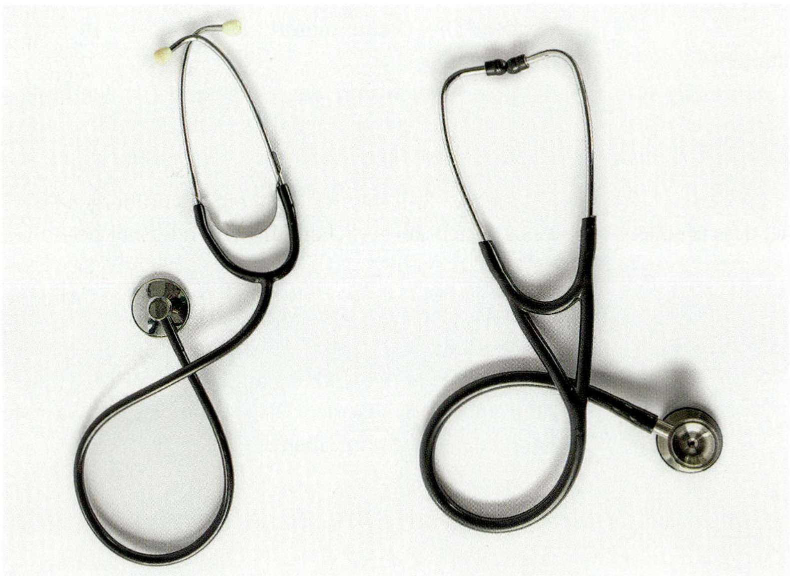

► **Abb. 1.3** Unterschiedliche Stethoskope.

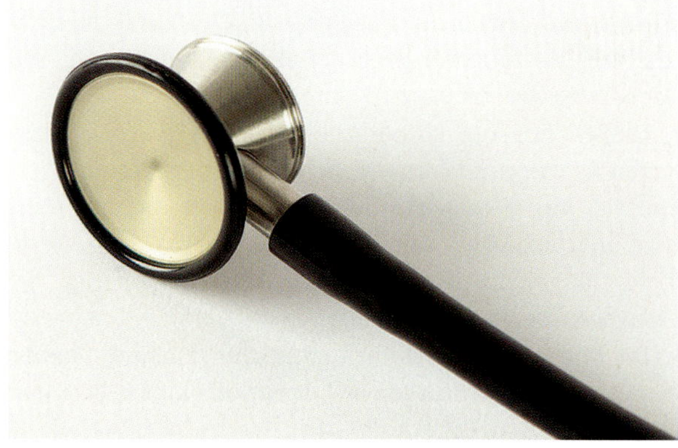

► **Abb. 1.4** Stethoskop: Kopf.

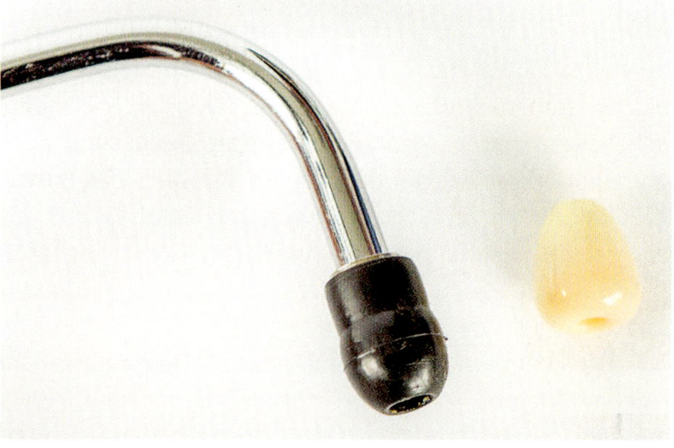

► **Abb. 1.5** Stethoskop: Ohroliven.

und die Ohrbügel bis zum Ohr des Untersuchers weitergeleitet. Am Ende des Ohrbügels sind die Oliven (► Abb. 1.5) angebracht, die das Anlegen am Ohr angenehmer machen und v. a. eine Abschirmung gegen Störgeräusche herbeiführen. Es gibt verschiedene Oliven (aus hartem oder weichem Kunststoff) und auch Ohrstecker, die eher Mini-Kopfhörern gleichen und nicht die klassische Olivenform aufweisen.

Bei einfachen Modellen verfügt der Kopf nur über eine Membran. Bei anderen sind beidseitig jeweils eine Membran und ein Trichter angesetzt; einige Modelle sind so angelegt, dass das Bruststück gedreht werden kann, wodurch jeweils nur eine Seite Schallwellen aufnimmt und die andere „stummgeschaltet" ist. Trichter ermöglichen eine bessere Darstellung tieferer Frequenzen, Membranen eher die Verstärkung höherer Frequenzen.

Sogenannte „Duplex-Stethoskope" können durch eine spezielle Membrankonstruktion durch eine Veränderung des Anpressdrucks der Membran unterschiedliche Frequenzbereiche hervorheben (Trichtercharakteristik für die Hervorhebung niedriger Frequenzen bei geringem Anpressdruck, Membrancharakteristik für die bessere Wahrnehmung hoher Frequenzen bei höherem Anpressdruck).

Wichtig sind gut passende und abdichtende Oliven. Es gibt 1- und 2-schläuchige Stethoskope. Man kann aufgenommene Phänomene sogar an einen Computer übermitteln und somit aufzeichnen. Viele Modelle bieten Austauschmöglichkeiten für Oliven, Membranen und Trichter. Die Entscheidung für ein Modell ist abhängig vom jeweiligen Bedarf.

Folgende **Organe** können auskultiert werden (► Abb. 1.6):

- einige Gefäße (z. B. Karotiden, Bauchaorta, Blutdruckmessung)
- Schilddrüse
- Herz
- Lunge/Atemwege und Pleuren
- Magen, Darm
- Leber (Kratzauskultation zur Größenbestimmung)
- Sehnen

Tipps und Hinweise zur richtigen Nutzung:

- **passende Ohroliven:** Für viele Stethoskope stehen auswechselbare Ohroliven zur Verfügung. Für eine optimale Schallaufnahme sollten möglichst exakt passende, d. h. den Gehörgang nach außen so dicht wie möglich verschließende Ohroliven gewählt werden. Das gilt sowohl für die Größe als auch die Passform/das Modell.
- **sauberes Gerät:** Auch ein Stethoskop ist Staub, Schmutz oder anderen Verunreinigungen ausgesetzt. Das betrifft sowohl die Aufbewahrung wie auch die Nutzung (z. B. Zerumen). Insbesondere die Ohroliven sollten also regelmäßig überprüft und bei Bedarf gereinigt werden. Dabei sind die Hygienerichtlinien zu beachten.
- **dichtes Gerät:** Das Stethoskop muss luftdicht sein, um Töne und Geräusche optimal zu übertragen. Insbesondere die Schläuche können Undichtigkeiten aufweisen, besonders wenn sie aus Materialien bestehen, die licht-, temperatur- oder fettempfindlich (z. B. gegen Handcreme) sind. PVC-Schläuche werden langfristig bei häufgem Hautkontakt hart. Stethoskope können mit einer 70 %igen Alkohollösung desinfiziert/gereinigt werden. Die Geräte unterliegen übrigens nicht der Eichpflicht.
- **richtige Ausrichtung der Ohrbügel:** Das Stethoskop muss so angelegt werden, dass es die Befunde optimal in die Gehörgänge leiten kann. Am besten ist es, zunächst die Ohrbügel so vor sich zu halten, dass sie von Ihnen wegzeigen und dann die Ohroliven in die Ohren einzuführen – also nach vorn zeigend. Die Bügel lassen sich individuell einstellen (biegen), damit durch eine ideale Passform die beste Funktion gewährleistet wird.
- **Anwärmen:** Das Bruststück bzw. der Kopf des Stethoskops sollte vor der Nutzung angewärmt werden (Lagerung an einem warmen Ort, Halten in der warmen Hand oder kurzes Anreiben).

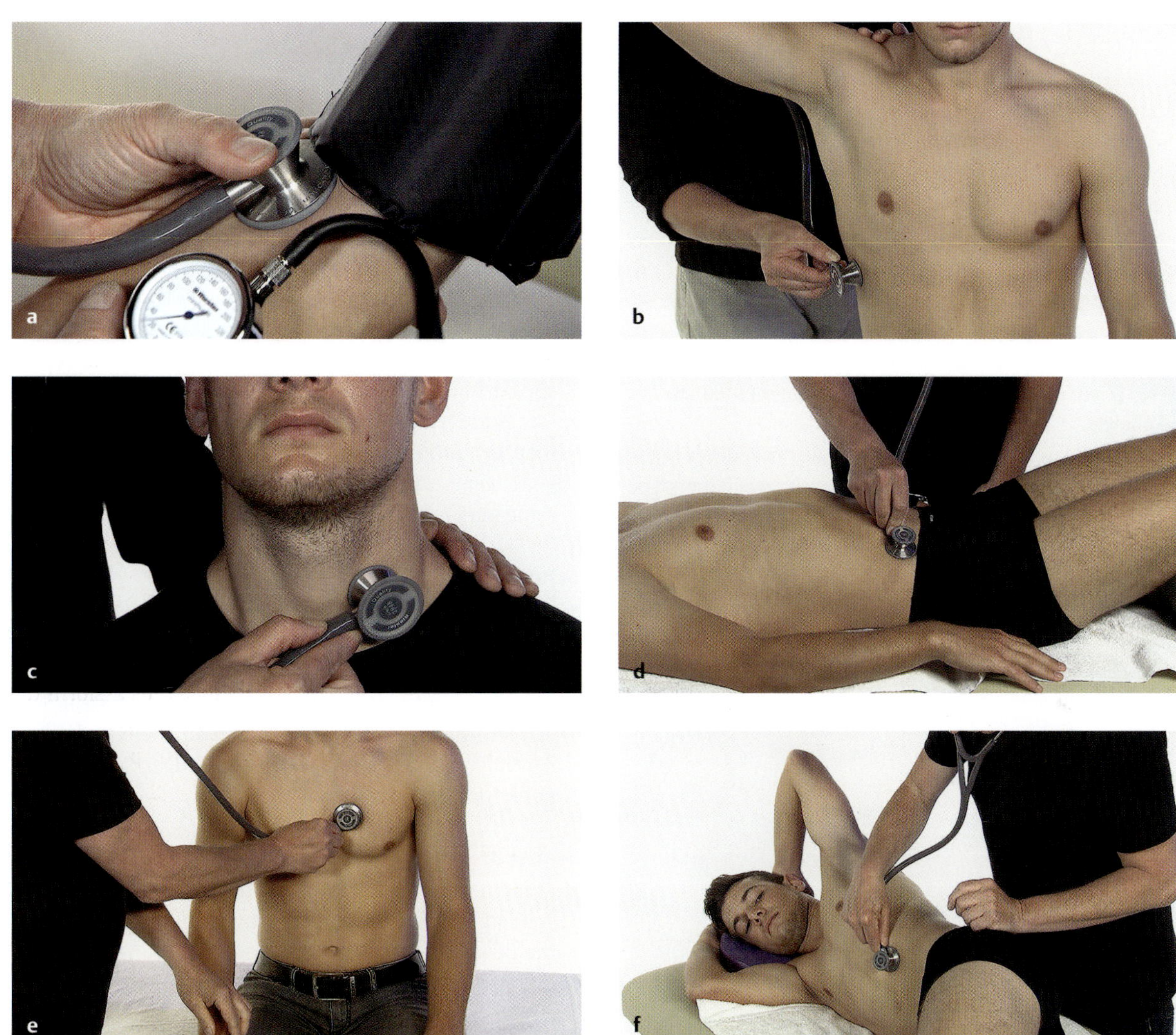

► **Abb. 1.6** Beispiele für Auskultationen. **a** Blutdruckmessung, **b** Lungen, **c** Schilddrüse, **d** Abdomen, **e** Herz, **f** Aszites. (Quelle: teamWerk, Stuttgart)

1.3.2 Perkussion

Die Perkussion bezeichnet das Beklopfen von Körperregionen. Die Perkussion ist eine wichtige und teilweise sogar unumgängliche Ergänzung des Abhörens, damit die Befunde genauer eingeordnet werden können.

Bei der Perkussion versetzt man das Gewebe unter der beklopften Körperoberfläche in Schwingungen. Dabei können unterschiedlich Schallphänomene ausgelöst werden. Diese nennt man **Klopfschall**. Der Klopfschall gibt z. B. Aufschluss über die Ausdehnung von Organen und Geweben sowie über ihre Beschaffenheit. Entscheidend ist die physikalische Tatsache, dass hohle, mit Luft gefüllte Bereiche (z. B. Lunge, leerer Darm) stärker in Schwingungen versetzt werden können als verdichtete Organe (z. B. Drüsen) oder dicht gefüllte Körperteile (z. B. gefüllter Darm).

Die durch Perkussion erzeugten Schwingungen können lediglich Phänomene bis zu einer Tiefe von maximal ca. 5 cm und ab einer ungefähren Größe einer Aprikose wiedergeben. Darunterliegende oder auch nur kleine Veränderungen (z. B. Tumoren) können auf diese Weise nicht ermittelt werden. Bei adipösen Patienten ist die Erhebung perkutorischer Befunde naturgemäß schwieriger.

Die Perkussion kann bei der Untersuchung verschiedener Organe/Körperregionen eingesetzt werden, v. a. zur

- Untersuchung der Lungen,
- Befundung am Bauchraum,
- Auslösung eines Erschütterungsschmerzes der Nierenlager und
- Befundung eines Klopfschmerzes, z. B. an der Schädelkalotte oder an anderen Knochen.

Die Perkussion von Leber und Milz, Herz und anderen Regionen ist zwar möglich, aber weniger ergiebig und deshalb weniger relevant; sie wird ggf. ergänzend oder für spezielle Befunde eingesetzt (Kap. 1.4).

Technik des Perkutierens

Die Perkussion kann mit einem **Perkussionshammer** (Reflexhammer) oder mit den Fingern durchgeführt werden.

Kaum noch als Hilfsmittel eingesetzt wird ein **Plessimeter**. Hierbei handelt es sich um einen gebogenen Spatel (aus Metall oder Kunststoff), der auf der Körperoberfläche angesetzt und mit dem Reflexhammer angeschlagen wird.

Die **Finger-Finger-Perkussion** hat sich wegen der Einfachheit der Anwendung als Standard durchgesetzt.

Die Technik der Perkussion sollten Sie üben. Sie können das z. B. auf einer Tischplatte oder am eigenen Bauch ausprobieren.

Die meisten Rechtshänder beklopfen mit den Fingern der rechten Hand den statischen „Plessimeter-Finger" der linken Hand. Für die meisten Linkshänder ist es umgekehrt angenehmer und sicherer in der Handhabung.

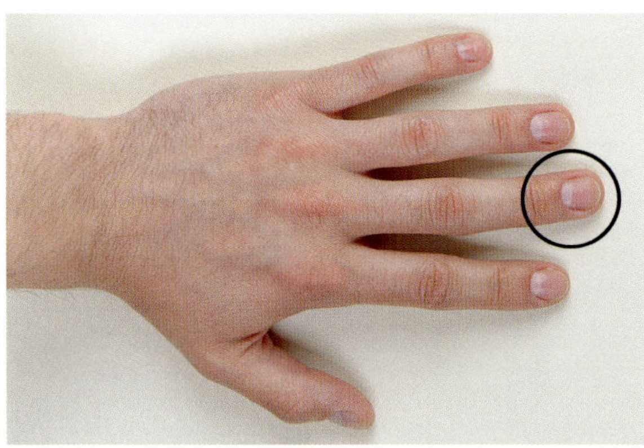

► **Abb. 1.7** Plessimeter-Finger (hier Mittelfinger) ist der Finger, mit dem perkutiert wird.

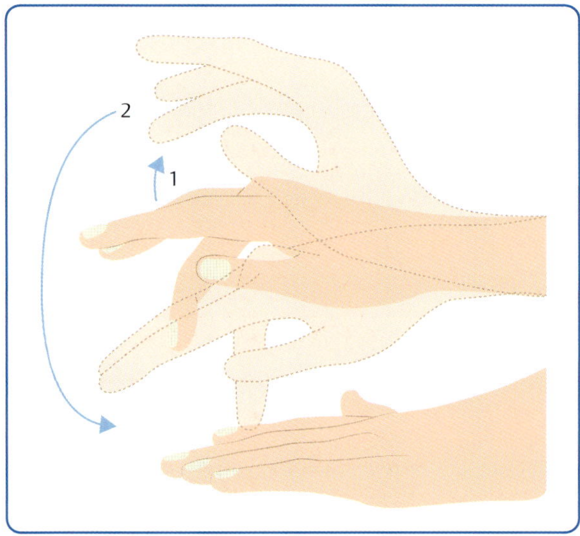

► **Abb. 1.8** Finger-Finger-Perkussion. (Quelle: Kroegel C. Körperliche Untersuchung. In: Kroegel C, Costabel U, Hrsg. Klinische Pneumologie. 1. Auflage. Stuttgart: Thieme; 2013. doi:10.1055/b-002-57146)

Durchführung:

Schritt 1:

- Legen Sie die Hand, auf die Sie klopfen möchten, auf die Oberfläche, die zu perkutieren ist.
- Überstrecken Sie den Mittelfinger (Plessimeter-Finger) so, dass das Fingerendgelenk und das Fingerendglied fest auf die Fläche drücken (► **Abb. 1.7**). Denken Sie z. B. an den Bogen, der die Saiten einer Geige nur in Schwingung bringt, wenn er gespannt ist.
- Vermeiden Sie, dass andere Teile der Hand die Oberfläche berühren und dann eine Dämpfung provozieren.
- Das Auflegen mehrerer Finger kann das Schallphänomen verstärken, weil eine größere Fläche in Schwingung versetzt wird. Hier hat aber jeder Untersucher seine persönliche Vorliebe.

Schritt 2:

- Führen Sie die andere Hand an den Perkussionspunkt.
- Richten Sie die Hand etwas auf und beugen Sie die Finger leicht.
- Der Mittelfinger, mit dem Sie die Perkussion vornehmlich ausführen wollen, sollte entspannt sein und einige Zentimeter über dem Plessimeter-Finger/Perkussionspunkt positioniert sein (► **Abb. 1.8**).

Schritt 3:

- Klopfen Sie nun mit dem Mittelfinger auf den aufliegenden Teil des Plessimeter-Fingers (► **Abb. 1.9**).
- Die Bewegung erfolgt optimalerweise im nahezu rechten Winkel, rasch, kurz und entspannt – vergleichbar einem „entschlossenen Anticken".
- Ziehen Sie den Perkussionsfinger sofort wieder hoch, damit Sie keine Dämpfung hervorrufen.
- Dieser Ablauf gelingt nur fehlerfrei, wenn die Bewegung allein aus dem Handgelenk durchgeführt wird.

> **Praxistipp**
> Halten Sie Ihre Fingernägel kurz, damit Sie sich nicht selbst verletzen. Möchten Sie die dorsale Thoraxwand perkutieren, sollten Sie etwas seitlich vom Patienten stehen.

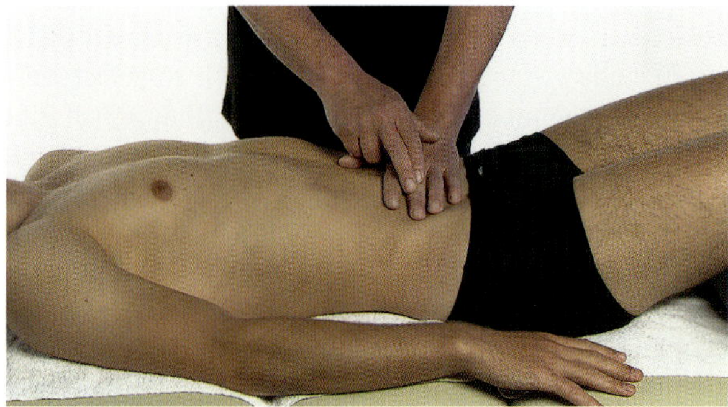

► **Abb. 1.9** Finger-Finger-Perkussion der Bauchregion. (Quelle: teamWerk, Stuttgart)

Möglicherweise entwickeln Sie für sich Varianten dieses Vorgehens (z. B. ein 2-maliges Klopfen oder den Einsatz eines anderen Fingers) – vergleichen Sie Ihr Ergebnis bei nicht eindeutigen Befunden stets mit den Ergebnissen der klassischen Methode, die sich nicht ohne Grund als solche bewährt hat.

Perkussionsbefunde

Folgende Perkussionsbefunde sind möglich (► **Abb. 1.10**):

- **sonorer Klopfschall:** Wenn über lufthaltigem Gewebe (v. a. der Lunge) perkutiert wird, ist ein normaler Klopfschall wahrzunehmen, der als sonor bezeichnet wird. Dies ist sozusagen die Ausgangssituation für die weiteren Benennungen.
- **hyposonorer Klopfschall:** Wenn über festem Gewebe ohne Luft perkutiert wird, ist der Klang aufgehoben oder nur sehr schwach – das bezeichnet man als „hyposonor“. Sie können das vergleichen mit einer Trommel, in die man eine Wolldecke stopft oder Wasser gießt – sie klingt weniger stark. Da der hyposonore Klopfschall z. B. dem Befund bei der Perkussion eines Oberschenkels ähnelt, spricht man auch von „Schenkelschall“. Er ist schwach, höherfrequent und kurz.
- **hypersonorer Schall:** Wenn sich der Schall über das normale Maß hinaus ausdehnen kann, nimmt er zu – das bezeichnet man als „hypersonor“. Dies kann der Fall sein bei Luftansammlungen oder Lufteinschlüssen, z. B. beim Vorliegen eines Pneumothorax oder starker Überblähung des Bauches.
- **tympanitischer (oder tympanischer) Klopfschall:** Ein besonders stark ausgeprägter Klopfschall wird als tympanitisch gezeichnet. Seltener wird auch von „Schachtelschall“ gesprochen. Er entsteht über großen Luftansammlungen (z. B. Pneumothorax).
- **Dämpfung:** Befindet sich zwischen perkutierter Körperoberfläche und dem perkutierten Gewebe eine Substanz, die die Perkussionsschwingung herabsetzt, spricht man von einer Dämpfung. Diese kann bedingt sein durch Flüssigkeit (z. B. Pleuraerguss oder Aszites) oder großflächige Gewebeverdichtungen (z. B. Tumoren, fibrotische Veränderungen). Sie können das wieder vergleichen mit einer Trommel, über die eine Decke gelegt wird – ihr Klang kommt nur gedämpft zum Tragen. Die Dämpfung kann lageabhängig sein (z. B. bei Lungenödem oder Aszites).

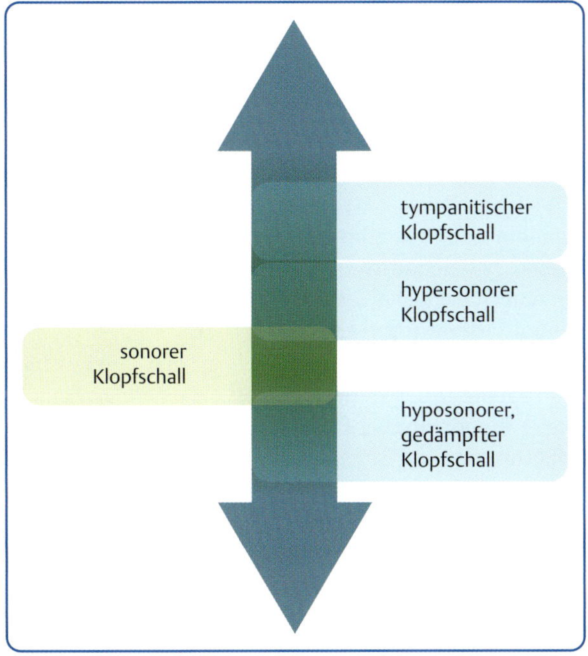

► **Abb. 1.10** Perkussionsbefunde.

Beachte
Akustisch ist eine Dämpfung nicht von einem herabgesetzten (hyposonoren) Schall zu unterscheiden!

1.3.3 Palpation

Die Palpation ist die Untersuchung von Körperregionen durch Betasten. Sie ergänzt in der Regel weitere Maßnahmen wie die Auskultation oder die Perkussion.

Man palpiert – je nach Organ, das untersucht werden soll – mit einem oder mehreren Fingern („digitale Austastung“) oder mit der gesamten Handfläche (► **Abb. 1.11**).

Die Palpation mit beiden Händen wird als **bimanuelle Palpation** bezeichnet. Sie wird eingesetzt, wenn eine Körperregion zur palpierenden Hand gezogen (► **Abb. 1.13**) oder (bei einer tiefen Palpation oder sehr festem Gewebe) viel Druck eingesetzt werden muss (z. B. Leber-/Milzpalpation; ► **Abb. 1.12**).

Beurteilt werden kann – je nach Organ – v. a. Folgendes:

- Größe
- Konsistenz, Oberflächen- bzw. Randbeschaffenheit
- pathologische Resistenzen
- Beweglichkeit, Elastizität
- Schmerzempfindlichkeit

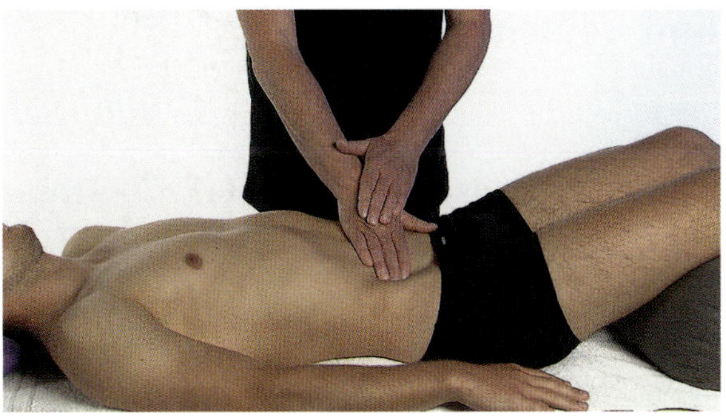

► **Abb. 1.11** Oberflächliche Palpation der Bauchdecke. (Quelle: teamWerk, Stuttgart)

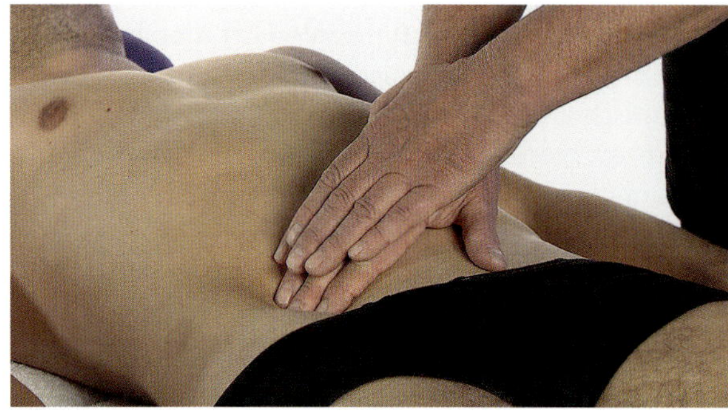

▸ **Abb. 1.12** Palpation in der Leistenregion. (Quelle: teamWerk, Stuttgart)

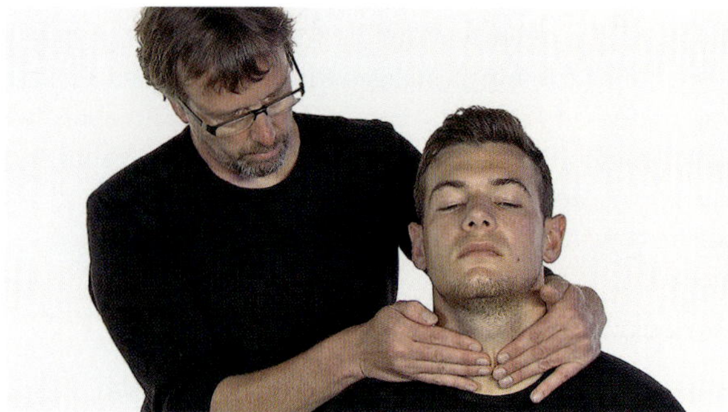

▸ **Abb. 1.13** Palpation der Schilddrüse. (Quelle: teamWerk, Stuttgart)

- Reibephänomene
- Pulsationen
- Vibrationen

Palpiert werden können (jeweils mit häufigem Befundziel):

- Puls (Tempo, Rhythmus, Qualität)
- Leber (Konsistenz, Randbeschaffenheit)
- Gallenblase (Größe, Schmerzhaftigkeit oder -losigkeit)
- Milz (Größe)
- Lymphknoten (Größe, Konsistenz, Verschieblichkeit, Schmerz)
- Thorax
- Abdomen (Abwehrspannung, Meteorismus, Resistenzen)
- Unterbauch (Resistenzen)
- Rektum (Resistenzen)
- Prostata (Größe, Konsistenz, Schmerz)
- Aorta (Pulsation)
- Herz (Spitzenstoß)
- Augapfel/Bulbus (Konsistenz, intraokularer Druck)
- Brust (Knoten, Resistenzen)
- Gelenke (Entzündungszeichen)
- zudem: Hoden, Muskeln, Sehnen, Speicheldrüsen, Gefäßstränge etc.

1.4 Untersuchungsablauf und -reihenfolge

Die körperliche Untersuchung folgt in der Regel einem strukturierten Ablauf. Vielfach wird dabei dem sog. **„IPPAF-Schema“** gefolgt: Bei diesem werden nacheinander eine **I**nspektion, **P**alpation, **P**erkussion, **A**uskultation und **F**unktionsprüfung durchgeführt. Wir halten dieses Schema trotzt seiner weiten Verbreitung nicht für angemessen! Selbst die Befürworter des IPPAF-Schemas benennen die Bauchuntersuchung als Ausnahme. Dort wird richtigerweise die Auskultation der Palpation und der Perkussion vorangestellt. Aber auch bei anderen Organen ist die IPPAF-Regel weder zielführend noch effektiv.

Fraglos steht die Inspektion immer an erster Stelle. Die weitere Abfolge muss unseres Erachtens jedoch an die jeweilige Ausgangssituation, die Beschaffenheit des zu untersuchenden Organs bzw. Systems und die Aussagekraft der jeweiligen Untersuchungsmethoden angepasst werden, wie folgende Beispiele verdeutlichen:

- Bei der Untersuchung des **Atemapparats** kommt der Auskultation die höchste Aussagekraft zu. Sie wird u. U. ergänzt durch eine Perkussion. Die Palpation erfolgt – wenn überhaupt – nachrangig.
- Bei der Untersuchung des **Herzens** kommt fast ausschließlich die Auskultation zum Tragen. Die Perkussion und die Palpation sind mittlerweile überwiegend obsolet.
- Wenn Sie die **Schilddrüse** untersuchen, kommt die Perkussion überhaupt nicht zum Einsatz.
- Bei der Ermittlung des **neurologischen Status** stehen Funktionsprüfungen im Vordergrund. Palpation, Perkussion und Auskultation spielen keine oder nur eine sehr untergeordnete Rolle. Dasselbe gilt für den **Bewegungsapparat**.

Bei einigen Organen wie der Milz, den Ohren, den Augen, der Haut, den Gefäßen oder dem Lymphsystem oder bei der körperlichen Untersuchung des Säuglings und des Kleinkindes ist der IPPAF-Ablauf in Gänze aufgehoben.

Auch die vielfach präferierte **Von-Kopf-bis-Fuß-Untersuchung** ist selten sinnvoll, weil auch sie ein zu starres Korsett bildet und die individuelle Ausgangslage sowie die unterschiedliche Bedeutung der verschiedenen Organe und Systeme unberücksichtigt lässt.

Wir empfehlen daher, sich stets an den Beschwerden des Patienten zu orientieren. Selbst bei einem umfangreichen Gesundheitscheck sind – je nach Konstitution, Geschlecht und Alter des Patienten – andere Abfolgen sinnvoller. Beispiel: Wenn sich ein 55-jähriger adipöser und ansonsten gesunder Mann zu einem allgemeinen Check vorstellt, steht die Befundung von Herz, Lunge, Gefäßen, Prostata, Leber/Galle, Pankreas und Blutzucker im Vordergrund; bei einer 65-jährigen Frau steht zunächst eher die Befundung von Herz, Lunge, Niere und Schilddrüse im Fokus.

1.4.1 Rechtliche Aspekte

Führen Sie grundsätzlich nur diagnostische und therapeutische Maßnahmen durch, die Sie beherrschen, in ihrer Tragweite sicher einschätzen können und von Rechts wegen durchführen dürfen. Beachten Sie dabei z. B. das IfSG, das Patientenrechtegesetz und die Garantenpflicht sowie die Datenschutz-Grundverordnung (DSGVO).

Aufklärung von Patienten vor körperlichen Untersuchungen

Vor der körperlichen Untersuchung sollten Sie dem Patienten erklären, was Sie tun werden und welchem Zweck dies dient. Wenn die Untersuchung Risiken birgt oder invasiv ist (z. B. bei einer Punktion oder einer internen Palpation), ist die Aufklärung zwingend, weil der Patient nur so seriös seine Zustimmung dazu geben kann. Sind für die Untersuchung Berührungen an sensiblen Bereichen (z. B. Genitalien, Brust) notwendig, sollte der Patient dies ebenfalls ausdrücklich erlauben.

Dokumentation der Befunde

Alle Befunde müssen dokumentiert werden. Dies ist einerseits juristisch verpflichtend und dient der rechtlichen Absicherung, hilft aber auch Ihnen bei einer späteren Vorstellung des Patienten als Erinnerung und orientiert evtl. weiterbehandelnde Therapeuten. Klären Sie den Patienten darüber auf, dass Sie sich Notizen machen, um nichts zu vergessen, später evtl. darauf zurückkommen zu können und möglicherweise weiteren Therapeuten eine effektive weitere Hilfe zu erleichtern.

Erfassen Sie neben den persönlichen Daten des Patienten (Namen, Geburtsdatum etc.), wann Sie welche Untersuchung mit welcher Indikation und mit welchem Befund durchgeführt haben. Notieren Sie auch, warum Sie mögliche infrage kommenden Untersuchungen nicht durchgeführt haben, z. B. mit dem Hinweis auf mögliche Kontraindikationen oder fehlende Compliance des Patienten. Dokumentieren Sie durchgeführte und geplante bzw. notwendige Therapieschritte einschließlich evtl. Medikamentengaben, der Nachvollziehbarkeit durch Dritte (z. B. weiterer Therapeuten), der Verlaufskontrolle und der Anknüpfung an evtl. länger zurückliegende Behandlungsphasen.

In der Praxis können standardisierte Karten oder Anamnesebögen zum Tragen kommen. Eine elektronische Datenverarbeitung sollte möglichst später erfolgen, damit der persönliche Zugang zum Patienten nicht gefährdet wird.

Erklären Sie dem Patienten, dass und warum Sie sich Notizen machen. Benutzen Sie Abkürzungen und Symbole (z. B. Ø, ↓, ↑, □, V. a., o. B.), um wenig Zeit zum Schreiben aufzuwenden und den Kontakt nicht zu lange zu unterbrechen.

1.4.2 Untersuchungsraum

Für die Anamnese und die körperliche Untersuchung ist eine gute räumliche Atmosphäre von Vorteil. Förderlich ist es z. B., wenn der Raum, in dem das Gespräch stattfindet, freundlich und hell ist. Wie technisch ist das Ambiente (medizinische Geräte, Medikamentenregal, Untersuchungsliege etc.)? Sitzt man sich gegenüber – mit einem (nicht) aufgeräumten Schreibtisch dazwischen, auf Stühlen sehr unterschiedlicher Qualität, mit der Ausgangstür im Blick etc.? Unterschiedliche Settings können ihren jeweils unterschiedlichen Sinn ergeben. Anforderungen bestehen darüber hinaus an die räumliche und technische Ausstattung.

Es gibt einige grundlegende Kriterien für die Auswahl eines geeigneten Untersuchungsraums:

- **ausreichend großer Raum** (ca. 6 m in einer Ausdehnung), in dem der Patient z. B. auch kleine Gehtests machen oder eine Visusfernprüfung durchgeführt werden kann
- optimale, flexible und farbechte **Beleuchtung**, damit eine sorgfältige Inspektion erfolgen kann
- ausreichende **Belüftung** einerseits und gute **Beheizung** anderseits, damit sich der Patient ohne Frieren entkleiden kann
- **Sichtschutz** nach außen und ggf. Möglichkeit des Patienten, sich zu entkleiden und Kleidung abzulegen
- **ruhiger Raum** ohne Störung durch Telefonklingeln oder andere Personen
- **Untersuchungsliege**, die möglichst frei im Raum steht und so von allen Seiten zugänglich ist und mit einer Papierrollenhalterung ausgestattet ist
- Zur **Lagerung** des Patienten stehen Kopfkissen, Knierolle, Armauflage und ggf. eine zusätzliche Decke zur Verfügung.

1.4.3 Werkzeuge und Hilfsmittel zur Untersuchung

Für eine komplette körperliche Untersuchung benötigen Sie folgende Werkzeuge und Hilfsmittel:

- **Blutdruckmessgerät**, vornehmlich zur Messung nach Riva-Rocci (Kap. 3.6.5), ggf. auch mit gesonderter Manschette für die Messung bei Kindern
- **Stethoskop** für die Auskultation von Herz, Lungen, Bauchraum, Gefäßen etc. (Kap. 1.3.1)
- **Diagnostikleuchte** für die Inspektion (z. B. des Mundraums) und zur Überprüfung von Pupillenreflexen
- **Otoskop** zur Inspektion der Ohren (mit Einmal- oder verschieden großen Trichtern)
- **Lupe**, evtl. beleuchtet (Dermatoskop) zur genauen Inspektion, z. B. von Hauteffloreszenzen
- **Fieberthermometer** zur Ermittlung der Körpertemperatur. Geeignet sind digitale elektronische Kontaktthermometer (Kap. 3.1.11).

- **Maßband** (1 m) für die Messung von Umfängen, z. B. bei Schwellungen oder Ausdehnungen bei Bewegungen
- **Körperwaage und Maßband/-latte** zur Ermittlung von Gewicht und Größe des Patienten
- **Holzspatel** (Einmalspatel), v. a. zur Untersuchung des Mundraums und zur Kratzauskultation der Leber
- **Reflexhammer**, v. a. zur Reflexprüfung (Kap. 3.9.4)
- **Urinteststreifen** zur Urinuntersuchung und **FOB-Test** (Test auf fäkales okkultes Blut) zum Nachweis von okkultem Blut im Stuhl
- **Blutzuckermessgerät**
- evtl. **neurologisches Untersuchungsset** zur Erhebung des neurologischen Status (Kap. 3.9.4)
- **Hygieneartikel** (z. B. Einmalhandschuhe, Hautdesinfektionsmittel, Einmalhandtücher)
- ggf. **Materialien zur Blutentnahme** (Kap. 5.2)

1.4.4 Hygienisches Arbeiten

In der Praxis arbeiten Sie entsprechend geltenden Hygienevorschriften. Insbesondere bei der körperlichen Untersuchung sind diese sorgfältig einzuhalten. Für Ihre Praxis erstellen Sie einen Hygieneplan, der u. a. die Diagnose- und Therapieverfahren, die Größe und räumliche Beschaffenheit der Praxis berücksichtigt. Vor jeder körperlichen Untersuchung nehmen Sie eine hygienische Händedesinfektion vor.

Händewaschung

Ein einfaches Händewaschen muss in der Praxis stattfinden

- vor Arbeits- und Pausenbeginn,
- nach Arbeits- und Pausenende,
- nach Toilettenbenutzung,
- vor Wundbehandlungen,
- nach Ablegen von Handschuhen,
- nach Verschmutzung.

Durchführung:

- Hände unter laufendem Wasser befeuchten.
- Geeignetes Seifenkonzentrat oder eine Waschlotion aus dem Wandspender entnehmen.
- Hände gründlich mit warmem Wasser waschen und anschließend gründlich abspülen; dabei alle Areale der Hand berücksichtigen (insbesondere die Fingerzwischenräume, die Fingerkuppen und Nagelränder).
- Mit einem Einmaltuch abtrocknen.
- Einmalhandtuch ordnungsgemäß entsorgen.

Hygienische Händedesinfektion

Eine hygienische Händedesinfektion muss in der Praxis stattfinden

- vor Arbeits- und Pausenbeginn,
- nach Arbeitsende,
- vor und nach Patientenkontakt,
- vor und nach allen invasiven Maßnahmen (z. B. Injektion, Infusion, Akupunktur),
- nach Kontakt mit kontaminierten Gegenständen,
- vor und nach Toilettenbenutzung,
- vor und nach Wundbehandlungen,
- nach Ablegen von Handschuhen.

Benutzt wird ein alkoholisches Händedesinfektionsmittel (vom Verbund für Angewandte Hygiene [VAH] gelistet).

Die Hände müssen vor der hygienischen Händedesinfektion trocken sein. Es dürfen sich keine Seifenrückstände auf der Haut befinden, das Desinfektionsmittel verliert dadurch seine volle Wirkung („Seifenfehler").

Durchführung:

- In die Hohlhand mindestens 3 ml Desinfektionsmittel geben.
- Das Mittel 30 s in die trockene Haut einreiben.
- Dabei alle Areale der Hand einbeziehen, insbesondere die Fingerzwischenräume, die Fingerkuppen und Nagelränder (▸ **Abb. 1.14**).
- Hände für die Dauer der Einwirkzeit (30 s) feucht halten!

Haut- und Händedesinfektion (bei Kontamination)

Eine besondere Händedesinfektion muss in der Praxis stattfinden

- wenn Hände oder andere Hautstellen (z. B. der Unterarm) sichtbar oder merklich kontaminiert sind mit (vermutlich) keimhaltigem Material (z. B. Blut, Eiter, Sputum, Stuhl, Exsudat),
- vor und nach Patientenkontakten (s. o.).

Benutzt wird ein alkoholisches Händedesinfektionsmittel (VAH-Liste).

Durchführung. Die beschmutzten Stellen werden mit einem Einmalhandtuch gereinigt, das zuvor in einem geeigneten Desinfektionsmittel getränkt wurde.

! Beachte

Bei Verschmutzung der Hände führen Sie anschließend eine hygienische Händedesinfektion durch, reinigen die Hände erneut und führen eine weitere hygienische Händedesinfektion durch!

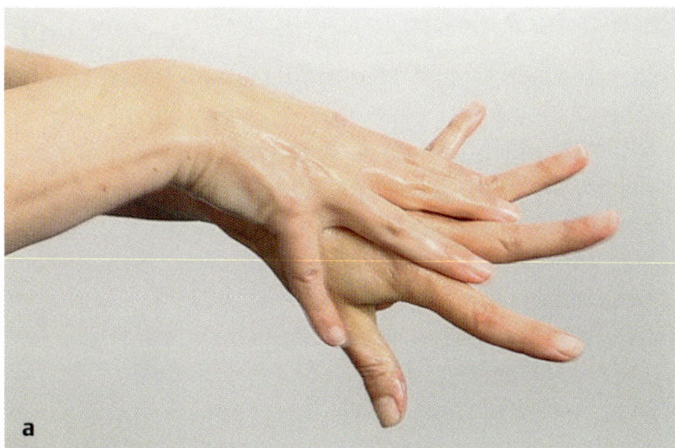

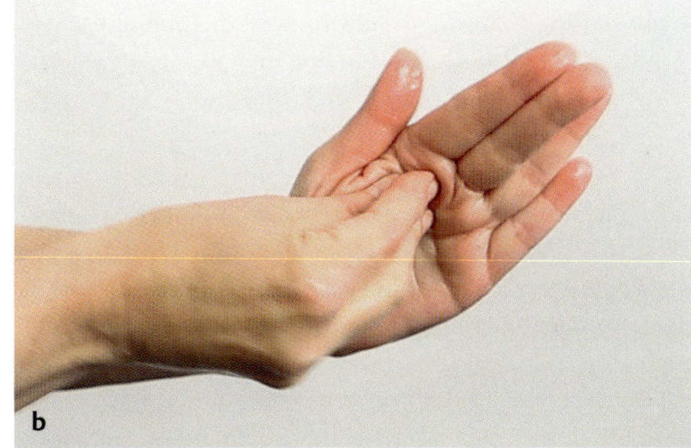

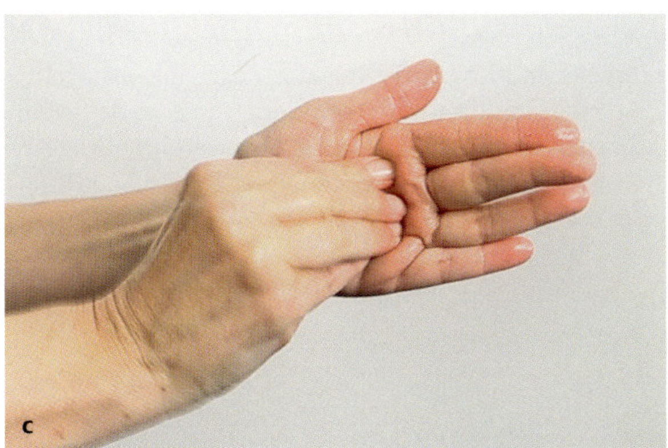

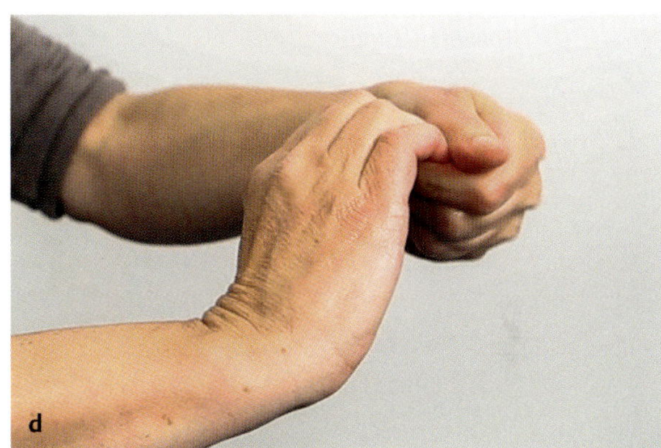

► **Abb. 1.14** Desinfektion in den Fingerzwischenräumen, der Hohlhand und der Fingernägel/Nagelränder.

Haut- und Händepflege

Eine Haut- und Händepflege sollte in der Praxis stattfinden

- vor Arbeitsbeginn,
- am Arbeitsende,
- mehrmals täglich zwischendurch – je nach Arbeitsablauf und Belastung der Hände.

Benutzt wird eine geeignete Pflegeemulsion.

Die Hände müssen vor der Pflege gewaschen, entsprechend der hygienischen Händedesinfektion desinfiziert und trocken sein.

Durchführung:

- Das Hautpflegemittel aus einem geeigneten Wandspender entnehmen und in die Haut einmassieren.
- Direktspender sind empfehlenswert. Behältnisse ohne Dosierungsvorrichtung dürfen nicht verwendet werden, wenn unterschiedliche Personen daraus Hautpflegemittel entnehmen.

! Beachte

Wandspender müssen mit Einmalbehältnissen bestückt werden und mit dem Ellenbogen zu bedienen sein.

Zu vermeiden ist die Hautpflege direkt vor dem Anziehen von Einmalhandschuhen, da dies die Schutzfunktionen der Handschuhe gefährden kann.

Flächendesinfektion

Da Oberflächen in der Praxis ein potenzielles Kontaminationsrisiko bergen, müssen diese regelmäßig desinfiziert werden. Die Verwendung von adäquaten Desinfektionsmitteln ist daher unbedingt erforderlich. Das Robert Koch-Institut (RKI) hat dazu eine Empfehlung herausgegeben (https://www.rki.de/).

Dazu gehören Flächen, die ein besonders hohes Infektionsrisiko haben:

- Das sind v. a. **patientennahe Flächen**: Behandlungsliegen, Stühle, auf den Patienten sitzen, z. B. zur Blutentnahme, Armauflagen zur Hilfe bei venöser Punktion, Patiententoiletten, medizinische Geräte etc.
- **Flächen für aseptische Arbeit:** Flächen für die Zubereitung von Infusionen, Verbandswechsel. etc.

- Besondere Bedeutung kommt hier auch der sachgemäßen Flächendesinfektion des sog. „Spritzentabletts" zu, auf dem Injektionen und Infusionen vorbereitet werden.

Die Flächendesinfektion geschieht immer als **Scheuer-Wisch-Desinfektion**. Sprühdesinfektionen sollten wegen der hohen Aerosolbelastung nur dann durchgeführt werden, wenn die übliche Desinfektionsform nicht möglich ist.

Flächen wie Fußböden, Wände etc. müssen nur anlassbezogen desinfiziert werden. Hier reichen zur Reinigung in der Regel Haushaltsreiniger.

Rechtliche Aspekte

Folgende Gesetze und Verordnungen sind beim hygienischen Arbeiten zu beachten:

- RKI-Richtlinien (Bundesgesundheitsblatt); Empfehlung der Kommission für Krankenhaushygiene und Infektionsprävention (KRINKO)
- Hygiene-Verordnungen der Bundesländer (zuständiges Gesundheitsamt)
- IfSG, z. B. Hygieneplan, Praxisbegehung durch das Gesundheitsamt
- Medizinproduktegesetz/Medizinprodukte-Betreiberverordnung (Bundesinstitut für Arzneimittel und Medizinprodukte [BfArM])
- Arzneimittelgesetz
- Arbeitsschutz, z. B. Technische Regel für Biologische Arbeitsstoffe im Gesundheitswesen und in der Wohlfahrtspflege (TRBA) 250, Biostoffverordnung (BioStoffV), Gefahrstoffverordnung (GefStoffV), KRINKO (Berufsgenossenschaft)

2 Untersuchung in Notfallsituationen

In einer Notfallsituation handelt man selbstverständlich anders. Hier ist es zunächst nicht entscheidend, **was** der Patient hat, sondern **wie** es ihm geht. Beispiel: Wenn ein Patient starke Durchfälle hat, ist der mögliche Erreger oder Auslöser unerheblich – wichtig ist seine Kreislaufsituation. Die Diagnose richtet sich v. a. auf Aspekte wie den Blutdruck, das Bewusstsein und Exsikkosezeichen.

Einige Notfallsituationen sind offenkundig (Koma, Bewusstlosigkeit, Krampfanfall, Herzstillstand etc.), andere müssen durch eine Notfallanamnese eingeschätzt werden.

2.1 Notfallanamnese

Bei einem Notfall kann keine ausführliche Anamnese erfolgen, vielmehr müssen wenige Fragen Aufschluss über die Situation des Patienten geben. Diese Fragen können auch gestellt werden, wenn bei einem Telefonanruf – evtl. durch eine weitere Person – eine rasche Einschätzung der Situation erfolgen muss.

Fragen bei einem Notfallgeschehen. Fragen Sie v. a. nach

- akuter (evtl. zunehmender) Atemnot,
- akuten (evtl. zunehmenden) Schmerzen,
- sichtbaren Blutungen (u. a. über die Harnwege, den Darm oder im Erbrochenen),
- neuen oder gravierenden Herzrhythmusstörungen,
- akuten Krämpfen oder Lähmungen, Hinweise auf durchgemachten Krampfanfall (z. B. Amnesie für die Zeit des Anfalls, Zungenbiss, Terminalschlaf, [nächtliches] Einnässen)
- deutlichen Orientierungsstörungen (u. a. Ansprechbarkeit),
- ggf. dem Hergang von Unfällen,
- ggf. Stoffen und Substanzen (z. B. Medikamenten), die z. B. eine Intoxikation hervorgerufen haben könnten,
- hohem anhaltendem oder akutem Fieber bzw. Untertemperatur,
- anhaltendem Stuhl- oder Urinverhalt,
- Exsikkosezeichen.

Fremdanamnese bei Bewusstlosigkeit. Finden Sie einen Patienten auf, der in seinem Bewusstsein stark eingetrübt oder bewusstlos ist, kommt der Fremdanamnese besondere Bedeutung zu. Fragen Sie v. a. nach

- dem Zeitraum der Bewusstlosigkeit,
- bekannten vorangegangenen Auslösern und Situationen (z. B. Trauma, Intoxikation, Krampf, zunehmende Somnolenz oder Aggression),
- bekannten Vorerkrankungen (z. B. Diabetes mellitus, Krampfleiden, Apoplex, Herzinfarkt, Schilddrüsenfehlfunktionen, Demenz, Infektionen),
- Hinweisen auf Suizidalität,
- Hinweisen auf Intoxikation,
- bekannten Medikationen, in der Nähe des Bewusstlosen aufgefundenen Medikamenten oder anderen Wirkstoffen,
- Erbrechen, Toilettengängen, Blutungen.

2.2 Notfalluntersuchung und -management

Notfalluntersuchung. Zur Einschätzung einer Notfallsituation nehmen Sie zunächst lediglich eine schnelle Untersuchung vor. Sie prüfen zunächst nur die Vitalfunktionen:

- Puls (tastbar/rhythmisch?)
- Atmung (sicht-, hör-, spürbar, pathologischer Atemtypus?)
- Ansprechbarkeit (Orientierung, Ohnmacht oder Bewusstlosigkeit?)

Notfallmanagement. Bei jedem Notfall verfolgen Sie ein Standardmanagement. Dies umfasst folgende Maßnahmen:

- Notruf/Anruf bei der Rettungsleitstelle (Tel.-Nr.: 112)
- Legen eines intravenösen Zugangs; evtl. Volumengabe
- Lagerung des Patienten je nach Beschwerde (Kap. 2.3)
- Überprüfung der Vitalfunktionen (s. o.)
- ggf. Versorgung je nach Beschwerde

2.3 Lagerung von Patienten in Notfallsituationen

Zum Notfallmanagement – auf der Straße, beim Hausbesuch und auch in der Praxis – gehört stets auch die korrekte Lagerung des Patienten. Eine Ausnahme stellen wenige Situationen dar, bei denen keine besondere Positionierung des bedrohten Patienten hilfreich wäre und auch kein Schock droht, der eine prophylaktische Maßnahme erfordert.

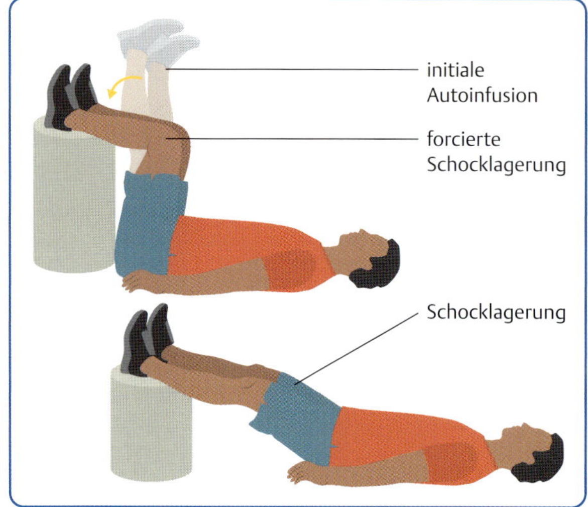

▸ **Abb. 2.1** **a** Oberkörpertieflagerung, **b** Schocklage.

2.3.1 Oberkörpertieflagerung/Schocklage

Die Schocklage ist wahrscheinlich die Lagerung, die im Praxisalltag am ehesten zum Einsatz kommt, da sie bei nahezu allen Formen der Hypovolämie angezeigt ist. Eine Hypovolämie kann verschiedene Ursachen haben, z. B. innere oder äußere Blutungen, Volumenverluste durch Erbrechen, Durchfall, extremes Schwitzen oder bei Verbrennungen sowie Austritt von Volumen aus den Gefäßen ins Gewebe, z. B. bei septischen oder anaphylaktischen Geschehen.

Aufgrund des Volumenmangels im Gefäßsystem kommt es zur Zentralisation unter Ausschluss der Niere. Damit droht ein akutes Nierenversagen, aber auch – je nach Umfang des Mangels – u. a. ein Kreislaufversagen. Die Oberkörpertieflage erhöht den venösen Rückstrom zum Herzen und verzögert den venösen Abfluss aus dem Gehirn. Das heißt, dass durch das Anheben der Beine Blut aus den unteren Extremitäten den lebenswichtigen zentralen Organen zur Verfügung gestellt und durch die Oberkörpertieflage die Versorgung des Gehirns so gut wie möglich abgesichert wird.

Durchführung:

- Initial können Sie beide Beine zunächst steil anheben (▸ Abb. 2.1a). Man bezeichnet diesen Vorgang auch als **Autoinfusion**. Ein gleichzeitiges manuelles Ausstreichen der Beinvenen (sog. „Autotransfusion“) ist in der Regel weniger effektiv und häufig nicht praktikabel.
- Im weiteren Verlauf werden die Beine tiefer gelagert (▸ Abb. 2.1a).
- Bei einer länger andauernden Schocklage ist ein Aufstellwinkel der Beine in der Leiste von ca. 15° ratsam (▸ Abb. 2.1b).

Cave
Die Schocklage ist bei kardiogenem Schock kontraindiziert (Kap. 2.3.3)!

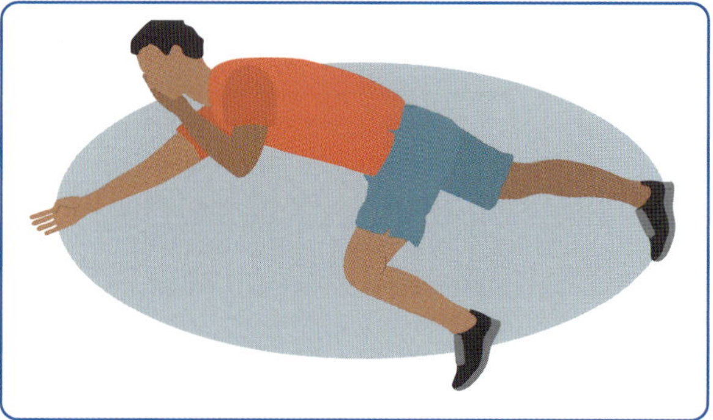

▸ **Abb. 2.2** Stabile Seitenlage.

2.3.2 Stabile Seitenlage

In die stabile Seitenlage wird jeder bewusstlose oder stark eingetrübte Patient gebracht, der noch spontan atmet. Dies ist erforderlich, da ansonsten ein Ersticken an Erbrochenem droht, während der Patient die Gefahr nicht mehr wahrnehmen kann.

Es sind 2 Varianten der stabilen Seitenlage verbreitet. Die ▸ Abb. 2.2 zeigt die vereinfachte Form, wie sie in Erste-Hilfe-Kursen gelehrt wird.

Durchführung:

- Der Patient wird aus einer Rücken- in die Seitenlage gebracht.
- Der Kopf wird tief gelagert, sodass der Mundraum den tiefsten Punkt darstellt und so Erbrochenes oder Sekrete abfließen können.
- Dann wird der Kopf im Nacken stabil überstreckt, damit verhindert wird, dass die Zunge zurückfällt und den Atem- und Verdauungskanal verlegt.
- Mithilfe der Arme und Beine erfolgt die Stabilisierung der Seitenlage.

Beachte
Diese Lagerung hat höchste Priorität und wird nur dann aufgehoben, wenn eine kardiopulmonale Reanimation erfolgen muss!

2.3.3 Lagerung bei kardiogenem Schock

Beim kardiogenen Schock liegt in erster Linie eine Sauerstoffunterversorgung des Körpers durch eine akut und massiv eingeschränkte Pumpleistung des Herzens vor. Der Zustand kann verschiedene Ursachen haben, z. B. einen Herzinfarkt, gravierende Rhythmusstörungen oder die akute Dekompensation eines vorliegenden Herzfehlers.

Wie beim Volumenmangelschock (Kap. 2.3.1) kommt es zur Zentralisation. Eine Beinhochlage ist jedoch kontraindiziert, weil mit dem verstärkten venösen Rückstrom aus den unteren Extremitäten das Herz zusätzlich belastet würde.

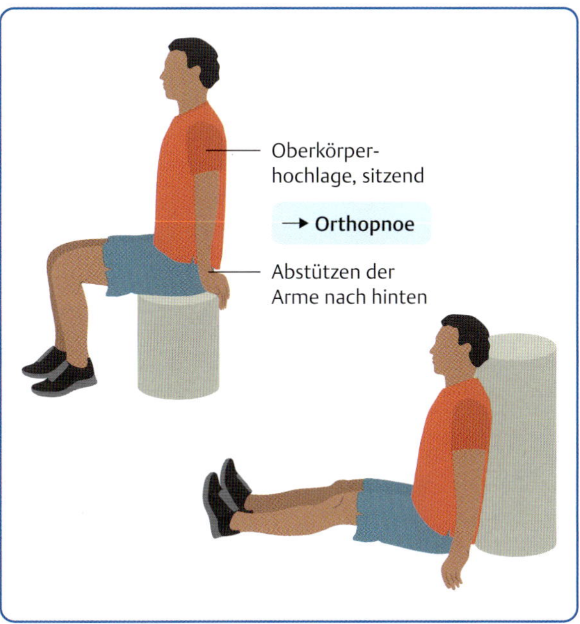

▶ **Abb. 2.3** Lagerung bei kardiogenem Schock, **a** Hochlagerung des Oberkörpers, **b** Anlehnen an einer Wand.

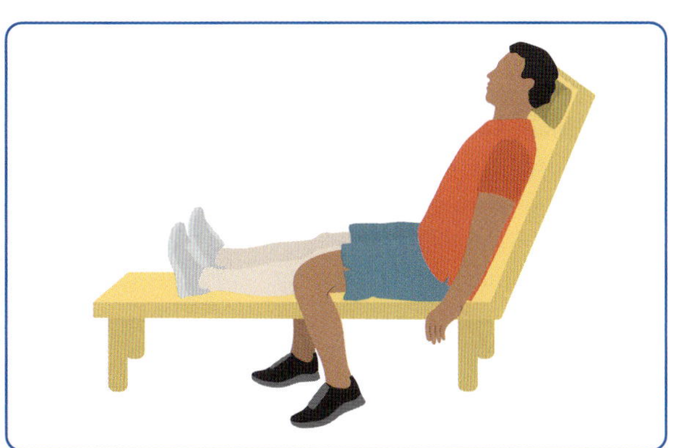

▶ **Abb. 2.4** Oberkörperhochlagerung, halbsitzend.

Ziel der Lagerung beim kardiogenen Schock ist die **Entlastung des Herzens (Vorlastsenkung)** durch Hochlagerung des Oberkörpers.

Durchführung:

- Der Patient soll sich aufrecht auf einen Hocker/Stuhl setzen und sich mit den Händen hinter dem Körper abstützen (▶ **Abb. 2.3**a).
- Eventuell ist eine Stütze durch ein hochgeklapptes Bettkopfteil oder das Anlehnen an einer Wand erforderlich (▶ **Abb. 2.3**b).
- Auch die halbsitzende Oberkörperlagerung entlastet Herz und Lunge (▶ **Abb. 2.4**).

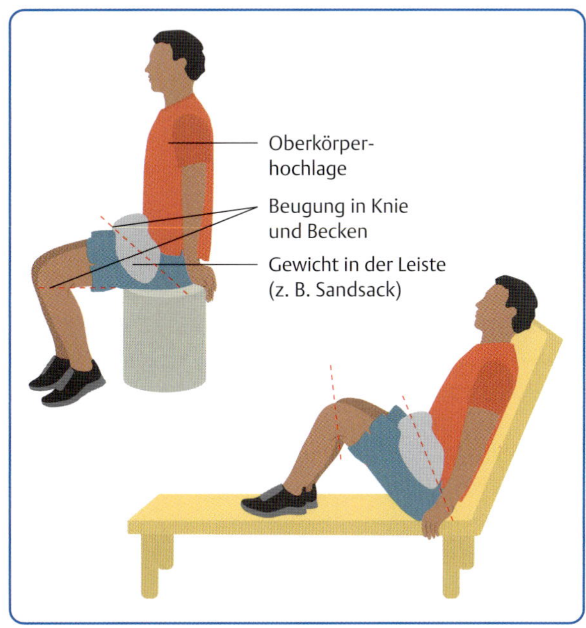

▶ **Abb. 2.5** Lagerung bei V. a. eine Phlebothrombose (tiefe Beinvenenthrombose).

2.3.4 Lagerung bei Verdacht auf eine Phlebothrombose (tiefe Beinvenenthrombose)

Die Phlebothrombose birgt das Risiko einer Lungenembolie und damit eines akuten Cor pulmonale mit Rechtsherzversagen. Die Lagerung zielt folglich darauf ab, dass ein mutmaßlicher Thrombus nicht in die Lunge gelangt.

Ein sitzender Patient kann meistens in seiner Position bleiben. Beim liegenden Patienten ist folgendes Vorgehen erforderlich.

Durchführung:

- Der Patient soll seine Beine aufstellen, Knie und Leiste sind deutlich angewinkelt.
- Der Oberkörper des Patienten wird hochgelagert.
- In der Leistengegend kann zusätzlich eine Gefäßkompression (z.B. durch einen Sandsack) erfolgen (▶ **Abb. 2.5**).

Cave

Keine Stauung anlegen, weil hierbei die Gefahr einer Mobilisation des Thrombus besteht!

- Der Patient sollte sich nicht mehr bewegen – auch nicht zum Toilettengang. Solange keine Heparinisierung/Lyse und Kompression (durch einen Arzt) erfolgt, wird er wie ein „rohes Ei" behandelt.

2.3.5 Lagerung bei akutem peripherem Arterienverschluss

Wenn ein Patient einen akuten arteriellen Gefäßverschluss (akute pAVK) zeigt, zielen alle Maßnahmen auf die Förderung der Perfusion des von Sauerstoffmangel bedrohten Gewebes.

Durchführung:

- Der Patient befindet sich in Rückenlage.
- Das betroffene Bein wird tief gelagert.
- Das Bein wird an der Beugekante (z. B. durch ein weiches Kissen oder ausreichende Wattierung) gepolstert, um jegliche Gefäßkompression zu vermeiden (▶ **Abb. 2.6**).
- Beengende Kleidung wird entfernt (z. B. Schuhe ausziehen, enge Hose bei Bedarf aufschneiden).
- Die betroffene Extremität wird (z. B. durch eine Rettungsdecke) gegen Wärmeverlust geschützt. Es wird jedoch keine zusätzliche Wärme zugeführt.

2.3.6 Lagerung bei Hirndruckerhöhung

Ein Patient mit V. a. einen erhöhten Hirndruck (z. B. nach Schädelhirntrauma oder bei V. a. auf eine zerebrale Blutung) wird v. a. ruhig gelagert.

Durchführung:

- Der Patient liegt auf dem Rücken.
- Entscheidend ist die Kopfhochlage bis zu 30°, z. B. mit einem Keilkissen, damit der venöse Rückstrom aus dem Gehirn erleichtert wird (▶ **Abb. 2.7**).
- Eine gleichzeitige Fixierung des Kopfes in Neutrallage ist empfehlenswert (▶ **Abb. 2.7**).

2.3.7 Lagerung bei Thoraxtrauma/Pneumothorax

Hat ein Patient ein Thoraxtrauma erlitten (z. B. eine Rippenfraktur oder einen Pneumothorax), wird er von sich aus wahrscheinlich bereits so liegen oder sitzen,

- dass die betroffene Seite eine möglichst geringe Atemexkursion leisten muss (und damit ein in der Regel gegebener Schmerz vermindert wird),
- während primär die nicht betroffene Seite die Atemexkursion leistet und
- die betroffene Seite (insbesondere bei Frakturen) fixiert wird (und damit Schmerz vermindert wird).

Durchführung. Der Patient wird also seitwärts, mit der betroffenen Seite nach unten weisend, gelagert (▶ **Abb. 2.8**).

2.3.8 Lagerung bei akutem Abdomen/Bauchtrauma

Ein Patient mit akutem Abdomen oder einem Bauchtrauma (z. B. aufgrund von Organperforationen oder akuter Pankreatitis) wird so gelagert, dass die Bauchdecke möglichst entspannt wird.

Durchführung:

- Der Patient befindet sich in Rückenlage.
- Seine Beine werden angewinkelt.
- Zur Stabilisierung dieser Position werden eine Rolle unter das Kniegelenk und (gegen ein Abrutschen) z. B. ein Kissen unter die Füße gelegt.
- Ein Kissen unter dem Kopf kann die Maßnahme unterstützen (▶ **Abb. 2.9**).

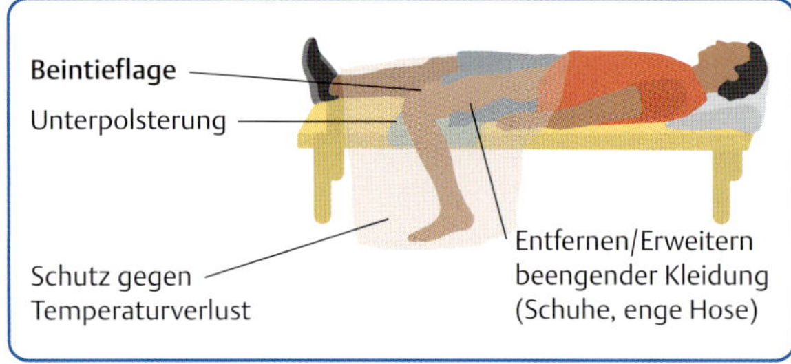

▶ **Abb. 2.6** Lagerung bei akutem peripherem Arterienverschluss.

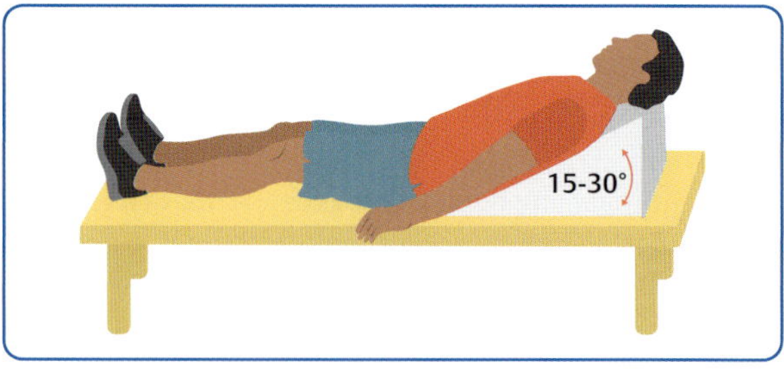

▶ **Abb. 2.7** 30°-Oberkörperhochlagerung.

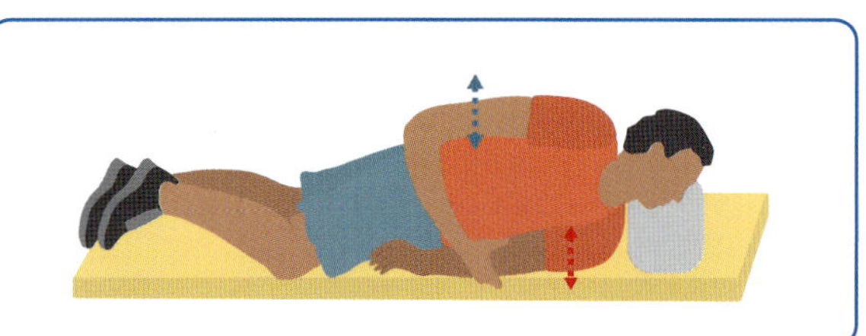

▶ **Abb. 2.8** Lagerung bei Thoraxtrauma/Pneumothorax.

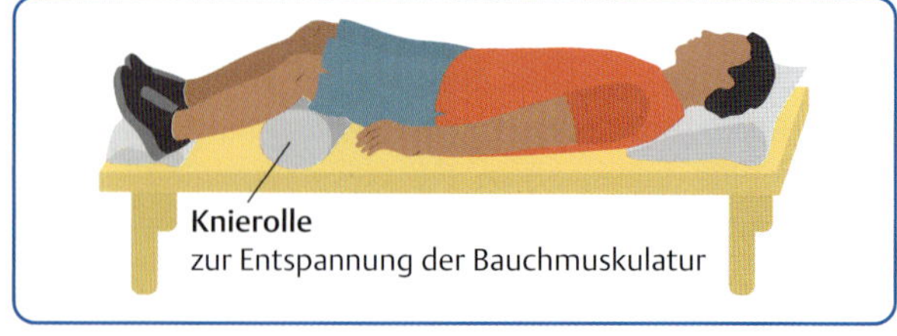

▶ **Abb. 2.9** Lagerung bei akutem Abdomen/Bauchtrauma.

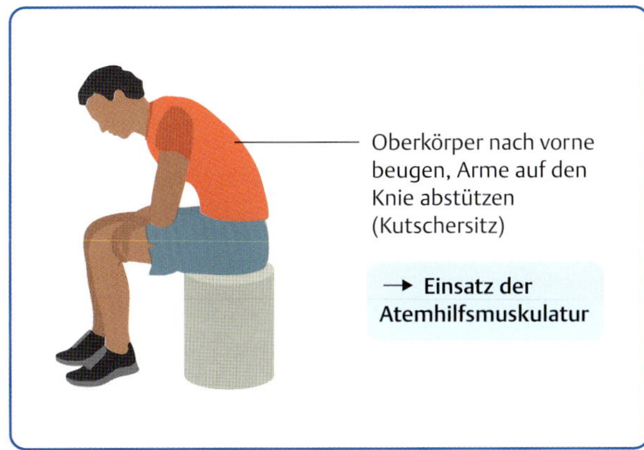

▶ **Abb. 2.10** Lagerung bei Asthmaanfall: Kutschersitz.

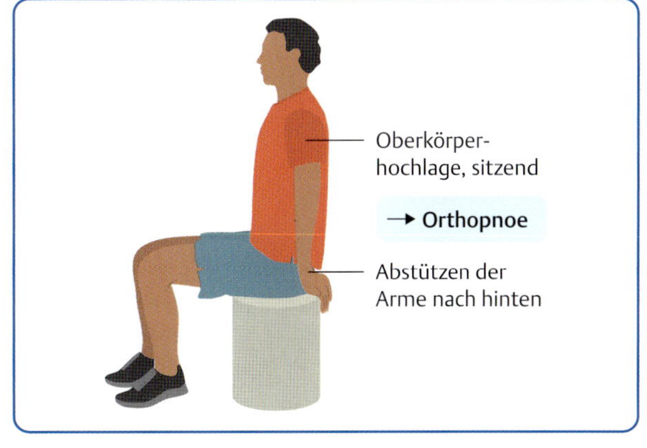

▶ **Abb. 2.11** alternative Lagerung bei Asthmaanfall: Orthopnoe.

2.3.9 Lagerung bei Asthmaanfall

Ein Patient mit akuter Atemnot aufgrund eines Asthmaanfalls wird sich instinktiv selbst in die Lage bringen, die ihm Erleichterung verschafft. Das ist in der Regel der **Kutschersitz** (mit vorgebeugtem Oberkörper und aufgestützten Ellenbogen; ▶ Abb. 2.10) oder aber die **Orthopnoelage** (mit aufrechtem Oberkörper, der nach hinten abgestützt wird; ▶ Abb. 2.11).

Je nach Patiententyp wird in beiden Fällen der Einsatz der Atemhilfsmuskulatur erleichtert. Dadurch kann der Patient v. a. die Exspiration forcieren und der zugrunde liegenden Problematik (Obstruktion, exspiratorische Insuffizienz) entgegenwirken.

2.3.10 Kombination verschiedener Lagerungen

In Einzelfällen können die o. g. Notfallsituationen auch kombiniert vorliegen. Dann kann es erforderlich sein, die Lagerung entsprechend anzupassen, wie folgende Beispiele zeigen:

- stabile Seitenlage auf einer schrägen Unterlage beim gleichzeitigen Auftreten von Bewusstlosigkeit und Hypovolämie
- Ergänzung der 30°-Oberkörperhochlage mit einer Knierolle bei Kopf- und Bauchtrauma
- sog. „Klappmesserlage" (Bein- und Oberkörperhochlage) beim Vorliegen einer Hypovolämie und einem kardiogenen Schock

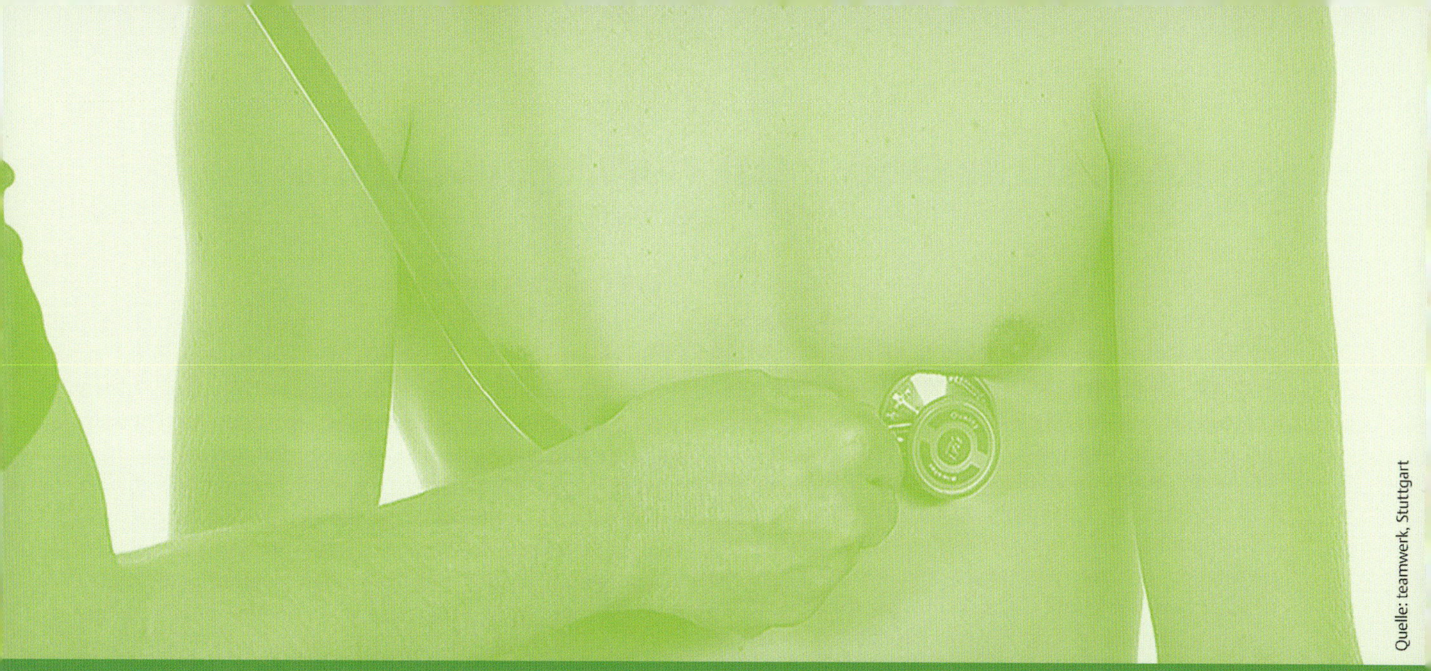

Teil 2 Diagnostik und Untersuchungstechniken

3 Körperliche Diagnostik der Organsysteme

Das nachfolgende Kapitel ist das umfangreichste des vorliegenden Buches. Es ist nach Organsystemen gegliedert; die einzelnen Kapitel sind – soweit es mögliche Besonderheiten erlauben – weitgehend gleich aufgebaut.

Vorangestellt sind jeweils die **Indikationen und Untersuchungen im Überblick** für das jeweilige System oder Organ mit einer knapp gefassten Beschreibung der Leit- und häufigen Begleitsymptome. Notfälle, die in diesem Zusammenhang zu beachten sind, werden ebenfalls benannt und mit Leitsymptomen und kurzen Hinweisen beschrieben. Dem schließt sich ein Überblick über den Untersuchungsgang mit den verschiedenen Diagnoseschritte an, die praktisch und in ihrer Wertigkeit von Organ zu Organ variieren können. Er wird ergänzt durch Hinweise auf weiterführende Diagnosemöglichkeiten, z. B. durch Laborbefunde oder bildgebende Verfahren.

Anschließend folgt die ausführliche Beschreibung der **wichtigsten Untersuchungen** mit Hinweisen zu Indikationen, technischen und organisatorischen Besonderheiten etc. Diese Darlegungen sind zahlreich bebildert mit Schemata und Fotos zum Untersuchungsgang sowie teilweise mit kleinen Lehrfilmen, die den Vorgang erläutern. Sie können diese über gekennzeichnete QR-Codes online abrufen.

Dabei lassen wir uns nicht von dem Anspruch auf Vollständigkeit leiten, sondern beschränken uns auf Techniken, Methoden und Tests, die in der modernen Praxis Anwendung finden. An einzelnen Stellen werfen wir dabei auch einen Blick auf einzelne Erkrankungen, die wichtig oder häufig sind.

3.1 Untersuchung des Verdauungstrakts und des Abdomens

3.1.1 Untersuchung von Mund und Rachen

Anmerkung. Das Heilpraktikergesetz und das Gesetz zur Zahnheilkunde verbieten dem Heilpraktiker die Untersuchung und Behandlung der Mundhöhle im Kontext von Zahnerkrankungen. Körperliche Erkrankungen, die sich durch Symptome im Mundraum zeigen können, dürfen diagnostiziert werden. Die Untersuchung des Mundes ist für den Heilpraktiker nur dann nicht erlaubt, wenn diese auf die Diagnose einer Krankheit im Zahn-, Mund- und Kieferbereich gerichtet ist.

Untersuchung des Mund- und des Rachenraums

Die Untersuchung des Mund- und des Rachenraums ist häufig angezeigt, da der vorrangige Weg für Infektionen z. B. per Tröpfcheninfektion über die Atemwege verläuft. Entzündungen in diesem Bereich sind deshalb keineswegs selten. Als Eingangspforte spiegelt der Mundraum zudem auch häufig den Zustand des Immunsystems wider. Motorische Störungen, z. B. der Zunge, weisen auch auf neurologische Störungen oder trophische Veränderungen auf Mangelzustände (z. B. bei Vitamin-B_{12}-Mangel) hin. Insofern wird der Bereich auch inspiziert, ohne dass das pathologische Geschehen im Mund- und Rachenraum im Vordergrund stehen.

Durchführung:

- Legen Sie sich für die Untersuchung 2 Holzspatel, eine Untersuchungslampe und Einmalhandschuhe auf ein Untersuchungstablett.
- Stellen Sie sich so vor den Patienten, dass Sie ihn auf Kopfhöhe frontal ansehen können. Sie können sich auch leicht nach rechts versetzt zum Patienten setzen; achten Sie dabei darauf, dass Ihr Knie nicht zwischen den Beinen des Patienten positioniert ist.
- Um den Patienten richtig zu positionieren, führen Sie seinen Kopf kräftig mit den Fingerspitzen der rechten Hand, die Sie an seinem Scheitel ansetzen.
- Bitte Sie den Patienten nun, den Mund so weit wie möglich zu öffnen. Sie erhalten dabei ggf. erste Hinweise auf Schmerzen beim Öffnen oder auf Einschränkungen der Kieferbeweglichkeit.
- Inspizieren Sie nun zunächst im Überblick die **Mundhöhle** (► Abb. 3.1). Achten Sie bei der orientierenden Inspektion auf Folgendes:
  - Durchblutung der Mundschleimhaut (bei V. a. Anämie)

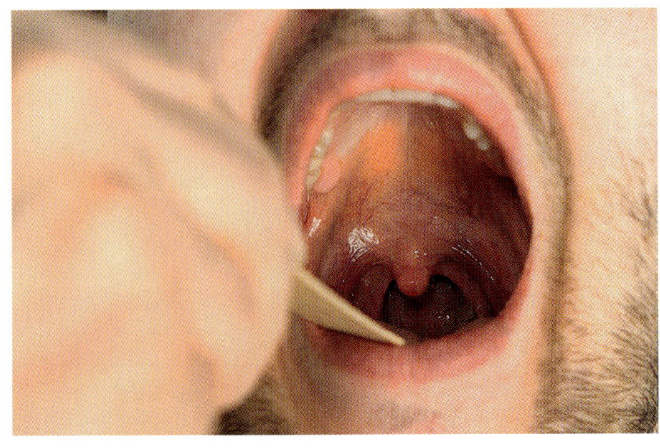

► **Abb. 3.1** Inspektion des Mund- und des Rachenraums.

- Effloreszenzen wie Ulzerationen und andere Strukturveränderungen der Mundschleimhaut (z. B. Aphthen, Leukoplakie, Tumoren, Bläschen – IfSG beachten!, z. B. Stomatitis aphthosa)
- Mandeln (Beläge, Entzündungen)
- Ausführungsgänge der Speicheldrüsen (in der Wangenschleimhaut gegenüber dem 2. Molar bzw. beidseits neben dem Zungenbändchen unter der Zunge)
- Geruch (z. B. Hinweis auf Azidose, Mandelentzündung, Refluxkrankheit, Divertikel; ▶ **Tab. 1.6**)
- neurologische Auffälligkeiten (z. B. Seitenabweichung von Zunge und Gaumenzäpfchen, unkontrollierter Speichelfluss; Kap. 3.9.11 und Kap. 3.9.12)
- Lippen (z. B. Durchblutung, Rhagaden, Herpes labialis)

- Bitten Sie den Patienten anschließend, die **Zunge** herauszustrecken. Achten Sie dabei auf Form, Größe und Motorik der Zunge sowie auf die Beschaffenheit der Schleimhaut und evtl. vorhandene Beläge.
- Fordern Sie den Patienten dann auf, die Zunge nach hinten an den weichen Gaumen und zu beiden Seiten zu bewegen. Sie können nun gut nacheinander die Ausführungsgänge der **Glandulae submandibularis** und **sublingualis** befunden.
- Achten Sie hierbei auch auf abweichende Bewegungsmuster der Zunge beim Herausstrecken (z. B. mehr zu einer Seite) oder bei den Bewegungen zu den Seiten oder nach hinten. Hierdurch können sich bereits mögliche Hinweise auf neurologische Störungen (insbesondere der Hirnnerven) ergeben (Kap. 3.9.11 und Kap. 3.9.12).
- Nehmen Sie nun den Mundspatel in die linke Hand und die Untersuchungslampe in die rechte Hand. Klären Sie den Patienten über das auf, was Sie gleich tun werden, und weisen Sie ihn darauf hin, dass sich evtl. ein Würgereiz einstellt, den Sie aber durch vorsichtiges Vorgehen zu vermeiden versuchen.
- Halten Sie nun mit dem Spatel zunächst die Wangen von den Zähnen ab und bitten Sie den Patienten, den Kopf zu den Seiten zu drehen. So können Sie die den Zustand der Schleimhäute gut inspizieren und sehen die Ausführungsgänge der **Glandulae parotideae** auf beiden Seiten noch deutlicher.
- Im weiteren Verlauf der Untersuchung drücken Sie mit dem Spatel die Zunge nach unten und inspizieren die **Gaumenmandeln** (Tonsillae palatinae). Achten Sie dabei auf Form, Größe, Farbe, Struktur und mögliche Beläge.
- Bitten Sie den Patienten, ein lang gezogenes „A" zu sprechen, und beobachten Sie dabei, ob sich der weiche **Gaumen** symmetrisch hebt. Auch hierbei können Sie bei einer pathologischen Abweichung Hinweise auf Störungen des Nervensystems erhalten. In diesem Zustand können Sie zudem größere Bereiche des hinteren Rachenraums besser befunden. Achten Sie auch auf die Beschaffenheit des harten und weichen Gaumens.
- Sie können darüber hinaus die Tonsillen je nach Notwendigkeit, z. B. wenn sich Veränderungen zeigen, auch mit einen Spatel palpieren. Dazu benötigen Sie allerdings zusätzlich einen Stirnreflektor, da Sie mit dem Spatel in der linken Hand die Zunge fixieren und gleichzeitig mit dem Spatel in der rechten Hand die Tonsille luxieren müssen, um zu überprüfen, ob Sekret austritt. Achten Sie dabei auch auf einen möglichen Foetor ex ore.

Beachte

Aphthen, Candidainfektionen und Herpesinfektionen können wichtige Hinweise auf eine Immunsuppression (z. B. bei Leukämien, HIV-Infektionen, Tumoren sein)!

Die ▶ **Tab. 3.1** zeigt eine Übersicht über Befunde am Mund und im Mundraum.

3.1.2 Untersuchung der Speiseröhre

Indikationen. Auftreten der Leitsymptome, unklare Blutbeimengungen im Stuhl

Die Speiseröhre ist ohne die Möglichkeit einer Endoskopie eine „Blackbox". Man kann das Organ weder inspektorisch noch mit Untersuchungstechniken unmittelbar erreichen.

Leitsymptome. Dysphagie, retrosternale Schmerzen, Sodbrennen, Foetor ex ore (evtl. faulig)

Anamnese. Differenzierung der Dysphagie, Risikofaktoren

Untersuchungen, Tests und Funktionsprüfungen

Inspektion. Blässe (Anämie)

Auskultation. keine

Perkussion. keine

Palpation. keine

Tests und Untersuchungen. keine

Weiterführende Untersuchungen

Labor:

- FOB-Test
- Entzündungs- und Anämiezeichen

Bildgebende Verfahren:

- Endoskopie
- CT, Magnetresonanztomografie (MRT), Röntgen

▶ **Abb. 3.2**, ▶ **Abb. 3.3**

▶ **Tab. 3.1** Befunde am Mund und im Mundraum.

untersuchte Struktur	Befund	Hinweis auf (Beispiele)
Lippen	Mundwinkelrhagaden	Eisen- oder Vitamin-B_{12}-Mangelanämie
	blass	Eisenmangelanämie
	rot, evtl. entzündet („Lacklippen“)	Vitamin-B_{12}-Mangelanämie
	zyanotische Lippen	Hypoxie, zentrale Zyanose (respiratorische Insuffizienz), Herzinsuffizienz
	Bläschen, Krusten	Herpes simplex, Impetigo contagiosa
	weißliche Beläge	Kandidose
	Mikrostomie („Tabaksbeutelmund“)	Sklerodermie
	schmerzhafte umschriebene Rötung	Aphthen
Zunge	rot, glatt („Lackzunge“)	Glossitis (Hunter-Glossitis), Vitamin-B_{12}-Mangelanämie
	trocken, belegt	Urämie, Exsikkose
	vergrößert	Angioödem, Akromegalie
	schmerzhafte umschriebene Rötung	Aphthen
	rot, verdickt, evtl. mit weißen Belägen	„Himbeer-“ oder „Erdbeerzunge“ bei Scharlach (IfSG beachten!)
	weißliche, abwischbare Beläge	Kandidose
	Aufbissspuren	Störungen des Zahn- oder Kieferstands
	Leukoplakie (weißliche Verdickung, oft am Zungenrand)	HIV, Präkanzerose
	unregelmäßige rote Flecken, evtl. mit weißlichem Rand	sog. „Landkartenzunge“ bei partiellem Papillenverlust, ohne Krankheitswert
	schwarz, „haarig“ mit großen Papillen	sog. „Haarzunge“, ohne Krankheitswert
Unterzungenbereich	gestaute Venen	oberer venöser Einflussstau, Rechtsherzinsuffizienz
	verkürztes Zungenbändchen	Sklerodermie
	Schwellung, Rötung seitlich des Zungenbändchens	Speichelstein
Wangen-, Mundschleimhaut	Blässe	Anämie
	schmerzhafte umschriebene Rötung	Aphthen
	Ulzerationen, Exsudationen	unspezifische Hinweise auf Immunsuppression
	kalk- oder mehlspritzerartige kleine Flecken	sog. „Koplik-Flecken“ bei Masern (IfSG beachten!)
	Bläschen	Windpocken, Verbrennungen
	Schwellung, Rötung auf Höhe des 2. Molars	Speichelstein
Mandeln	gerötet, mit weißen Flecken	bakterieller Infekt, v. a. Scharlach (IfSG beachten!)
	weißliche Beläge, beidseitig	Mononukleose
	gräuliche Beläge, blutig abstreifbar	Diphtherie (IfSG beachten!)
	rot, weißlich belegt, einseitig	Angina Plaut-Vincent
Zahnfleisch, Zahnstatus	Gingivitis, Karies	mangelnde Zahnhygiene, evtl. Immunschwäche

Klassischer Untersuchungsgang	
Indikation **spezifische Symptome** • Dysphagie • retrosternale Schmerzen • Sodbrennen • Foetor ex ore	**meist obligatorische Untersuchung** **Anamnese:** • Differenzierung der Dysphagie • Risikofaktoren
keine körperliche Untersuchung möglich	
nach Befundlage **Erhärtung/Bestätigung/Gewichtung des Schweregrades im Labor**	**Labor:** • FOB-Test • Entzündungs- und Anämiezeichen
nach Befundlage **Erhärtung/Bestätigung durch bildgebende Verfahren**	**bildgebende Verfahren:** • Endoskopie • CT, MRT, Röntgen

▶ **Abb. 3.2** Klassischer Untersuchungsgang bei V. a. Erkrankungen der Speiseröhre.

Notfälle Ösophagus und Magen		
Varizenblutung	• Hämatemesis • Teerstuhl • weitere Symptome einer portalen Hypertonie, Leberzeichen • hypovolämischer Schock	• Hinweis: oft akut letal • Schocklagerung • Ballondilatation, Sklerosierung
Ulkusperforation/akute schwere Magenblutung	• Teerstuhl • hypovolämischer Schock • evtl. kaffeesatzartiges Erbrechen • bretthарter Bauch	• sofortige Einweisung in die internistische Chirurgie (OP)

▶ **Abb. 3.3** Notfälle Ösophagus und Magen.

3.1.3 Untersuchung des Magens

Indikationen. Auftreten der Leitsymptome, V. a. perniziöse Anämie, Magengeschwür, chronische Entzündungen und Tumor, unklare Blutbeimengungen im Stuhl

Auch die Möglichkeiten, den Magen mit einer körperlichen Untersuchung (▶ **Abb. 3.4**) zu befunden, sind nicht umfangreich und hinsichtlich zu ermittelnder Ergebnisse nicht ausreichend ergiebig. Die wichtigste körperliche Untersuchung ist die Palpation. Bei allen Erkrankungen des Magens, mit Ausnahme der Gastritis, wird die Diagnose durch Gastroskopie gesichert.

Leitsymptome. Übelkeit, Erbrechen, Druck- und Völlegefühl, Inappetenz, lokalisierbare Schmerzen, Foetor ex ore (v. a. sauer), Sodbrennen, Regurgitation

Anamnese. Differenzierung des Erbrochenen, Risikofaktoren (Einnahme von Schmerzmitteln, Alkohol-, Tabakabusus, Stress etc.), Nahrungsmittelunverträglichkeiten

Untersuchungen, Tests und Funktionsprüfungen

Inspektion:
- Gesicht, Halsbereich: Blässe (Anämie), sog. „Magenfalte", Virchow-Drüse, Zungenbelag
- Erbrochenes: Hämatemesis (frisch oder kaffeesatzartig), verdaut oder unverdaut
- Stuhl: Teerstuhl

Auskultation. Veränderungen der Peristaltik: meist hyperperistaltisch – für die Gesamtdiagnostik wenig ergiebig

Perkussion. Veränderung des Klopfschalls: meist hypersonor – für die Gesamtdiagnostik wenig ergiebig

Palpation. diffuse oder punktgenaue Druckdolenz bis Abwehrspannung

Tests. keine

Weiterführende Untersuchungen

Labor:

- kein spezifisches Laborprofil, Entzündungs- und Anämiezeichen zur Einschätzung des Schweregrads und zur Differenzierung der Anämie
- Stuhllabor: okkultes Blut/FOB-Test
- ggf. Helicobacter-pylori-Diagnostik (Stuhl- oder Atemgastest)

Bildgebende Verfahren:

- Endoskopie
- CT, MRT, Röntgen

Inspektion, Auskultation, Palpation und Perkussion des Magens

Die Untersuchung des Magens ist ein Bestandteil der klinischen Befundung des Abdomens. Da aber viele Patienten ausschließlich mit Magenbeschwerden die Praxis aufsuchen, beschreiben wir im Folgenden die Magenuntersuchung gesondert.

Durchführung:

- Der Patient liegt mit entkleidetem Oberkörper auf der Untersuchungsliege.
- Sie stehen an einer Seite der Liege, am besten rechts vom Patienten.

Inspektion. Sie beginnen mit der Inspektion:

- Achten Sie dabei auf Auftreibungen, die auf Luftansammlungen im Magen hinweisen, aber auch auf Narben oder einseitige Einziehungen, die auf Gewebeveränderungen hinweisen können.
- Die Inspektion des Magens ist wenig hinweisgebend.

Auskultation. Auskultieren Sie anschließend den Magen:

- Setzen Sie dazu das Stethoskop an ungefähr 4–5 unterschiedlichen Stellen über dem Bereich des Magens für ca. je 5–10 s auf.
- Beurteilen Sie dabei die Intensität der Peristaltik: Eine metallisch klingende, hochfrequente, d. h. hochgestellte Peristaltik findet man besonders bei Gastropathia nervosa, aber auch bei einer akuten Gastritis.
- Auch dieser Teil der Untersuchung ist nicht sehr gewinnbringend, weil der Patient in der Regel bereits selbst in der Anamnese eine lebhafte Magenaktivität beschreiben kann.

Klassischer Untersuchungsgang	
Indikation **spezifische Symptome** • Übelkeit • Erbrechen • Druck- und Völlegefühl • Inappetenz • lokalisierbare Schmerzen • Foetor ex ore • Sodbrennen • Regurgitation	**meist obligatorische Untersuchung** **Inspektion/Anamnese:** • Differenzierung des Erbrochenen • Risikofaktoren • Blässe (Anämie) **Palpation:** • (punktgenaue) Druckdolenz bis Abwehrspannung
nach Befundlage **weitere körperliche Untersuchungen**	**Perkussion – wenig ergiebig:** • hypersonorer Klopfschall **Auskultation – wenig ergiebig:** • Peristaltik
nach Befundlage **Erhärtung/Bestätigung/Gewichtung des Schweregrades im Labor**	**Labor:** • FOB-Test • Entzündungs- und Anämiezeichen • Stuhl: ggf. Helicobacter-pylori-Diagnostik
nach Befundlage **Erhärtung/Bestätigung durch bildgebende Verfahren**	**bildgebende Verfahren:** • Endoskopie • CT, MRT, Röntgen

▶ **Abb. 3.4** Klassischer Untersuchungsgang bei V. a. Erkrankungen des Magens.

Palpation:

- Die Palpation ist das ergiebigste Verfahren der Magenuntersuchung.
- Palpieren Sie den Magen mit beiden Händen.
- Beginnen Sie, wenn der Patient vorab von Schmerzen berichtet und diese lokalisieren kann, möglichst schmerzfern.
- Legen Sie die Untersuchungshand auf und führen Sie sie mit der anderen Hand leicht in die Tiefe.
- Achten Sie dabei auf palpable Resistenzen und darauf, ob Sie Schmerzen auslösen können. Beobachten Sie dazu auch das Gesicht des Patienten.
- mögliche Befunde:
  - Nicht klar zu lokalisierende Schmerzen deuten am ehesten auf eine Gastritis hin. Der Druck auf den Magen kann in diesem Fall zudem eine Übelkeit auslösen.
  - Ist der Schmerz punktuell auslösbar, spricht das für ein Ulcus ventriculi.
  - Ertasten Sie Resistenzen, so sind diese stets endoskopisch abzuklären.
  - Finden Sie eine starke Abwehrspannung („brettharter Bauch"), spricht das für ein akutes Abdomen.

Cave

Ein akutes Abdomen stellt einen Notfall dar!

Perkussion:

- Perkutieren Sie den Magen an unterschiedlichen Stellen (vgl. Palpation).
- Über dem Fundus finden Sie aufgrund von Gasansammlungen physiologisch meist einen tympanitischen Klopfschall, über den anderen Bereichen ist der Schall – abhängig vom Füllungszustand des Magens – in der Regel gedämpft.
- Auch die Perkussion ist wenig ergiebig.

3.1.4 Untersuchung des Dünn- und des Dickdarms

Erkrankungen des Dünndarms

Indikationen. Auftreten der Leitsymptome, unklare Blutbeimengungen im Stuhl, V. a. Ileus, Tumoren, Vernarbungen und Entzündungen

Die Untersuchung des Dünndarms (▶ **Abb. 3.5**) ist umfangreicher und ergiebiger als die der Speiseröhre und des Magens. Wichtigste Maßnahmen sind die Auskultation und die Palpation. Halten Sie die Reihenfolge

1. Auskultation,
2. Perkussion,
3. oberflächliche Palpation und
4. tiefe Palpation

ein, um nicht mit einer Untersuchungsmethode die nachfolgende zu beeinflussen. Durch die Palpation regen Sie möglicherweise die Peristaltik an oder lösen eine Abwehrspannung aus. Beides kann die Befunde des Abhörens verfälschen. Bei diesem Untersuchungsgang wird die Bauchaorta mit befundet.

Die Verdachtsdiagnose des Vorliegens eines Ileus lässt sich in der Praxis häufig auch ohne bildgebende Verfahren sicher stellen. Bei den anderen Erkrankungen wird die Diagnose durch Endoskopie/bildgebende Verfahren und spezifische Laboruntersuchungen gesichert.

Leitsymptome. Diarrhö, Obstipation, Schmerzen (häufig krampfartig), Meteorismus, Flatulenz

Anamnese. Differenzierung von Schmerz, möglichen Auslösern und Hintergründen (familiäre Disposition, bekannte Allergien und rheumatische Erkrankungen, Genussmittelabusus, Hygienezustände – evtl. im Zusammenhang mit einer Reise), Differenzierung der Stuhlbeschaffenheit, Fieber Appetit, Nahrungsunverträglichkeiten

Untersuchungen, Tests und Funktionsprüfungen (Dünn- und Dickdarm)

Inspektion. Auftreibungen, Einziehungen, Narben, Asymmetrien, sichtbare Peristaltik

Auskultation. Peristaltik, starke Peristaltik oder „Totenstille", Aorta: Strömungsgeräusche

Perkussion. hypersonorer/tympanitischer Klopfschall, Dämpfung (evtl. lageabhängig)

Palpation. Druckdolenz bis Abwehrspannung/akutes Abdomen, Resistenzen, Loslassschmerz, rektale Austastung

Tests. Messung der Körpertemperatur, Appendizitistests

Weiterführende Untersuchungen

Labor:

- Zöliakiediagnostik: Transglutaminase-Antikörper (auch im Stuhl möglich)
- Erregernachweis (IfSG beachten!)
- Nachweis von humanem Leukozyten-Antigen-B27 (HLA-B27) – Hinweis auf CED
- Entzündungs- und Anämiezeichen zur Einschätzung des Schweregrads und zur Differenzierung der Anämie
- Stuhllabor: okkultes Blut/FOB-Test
- H_2-Atemtest (Hinweis auf Laktose-, Fruktose-, Sorbitintoleranz)

Bildgebende Verfahren:

- Endoskopie (Gastroskopie, maximal bis zum Duodenum; Koloskopie, maximal bis zum terminalen Ileum; Kapselendoskopie)
- CT, MRT, Röntgen

Klassischer Untersuchungsgang	
Indikation **spezifische Symptome** • Diarrhö • Auffälligkeiten der Stuhlbeschaffenheit • Obstipation • Schmerzen, häufig krampfartig • Meteorismus • Flatulenz	**meist obligatorische Untersuchung** **Inspektion/Anamnese:** • Auftreibungen, Entzündungen • Narben, Asymmetrien • sichtbare Peristaltik **Palpation:** • Druckdolenz bis Abwehrspannung/ akutes Abdomen • Resistenzen
nach Befundlage **weitere körperliche Untersuchungen**	**Perkussion:** • hypersonorer/tympanitischer Klopfschall • Dämpfung (evtl. lageabhängig) **Auskultation:** • Peristaltik • starke Peristaltik oder „Totenstille" • Aorta: Strömungsgeräusche
nach Befundlage **Erhärtung/Bestätigung/Gewichtung des Schweregrades im Labor**	**Labor:** • FOB-Test • Entzündungs- und Anämiezeichen • Erregernachweis cave IfSG • Zöliakiediagnostik im Blut oder Stuhl, Tests auf Laktose-, Fruktose-, Sorbit-Intoleranz, HLA-B-27-Nachweis
nach Befundlage **Erhärtung/Bestätigung durch bildgebende Verfahren**	**bildgebende Verfahren:** • Endoskopie (bis maximal Duodenum, Kapselendoskopie) • CT, MRT, Röntgen

▶ **Abb. 3.5** Klassischer Untersuchungsgang bei V. a. Erkrankungen des Dünndarms.

Erkrankungen des Dickdarms

Indikationen. Auftreten der Leitsymptome, unklare Blutbeimengungen im Stuhl, V. a. Ileus, Tumoren, Vernarbungen und Entzündungen, Störungen der zu- und ableitenden Gefäße

Die Untersuchung des Dickdarms (▶ **Abb. 3.6**) kann der des Dünndarms vorangestellt werden oder ihr folgen – je nach Ausgangslage. In jedem Fall werden beide Strukturen gemeinsam untersucht. Wichtigste Maßnahmen sind die Palpation und die Auskultation. Halten Sie auch hier die Reihenfolge

1. Auskultation,
2. Perkussion,
3. oberflächliche Palpation und
4. tiefe Palpation

ein, um nicht mit einer Untersuchungsmethode die nachfolgende zu beeinflussen.

Der V. a. eine Appendizitis, einen Ileus und eine Divertikulitis (▶ **Abb. 3.7**) kann in der Praxis häufig auch ohne bildgebende Verfahren erhärtet werden. Bei den anderen Erkrankungen wird die Diagnose durch Endoskopie/bildgebende Verfahren und spezifische Laboruntersuchungen gesichert.

Leitsymptome. Obstipation, Diarrhö, Meteorismus, Schmerzen, Tenesmen

Anamnese. Differenzierung von Schmerz, möglichen Auslösern und Hintergründen (familiäre Disposition, bekannte Allergien und rheumatische Erkrankungen; Hygienezustände – evtl. im Zusammenhang mit einer Reise), Fieber, Differenzierung der Stuhlbeschaffenheit (v. a. Schleim, Blut), paradoxe Diarrhö

Untersuchungen, Tests und Funktionsprüfungen (Dünn- und Dickdarm)

s. o.

Klassischer Untersuchungsgang

Indikation **spezifische Symptome** • Obstipation • Diarrhö • Auffälligkeiten der Stuhlbeschaffenheit (v. a. Schleim, Blut) • Meteorismus • Schmerzen, Tenesmen	**meist obligatorische Untersuchung** **Inspektion/Anamnese:** • Auftreibungen, Einziehungen • Narben, Asymmetrien • sichtbare Peristaltik **Palpation:** • Druckdolenz bis Abwehrspannung/akutes Abdomen • Resistenzen • Loslassschmerz • rektale Austastung **Auskultation:** • Peristaltik • starke Peristaltik oder „Totenstille" • Aorta: Strömungsgeräusche **Perkussion:** • hypersonorer/tympanitischer Klopfschall
nach Befundlage **weitere körperliche Untersuchungen**	**Fiebermessung rektal/axillär**
nach Befundlage **Erhärtung/Bestätigung/Gewichtung des Schweregrades im Labor**	**Labor:** • FOB-Test • Entzündungs- und Anämiezeichen • evtl. Erregernachweis (cave IfSG)
nach Befundlage **Erhärtung/Bestätigung durch bildgebende Verfahren**	**bildgebende Verfahren:** • Endoskopie • CT, MRT, Röntgen

▶ **Abb. 3.6** Klassischer Untersuchungsgang bei V. a. Erkrankungen des Dickdarms.

Notfälle Darm		
mechanischer Ileus	• Stuhl- und Windverhalt • Auskultation: hochfrequent, evtl. pochende Peristaltik, evtl. Spritzgeräusche • evtl. brettharter Bauch • Schocksymptomatik	• sofortige Einweisung in die internistische Chirurgie (OP)
paralytischer Ileus	• Stuhl- und Windverhalt • Auskultation: keine Peristaltik • Schocksymptomatik	• sofortige Einweisung in die internistische Chirurgie (OP)
Perforation	• brettharter Bauch • ggf. vorangegangene Problematik (Entzündungen, Ileus) • evtl. Fieber (Peritonitis) • Schocksymptomatik	• sofortige Einweisung in die internistische Chirurgie (OP)
akute Appendizitis	• absteigende Schmerzen • positive McBurney-, Lanz-, Blumberg-Punkte • Temperaturdifferenz axillär/rektal >0,8°C • Psoas-Zeichen, positiver Psoas-Test • Obstipation	• sofortige Einweisung in die internistische Chirurgie (OP)
eingeklemmte Hernien, Brüche	• sichtbare oder palpable Hernien • Stuhlverhalt	• sofortige Einweisung in die internistische Chirurgie (OP)
Brech-/Durchfallerkrankungen mit massivem Volumenverlust	• Symptome der Brech-/Durchfallerkrankung (Übelkeit, charakteristische Stühle je nach Erreger/ Erkrankung) • zunehmende Schwäche und Somnolenz • Schocksymptomatik	• massive Volumensubstitution • Elektrolytbilanzierung • Beachte: Ein mögliches Behandlungsverbot nach IfSG steht hinter der Kreislaufstützung zurück.

▶ **Abb. 3.7** Notfälle Darm.

3.1.5 Auskultation des Abdomens

Die Auskultation des Bauches (▶ **Video 3.1**) ist Standard bei V. a. Pathologien im Verdauungstrakt. Sie ist ganz besonders dann angezeigt, wenn Kleinkinder über Bauchschmerzen klagen. Der Auskultation geht – außer in Notfällen – immer eine ausführliche Anamnese und Inspektion des Patienten voraus. Bei der Abdomenuntersuchung folgen auf die Auskultation immer eine Perkussion und eine Palpation des Abdomens – es sei denn, Sie haben bereits durch Abhören und Anamnese den deutlichen V. a. einen Ileus.

Durchführung:

- Damit das gesamte Abdomen untersucht werden kann, muss auch der Unterbauch, einschließlich des Leistenbereichs, entkleidet sein.
- Der Patient liegt mit entspannter Bauchdecke auf der Untersuchungsliege. Dazu winkelt er die Beine an und legt die Arme neben den Körper. Hilfreich sind eine Knierolle und ein Kopfkissen.
- Unterteilen Sie als Erstes gedanklich das Abdomen in Sektoren, z. B. Quadranten (▶ **Abb. 3.8**). Sie können dadurch Ihr Vorgehen bei der Untersuchung besser strukturieren und v. a. die Befunde genauer dokumentieren.
- Wärmen Sie das Stethoskop an.
- Erklären Sie dem Patienten währenddessen, warum Sie die bevorstehende Untersuchung durchführen. Erläutern Sie ihm den Ablauf.
- Setzen Sie das Stethoskop dort auf, wo Sie mit der Untersuchung beginnen möchten.

Auskultation des Dickdarms:

- Beginnen Sie im Bereich des Zäkums (▶ **Abb. 3.9**) und verweilen Sie dort mehrere Sekunden. Achten Sie auf physiologische bzw. pathologische Geräusche.

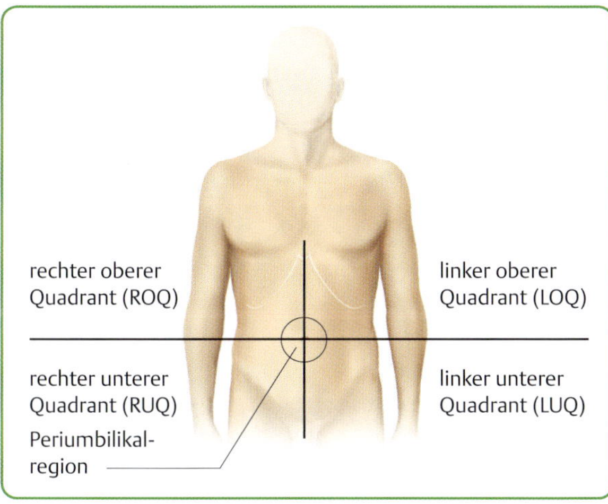

▶ **Abb. 3.8** Einteilung des Abdomens in Quadranten. (Quelle: Füeßl H. Anatomie und Physiologie. In: Füeßl H, Middeke M, Hrsg. Duale Reihe Anamnese und Klinische Untersuchung. 6., aktualisierte Auflage. Stuttgart: Thieme; 2018. doi:10.1055/b-006-149437)

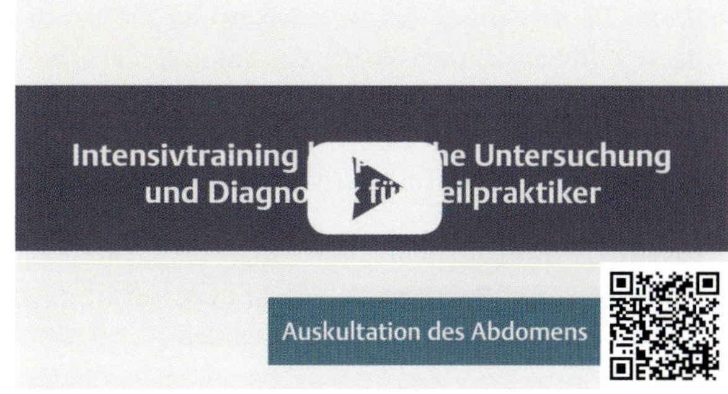

▶ **Video 3.1** Auskultation des Abdomens. (Quelle: teamWerk, Stuttgart)

- Auskultieren Sie dann die weiteren Darmabschnitte in derselben Weise entlang des Darmverlaufs: aufsteigender Dickdarm (Colon ascendens), rechte Flexur, querverlaufender Dickdarm (Colon transversum), linke Flexur, absteigender Dickdarm (Colon descendens), Sigmoid (Colon sigmoideum).
- Auskultieren Sie bei Bedarf engmaschiger, also mehrere Punkte je Quadrant.

Auskultation des Dünndarms:

- Die genaue Lokalisation der Dünndarmabschnitte ist aufgrund der anatomischen Gegebenheiten kaum möglich.
- Auskultieren Sie daher mindestens einen Punkt je Quadrant, bei Bedarf engmaschiger, also mehrere Punkte.

Physiologischer Befund:

- Eine physiologische Peristaltik erkennen Sie an leicht **gurgelnden bis knurrenden Geräuschen**. Etwa alle 10 s hören Sie zudem vom Dünndarm ausgehend eine peristaltische Welle, die die gleichen Geräusche erzeugt.
- Abhängig von Art und Zeitpunkt der letzten Nahrungs- oder Flüssigkeitsaufnahme kann sich der Befund verändern. Hunger kann die Peristaltik beispielsweise anregen.

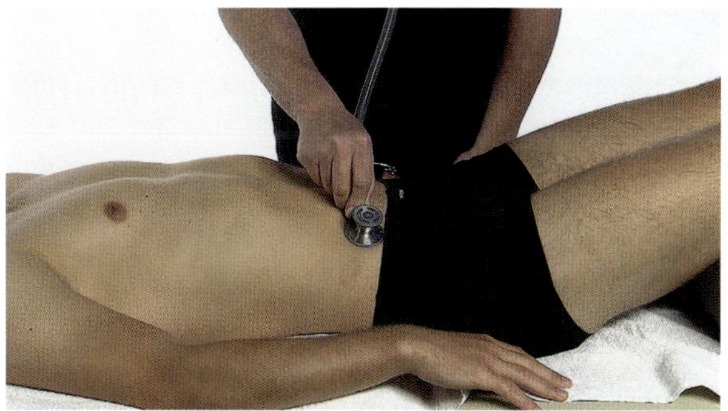

▶ **Abb. 3.9** Auskultation des Abdomens. (Quelle: teamWerk, Stuttgart)

- Wenn Sie den Druck des Stethoskops auf die Bauchdecke erhöhen, können Sie die Peristaltik fördern, wodurch Sie die Geräusche möglicherweise deutlicher hören.
- Eine lebhafte Peristaltik über dem Magen ist zumeist ohne Krankheitswert.
- Neben Darmgeräuschen hören Sie evtl. **Strömungsgeräusche der Bauchaorta**. Sie klingen leicht rauschend und sind kontinuierlich vorhanden.

Pathologische Befunde:
- Eine Malabsorption, beispielsweise bei entzündlichen Prozessen der Darmschleimhaut oder bei Enzymmangel, erkennen Sie an einer **gesteigerten bzw. durchgängigen Peristaltik**.
- Bei verstärkter Gasbildung hören Sie evtl. ein **hochfrequentes Geräusch**.
- Stenosen bis hin zum Ileus erkennen Sie an metallisch klingenden, hochfrequenten, d. h. **hochgestellten Geräuschen** vor dem Hindernis. Sie können u. U. auch spritzende oder pochende Geräusche hören, wenn der Darminhalt gegen oder an einem Widerstand vorbeigepresst wird.
- Bei einem Ileus aufgrund einer Darmlähmung, dem paralytischen Ileus, hören Sie lediglich ein sehr leises Plätschern, in der Regel fehlen die Peristaltikgeräusche ganz. Das Phänomen wird auch als **„Totenstille“** oder „Grabesstille“ bezeichnet. Hören Sie den Bauch bei diesem Verdacht auf jeden Fall mindestens 1 min lang ab.
- Aszites und Adipositas können alle Geräusche **dämpfen**.

Praxistipp
Insgesamt erlaubt die Auskultation des Abdomens nur wenig zielgerichtete Befunde. Sie kann aber bei einigen schwerwiegenden Erkrankungen, z. B. bei Ileus, den entscheidenden Hinweis liefern. Das effektivere Verfahren ist die Palpation des Bauchraums.

3.1.6 Perkussion des Abdomens

Die Perkussion des Bauchraums (▶ **Video 3.2**) dient dazu, größere Luftansammlungen oder Verdichtungen zu erkennen. Das kann wichtige Hinweise auf schwerwiegende Erkrankungen liefern. Der Perkussion gehen immer eine Anamnese, eine Inspektion des Patienten und eine Auskultation des Abdomens voraus. Nach der Perkussion führt man grundsätzlich eine Palpation durch.

Durchführung:
- Damit das gesamte Abdomen untersucht werden kann, muss auch der Unterbauch, einschließlich des Leistenbereichs, entkleidet sein.
- Der Patient liegt mit entspannter Bauchdecke auf der Untersuchungsliege. Dazu winkelt er die Beine an und legt die Arme neben den Körper. Hilfreich sind eine Knierolle und ein Kopfkissen.
- Unterteilen Sie als Erstes gedanklich das Abdomen in Sektoren, z. B. Quadranten (▶ **Abb. 3.8**). Sie können dadurch Ihr Vorgehen bei der Untersuchung besser strukturieren und v. a. die Befunde genauer dokumentieren.
- Legen Sie für die Perkussion den Plessimeter-Finger (Mittel- oder Zeigefinger) überstreckt auf den Bauch auf. Klopfen Sie mit der Fingerspitze des Mittel- oder Zeigefingers der anderen Hand 1–2 × locker aus dem Handgelenk auf das Mittel- oder Endglied des Plessimeter-Fingers.

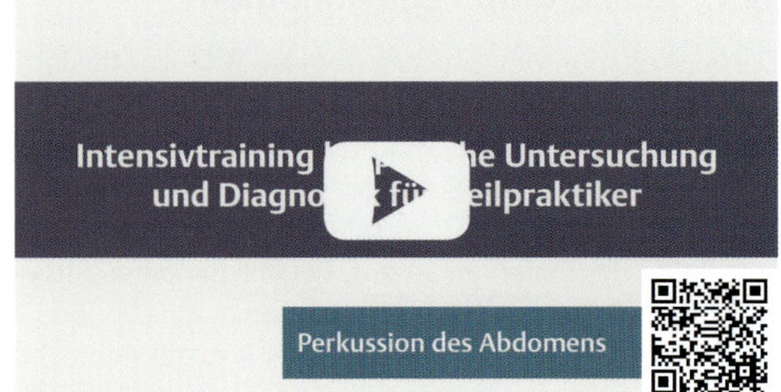

▶ **Video 3.2** Perkussion des Abdomens. (Quelle: teamWerk, Stuttgart)

Beachte
Wenn ein Patient von abdominalen Schmerzen berichtet, beginnen Sie möglichst weit entfernt vom schmerzenden Bereich.

Perkussion des Dickdarms:
- Beginnen Sie im Bereich des Zäkums (▶ **Abb. 3.10**).
- Perkutieren Sie im Abstand von jeweils ca. 5 cm die weiteren Darmabschnitte entlang des Darmverlaufs: aufsteigender Dickdarm (Colon ascendens), rechte Flexur, querverlaufender Dickdarm (Colon transversum), linke Flexur, absteigender Dickdarm (Colon descendens), Sigmoid (Colon sigmoideum).
- Bei Bedarf (Befund oder Unklarheit) perkutieren Sie engmaschiger, also mehrere Punkte je Quadrant.

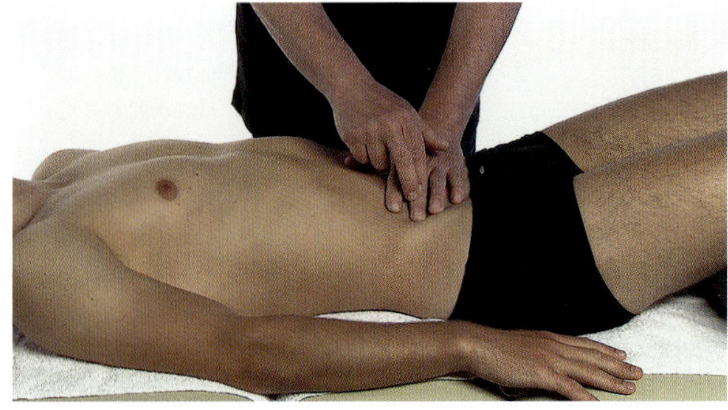

▶ **Abb. 3.10** Perkussion des Abdomens. (Quelle: teamWerk, Stuttgart)

Perkussion des Dünndarms:

- Die genaue Lokalisation der Dünndarmabschnitte ist aufgrund der anatomischen Gegebenheiten kaum möglich.
- Perkutieren Sie deshalb möglichst so, dass alle Quadranten des Abdomens und der Periumbilikalbereich, also der Bereich um den Nabel, berücksichtigt sind.

Physiologische Befunde:

- Ein hypersonorer Klopfschall tritt auf über leeren Darmabschnitten.
- Ein hyposonorer Klopfschall, der sog. „Schenkelschall", entsteht über soliden Organen wie der Leber oder über gefüllten Hohlorganen, beispielsweise einem mit Stuhl gefüllten Dickdarm (▶ **Abb. 3.11**).

Pathologische Befunde:

- Ein tympanitischer Klopfschall findet sich bei großer Luftansammlung, also Meteorismus, z. B. bei Fehlverdauung. Diesen Befund haben Sie v. a. im Oberbauch.
- Ein Schenkelschall tritt auf über Hohlorganen, z. B. bei großen Tumoren, freier Flüssigkeitsansammlung, z. B. Aszites, oder bei Obstipation (▶ **Abb. 3.12**).

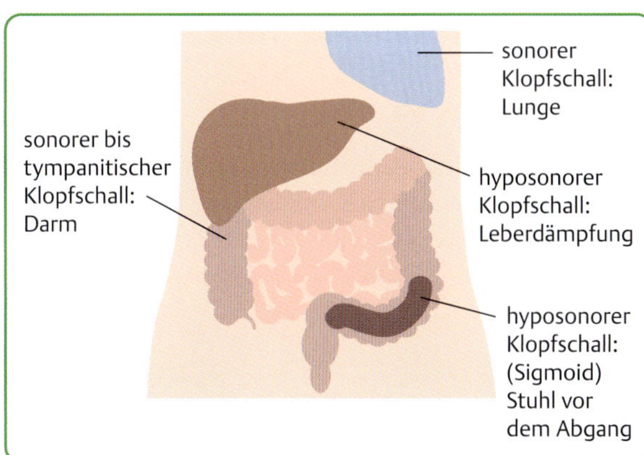

▶ **Abb. 3.11** Physiologische Befunde bei der Perkussion des Bauchraums.

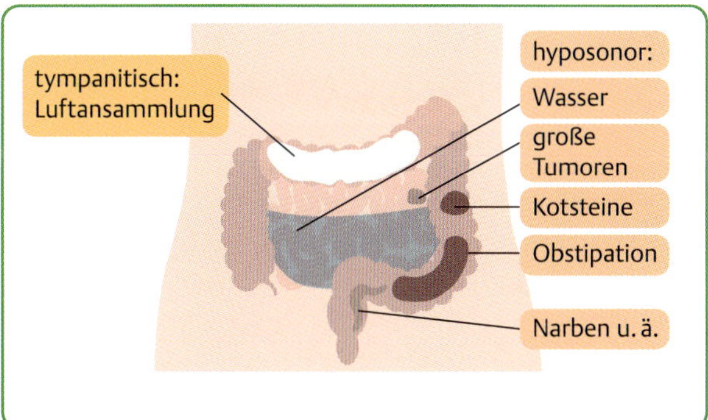

▶ **Abb. 3.12** Pathologische Befunde bei der Perkussion des Bauchraums.

3.1.7 Palpation des Abdomens

Die Palpation (▶ **Video 3.3**) dient v. a. dazu, Widerstände im Abdomen aufzuspüren oder Schmerzlokalisationen zu konkretisieren. Wie ergiebig die Palpation ist, hängt sehr von der Konstitution des Patienten ab. Bei einem adipösen Patienten ist es oft schwer, die zu palpierenden Organe zu erreichen. In gleichem Maße erschweren eine sehr starke Bauchmuskulatur oder ein hoher Muskeltonus die Untersuchung.

Durchführung:

- Damit das gesamte Abdomen untersucht werden kann, muss auch der Unterbauch, einschließlich Leistenbereich, entkleidet sein.
- Der Patient liegt mit entspannter Bauchdecke auf der Untersuchungsliege. Dazu winkelt er die Beine an und legt die Arme neben den Körper. Hilfreich sind eine Knierolle und ein Kopfkissen.
- Unterteilen Sie als Erstes gedanklich das Abdomen in Sektoren, z. B. Quadranten. Sie können dadurch Ihr Vorgehen bei der Untersuchung besser strukturieren und v. a. die Befunde genauer dokumentieren.
- In welcher Abfolge Sie das Abdomen palpieren, hängt vornehmlich von der Indikation ab.

Beachte

Wenn ein Patient von abdominalen Schmerzen berichtet, beginnen Sie möglichst weit entfernt vom schmerzenden Bereich.

- Die Palpation erfolgt in der Regel **bimanuell**, d. h. mit einer Palpations- und einer Führungshand:
  - Legen Sie dazu die Palpationshand, d. h. die Hand, die diagnostiziert, auf den Bauch auf.
  - Legen Sie die Führungshand, die führt und Druck ausübt, leicht abgewinkelt auf die Palpationshand.
- Achten Sie während des Palpierens auch auf das **Gesicht des Patienten**, um daran evtl. auftretende Schmerzregungen ablesen zu können.

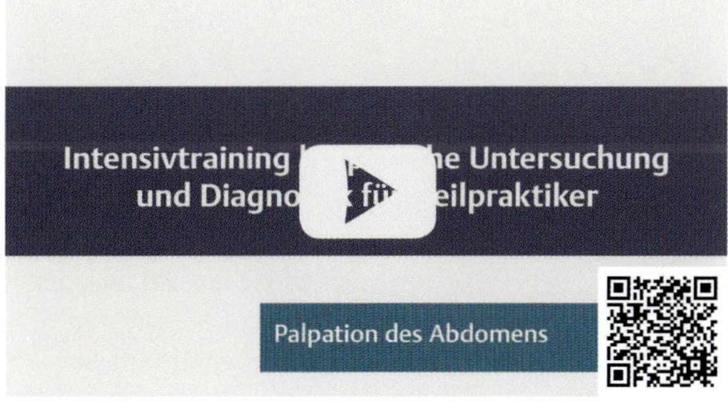

▶ **Video 3.3** Palpation des Abdomens. (Quelle: teamWerk, Stuttgart)

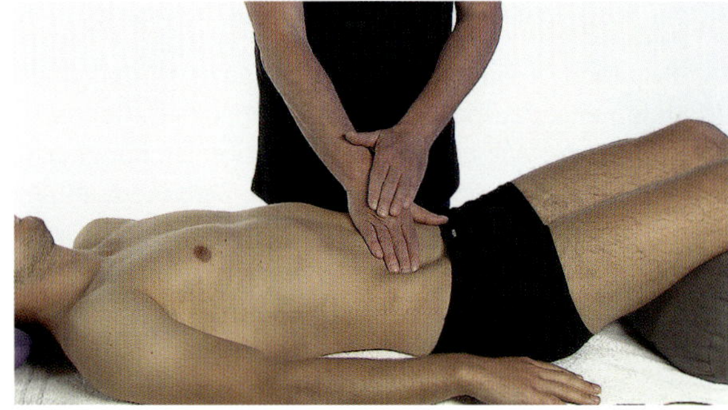

▶ Abb. 3.13 Oberflächliche Palpation des Abdomens. (Quelle: teamWerk, Stuttgart)

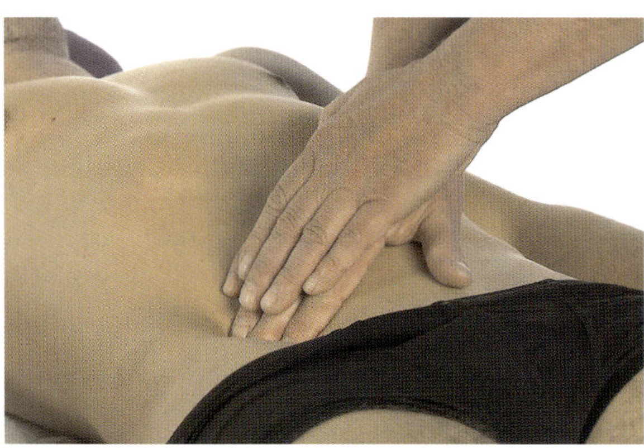

▶ Abb. 3.14 Tiefe Palpation des Abdomens. (Quelle: teamWerk, Stuttgart)

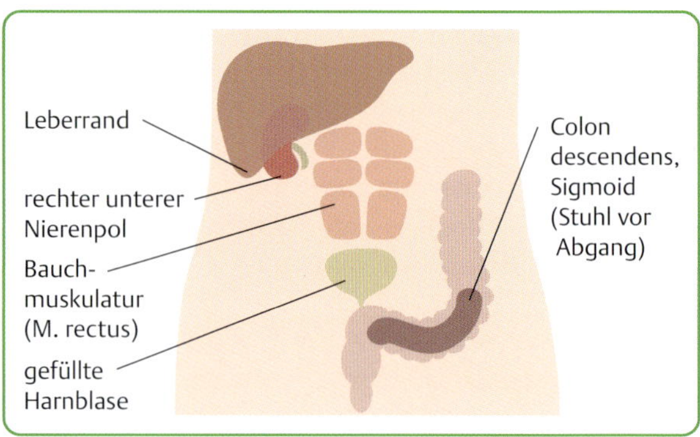

▶ Abb. 3.15 Physiologische Befunde bei der Palpation des Bauchraums.

Oberflächliche Palpation:

- Beginnen Sie mit der oberflächlichen Abtastung.
- Üben Sie dabei mit langsamen, wellenartigen Bewegungen leichten Druck auf die Bauchdecke aus (▶ Abb. 3.13).
- Palpieren Sie so das gesamte Abdomen.
- Achten Sie auf den Muskeltonus, geblähte Darmabschnitte, intra- und subkutane Knoten, Lücken in der Bauchmuskelwand oder evtl. auftretende Schmerzreaktionen des Patienten.
- Sprechen Sie während der Palpation mit dem Patienten, damit er sich entspannen kann.

Tiefe Palpation:

- Treten keine Schmerzen auf, kann eine tiefe Palpation folgen. Hierzu „arbeiten“ Sie sich mit ruhigen kreisenden Bewegungen in die Tiefe des Bauches (▶ Abb. 3.14).
- Bei der tiefen Palpation wird zwischen der Palpation des Dickdarms und des Dünndarms unterschieden:
  - **Palpation des Dickdarms:** Beginnen Sie im Bereich des Zäkums; palpieren Sie entlang des Darmverlaufs: aufsteigendes Kolon (Colon ascendens), Flexur, Colon transversum, Flexur, absteigendes Kolon (Colon descendens), Sigmoid.
  - **Palpation des Dünndarms:** Da die genaue Lokalisation der Dünndarmabschnitte aufgrund der anatomischen Gegebenheiten nicht möglich ist, wird hier lediglich so palpiert, dass alle Quadranten und der Periumbilikalbereich, also der Bereich um den Nabel, berücksichtigt werden.
- Achten Sie auf Widerstände sowie ggf. auftretende Schmerzreaktionen des Patienten.

Physiologischer Befund:

- Beim Gesunden ist der Bauch weich und ohne pathologische Widerstände, die Palpation verursacht keine Schmerzen.
- Tastbare Widerstände im Dickdarmbereich können auf ein stuhlgefülltes Sigmoid zurückzuführen sein, wenn der Patient noch keinen Stuhlgang hatte.
- Palpabel sind evtl. der untere rechte Nierenpol, der Leberrand bei einer tief angelegten Leber oder die Bauchaorta. Eine gefüllte Harnblase ist ebenfalls gut tastbar (▶ Abb. 3.15).

Pathologische Befunde:

- Eine ausgeprägte organisch bedingte **Abwehrspannung** spricht für das Vorliegen eines akuten Abdomens.
- Ein sog. **„Gummibauch“**, d. h. eine elastische Abwehrspannung, ist typisch für eine akute Pankreatitis.
- **Schmerz** lässt sich z. B. bei Entzündungen auslösen.
- Es kann eine punktgenaue **Druckdolenz im Epigastrium** bei Magengeschwür vorliegen.
- **Resistenzen** in der Haut oder in/an Hohlorganen treten z. B. bei Tumoren, Myomen auf.
- **Loslassschmerzen** bestehen bei peritonealen Reizzuständen unterschiedlicher Genese wie Appendizitis.
- Ein **Stoppen der Atmung** bei Palpation ist typisch bei Cholezystitis (Murphy-Zeichen).
- Druckschmerzen an den **Appendizitispunkten**: Bei Divertikulitis sind die gleichen Punkte auf der anderen Körperseite druckschmerzhaft.
- Die Lymphknoten können vergrößert sein.

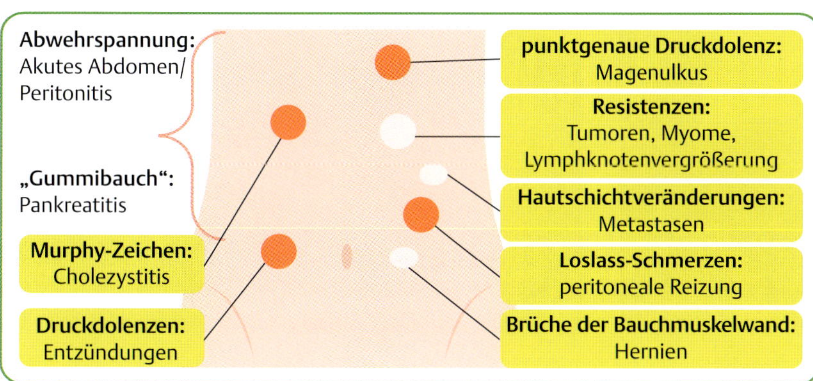

▶ **Abb. 3.16** Pathologische Befunde bei der Palpation des Bauchraums.

- Es können Veränderungen der inneren Hautschichten, beispielsweise bei Metastasen, vorliegen.
- Außerdem können **Hernien** (Brüche in der Muskelwand) palpiert werden (▶ **Abb. 3.16**).

3.1.8 Appendizitisuntersuchungen

Indikationen. Schmerzen im Abdomen, v. a. im rechten Unterbauch, beim Patienten mit erhaltener Appendix vermiformis; V. a. auf Entzündung der Appendix vermiformis

Bei V. a. eine Appendizitis kommen verschiedene gesonderte Untersuchungen und Tests zum Tragen (▶ **Video 3.4**). Die Untersuchungsmethoden sind einzeln wenig aussagekräftig, in ihrer Kombination können sie aber den V. a. eine Appendizitis deutlich untermauern. Die Untersuchungen haben deshalb eine hohe praktische Relevanz.

Durchführung:

- Für die Untersuchung muss der Unterbauch einschließlich des Leistenbereichs entkleidet sein.
- Der Patient liegt mit entspannter Bauchdecke auf der Untersuchungsliege. Dabei winkelt er die Beine an und legt die Arme neben den Körper. Hilfreich sind eine Knierolle und ein Kopfkissen.
- Sie untersuchen bei V. a. Appendizitis v. a. palpatorisch und nutzen dazu verschiedene definierte Palpationspunkte. Diese sind der **McBurney-, Lanz- und Blumberg-Punkt**. Als Indizien für eine Appendizitis gelten durch Palpation provozierbare Schmerzen an diesen Punkten.
- Daneben sind das **Psoaszeichen** zu befunden und der **Psoastest** durchzuführen.
- Das **Rovsing-Zeichen** ist mit großen Risiken verbunden.

▶ **Video 3.4** Appendizitisuntersuchungen. (Quelle: teamWerk, Stuttgart)

Beachte

Die Austastung des Douglas-Raums ist eine weitere Befundungsmöglichkeit, aber in der Regel obsolet und nicht gebräuchlich. Die Durchführung empfehlen wir deshalb nicht!

- Für die Appendizitisdiagnostik ist außerdem ein Abgleich zwischen **axillärer und rektaler Temperaturmessung** zielführend.

Schmerzpunktuntersuchung (McBurney-, Lanz- und Blumberg-Zeichen)

Bei der Palpation unterscheiden wir zwischen einem **Druckschmerz** (▶ Abb. 3.17), der direkt bei kräftiger punktueller Palpation der Bauchdecke ausgelöst werden kann, und einem **Loslassschmerz** (▶ Abb. 3.19), der erst beim plötzlichen Loslassen auftritt.

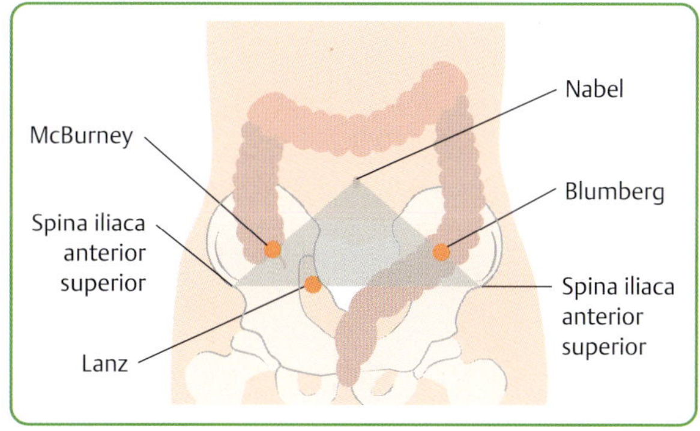

▶ **Abb. 3.17** McBurney- und Lanz- und Blumberg-Zeichen. (Quelle: Hahn J, Schmidt H. Akutes Abdomen. In: Baenkler H, Goldschmidt H, Hahn J et al. Kurzlehrbuch Innere Medizin. 3. Auflage. Stuttgart: Thieme; 2015. doi:10.1055/b-003-104354)

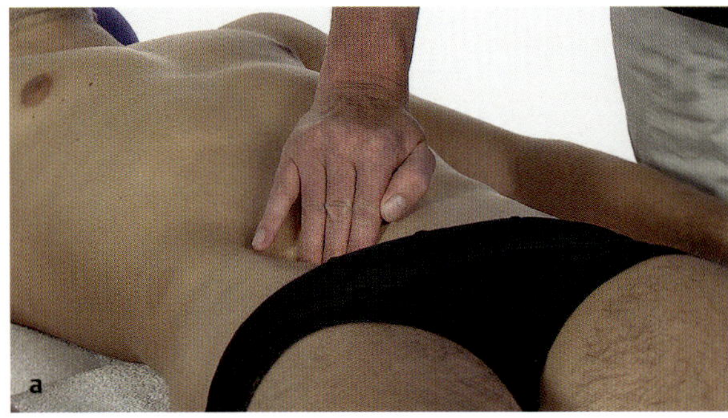

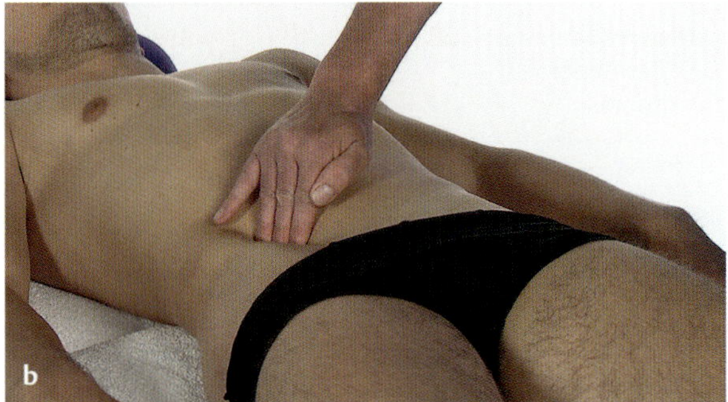

▶ **Abb. 3.18** Palpation des **a** Lanz- und **b** McBurney-Punktes. (Quelle: teamWerk, Stuttgart)

Durchführung. Um die Untersuchungspunkte leichter auffinden zu können, denken Sie sich ein Dreieck zwischen den beiden oberen vorderen Darmbeinstacheln und dem Bauchnabel:

McBurney-Punkt:

- Der McBurney-Punkt liegt ca. 5 cm entfernt vom rechten oberen vorderen Darmbeinstachel (Spina iliaca anterior superior), in der Mitte einer gedachten Linie zwischen der Spina iliaca anterior superior und dem Nabel (▶ **Abb. 3.17**).
- Üben Sie auf diesen Punkt einen leichten Druck aus und halten Sie den Druck für einen Moment (▶ **Abb. 3.18b**).
- Ein positiver Befund, also eine Schmerzauslösung durch Druck, gilt als Indiz für eine Appendizitis.

Lanz-Punkt:

- Den Lanz-Punkt finden Sie ebenfalls auf der rechten Bauchseite, ungefähr im ersten Drittel einer gedachten Linie zwischen beiden Spinae (▶ **Abb. 3.17**).
- Üben Sie auch auf diesen Punkt einen leichten Druck aus und halten Sie den Druck für einen Moment (▶ **Abb. 3.18a**).
- Ein positiver Befund, also eine Schmerzauslösung durch Druck, gilt ebenfalls als Hinweis für eine Entzündung des Appendix.

Blumberg-Punkt:

- Der Blumberg-Punkt liegt kontralateral zum McBurney-Punkt, d. h. gespiegelt auf der linken Bauchseite. Hier provozieren Sie allerdings einen Loslassschmerz auf der gegenüberliegenden Seite.
- Führen Sie an diesem Punkt eine tiefe Palpation durch, halten Sie diese Position für 2–3 s (▶ **Abb. 3.19**), sodass der Patient entspannen kann, und lassen Sie dann plötzlich los. Beobachten Sie dabei das Gesicht des Patienten!
- Provozieren Sie durch das Loslassen einen Schmerz oder verstärken Sie dadurch vorhandene Schmerzen, ist dies ein positives Blumberg-Zeichen und ebenfalls ein Hinweis für eine Entzündung des Appendix.

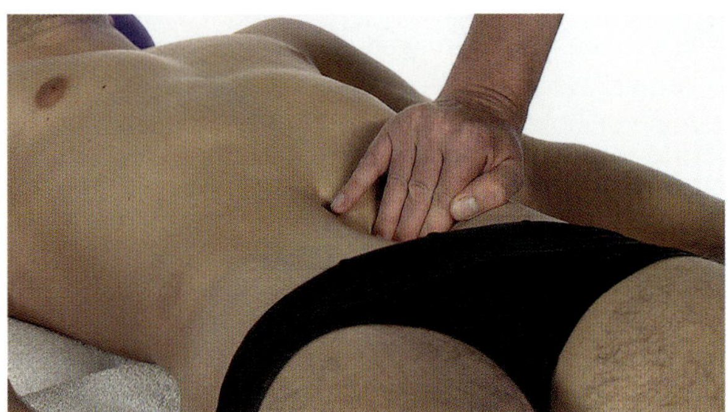

▶ **Abb. 3.19** Palpation des Blumberg-Punktes. (Quelle: teamWerk, Stuttgart)

Beachte

Grundsätzlich gilt: Jeder Druckschmerz – auch an den anderen genannte Punkten –, der durch Loslassen verstärkt wird, deutet auf eine Beteiligung des Peritoneums hin, also auf eine sich ausweitende Entzündung!

Rovsing-Zeichen

Eine weitere Möglichkeit zur Diagnostik bei V. a. eine Appendizitis liegt darin, das Vorliegen eines Rovsing-Zeichens zu prüfen.

Durchführung:

- Hierfür streichen Sie unter **leichtem** Druck das Kolon gegen seinen Verlauf aus, also vom Sigmoid ausgehend in Richtung Appendix (▶ **Abb. 3.20**).
- Als positives Rovsing-Zeichen gilt eine Schmerzprovokation im Appendixbereich.

Cave

Das Rovsing-Zeichen ist weniger spezifisch und birgt zudem bei fortgeschrittener Entzündung die Gefahr einer Appendixperforation. Wir raten vor diesem Hintergrund davon ab, diese Untersuchung durchzuführen.

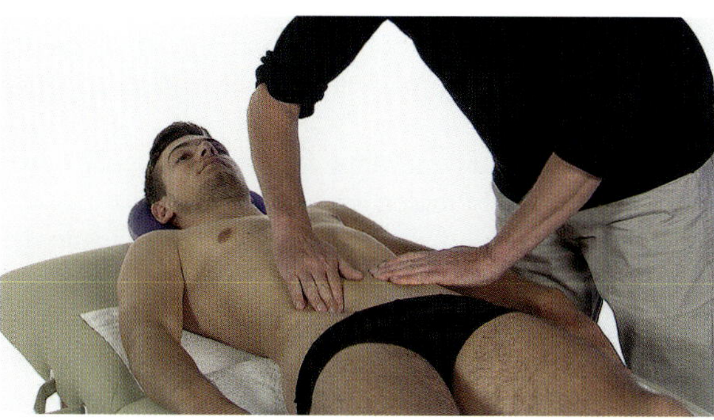

► **Abb. 3.20** Rovsing-Zeichen. (Quelle: teamWerk, Stuttgart)

Die vorgestellten palpatorischen Untersuchungen können Sie durch weitere Zeichen und Tests untermauern.

Psoaszeichen und Psoastest

Das **Psoaszeichen** ist ein inspektorischer Befund. Der Patient liegt auf dem Rücken, das rechte Bein hat er mit angewinkelt (► **Abb. 3.21**). Durch diese Haltung entspannt er den M. iliopsoas und entlastet den Druck auf den Appendix bzw. vermindert den Dehnungsschmerz der evtl. gereizten Muskelfaszie. Das Zeichen beschreibt also eine **Schonhaltung**.

Wenn Sie einen Patienten vorfinden, der beide Beine angewinkelt hat, so können Sie ihn bitten, beide Beine auszustrecken – möglicherweise werden Sie bemerken, dass er der Aufforderung mit dem rechten Bein (also auf der Seite des Appendix) nicht oder nur zögerlich folgt.

Der **Psoastest** ist im Gegensatz zum Psoaszeichen eine aktive Untersuchung, die in verschiedenen Varianten durchgeführt werden kann. Wir zeigen Ihnen die effektivste und gleichzeitig einfachste.

Durchführung:

- Bitten Sie den Patienten, mit locker gestreckten Beinen zu liegen.
- Legen Sie eine Hand auf sein rechtes Knie und üben Sie dabei leichten Druck aus. Im Grunde müssen Sie sich lediglich auf das Knie stützen.
- Fordern Sie den Patienten auf, das Knie des rechten Beins gegen Ihren Druck zu heben, also das Gelenk zu beugen.
- Die dabei erforderliche Anspannung des M. iliopsoas wird bei einer Appendizitis Schmerzen im Appendixbereich auslösen (► **Abb. 3.22**).
- Achten Sie bei der Durchführung des Tests auf einen Schmerzausdruck im Gesicht des Patienten und fragen Sie auch danach!

Beachte

Der Test ist unspezifisch und nur in Zusammenhang mit den anderen genannten Untersuchungen richtig zu bewerten. Er kann z. B. auch bei Muskelentzündungen und -überlastungen positiv sein.

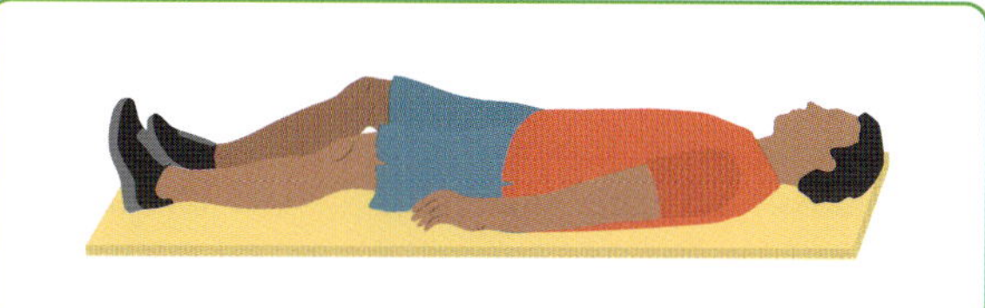

► **Abb. 3.21** Psoaszeichen.

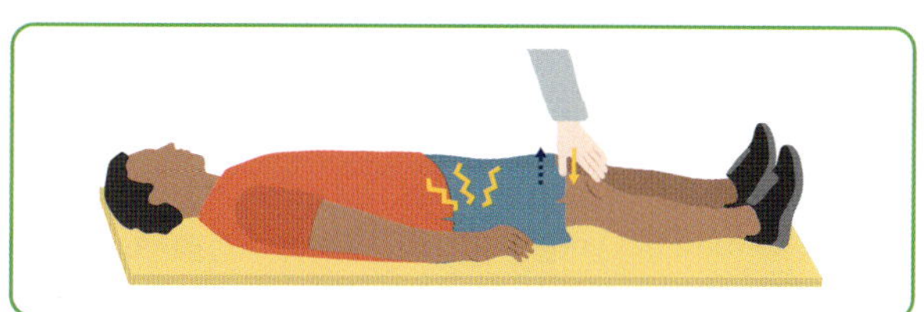

► **Abb. 3.22** Psoastest.

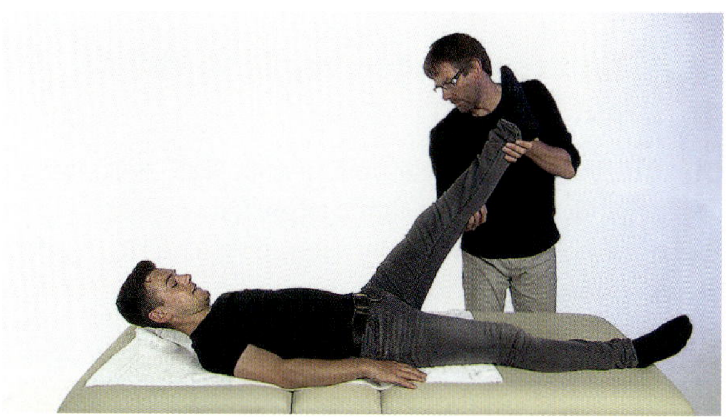

► **Abb. 3.23** Lasègue-Test. (Quelle: teamWerk, Stuttgart)

Lasègue-Test

Der Lasègue-Test wird häufig bei V. a. auf eine Bandscheiben- bzw. Spinalnervenproblematik im LWS-Bereich oder auch als Meningismustest (Kap. 3.9.5) eingesetzt. In Kombination mit den anderen hier vorgestellten Untersuchungsmethoden kann er aber ebenso zur Appendizitisdiagnostik genutzt werden. Die Schmerzlokalisation und -ausstrahlung unterscheidet sich je nach Problematik.

Durchführung:

- Der Patient liegt mit ausgestreckten Beinen auf der Untersuchungsliege. Sie stehen seitlich der Untersuchungsliege.
- Umfassen Sie den Unterschenkel des Patienten und heben Sie ihn langsam an (► **Abb. 3.23**).
- Es kommt dadurch zu einer Anspannung von Teilen des M. psoas, was beim Patienten mit einer Appendizitis Schmerzen im Bereich des rechten Unterbauchs auslöst.

Vergleichende rektale und axilläre Temperaturmessung

Eine vergleichende Temperaturmessung lässt ebenfalls Rückschlüsse auf eine Entzündung im Unterbauch zu. Vergleicht man die axilläre mit der rektal gemessenen Temperatur, ist die rektale physiologisch durchschnittlich um 0,5 °C höher (▶ **Abb. 3.24**).

Bei einer größeren Differenz deutet die lokale Temperaturerhöhung auf einen entzündlichen Prozess im Bereich des Unterleibs hin. Als klarer pathologischer Befund gilt eine Differenz **ab 1 °C**.

Beachte

Der Befund bei vergleichender Temperaturmessung ist unspezifisch und könnte beispielsweise auch bei einer Divertikulitis oder einer Adnexitis festgestellt werden.

3.1.9 Untersuchungen bei Verdacht auf Hernien

Die Untersuchung von Hernien (▶ **Abb. 3.25**) wird immer am stehenden Patienten durchgeführt, da sich ansonsten die typischen Merkmale der Hernien nicht richtig darstellen. Typisch sind folgende Merkmale:

- Sie treten an Stellen der Bauchwand auf, an denen das Gewebe anatomisch/pathologisch besonders schwach ist.
- Sie treten nach außen, wenn der Druck im Bauch durch z. B. Husten oder Pressen erhöht wird.
- Sie können in den Bauchraum zurücktreten, wenn der Patient in Rückenlage liegt.

Inspektion beim Verdacht auf Hernien

Beginnen Sie mit der Inspektion:

- Fordern Sie den stehenden Patienten auf, zu husten, und beobachten Sie dabei mögliche Veränderungen der Bauchdecke und der Leistenregion.
- Können Sie an den vermuteten Stellen Vorwölbungen erkennen, liegt ein begründeter V. a. eine Hernie vor.

Palpation und Auskultation von Hernien

Kleinere Leistenhernien (Inguinalhernien) werden bei Männern vom Skrotum aus diagnostiziert. Untersuchen Sie die Seite, auf der Sie die Hernie vermuten:

- Mit einem Finger nehmen Sie möglichst viel Haut des Skrotums und tasten Sie entlang des Samenstrangs bis zum äußeren Leistenband. Die Fingerbeere berührt jetzt die Wand des Leistenkanals (▶ **Abb. 3.26**).

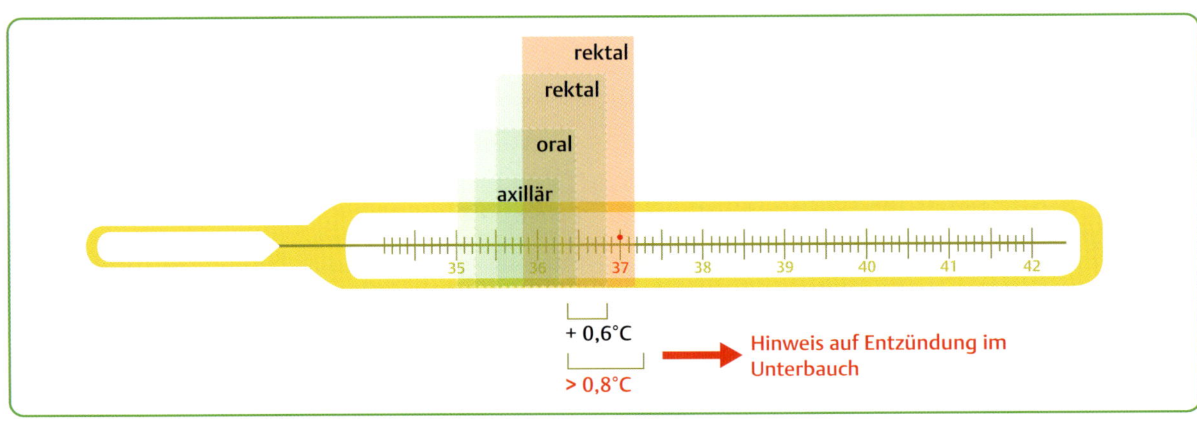

▶ **Abb. 3.24** Rektale und axilläre Temperaturmessung.

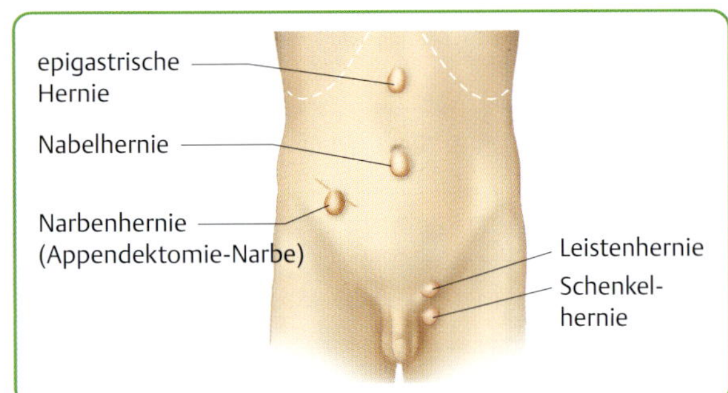

▶ **Abb. 3.25** Hernientypen. (Quelle: Füeßl H, Middeke M. Hernien. In: Füeßl H, Middeke M, Hrsg. Duale Reihe Anamnese und Klinische Untersuchung. 6., aktualisierte Auflage. Stuttgart: Thieme; 2018. doi:10.1055/b-006-149437)

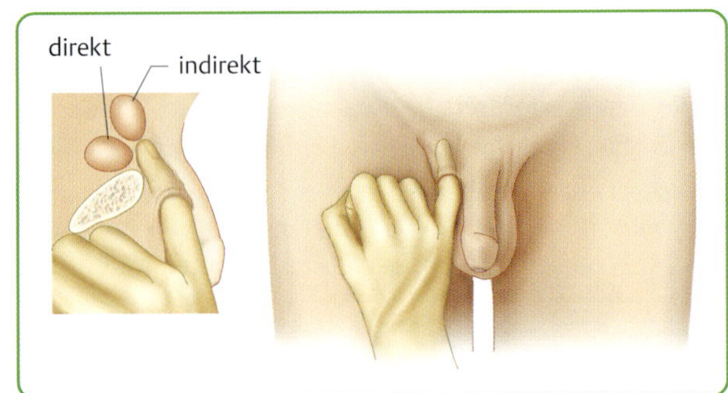

▶ **Abb. 3.26** Ertasten von Hernien beim Mann. (Quelle: Füeßl H, Middeke M. Hernien. In: Füeßl H, Middeke M, Hrsg. Duale Reihe Anamnese und Klinische Untersuchung. 6., aktualisierte Auflage. Stuttgart: Thieme; 2018. doi:10.1055/b-006-149437)

- Fordern Sie den Patienten nun auf, einmal kräftig zu husten, und fixieren Sie die Fingerbeere an der Bauchwand. Beim Vorliegen einer Hernie spüren Sie, wie diese nun gegen die Fingerkuppe oder die Fingerbeere schlägt.

Größere Hernien können beim Mann als einseitige Vergrößerung des Skrotums, bei Frauen durch Vorwölbungen der großen Labien inspiziert werden. Zusätzlich sollten Sie zur Befundabsicherung größere Hernien auskultieren, da außerhalb des Bauchraums nur über Hernien Darmgeräusche zu hören sind.

3.1.10 Rektale Austastung

Indikationen. V. a. Rektumkarzinom und Prostataveränderungen

Die digitale rektale Austastung, also die Palpation des Rektums mit dem Finger, ist eine Untersuchung, die in der Heilpraktikerpraxis nur höchst selten durchgeführt wird. In der Regel wird sie durch erfahrene Fachärzte (v. a. Proktologen und Urologen) vorgenommen. Nur wenn der Patient strikt jede ärztliche Untersuchung ablehnt und Sie über ausreichende Sicherheit in der Durchführung und der Interpretation verfügen, führen Sie diese Untersuchung selbst durch.

Durchführung:

- Klären Sie den Patienten über den Vorgang und die Notwendigkeit der Untersuchung sorgfältig auf. Der Patient sollte möglichst mit entleertem Darm zur Untersuchung kommen. Erklären Sie ihm, dass er evtl. bei der Palpation einen Stuhldrang empfinden kann, ohne dass dieser (normalerweise) zur Entleerung führen wird.
- Der Patient legt sich auf der Untersuchungsliege auf die Seite und zieht die Beine leicht an, um eine Muskelentspannung zu fördern. Die sog. „Knie-Ellenbogen-Lage“ oder auch die „Steinschnittlage“ sind nicht mehr gebräuchlich.
- Der Patient entkleidet den Unterleib so weit, dass die Untersuchung ungehindert verlaufen kann und auch im Falle eines Stuhlabgangs keine Kleidung beschmutzt wird.
- Benutzen Sie zur Untersuchung für die Palpationshand entsprechende sterile Einmalhandschuhe oder einen sterilen Fingerling.
- Drücken Sie mit der anderen Hand die Gesäßbacken des Patienten leicht auseinander, um eine gute Sicht auf den Anus zu haben.
- Inspizieren Sie zunächst den Anusbereich. Massive Hämorrhoidalgefäße, Fissuren, Entzündungen oder Fisteln sind eine Kontraindikation für eine Palpation in der Heilpraktikerpraxis.
- Geben Sie etwas Gleitcreme auf den Untersuchungsfinger.
- Bitten Sie den Patienten, leichten Druck auf den Anusbereich zu geben, während Sie Ihren Palpationsfinger auf den Anus legen.
- Fordern Sie den Patienten dann auf, den Anus wieder zu entspannen, und führen Sie beim Erschlaffen des Sphinkters Ihren Finger langsam und vorsichtig in den Analkanal ein. Der Finger weist zunächst nach dorsal, um der Anatomie des Darms zu folgen.
- Bei Schmerzen oder einem Krampfen des Sphinkters wird die Untersuchung unter- oder auch abgebrochen. In diesen Fällen muss ggf. ein Arzt die Untersuchung unter Einsatz einer lokalen Betäubung durchführen.

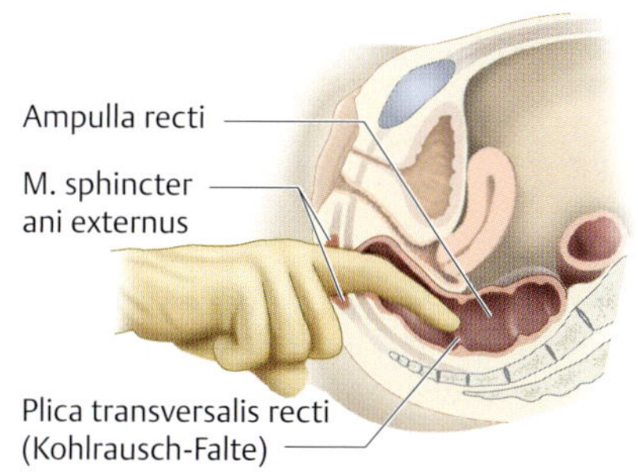

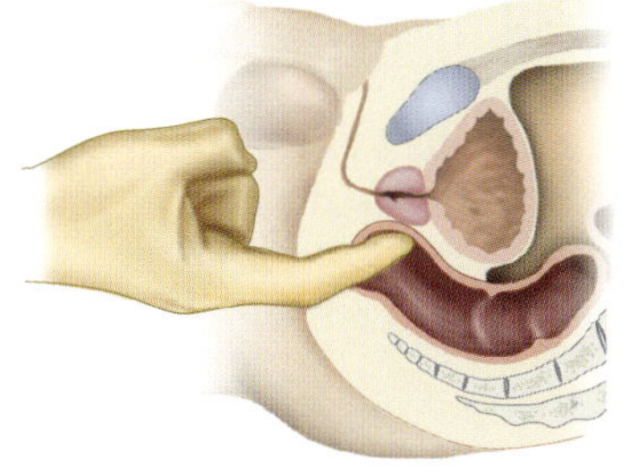

Vorgehensweise:
- Führen Sie den Finger unter sanftem Druck in den Anus ein.
- Registrieren Sie den spontanen und willkürlichen Sphinktertonus

Beim Mann tasten Sie die Prostata. Beurteilen Sie deren Größe, Konsistenz, Abgrenzbarkeit sowie Verschieblichkeit der Schleimhaut.

Achten Sie auf folgende Tastbefunde:
- derber, höckriger Tumor mit wallartigen Rändern: V. a. Rektumkarzinom
- mehrere weiche Vorwölbungen: V. a. Hämorrhoiden
- weiche, gut verschiebliche Tumore, evtl. gestielt: V. a. Polypen
- harte Skybala bei habitueller Obstipation

► **Abb. 3.27** Rektale Austastung. (Quelle: Füeßl H, Middeke M. Palpation. In: Füeßl H, Middeke M. Duale Reihe Anamnese und Klinische Untersuchung. 4. Auflage. Stuttgart: Thieme; 2010. doi:10.1055/b-001-2145)

- Führen Sie den Finger so weit wie möglich ins Rektum ein.
- Betasten Sie die Wände des Darms in allen Richtungen und drehen Sie dazu bei Bedarf die Hand. Bei der **Prostatapalpation** ist dieses unumgänglich (▶ **Abb. 3.27**).
- Ziehen Sie nach der Palpation den Finger langsam wieder aus dem Darm.
- Achten Sie auf evtl. Blutauflagerungen. Eventuelle Stuhlanlagerungen können weiterführend untersucht werden.
- Wischen Sie anschließend den Anus des Patienten ab oder bieten Sie ihm an, dies mithilfe von bereitgestellten weichen Papiertüchern selbst durchzuführen.

Mögliche pathologische Befunde:

- Knoten
- Resistenzen (z. B. blumenkohl- oder walnussartig)
- Druckschmerz

3.1.11 Rektale Fiebermessung

Indikationen. genaue Temperaturmessung, Vergleich axilläre/rektale Temperatur bei V. a. Entzündungen im Bereich des Unterleibs oder des distalen Dickdarms

Die Fiebermessung ist eine grundlegende körperliche Untersuchung. Zahlreiche Studien belegen, dass die Temperaturermittlung im Ohr, unter der Achsel und unter der Zunge sowie an der Schläfe nicht ausreichend genau ist. Es gilt gemeinhin eine klinisch akzeptable Abweichung von ca. 0,5 °C gegenüber invasiven Messmethoden. Vor allem bei fiebrigen Patienten weichen die Messwerte bei den genannten Methoden jedoch deutlich stärker von der tatsächlichen Kerntemperatur ab, während die rektale Ermittlung die Toleranzgrenze einhält. Gleichzeitig ist sie auch die unbeliebteste Methode.

Durchführung:

- Verwenden Sie grundsätzlich ein digitales Thermometer (auch elektronisches Kontaktthermometer). Es gilt im Vergleich zu Ohr- oder Stirnthermometern als sicherstes Instrument für die Praxis und ist bei allen Patienten anzuwenden.
- Fetten Sie die Thermometerspitze vor der Messung mit Vaseline o. Ä. ein.

Messung bei Säuglingen und Kleinkindern:

- Legen Sie das Kind auf den Rücken und umfassen Sie mit einer Hand die Knöchel beider Beine und ziehen Sie sie etwas hoch.
- Führen Sie das Thermometer mit der anderen Hand ca. 1 cm in den After ein.
- Halten Sie das Thermometer während der Messung mit Ihrer abgestützten Hand. Damit vermeiden Sie Verletzungen durch heftige Bewegungen des Kindes.
- Die Messzeit sollte mindestens 4 min betragen.

Messung beim Erwachsenen:

- Bitten Sie den Patienten, sich mit leicht abgewinkelten Beinen auf die Seite zu legen, und führen Sie das Thermometer mit der anderen Hand knapp 2 cm in den After ein.
- Die Messzeit sollte auch hier mindestens 4 min betragen.

3.1.12 Test auf okkultes Blut im Stuhl

Indikationen. V. a. versteckte Blutungen aus dem gesamten Verdauungstrakt, z. B. bei Eisenmangelanämie und/oder Tumorsymptomatik

Als okkultes Blut im Stuhl bezeichnet man Blutanteile in den Fäzes, die so gering sind, dass sie mit bloßem Auge nicht erkennbar sind. Der Nachweis ist ein sehr wichtiges und relativ einfaches diagnostisches Mittel bei V. a. Blutungen im gesamten Verdauungstrakt.

Grundsätzlich werden folgende Befunde differenziert:

- Teerstuhl
- durchmischtes, sichtbares Blut
- aufgelagertes Blut
- okkultes Blut

Bis ca. Ende 2017 war der Guajak-Test, auch Guajak-basierte Test auf fäkales okkultes Blut (gFOB-Test), gebräuchlich. Nach dem marktführenden Produkt wird dieser Test zumeist als **„Hämokkult-Test"** bezeichnet.

Mittlerweile liegt ein zuverlässigeres Verfahren vor, der **iFOB-Test**. Das Kürzel steht für **i**mmunologischer (auch immunochemischer) Test auf **f**äkales **o**kkultes **B**lut. Im englischsprachigen Raum wird er auch als FIT (**F**ecal **I**mmunochemical **T**est) bezeichnet.

Der iFOB-Test ist für Ärzte im Rahmen der offiziellen Krebsvorsorge vorgeschrieben; der Hämokkult-Test darf hier nicht mehr eingesetzt werden. Er kann grundsätzlich durchaus weiter benutzt werden, wird aber voraussichtlich mittelfristig nicht mehr im Handel verfügbar sein.

Hämokkult-Test

Durchführung:

- Händigen Sie dem Patienten den Hämokkult-Test aus. Er beinhaltet 3 Testbriefchen, mehrere Pappspatel und ein Rückgabekuvert sowie eine einfache Gebrauchsanleitung. Je nach Hersteller haben die Testbriefchen jeweils 2 oder 3 Testfelder. Die Gebrauchsanleitungen variieren entsprechend.
- Ein erster Test kann direkt in der Praxis erfolgen, was allerdings nicht üblich ist. Ist er positiv, ist dies eine sichere Indikation für eine Darmspiegelung. Weitere Probenentnahmen entfallen dann.
- Erklären Sie dem Patienten die Probenentnahme. Eventuell wird zur Sicherung der Stuhlprobe ein sog. „Stuhlfänger" benutzt (s. u.).

Probenentnahme:

- Der Patient nimmt mit je einem Pappspatel Proben an unterschiedlichen Stellen des Stuhls. Sie sollten linsen- bis erbsengroß sein. Es ist wichtig, dass die Proben an verschiedenen Stellen entnommen werden, da u. U. nur Teile des Stuhls Blut enthalten können.
- Der Patient trägt mit jeweils einem Spatel eine Stuhlprobe auf ein Testfeld des Testbriefchens auf. Die Felder sollten möglichst ganz ausgefüllt werden. Ein Testbriefchen pro Stuhlgang reicht aus.
- Der Patient befüllt bei jedem Stuhlgang ein Testbriefchen. Sind alle 3 Briefchen befüllt, lässt er Ihnen die Testbriefchen zur Auswertung zukommen.
- Sie können die Auswertung sofort vornehmen, nachdem Sie die Testbriefchen erhalten haben.

Auswertung:

- Zur Auswertung eines Testbriefchens öffnen Sie die Pappklappe auf der Rückseite und geben auf jedes Testfeld jeweils 2 Tropfen der Entwicklerlösung. Ein Fläschchen Entwicklerlösung liegt jeder handelsüblichen Verpackungseinheit bei.
- Das Ergebnis können Sie nach 30–60 s ablesen.
- Eine Blaufärbung zeigt einen positiver Befund an, d. h., es befindet sich okkultes Blut im Stuhl. Der Befund muss dann durch eine Darmspiegelung weiter abgeklärt werden.
- Mitunter findet sich auf den Testbriefchen der Hinweis „Nur vom Arzt zu öffnen“ – dieser Hinweis richtet sich an den Patienten und hat keinerlei formale Bedeutung.
- Auch harmlose Blutungsquellen können zu einem positiven Ergebnis führen, z. B. die Menstruationsblutung, Hämorrhoiden und Blutungen im Mund- und Nasenraum. Im Zweifelsfall sollten Sie den Test wiederholen oder an der Indikation zur Darmspiegelung festhalten.

iFOB-Test

Den iFOB-Test stellen Labore zur Verfügung. Nach einer genauen Anleitung entnehmen Sie eine Stuhlprobe, füllen diese in ein bereitgestelltes Probenröhrchen und senden dieses an das Labor.

Patientenanleitung zur Probeentnahme

Anweisung zur Durchführung:

- Legen Sie etwas Toilettenpapier in das WC-Becken. Die Darmentleerung sollte über dem Toilettenpapier erfolgen. Vermeiden Sie Wasser- oder Urinkontakt. Natürlich kann auch ein Stuhlfänger benutzt werden. Den Selbsttests liegt er bei.
- Schrauben Sie die Kappe mit dem Entnahmestäbchen ab. Halten Sie das Röhrchen nicht kopfüber, da es eine Reagenzflüssigkeit enthält.
- Stechen Sie mit dem Entnahmestäbchen an 4 Stellen nicht zu tief in den Stuhl. Achten Sie darauf, dass alle Einkerbungen auf dem Stäbchen mit Stuhl gefüllt sind (das Entnahmestäbchen weist mehrere Kerben zur besseren Stuhlhaftung auf). Nehmen Sie nicht übermäßig viel Stuhl.
- Schrauben Sie die Kappe wieder fest auf das Röhrchen und schwenken Sie das Röhrchen mehrmals über Kopf.
- Jetzt darf es nicht mehr geöffnet werden. Bringen Sie das Röhrchen spätestens am Tag nach der Entnahme zu Ihrem Arzt oder Heilpraktiker zurück.

Anwendung des iFOB-Tests in der Praxis oder durch den Patienten zu Hause

Im Handel sind auch iFOB-Tests zur Anwendung ohne Labor erhältlich. Ursprünglich waren sie für den Test durch den Patienten konzipiert; es ist dennoch sicherer, wenn Sie selbst die Probe testen. Dabei bereitet der Patient die Probe wie in der obigen Anleitung vor. Sie führen den Test dann in der Praxis durch.

Durchführung:

- Das Entnahmestäbchen wird wieder abgezogen und stattdessen das Reagenzstäbchen fest aufgeschraubt.
- Das Reagenzstäbchen wird für 5 min aufgestellt und nicht mehr bewegt. Nach dieser Zeit zeigt ein Testfeld das Ergebnis.

Sicherung der Stuhlprobe durch einen Stuhlfänger

Damit die Stuhlprobe sicher und hygienisch genommen werden kann, empfiehlt sich als Stuhlauffanghilfe ein sog. „Stuhlfänger“.

Durchführung:

- Der Stuhlfänger ist ein fester Papierstreifen mit Klebestreifen an jedem Ende, die Sie am Toilettensitz (der „Brille“) befestigen können.
- Auf den Stuhlfänger wird die Probe aufgebracht.
- Nach der Probenentnahme wird der Stuhlfänger an beiden Seiten gleichzeitig gelöst, indem die Enden etwas zusammengedrückt werden.
- Dann können Sie ihn einfach in die Toilette fallen lassen. Um den Abfluss zu erleichtern, sollte das Papier vor dem Wegspülen zunächst etwas aufweichen.
- Die Auffanghilfe sollte nicht nur bei Tief-, sondern auch bei Flachspültoiletten genutzt werden, weil Reinigungs- oder Duftmittel im Spülwasser u. U. das Testergebnis verfälschen könnten.

3.1.13 Stuhlbefunde

In ▶ **Tab. 3.2** sind mögliche Stuhlbefunde in einer Übersicht zusammengestellt. In Kap. 4.2.4 wird der Stuhlgang von Neugeborenen und Kleinkindern beschrieben.

▶ **Tab. 3.2** Stuhlbefunde/Anamnese zum Stuhlgang.

Aspekt	Befund	Hinweis auf (Beispiele)
Frequenz	bis ca. 2 × /Tag	physiologischer Befund
	weniger als 3 × /Woche	**Obstipation:** z. B. Ileus, bei neurologischen Erkrankungen und Störungen (Schmerzen, Morbus Parkinson, MS, PNP, Paresen unterschiedlicher Genese, Kaliummangel, Intoxikation, Medikamente), Exsikkose, Typhus (prodromal); s. paradoxe Diarrhö
	mehr als 3 × /Tag	**Durchfall:** z. B. bei Maldigestion (Pankreas, Galle, Leber), Malabsorption (CED, Nahrungsmittelintoleranzen), Reizdarm, Karzinoid, Infektionen, Cholestase, Hyperthyreose; psychogen; (prodromal); s. paradoxe Diarrhö
	Wechsel zwischen Diarrhö und Obstipation	**paradoxe Diarrhö:** Passagehindernis im Dickdarm (Tumor, Polypen, Divertikulitis); psychogen
	schubweise Diarrhö	CED (Morbus Crohn, Colitis ulcerosa)
Konsistenz, Form	geformt	physiologischer Befund
	weich	s. Diarrhö
	wässrig, spritzend	s. Diarrhö; v. a. Infektionen
	klebrig	Pankreasinsuffizienz
	schwimmend	Pankreasinsuffizienz
	schafkotartig	Reizdarm
	bleistiftartig, geringer Durchmesser)	Hindernisse im terminalen Bereich des Dickdarms (z. B. bei Rektumkarzinom, großen Polypen oder Divertikulitis)
	himbeergeleeartig	Amöbenruhr
Auflagerungen	Blut	**Blutungen aus dem Dickdarm:** Kolon-, Sigmoid-, Rektumkarzinom, Adenome, Polypen, Divertikulitis, Hämorrhoidalblutungen, Colitis ulcerosa
	Schleim	Entzündungen, v. a. im Bereich des Dickdarms
	Parasiten	Madenwürmerbefall
Beimengungen	Blut, als Teerstuhl	**Blutungen aus dem oberen Verdauungstrakt, inkl. Magen:** Ulcus pepticum, Magenkarzinom, erosive Gastritis, Ösophaguskarzinom, Ösophagusvarizen, Mallory-Weiss-Syndrom, Ösophagitis, hämorrhagische Diathese, massive Blutungen aus Mund, Nase und Rachen; außerdem bei Einnahme von Eisenpräparaten
	rotes Blut	**massive Blutungen aus dem mittleren Verdauungstrakt** (s. o.), **Blutungen im Dünndarm:** Dünndarmkarzinom, Adenome, Polypen, Morbus Crohn, hämorrhagische Diathese
	okkultes Blut	**massive Blutungen aus gesamtem Verdauungstrakt** (s. o.)
	Fett	Pankreasinsuffizienz
	Schleim	Entzündungen im Bereich des Dünndarms
	Nahrungsbestandteile	teilweise physiologisch (z. B. Hülsen, Schalen, Kerne); Nahrungsmittelintoleranzen, Malabsorptionssyndrom
Farbe	mittelbraun	physiologischer Befund
	hell	acholisch: Cholestase verschiedener Genese, Leberinsuffizienz
	rot	Blut; physiologisch: Nahrungsmittel
	gelb	Antibiotika; physiologisch: Nahrungsmittel
	orange	physiologisch: Nahrungsmittel (Karotten, Kürbis)
	grün	mit Diarrhö: Infektion; physiologisch: Nahrungsmittel (Gemüse, Rotwein)
	dunkelbraun	Hämolyse; physiologisch: Nahrungsmittel
	schwarz	s. Teerstuhl

► **Tab. 3.2** Fortsetzung

Aspekt	Befund	Hinweis auf (Beispiele)
Habitus	schmerzhaft	Tenesmen, Hämorrhoiden, Fissuren
	drangartig (Tenesmen)	Dickdarmentzündungen
	inkontinent	neurologische Störungen, z. B. PNP, spinale Läsionen
	nahrungsmittelbezogen	Nahrungsmittelintoleranzen, Pankreasinsuffizienz, Cholestase, Leberinsuffizienz
	situationsbezogen	psychogen, vegetative Dystonie
Geruch	beißend-sauer	Nahrungsmittelintoleranzen
	faulig	Nahrungsmittelintoleranzen
	schwefelig	Eiweißverdauungsstörung verschiedener Genese

3.2 Untersuchung von Leber, Galle und Pankreas

3.2.1 Erkrankungen der Leber

Indikationen. Auftreten der Leitsymptome, V. a. Metastasen z. B. aus Darmtumoren, Erbkrankheiten mit Beteiligung der Leber, Mononukleose

Die Untersuchungen der Leber (► **Abb. 3.28**) sind wichtige und oft zielführende Maßnahmen. Wichtigste Untersuchung ist die Palpation. Die Erkrankungen der Leber sind in der Regel nur mittels Labor, Sonografie und MRT sicher zu diagnostizieren.

Leitsymptome. Müdigkeit, Meteorismus und Flatulenz, Druck- und Völlegefühl, Durchfall (acholisch), Ikterus, Pruritus (generalisiert), Ödeme, hämorrhagische Diathese

Anamnese. Risikoabklärung (v. a. Toxinbelastung, z. B. Alkoholabusus, Medikamente, Umweltnoxen; Adipositas, Diabetes mellitus), Verdauungsbeschwerden, Nahrungsmittelunverträglichkeiten (v. a. Fett)

Untersuchungen, Tests und Funktionsprüfungen

Inspektion. Ikterus; Stuhlsichtbefund: v. a. Farbe: acholisch; Kratzspuren, Aszites, diverse Leberhautzeichen (u. a. Petechien/Purpura), Gefäßzeichnungen (u. a. venöse Stauungszeichen), Zeichen eines gestörten Hormonabbaus (z. B. Gynäkomastie), Ödeme

Auskultation. Größenbestimmung, wandernde Flankendämpfung/Hinweis auf Aszites

Perkussion. Größenbestimmung, wandernde Flankendämpfung/Hinweis auf Aszites

Palpation. Leberkonsistenz: prall, weich, scharfrandig, höckerig, knotig

Tests. Aszitestests

Weiterführende Untersuchungen

Labor:

- Entzündungsparameter: γ-Glutamyltransferase (γ-GT), Glutamat-Pyruvat-Transaminase (GPT), Glutamat-Oxalazetat-Transaminase (GOT), Glutamatdehydrogenase (GLDH)
- Stauungsparameter: Bilirubin, γ-GT, alkalische Phosphatase (AP), Leuzinaminopeptidase (LAP)
- Funktionsparameter: Proteine, Cholinesterase, Fibrinogen, Gerinnungsstatus

Bildgebende Verfahren/apparative Diagnostik:

- Sonografie, Fibroscan; CT, MRT, Röntgen
- Leberblindpunktion, Laparoskopie

3.2.2 Erkrankungen der Gallenblase und der Gallengänge

Indikationen. Auftreten der Leitsymptome

Bei der Untersuchung der Leber wird die Gallenblase mit befundet (► **Abb. 3.29**). Hier erfolgt allein die Palpation.

Der V. a. ein Gallensteinleiden und eine Cholezystitis lässt sich in der Praxis häufig auch ohne bildgebende Verfahren erhärten. Bei den anderen Erkrankungen wird die Diagnose durch Endoskopie/bildgebende Verfahren und spezifische Laboruntersuchungen gesichert.

Leitsymptome:

- akut: hohes Fieber mit Schüttelfrost, starke Schmerzen im Oberbauch, ausstrahlend in die rechte Schulter

Klassischer Untersuchungsgang	
Indikation **spezifische Symptome** • Müdigkeit • Meteorismus und Flatulenz • Druck- und Völlegefühl • Durchfall, acholisch • Ikterus • Pruritus • Ödeme • hämorrhagische Diathese	**meist obligatorische Untersuchung** **Inspektion/Anamnese:** • Ikterus • Stuhlsichtbefund: v. a. Farbe • Nahrungsunverträglichkeiten (insbesondere Fett) • Risikofaktoren • Kratzspuren, Aszites, Leberhautzeichen, venöse Stauungszeichen, Petechien/Purpura, Gynäkomastie, Ödeme **Palpation:** • Leberkonsistenz: prall, weich, scharfrandig, höckerig, knotig • Hinweis auf Entzündungen der Gallengänge, -blase
nach Befundlage **weitere körperliche Untersuchungen**	**Perkussion:** • Größenbestimmung • wandernde Flankendämpfung/Hinweis auf Aszites **Auskultation:** • Größenbestimmung • wandernde Flankendämpfung/Hinweis auf Aszites
nach Befundlage **Erhärtung/Bestätigung im Labor**	**Labor:** • Entzündungsparameter: γ-GT, GPT, GOT, GLDH • Stauungsparameter: Bilirubin, γ-GT, AP, LAP • Funktionsparameter: Proteine, Cholinesterase, Fibrinogen, Gerinnungsstatus
nach Befundlage **Erhärtung/Bestätigung durch bildgebende Verfahren/apparative Diagnostik**	**bildgebende Verfahren:** • Sonografie, Fibroscan • CT, MRT, Röntgen • Leberblindpunktion, Laparoskopie

▶ **Abb. 3.28** Klassischer Untersuchungsgang bei V. a. Erkrankungen der Leber.

Klassischer Untersuchungsgang	
Indikation **spezifische Symptome** akut: • hohes Fieber mit Schüttelfrost • starke Schmerzen im Oberbauch, ausstrahlend in die rechte Schulter chronisch: • Meteorismus und Flatulenz • Druck- und Völlegefühl • Durchfall, acholisch • Ikterus • Pruritus	**meist obligatorische Untersuchung** **Inspektion/Anamnese:** • Ikterus • Stuhlsichtbefund • Nahrungsunverträglichkeiten (insbesondere Fett) • Risikofaktoren (6-F-Regel) **Palpation:** • dolenter Oberbauch • Murphy-/Courvoisier-Zeichen
nach Befundlage **Erhärtung/Bestätigung im Labor**	**Labor:** • unspezifische Entzündungsparameter • Stauungsparameter: Bilirubin, γ-GT, AP, LAP
nach Befundlage **Erhärtung/Bestätigung durch bildgebende Verfahren**	**bildgebende Verfahren:** • Sonografie • CT, MRT, Röntgen, ERCP

▶ **Abb. 3.29** Klassischer Untersuchungsgang bei V. a. Erkrankungen der Gallenblase/der Gallengänge.

- chronisch: Meteorismus und Flatulenz, Druck- und Völlegefühl, acholischer Durchfall, generalisierter Pruritus

Anamnese. Nahrungsunverträglichkeiten (insbesondere Fett), Risikofaktoren (6-F-Regel)

Untersuchungen, Tests und Funktionsprüfungen

Inspektion. Ikterus, Stuhlsichtbefund, Risikofaktoren (6-F-Regel), Kratzeffloreszenzen

Auskultation. keine

Perkussion. keine

Palpation. (Druck-)Schmerz im Oberbauch, Murphy-Zeichen, Courvoisier-Zeichen

Tests. Messung der Körpertemperatur

Weiterführende Untersuchungen

Labor:

- unspezifische Entzündungsparameter
- Stauungsparameter: Bilirubin, γ-GT, AP, LAP

Bildgebende Verfahren:

- Sonografie
- CT, MRT, Röntgen, endoskopische retrograde Cholangiopankreatikografie (ERCP)

▶ Abb. 3.30

3.2.3 Erkrankungen des Pankreas

Indikationen. Auftreten der Leitsymptome

Die Bauchspeicheldrüse ist kaum zugänglich für eine körperliche Untersuchung. Hier stehen v. a. indirekte palpatorische Befunde im Vordergrund. Die Erkrankungen des Pankreas werden durch spezifische Laboruntersuchungen sowie durch Endoskopie/bildgebende Verfahren diagnostiziert.

Leitsymptome. Oberbauchschmerz (meist vernichtungsartig, gürtelförmig), Fieber, Übelkeit und Erbrechen, Abneigung gegen Fett, Meteorismus und Flatulenz, Durchfall (Fettstuhl), bei akuter Pankreatitis auch Obstipation

Anamnese. Auslöser (opulente Mahlzeit, Alkohol), ERCP, Differenzierung der Stuhlbeschaffenheit

Notfälle Leber, Galle, Pankreas, Milz		
Perforation, Ruptur	• Fieber, Schüttelfrost • brettharter Bauch • vorangegangene Gallensymptomatik (Stuhl, Schmerz, u.a.) • Schocksymptomatik	• sofortige Einweisung in die internistische Chirurgie (OP)
Lithiasis	• kolikartiger Schmerz • Ausstrahlung v. a. zur rechten Schulter	• medikamentöse Therapie (Sedierung, Spasmolytika) • ggf. OP
Leberruptur	• evtl. Hämatom nach stumpfem Trauma in der Leberregion/vorab bekannte starke Hepatomegalie • zunehmende Schocksymptomatik	• sofortige Einweisung in die internistische Chirurgie (OP)
akute Pankreatitis	• starke (abdominelle) Schmerzen • „Gummibauch" • Anamnese: Gallensteine als Auslöser	• sofortige Einweisung in die internistische Chirurgie (OP)
Milzruptur (Cave: u. U. 2-zeitige)	• evtl. Hämatom nach stumpfem Trauma in der Milzregion/vorab bekannte Splenomegalie • Zunahme des Rumpfumfangs auf Milzhöhe (bei 2-zeitiger Ruptur) • palpable Milz (Cave: keine tiefe Palpation; bei 2-zeitiger Milzruptur)	• sofortige Einweisung in die internistische Chirurgie (OP) • Umfangmessung am Rumpf in Milzhöhe und Dokumentation

▶ **Abb. 3.30** Notfälle Leber, Galle, Pankreas, Milz.

Untersuchungen, Tests und Funktionsprüfungen

Inspektion. evtl. Ikterus, evtl. rosige Gesichtsfarbe

Auskultation. keine

Perkussion. hypersonorer bis tympanitischer Klopfschall (Oberbauch)

Palpation. dolenter Oberbauch, evtl. elastische Abwehrspannung („Gummibauch"), Courvoisier-Zeichen (Pankreaskopfkarzinom), Pankreasdruckpunkt, u. U. Resistenzen durch sehr große Pankreaszysten

Tests. keine

Weiterführende Untersuchungen

Labor:

- Blut: Lipase, (Amylase), Stauungsparameter (Leber)
- Stuhl: Pankreaselastase; Verdauungsrückstände (Malabsorptionszeichen)
- ergänzend Diabetes-mellitus-Diagnostik (Kap. 3.2.10)

Bildgebende Verfahren:

- Sonografie
- CT, MRT, Röntgen, ERCP

3.2.4 Inspektion des Patienten

Bevor Sie mit weiteren Untersuchungen der Leber und der Galle beginnen, nehmen Sie eine Inspektion vor. Achten Sie dabei besonders auf Folgendes:

- Subikterus, Ikterus
- Konstitution und Körperbau (z. B. Adipositas, Auftreibungen des Bauches, ausgeprägte Gynäkomastie)
- Leberhautzeichen (z. B. Gefäßzeichnungen, Palmarerythem, Kratzeffloreszenzen, Zeichen der hämorrhagischen Diathese, Dupuytren-Kontraktur, Weiß- und Uhrglasnägel, Trommelschlägelfinger)
- neurologische und psychiatrische Auffälligkeiten (z. B. Tremor, Unruhe, Tics, Gangbildauffälligkeiten wie Ataxie und Steppergang)

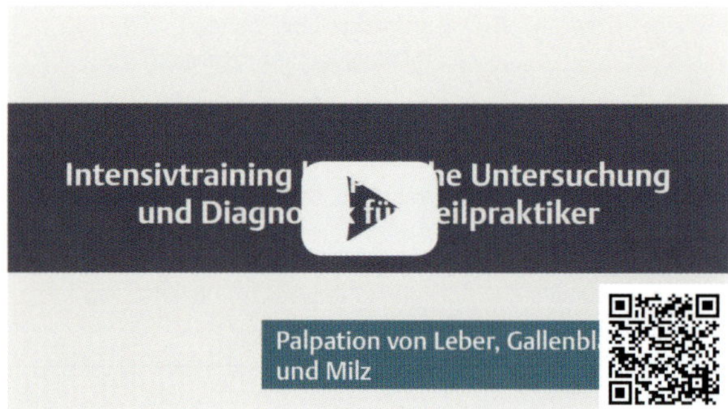

▶ **Video 3.5** Palpation der Leber und der Gallenblase. (Quelle: teamWerk, Stuttgart)

3.2.5 Palpation der Leber und der Gallenblase

Indikationen. V. a. Veränderungen an Leber, Gallenblase oder Milz, z. B. bei Entzündungen, Stauungen oder hämolytischen Prozessen

Vorausgehend. ausführliche Anamnese, Inspektion

Grundlegendes:

- Die Leberpalpation (▶ **Video 3.5**) ist zur Beurteilung des Leberrands und als Anhaltspunkt für die Einschätzung der Lebergröße wichtig (▶ **Abb. 3.31**).
- Die Palpation der Milz gibt Hinweise auf eine evtl. vorliegende Vergrößerung und Schmerzen. Die Palpation der Gallenblase gibt ebenfalls Hinweise auf Vergrößerungen und Schmerzen.
- Der Untersuchung gehen eine sorgfältige Anamnese und eine Inspektion des Patienten voraus.

Palpation der Leber

Durchführung:

- Für die Untersuchung muss der Oberkörper des Patienten entkleidet sein.
- Der Patient liegt mit entspannter Bauchdecke auf der Untersuchungsliege.

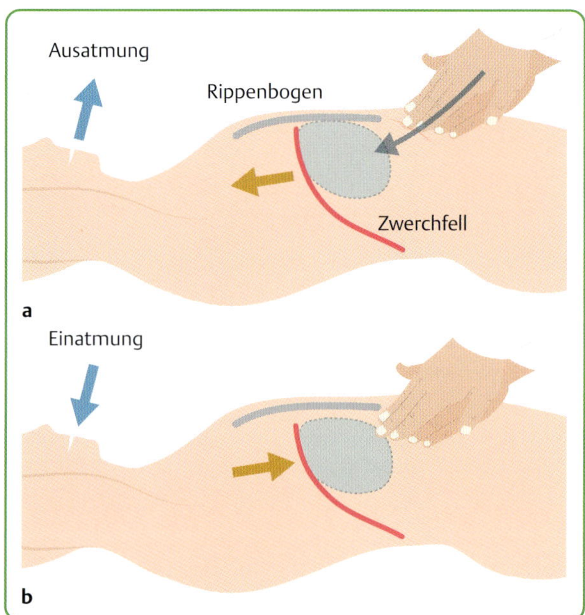

▶ **Abb. 3.31** Palpation der Leber.
a bei Austatmung
b bei Einatmung

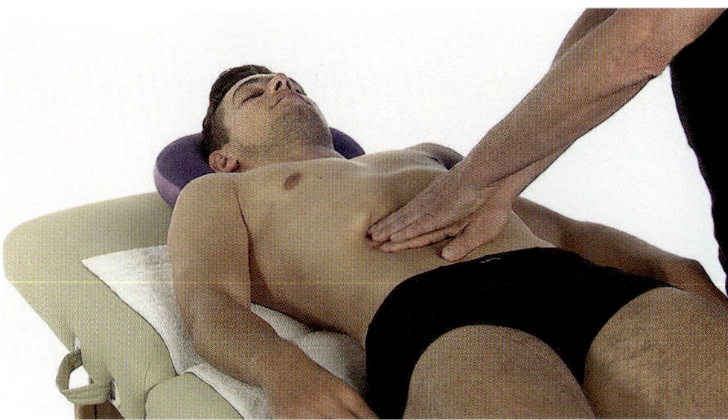
▶ **Abb. 3.32** Palpation der Leber: Variante 1. (Quelle: teamWerk, Stuttgart)

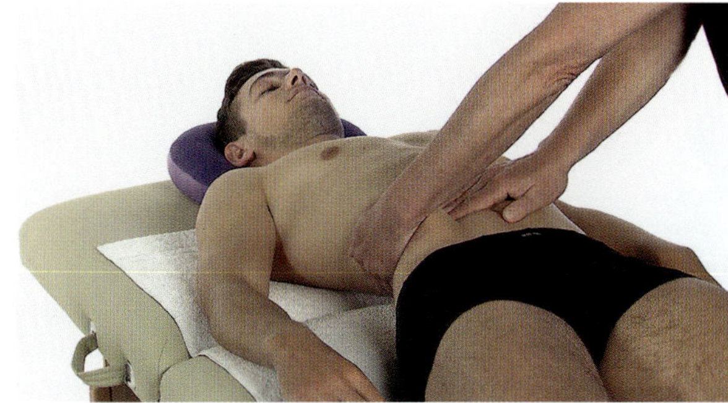
▶ **Abb. 3.33** Palpation der Leber: Variante 2. (Quelle: teamWerk, Stuttgart)

- Dazu winkelt er die Beine an und legt die Arme neben den Körper. Hilfreich sind eine Knierolle und ein Kopfkissen.

Praxistipp

Es gibt verschiedene Möglichkeiten, die Leber zu palpieren. Wählen Sie die Variante, die Ihrem individuellen Arbeits- und Bewegungsablauf am ehesten entspricht.

Variante 1:
- Stellen Sie sich in etwa auf Beckenhöhe an die linke Körperseite des Patienten und schauen Sie in Richtung des Kopfes des Patienten, also nach kranial.
- Legen Sie Ihre Palpationshand, wahlweise die linke oder rechte Hand, unterhalb des rechten Rippenbogens auf. Die andere Hand, Ihre Führungshand, legen Sie darüber (▶ Abb. 3.32).
- Legen Sie die Hand so auf, dass etwas „Hautreserve" entsteht, also etwas weiter unterhalb des Rippenbogens, um eine erhöhte Hautspannung zu vermeiden.
- Sie können auch bimanuell palpieren, dann liegen beide Hände nah nebeneinander.
- Bitten Sie den Patienten, normal **einzuatmen**, Ihre Hände bleiben dabei unbewegt liegen.
- Fordern Sie den Patienten nun auf, langsam **auszuatmen**. Während das Zwerchfell bei der Ausatmung nach oben gleitet, schieben Sie die Palpationshand möglichst tief unter den Rippenbogen in Richtung Leber.
- Fordern Sie den Patienten jetzt wieder auf, **tief einzuatmen**. Die Palpationshand bleibt in dieser Position fixiert. Halten Sie dem Druck des Zwerchfells stand, das sich jetzt nach unten schiebt.
- Während der Einatmung wird auch die Leber nach unten gedrückt. Der vordere, untere Leberrand gleitet unter Ihre Fingerkuppen und Sie können ihn nun tasten.
- Lassen Sie den Patienten wieder ausatmen und nehmen Sie die Hände zurück.

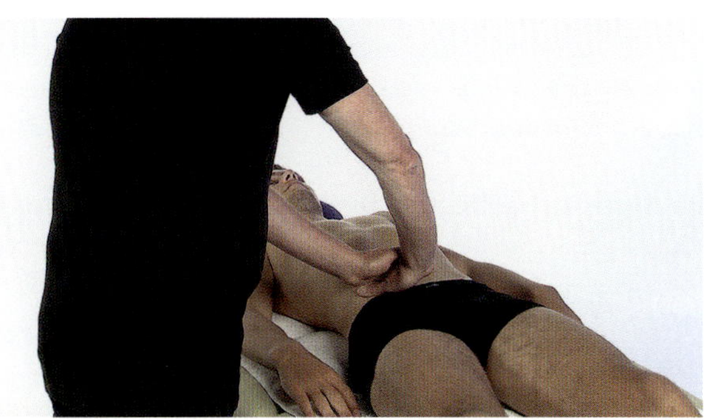
▶ **Abb. 3.34** Palpation der Leber: Variante 3. (Quelle: teamWerk, Stuttgart)

Variante 2:
- Stellen Sie sich an die linke Körperseite des Patienten.
- Schieben Sie Ihre linke Hand vom Rücken aus unter den rechten Rippenbogen des Patienten und heben Sie damit von unten die Leber etwas an, um sie der Palpationshand entgegenzuziehen (▶ Abb. 3.33).
- Fahren Sie fort, wie in Variante 1 gezeigt.

Variante 3:
- Sie können die Untersuchung auch an der Körperseite des Patienten ausführen, auf der sich die Leber befindet (▶ Abb. 3.34).
- Das wird von manchen jedoch als unangenehm empfunden, weil die Handgelenke stärker angewinkelt werden müssen und dadurch evtl. nicht ausreichend Kraft aufgebracht werden kann.

Variante 4:
- Sie können die Leber zudem von oben palpieren.
- Dazu stehen Sie auf Schulterhöhe des Patienten an der rechten Körperseite. Greifen Sie mit einer Hand oder beiden Händen unter den rechten Rippenbogen (▶ Abb. 3.35).
- Verfahren Sie weiter, wie in Variante 1 geschildert.

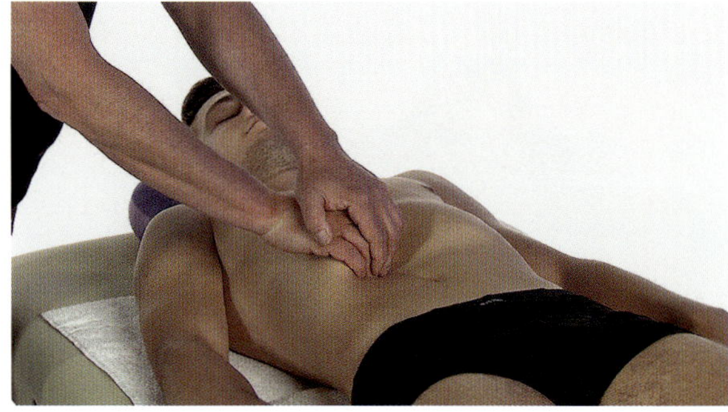

► **Abb. 3.35** Palpation der Leber: Variante 4. (Quelle: teamWerk, Stuttgart)

Mit der Leberpalpation können Sie die **Konsistenz des unteren Leberrands** ertasten. Folgende Befunde können v. a. ermittelt werden:

Physiologischer Befund. Die Leber ist nicht oder geringfügig tastbar. Sie hat einen mäßig prallen Rand und eine ähnliche Beschaffenheit wie ein Handballen (► **Abb. 3.36**).

Pathologische Befunde:

- Eine Fettleber fühlt sich **weich und teigig** an.
- Eine Hepatomegalie, z. B. als Stauungsleber oder bei Hepatitis, ist gut zu palpieren. Die Leber fühlt sich **prall und elastisch** an.
- Eine höckerige Oberfläche ist die **narbige Veränderung** bei einer beginnenden oder manifesten Leberzirrhose (► **Abb. 3.36**).

Rückschlüsse auf die Lebergröße sind nur bedingt aussagekräftig. Verschiedene Quellen beschreiben, dass eine palpable Leber bereits auf einer Vergrößerung basiert. Bei einer physiologischen oder zwerchfellbedingten Tieflage der gesunden Leber, z. B. beim Lungenemphysem, trifft das jedoch nicht zu. Die Lebergröße wird über die Kratzauskultation oder eine Perkussion bestimmt (Kap. 3.2.7).

Murphy-Zeichen

Indikationen. V. a. Cholezystitis/Cholangitis

Das Murphy-Zeichen gilt als klinisches Zeichen für das Vorliegen einer Cholezystitis. Es kann bei der Palpation der Leber (Kap. 3.2.5) als Beibefund auftreten oder gezielt provoziert werden.

Durchführung:

- Der Patient liegt dabei in Rückenlage auf der Liege.
- Bitten Sie ihn, tief einzuatmen. Drücken Sie 2 oder 3 Finger Ihrer Palpationshand während dieser Inspiration unter den rechten Rippenbogen des Patienten.
- Bei empfindlichen Patienten verfahren Sie wie bei der Leberpalpation schrittweise: Während der Exspiration fahren Sie mit den Palpationsfingern unter den Rippenbogen und lassen den Patienten dann nochmals einatmen, um die Tastung der Gallenblase vorzunehmen.

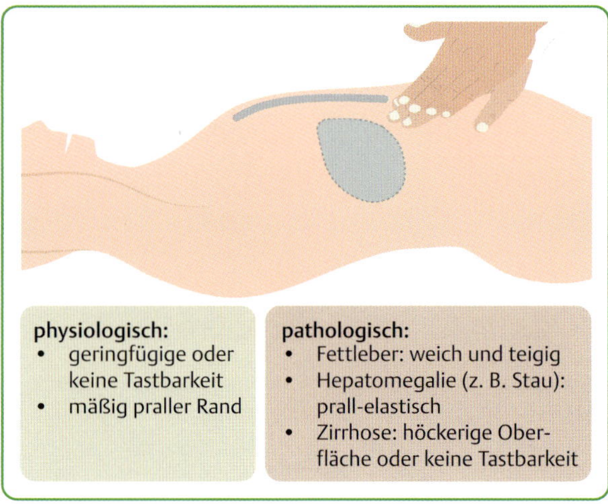

► **Abb. 3.36** Physiologische und pathologische Befunde bei der Palpation der Leber.

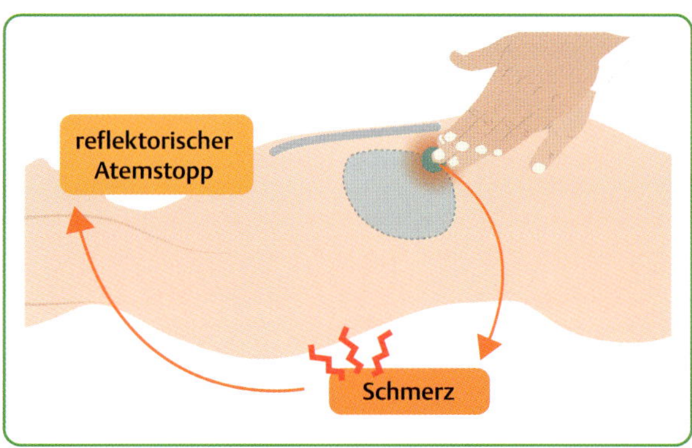

► **Abb. 3.37** Murphy-Zeichen.

Positiver Befund. Eine (durch Entzündung oder Stau) vergrößerte Gallenblase stößt bei der Inspiration gegen die Fingerspitzen des Untersuchenden. Bei einer Entzündung löst dies meist einen Druckschmerz aus, der dazu führt, dass der Patient reflektorisch die Atembewegung anhält (► **Abb. 3.37**).

Courvoisier-Zeichen

Indikationen. V. a. Tumoren der Gallengänge, des Pankreaskopfes oder auf Raumforderungen im umliegenden Bauchraum mit Kompression des Ductus choledochus und konsekutiver Cholestase

Beim Courvoisier-Zeichen gehen Sie genauso vor wie bei der Ermittlung des Murphy-Zeichens (s. o.).

Positiver Befund. Die Gallenblase ist (durch einen Gallenstau) vergrößert und tastbar. Im Gegensatz zum

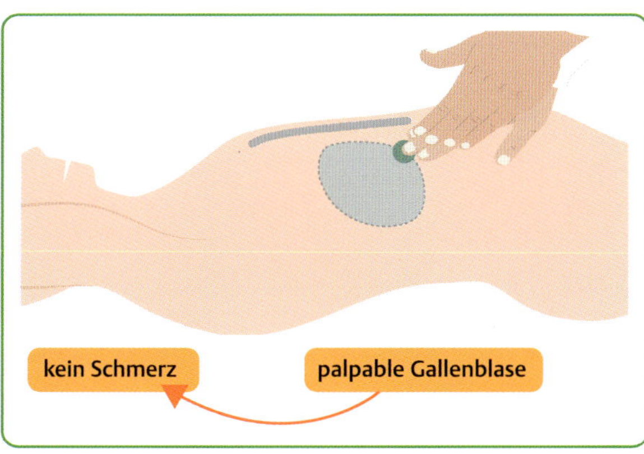

▶ **Abb. 3.38** Courvoisier-Zeichen.

Murphy-Zeichen ist die Palpation beim Courvoisier-Zeichen nicht schmerzhaft (▶ **Abb. 3.38**).

Ein positiver Befund deutet auf eine evtl. vorliegende tumorbedingte Cholestase hin. Hier könnte also ein Verschluss des Gallengangs durch ein Gallengang- oder Pankreaskopfkarzinom, aber auch durch Raumforderungen von außen provoziert sein. Steine, narbige Veränderungen, Entzündungen als weitere Cholestasegründe verlaufen nur äußerst selten schmerzlos.

Beachte

Bei einer Cholestase kann in aller Regel inspektorisch bereits ein Ikterus sowie anamnestisch ein Pruritus ermittelt werden.

3.2.6 Palpation der Milz

Indikationen. V. a. Blut- und lymphatische Erkrankungen, Pfortaderstau, Mononukleose

Durchführung. Die zuvor beschriebenen Palpationstechniken können Sie auf der linken Körperseite des Patienten zur Befundung der Milz anwenden. Es kann hilfreich sein, wenn Sie diese Untersuchung in Seitenlage vornehmen. Dazu dreht sich der Patient auf die rechte Seite (▶ **Abb. 3.39**).

Physiologische und pathologische Befunde. Physiologisch ist die Milz nicht tastbar. Eine Vergrößerung – also eine Splenomegalie – finden Sie z. B. bei Mononukleose, Hämolyse, Leukämien oder Milztumoren.

3.2.7 Kratzauskultation und Perkussion zurnbsp;Bestimmung der Lebergröße

Indikationen. V. a. Fettleber, Stauungsleber, Leberzirrhose

In der Praxis haben Sie die Möglichkeit, auch ohne den Einsatz bildgebender Verfahren die Größe der Leber relativ genau bestimmen zu können. Es gibt dafür 2 einfache Techniken: die Leberperkussion und die Kratzauskultation (▶ **Video 3.6**).

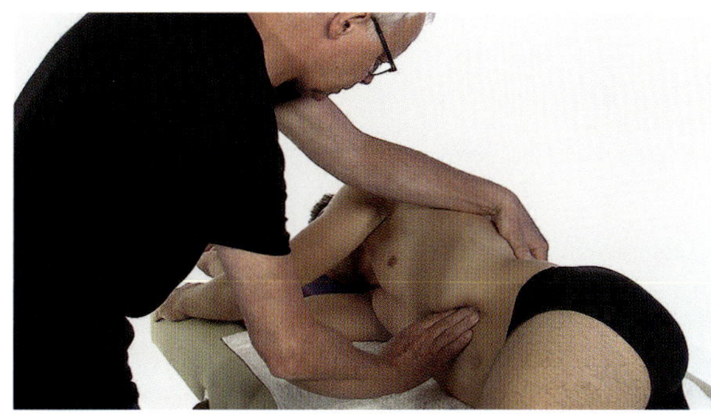

▶ **Abb. 3.39** Palpation der Milz. (Quelle: teamWerk, Stuttgart)

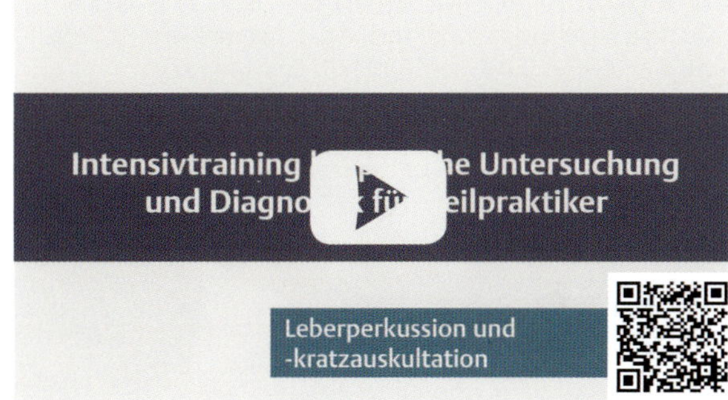

▶ **Video 3.6** Kratzauskultation und Perkussion zur Bestimmung der Lebergröße. (Quelle: teamWerk, Stuttgart)

Perkussion der Leber

Wenn Sie die Lebergröße durch Perkussion bestimmen, machen Sie sich zunutze, dass luftgefüllte Bereiche eher „sonor" klingen (▶ **Abb. 3.40**).

Durchführung:

- Legen Sie für die Perkussion den Plessimeter-Finger (Mittel- oder Zeigefinger) überstreckt auf den Thorax auf.
- Bei der Perkussion klopfen Sie mit der Fingerspitze des Mittel- oder Zeigefingers der anderen Hand 1–2 × locker aus dem Handgelenk auf das Mittelglied des Plessimeter-Fingers.
- Perkutieren Sie die Leber entlang einer gedachten Linie, der sog. „Medioklavikularlinie", die senkrecht durch die Mitte des Schlüsselbeins in Richtung Becken verläuft. Eine gesunde Leber nimmt in diesem Bereich ca. 7–12 cm Raum ein.
- Beginnen Sie mit der Perkussion oberhalb der vermuteten oberen Lebergrenze (▶ **Abb. 3.41**). Perkutieren Sie nun engmaschig, also in geringeren Abständen, in Richtung Becken.

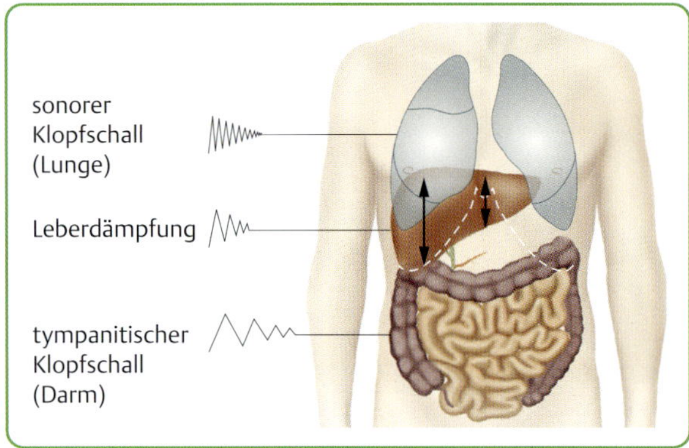

▶ **Abb. 3.40** Perkussion der Leber: Schema. (Quelle: Füeßl H, Middeke M. Perkussion. In: Füeßl H, Middeke M, Hrsg. Duale Reihe Anamnese und Klinische Untersuchung. 6., aktualisierte Auflage. Stuttgart: Thieme; 2018. doi:10.1055/b-006-149437)

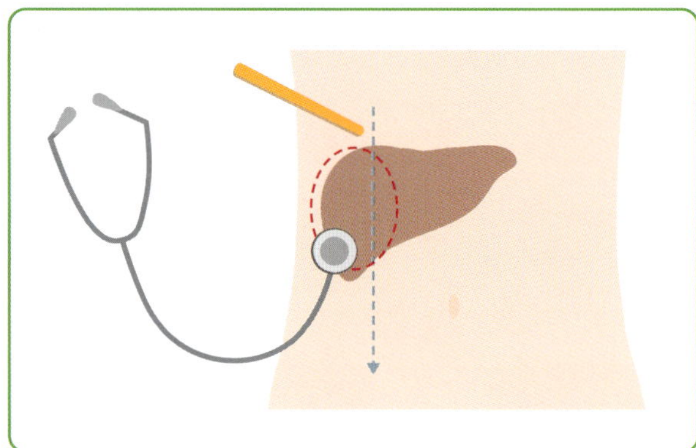

▶ **Abb. 3.42** Kratzauskultation der Leber: Schema.

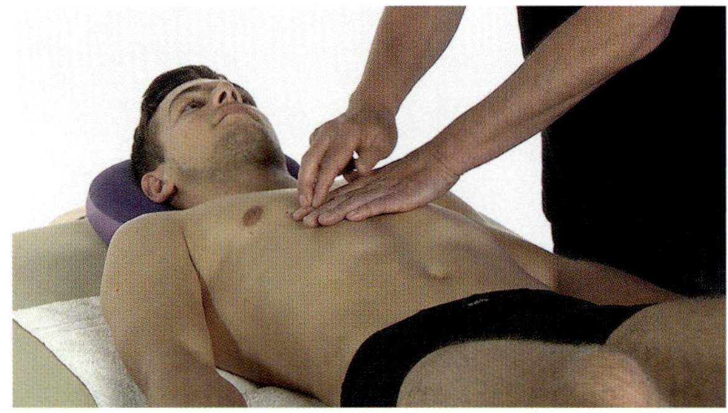

▶ **Abb. 3.41** Perkussion der Leber. (Quelle: teamWerk, Stuttgart)

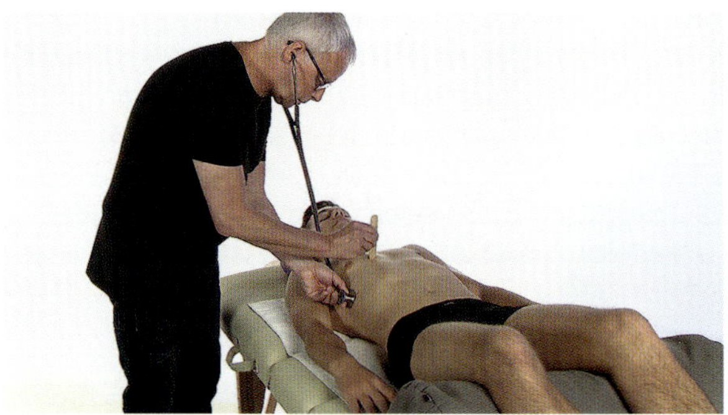

▶ **Abb. 3.43** Kratzauskultation der Leber. (Quelle: teamWerk, Stuttgart)

Bewertung. Das dichte Lebergewebe erkennen Sie an einem hyposonoren Klopfschall, dem sog. „Schenkelschall". Dieser hebt sich nach oben gegen den sonoren Klopfschall der Lungen und nach unten gegen den normalerweise sonoren bis tympanitischen Klopfschall des Darms ab. Die Veränderung des Klopfschalls markiert also sowohl die obere als auch die untere Lebergrenze.

Kratzauskultation der Leber

Durchführung:

- Setzen Sie das Stethoskop an der Stelle auf die Bauchwand auf, an der Sie Lebergewebe vermuten, am ehesten am unteren rechten lateralen Rippenbogen.
- Setzen Sie einen Holzspatel oberhalb der vermuteten oberen Lebergrenze auf (▶ **Abb. 3.43**). Kratzen Sie mit kleinen Bewegungen und in geringen Abständen kräftig entlang der Medioklavikularlinie in Richtung Becken (▶ **Abb. 3.42**).
- Sobald Sie sich mit dem Spatel über Lebergewebe befinden, überträgt das Stethoskop das Kratzgeräusch.

Bewertung. Oberhalb der Leber hören Sie das Kratzen nicht oder nur sehr leise, über der Leber hören Sie es sehr deutlich. Jenseits der unteren Lebergrenze wird das Kratzgeräusch dann allmählich leiser, bis es nicht mehr zu hören ist. Das Auftauchen bzw. das Verschwinden des Kratzgeräusches markiert also die Lebergrenzen.

3.2.8 Aszitesuntersuchungen

Indikationen. unklare Vermehrung des Abdomenumfangs

Zweck der Untersuchung (▶ **Video 3.7**) ist es, festzustellen, ob **Fettgewebe** oder ein **Aszites** Ursache für einen vergrößerten Bauchumfang ist. Eine Inspektion alleine erlaubt keine sichere Diagnose; in der Arztpraxis und der Klinik wird ein Aszites sicher durch Sonografie, CT und Punktion diagnostiziert.

Als Heilpraktiker können Sie verschiedene Aszitestests durchführen, die auf der Palpation, der Perkussion und der Auskultation beruhen. Der Untersuchung geht immer eine sorgfältige Anamnese und Inspektion des Patienten sowie die Palpation und die Kratzauskultation der Leber voraus.

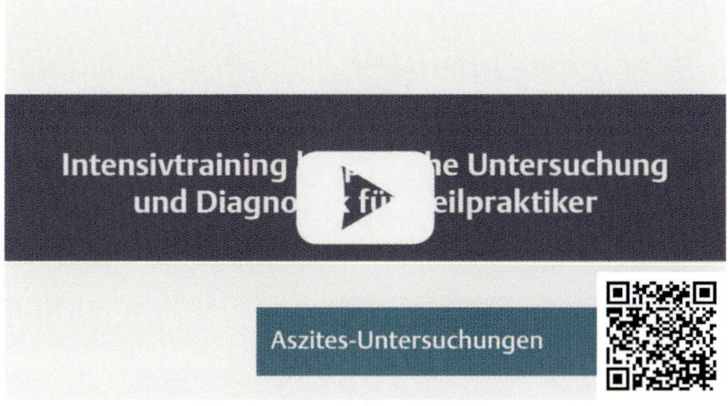

▶ **Video 3.7** Aszitesuntersuchungen. (Quelle: teamWerk, Stuttgart)

Aszitesuntersuchung durch Perkussion

Gezeigt wird zunächst die Möglichkeit, einen Aszites über die Perkussion des Abdomens zu befunden. Wenn Sie den Bauch perkutieren, hören Sie normalerweise – je nach Füllungszustand des Darms – einen hypersonoren bis tympanitischen Klopfschall. Bei einem Aszites dämpft das Wasser im Bauchraum den Klopfschall. Das Wasser kann im Gegensatz zum Fettgewebe in der Bauchhöhle seine Lage verändern. Es folgt dabei in erster Linie der Schwerkraft. Auf diesem Effekt beruhen die Untersuchungen. Sie befunden eine sog. „wandernde Flankendämpfung".

Durchführung:

Variante 1:

- Bitten Sie den Patienten, sich auf die Seite zu legen, z. B. auf die rechte Seite. Sie stehen seitlich neben der Liege.
- Legen Sie für die Perkussion den Plessimeter-Finger (Mittel- oder Zeigefinger) überstreckt auf den Bauch auf.
- Klopfen Sie mit der Fingerspitze des Mittel- oder Zeigefingers der anderen Hand 1–2 × locker aus dem Handgelenk auf das Mittel- oder Endglied des Plessimeter-Fingers.
- Perkutieren Sie den gesamten Bauch des Patienten. Stellen Sie sich dazu mehrere Linien vor und perkutieren Sie entlang jeder der Linien von oben nach unten.
- Achten Sie dabei auf eine Veränderung des Klopfschalls (▶ **Abb. 3.44**). Bei einem Aszites hören Sie eine Dämpfung in der nach unten gerichteten Abdomenhälfte.
- Zur Bestätigung des Befunds fordern Sie den Patienten auf, sich auf die andere Körperseite zu drehen.
- Perkutieren Sie noch einmal wie beschrieben. Hat der Patient einen Aszites, werden Sie erneut auf der jetzt nach unten gerichteten Bauchhälfte eine Dämpfung hören, also faktisch auf der anderen Seite.

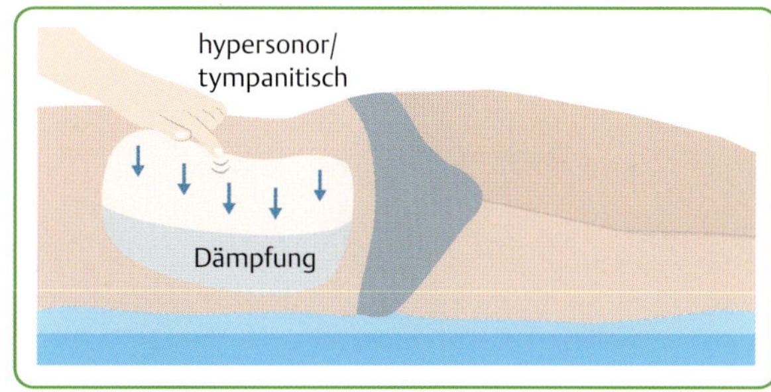

▶ **Abb. 3.44** Aszitesuntersuchung durch Perkussion, Variante 1.

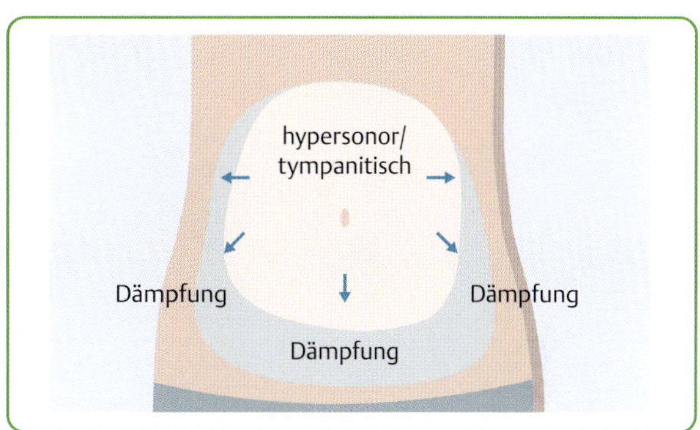

▶ **Abb. 3.45** Aszitesuntersuchung durch Perkussion, Variante 2.

Variante 2:

- Der Patient liegt auf dem Rücken.
- Perkutieren Sie wieder den gesamten Bauch des Patienten. Beginnen Sie jetzt am Nabel und perkutieren Sie in mehreren gedachten Linien nach unten in Richtung Becken und zur Seite hin.
- Analog zur Untersuchungsvariante 1 hören Sie dorsal eine Dämpfung, während im Periumbilikalbereich, also rund um den Nabel, der Klopfschall hypersonor bzw. tympanitisch klingen kann (▶ **Abb. 3.45**).
- Zu beachten ist, dass diese 2. Variante wesentlich weniger aussagekräftig ist.

Aszitesuntersuchung durch Auskultation

Die Auskultation zur Aszitesbefundung ist der geschilderten 1. Perkussionsvariante sehr ähnlich.

Durchführung:

- Bitten Sie den Patienten, sich auf die Seite zu legen, z. B. auf die rechte Seite. Sie stehen seitlich neben der Liege.
- Auskultieren Sie den gesamten Bauch des Patienten entlang zweier oder mehrerer gedachter Linien von oben nach unten und in Richtung Becken.
- Achten Sie dabei auf eine Veränderung der Peristaltik. Bei einem Aszites hören Sie in der nach unten gerichteten Abdomenhälfte abgeschwächte oder aufgehobene Darmgeräusche (▶ **Abb. 3.46**).

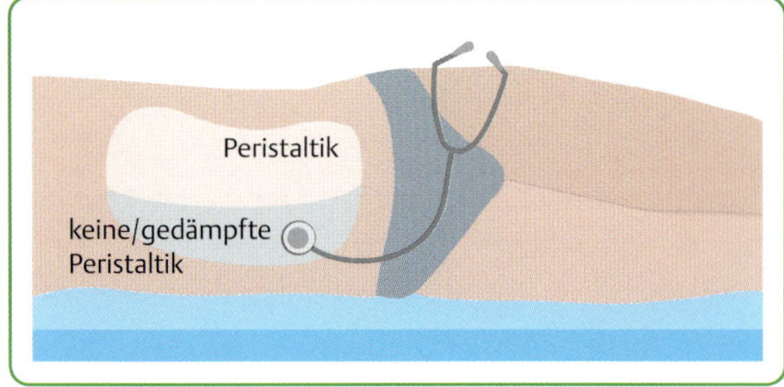

▶ **Abb. 3.46** Aszitesuntersuchung durch Auskultation.

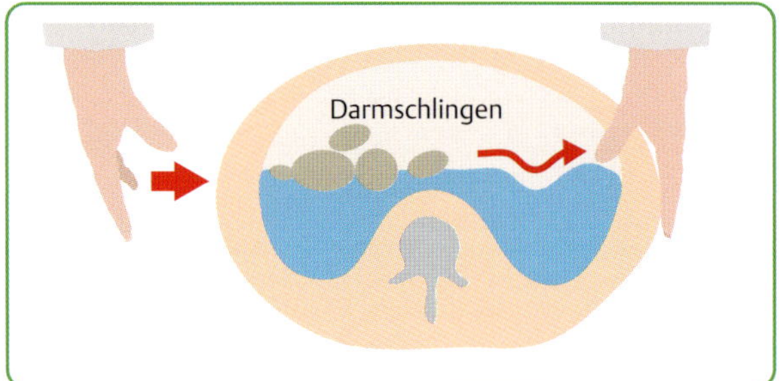

▶ **Abb. 3.47** Aszitesuntersuchung durch Undulation.

- Zur Bestätigung des Befunds fordern Sie den Patienten auf, sich auf die andere Körperseite zu drehen.
- Auskultieren Sie noch einmal wie beschrieben. Hat der Patient einen Aszites, werden Sie erneut auf der nach unten gerichteten Abdomenhälfte eine Dämpfung hören, also faktisch auf der anderen Seite.

Aszitesuntersuchung durch Undulation

Sie können einen Aszites auch mithilfe der Undulation befunden.

Durchführung:
- Stellen Sie sich für die Untersuchung an die Behandlungsliege und schauen Sie dabei in Richtung des Kopfes des Patienten.
- Halten Sie eine Hand dicht an die rechte oder linke Flanke des Patienten und schlagen Sie mit der anderen Hand beherzt auf die andere Flanke.
- Das durch den Schlag ausgelöste Klatschen ist in der Regel laut, löst jedoch keinen Schmerz aus. Sie können das an sich selbst ausprobieren.
- Bei einem Aszites lösen Sie durch den Schlag eine Wellenbewegung des Bauchhöhlenwassers aus, die an der kontralateralen Seite tastbar ist (▶ **Abb. 3.47**).

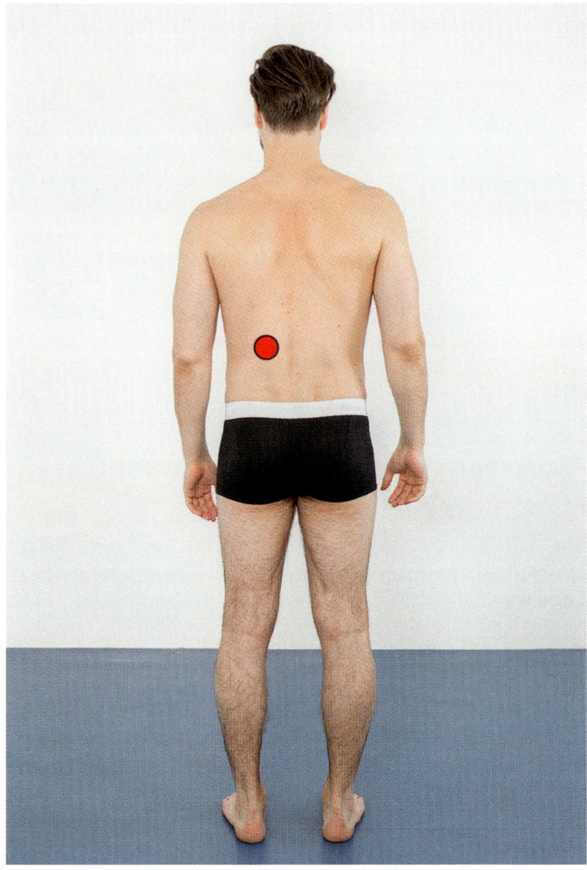

▶ **Abb. 3.48** Pankreasdruckpunkt.

3.2.9 Untersuchung des Pankreas

Das Pankreas ist einer direkten körperlichen Untersuchung nicht zugänglich.

Pathologische Befunde:
- Bei V. a. eine Pankreatitis kann u. U. ein **Schmerz am Pankreasdruckpunkt** ausgelöst werden. Er befindet sich zwischen der untersten linken Rippe und der Wirbelsäule (▶ **Abb. 3.48**).
- Der Bauch kann bei der Palpation als **gebläht und prallelastisch** („Gummibauch“) getastet werden.
- Wenn ein Pankreaskopfkarzinom vorliegt, kann das **Courvoisier-Zeichen** (Kap. 3.2.5) positiv sein.

3.2.10 Diabetes-mellitus-Diagnostik

Erstmalige Diagnosestellung

Der Verdacht auf einen Diabetes mellitus ergibt sich bereits aus der Anamnese. Häufig stellen sich die Patienten mit den typischen Beschwerden vor. Dabei ist die Polyurie, die die Betroffenen besonders nachts quält, häufig vorrangig. Daneben sind Müdigkeit oder immer wiederkehrende Hautprobleme oft Anlass für die Konsultation. Der Verdacht wird erhärtet durch die Messung des Blutzuckers. Die Bestimmung im Urin ist für die Diagnostik absolut ungeeignet (Kap. 3.3.8).

Spontan-Blutzuckermessung. Dem Patienten wird in der Regel Kapillarblut abgenommen und dieses mit einem Blutzuckermessgerät kontrolliert. Natürlich wird dieser Wert stark von vorab zugeführter Nahrung (inklusive Getränken) und körperlicher Aktivität beeinflusst. Er sollte aber in jedem Fall < 140 mg/dl liegen.

Nüchtern-Blutzucker-Test. Obligatorisch – insbesondere bei unklarer Sachlage – wird der Blutzucker nochmals „nüchtern", also morgens vor der ersten Mahlzeit gemessen. Dieser Schritt wird klassisch zweimalig an verschiedenen Tagen durchgeführt. Der Blutzucker sollte dann jeweils 120 mg/dl nicht überschreiten. Der offizielle Grenzwert liegt bei ≥ 120 mg/dl.

Tagesprofil. Zur Untermauerung der Erkenntnisse kann (wenn praktisch umsetzbar) der Blutzuckerspiegel mehrmals im Tagesverlauf gemessen werden. Wenn hierbei der Wert mehrfach > 200 mg/dl liegt, erhärtet sich der Verdacht auf einen Diabetes mellitus. Offiziell gilt der Wert bei gleichzeitigem Vorliegen diabetestypischer Symptome. Allerdings ist dieser Zusatz redundant, weil diese Voraussetzung dafür sind, ein solches Profil überhaupt erst anzufertigen.

Oraler Glukosetoleranztest (OGT oder OGTT oder oGTT). Sind auch hier keine eindeutigen Ergebnisse zu ermitteln, ist ein „oraler Glukosetoleranztest" („Blutzucker-Belastungstest") angezeigt. Dabei wird Glukose in einer definierten Menge (75 g Glukose, gelöst in 300 ml Wasser) oral zugeführt. Dies führt physiologisch zu einem kurzfristigen Anstieg der Blutzuckerkonzentration. Unmittelbar danach kommt es beim gesunden Menschen zur Stimulation der Insulinsekretion mit einem nachfolgenden Abfall des Blutzuckerwertes. Bei Diabetespatienten verzögert sich diese Absenkung des Blutzuckerspiegels (▶ Tab. 3.3). Der OGT beweist in aller Regel die Krankheit. Ein intravenöser Glukosetoleranztest wird lediglich bei deutlichen Störungen der Glukoseresorption im Magen-Darm-Trakt durchgeführt.

Zudem kann man zur Differenzierung zwischen den Diabetes-Typen im Labor auch das sog. **C-Peptid** bestimmen. Es wird analog zu Insulin gebildet, hat aber eine längere Halbwertszeit und ist deshalb leichter nachzuweisen. Diese Möglichkeit hat jedoch wenig klinische Bedeutung und ist nicht Teil der Richtlinien zur Diagnostik.

Verlaufskontrolle

Nach der sicheren Diagnose eines Diabetes mellitus ist die Kontrolle des Blutzuckerspiegels sowohl für und durch den Patienten, um situationsgerecht z. B. Insulingaben zu dosieren, als auch für den Therapeuten, um den Erfolg von Maßnahmen nachzuvollziehen, von großer Bedeutung.

Blutzuckerkontrolle durch den Patienten. Betroffene Patienten müssen lernen, ihre Blutglukosewerte regelmäßig **selbstständig zu messen** und möglichst sorgfältig zu dokumentieren. Hierfür werden eigene Blutzuckermessgeräte verwendet. Eine gute Diabetikerschulung hat u. a. zum Ziel, dass die Patienten anhand der gemessenen Werte ihre Therapie eigenständig durchführen können, um sich nur in vorgegebenen Zeitintervallen beim Hausarzt oder Diabetologen vorstellen zu müssen.

Blutzuckerkontrolle durch den Therapeuten. Durch den Therapeuten wird in vorgegebenen Zeitintervallen der HbA_{1c}-Wert im venösen Blut bestimmt. HbA_{1c} bezeichnet das sog. glykosylierte Hämoglobin, d. h. den Teil des roten Blutfarbstoffs, der an die Blutglukose gebunden ist. Der Anteil des HbA_{1c} am Gesamthämoglobingehalt des Blutes beziffert (umgangssprachlich) den Langzeitblutzucker, d. h. das Blutzuckerniveau der letzten 8–12 Wochen. Dies entspricht der durchschnittlichen Lebensdauer der Erythrozyten. **Regelmäßige Kontrolluntersuchungen** sind unabdingbar, um den Therapieerfolg nachzuvollziehen.

▶ **Tab. 3.3** Messwerte bei der Diabetes mellitus-Diagnostik.

Messung, Verfahren	Grenzwert	Anmerkung
spontane Kapillarblutmessung	140 mg/dl	Aktuelle Situation (Nahrung, körperliche Anstrengung) bedenken!
Nüchternblutglukose	≥ 126 mg/dl	Standard: zweifache Messung
Tagesprofil	mehrmals > 200 mg/dl	Zusätzlich müssen Diabetessymptome vorliegen.
oraler Glukosetoleranztest (OGT)	nach 2 Stunden ≥ 200 mg/dl	gilt als Nachweis eines Diabetes mellitus
HbA_{1c}	≥ 6 %	zur Verlaufskontrolle

Messung des Kapillarblutzuckers

Durchführung:

- Desinfizieren Sie Ihre Hände und ziehen Sie Einweghandschuhe an.
- Fordern Sie den Patienten auf, die Hände zu waschen und abzutrocknen; desinfizieren Sie sie nicht.
- Setzen Sie eine Lanzette auf die Stechhilfe auf und stellen Sie die Einstichtiefe ein.
- Führen Sie einen neuen Blutzucker-Teststreifen in das Messgerät ein.
- Stechen Sie mit der Lanzette in die Haut an der seitlichen Fingerbeere eines Fingers des Patienten.
- Halten Sie den Teststreifen an den austretenden Bluttropfen und lesen Sie am Gerät den Wert ab.
- Dokumentieren Sie die Werte.

Beachte

Vermeiden Sie das Komprimieren der Fingerbeere des Patienten mit Ihren Fingern. Dieses Vorgehen verfälscht die Blutzuckerwerte (Gewebeflüssigkeit).

3.3 Untersuchung der Nieren und der ableitenden Harnwege

3.3.1 Erkrankungen der Nieren

Indikationen. Auftreten der Leitsymptome

Ein V. a. Funktionsstörungen der Nieren (Niereninsuffizienz) lässt sich in der Praxis häufig ohne bildgebende Verfahren anhand einer Laboruntersuchung (Urin und Blut) erhärten. Bei den anderen Erkrankungen wird die Diagnose durch Sonografie, andere bildgebende Verfahren und spezifische und unspezifische Laboruntersuchungen gesichert (▶ **Abb. 3.49**).

Leitsymptome. Müdigkeit, Rücken-/Flankenschmerz, Abgeschlagenheit, Ödeme, generalisierter Pruritus, Übelkeit, Abnahme der Vigilanz, Kopfschmerzen, Infektanfälligkeit, Blutungsneigung

Anamnese. Risikoabschätzung (v. a. Diabetes mellitus, Arteriosklerose, Hypertonie, Störungen des Kalziumhaushalts, familiäre Disposition)

Klassischer Untersuchungsgang	
Indikation **spezifische Symptome** • Rücken-/Flankenschmerz • Ödeme • generalisierter Pruritus • Übelkeit • Müdigkeit, Abgeschlagenheit, Abnahme der Vigilanz • Kopfschmerzen • Infektanfälligkeit • Blutungsneigung	**meist obligatorische Untersuchung** **Inspektion/Anamnese:** • Blässe/Café-au-lait-Kolorit • Ödeme • Kratzspuren • Foetor uraemicus **Perkussion:** • Erschütterungsschmerz der Nierenlager (vorher Palpation der Wirbelsäule empfehlenswert)
nach Befundlage **weitere körperliche Untersuchungen**	**Auskultation:** • Blutdruckmessung (in der Regel deutlich erhöhte diastolische Werte) • A. renalis (v. a. Nierenarterienstenose)
nach Befundlage **Erhärtung/Bestätigung im Labor**	**Labor:** • Harnsichtbefund • Urinteststreifen: Proteine, Blut • Urinsediment (z.B. Zylinder, Tumorzellen) • (Kreatinin-)Clearance, glomeruläre Filtrationsrate • Blutlabor: harnpflichtige Substanzen, allgemeine Entzündungsparameter; Serumelektrolyte und -eiweiße, Blutfette, ggf. Erregernachweise (IfSG beachten!)
nach Befundlage **Erhärtung/Bestätigung durch bildgebende Verfahren/apparative Diagnostik**	**bildgebende Verfahren/apparative Diagnostik:** • Sonografie • CT, MRT, Röntgen, Angiografie • Nierenbiopsie

▶ **Abb. 3.49** Klassischer Untersuchungsgang bei V. a. Erkrankungen der Nieren.

Untersuchungen, Tests und Funktionsprüfungen

Inspektion. Blässe/Café-au-lait-Kolorit, Ödeme, Kratzspuren; Foetor uraemicus; Harnsichtbefund (Kap. 3.3.7)

Auskultation. Blutdruckmessung (in der Regel deutlich erhöhte diastolische Werte); A. renalis (V.a. Nierenarterienstenose)

Perkussion. klopfschmerzhafte Nierenlager (v.a. beidseits); Erschütterungsschmerz

Palpation. keine; bei Kindern und sehr schlanken Menschen evtl. über die Bauchdecke

Tests. keine

Weiterführende Untersuchungen

Labor:

- Urinteststreifen: Proteine, Blut
- Urinsediment (z. B. Zylinder, Tumorzellen)
- Kreatinin-Clearance, glomeruläre Filtrationsrate
- Blutlabor: Kreatinin, Harnstoff, Harnsäure, Cystatin C, allgemeine Entzündungsparameter; Serumelektrolyte und -eiweiße, Blutfette, ggf. Erreger- oder Antikörpernachweis, z. B. Antistreptolysin (ASL; IfSG beachten!)

Bildgebende Verfahren/apparative Diagnostik:

- Sonografie; CT, MRT, Röntgen, Angiografie
- Nierenbiopsie

3.3.2 Erkrankungen der ableitenden Harnwege

Indikationen. Auftreten der Leitsymptome

Das Nierenbecken rechnen wir zu den ableitenden Harnwegen. Der V.a. entzündliche Erkrankungen lässt sich in der Praxis häufig auch ohne bildgebende Verfahren anhand einer Laboruntersuchung (Urin und Blut) erhärten. Bei den anderen Erkrankungen wird die Diagnose durch Zystoskopie/Sonografie und weitere bildgebende Verfahren sowie spezifische Laboruntersuchungen gesichert (▸ **Abb. 3.50**).

Leitsymptome. Miktionsstörungen (Dysurie, Anurie, Oligurie, Polyurie, Pollakisurie); Rücken-/Flankenschmerz, v.a. als Erschütterungsschmerz, v.a. einseitig, Blasenschmerz (Tenesmen), kolikartige Schmerzen (ausstrahlend in Rücken, Oberschenkel, Genitalien); hohes Fieber mit Schüttelfrost (v.a. bei Pyelitis)

Anamnese. Abklärung möglicher Hintergründe (z.B. Prostataleiden, bekannte Strikturen)

Klassischer Untersuchungsgang	
Indikation **spezifische Symptome** • Miktionsstörungen (Dys-, An-, Oligo-, Poly-, Pollakisurie) • Blasenschmerz (Tenesmen) • Rücken-/Flankenschmerz, v. a. als Erschütterungsschmerz, v. a. einseitig • hohes Fieber mit Schüttelfrost • kolikartige Schmerzen (ausstrahlend in Rücken, Oberschenkel, Genitale)	**meist obligatorische Untersuchung** **Inspektion/Anamnese:** • Differenzierung der Miktionsstörungen
nach Befundlage **weitere körperliche Untersuchungen**	**Perkussion:** • klopfempfindliches Nierenlager **Palpation:** • druckdolente Harnblase
nach Befundlage **Erhärtung/Bestätigung im Labor**	**Labor:** • Urin: evtl. trüb, eitrig, Hinweise auf Blut • Urinteststreifen: Nitrit, Leukozyten, pH-Wert, evtl. Blut und Proteine • Urinsediment: evtl. Leukozytenzylinder (Pyelonephritis)
nach Befundlage **Erhärtung/Bestätigung durch bildgebende Verfahren/apparative Diagnostik**	**bildgebende Verfahren/apparative Diagnostik:** • Sonografie • IVP

▸ **Abb. 3.50** Klassischer Untersuchungsgang bei V. a. Erkrankungen der ableitenden Harnwege.

Untersuchungen, Tests und Funktionsprüfungen

Inspektion. Sichtbefund Harn: evtl. trüb, eitrig, Hinweise auf Blut

Auskultation. keine

Perkussion. Erschütterungsschmerz, klopfempfindliche (s) Nierenlager

Palpation. druckdolente Harnblase

Tests. keine

Weiterführende Untersuchungen

Labor:

- Urinteststreifen: Nitrit, Leukozyten, pH-Wert, evtl. Blut und Proteine
- Urinsediment: evtl. Leukozytenzylinder, Leukozyten (Pyelonephritis), ggf. Erregernachweise (IfSG beachten!)
- Blut: Entzündungsparameter zur Abschätzung des Schweregrads

Bildgebende Verfahren/apparative Diagnostik:

- Blasenspiegelung (Zystoskopie), Sonografie
- intravenöses Pyelogramm (IVP)
- CT, MRT, Röntgen
- urodynamische Messung

▶ Abb. 3.51

3.3.3 Inspektion des Patienten

Bevor Sie mit weiteren Untersuchungen der Nieren und der Harnorgane beginnen, nehmen Sie eine Inspektion vor. Achten Sie dabei besonders auf Folgendes:

- Blässe bzw. Café-au-lait-Hautkolorit des Gesichts
- Ödeme (insbesondere morgendlich an den Augenlidern)
- Kratzeffloreszenzen, Subikterus, neurologische Auffälligkeiten
- Geruch (Foetor uraemicus)

Beachte

Denken Sie daran, den Blutdruck zu messen und auf eine evtl. diastolisch betonte Hypertonie zu achten.

3.3.4 Perkussion der Nierenlager

Indikationen. V. a. Schädigungen, insbesondere Entzündungen des Nierenparenchyms und des Nierenbeckens

Führen Sie eine Nierenperkussion (▶ **Video 3.8**) bei V. a. eine Nierenerkrankung immer einschließlich des Nierenbeckens als Teil der ableitenden Harnwege durch. Klagt ein Patient über einen Erschütterungsschmerz in den Flanken, beispielsweise wenn er rasch eine Treppe hinaufsteigt, ist die Untersuchung zwingend notwendig!

Einer Nierenperkussion geht immer eine gründliche Anamnese und Inspektion, einschließlich eines Riechbefunds, voraus. Eine Palpation der Niere, die Auskultation der Nierenarterien sowie die Untersuchung des Urins mit einem Urinstick und des Blutes im Labor ergänzen die Untersuchung.

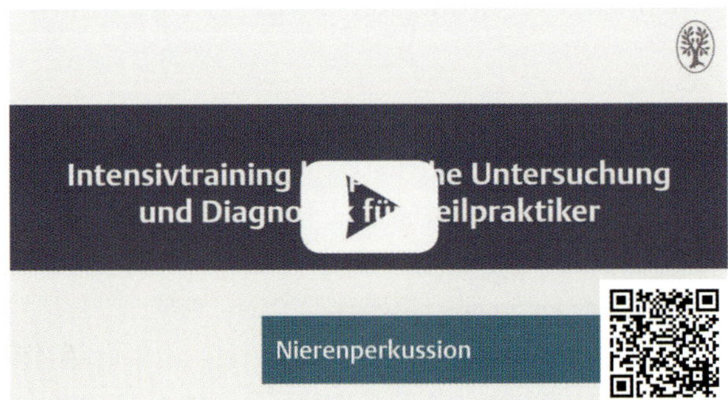

▶ **Video 3.8** Perkussion der Nierenlager.

Notfälle Harnapparat		
akutes Nierenversagen	• Oligurie, Anurie • Kopfschmerz • Übelkeit • Foetor uraemicus • zunehmende Symptome der Urikämie	• Behebung der Ursache, z. B. Wiederherstellung des Harnflusses oder der Durchblutung
Steinleiden (mit starken Schmerzen)	• kolikartige Schmerzen, ausstrahlend (u. a. in die Oberschenkelinnenseite und die Genitale	• OP

▶ **Abb. 3.51** Notfälle Harnapparat.

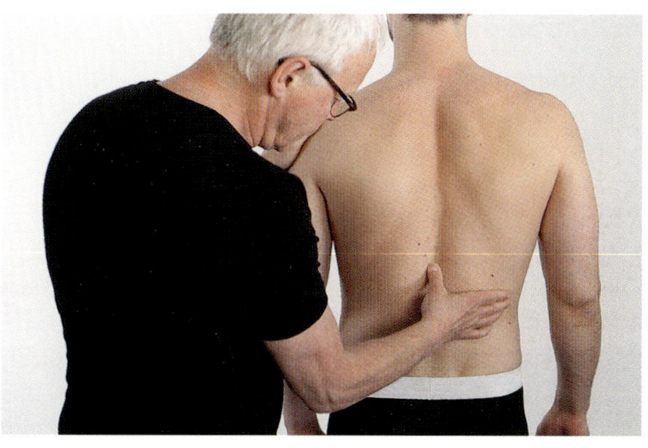

► **Abb. 3.52** Palpation im Wirbelsäulenbereich.

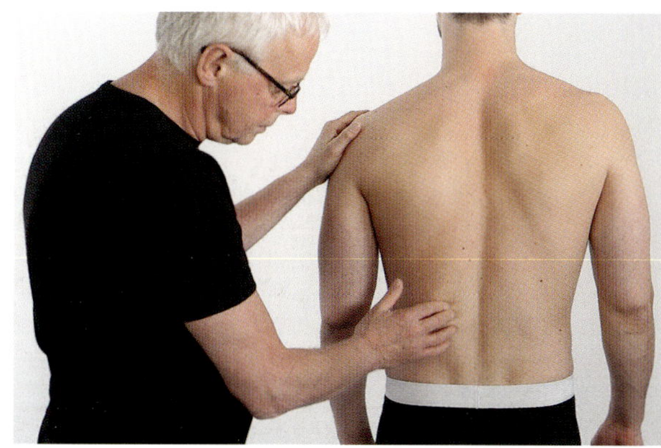

► **Abb. 3.53** Palpation der Wirbelsäule auf Nierenhöhe.

Durchführung:

- Führen Sie die Untersuchung am stehenden oder sitzenden Patienten durch. Sein Oberkörper muss dafür entkleidet sein.
- Palpieren Sie zunächst behutsam mit 2 Fingerkuppen auf Nierenhöhe paravertebral links und rechts entlang der Wirbelsäule (► **Abb. 3.52**).
- Klagt der Patient hierbei über Schmerzen, sehen Sie von einer weiteren Perkussion ab. Ermitteln Sie stattdessen die genaue Lokalisation des Schmerzes.
- Perkutieren Sie ggf. auch vorsichtig die Wirbelsäule in diesem Bereich (► **Abb. 3.53**).

Praxistipp

Nierenerkrankungen können mit Knochenschäden einhergehen – sie können diese sowohl verursachen als auch eine Folgeerscheinung sein. Klagt der Patient über Schmerzen an der Wirbelsäule, vermeiden Sie im weiteren Verlauf der Untersuchung eine wirbelnahe Perkussion, um Schäden (z. B. an den Dornfortsätzen) zu vermeiden.

- Hat der Patient keine Schmerzen, können Sie die Nierenlager perkutieren. Dafür gibt 2 Varianten (s. u.).
- Sie können mit einer Hand (Variante 1) oder auch bimanuell, also beidseitig (Variante 2) perkutieren. Zur besseren Differenzierung empfehlen wir, die Nierenlager nacheinander zu perkutieren und die Ergebnisse zu vergleichen.
- Klagt der Patient über Schmerzen in nur einem Flankenbereich, beginnen Sie mit der Perkussion des Nierenlagers auf der gegenüberliegenden Seite.

Perkussion der Nierenlager, Variante 1:

- Legen Sie eine Hand flach zwischen Wirbelsäule und Flanke auf.
- Klopfen Sie mit der Faust zunächst leicht auf die Hand (► **Abb. 3.54**).
- Wenn der Patient keine Schmerzen empfindet, perkutieren Sie stärker.

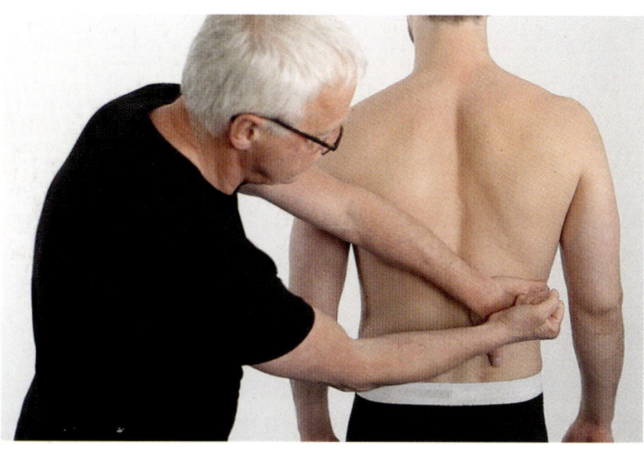

► **Abb. 3.54** Perkussion der Nierenlager, Variante 1.

- Führen Sie die Untersuchung auf der anderen Seite in gleicher Weise durch.

Perkussion der Nierenlager, Variante 2:

- Beklopfen Sie mit den Handkanten die Flanken des Patienten (► **Abb. 3.55**).
- Beginnen Sie auf der evtl. schmerzfreien Seite.
- Perkutieren Sie zunächst leicht.
- Wenn der Patient keine Schmerzen empfindet, perkutieren Sie stärker.
- Führen Sie die Untersuchung auf der anderen Seite in gleicher Weise durch.

Physiologischer Befund. Eine gesunde Niere zeigt keinen Schmerz.

Pathologische Befunde:

- Bei Entzündungsprozessen der Niere schmerzen die Nierenlager bei **Erschütterung**.
- Bei einer Pyelonephritis sind die Nierenlager **klopfempfindlich**.
- Beidseitig **empfindliche Nierenlager** können ein Hinweis auf interstitielle oder glomeruläre Nephritiden sein.

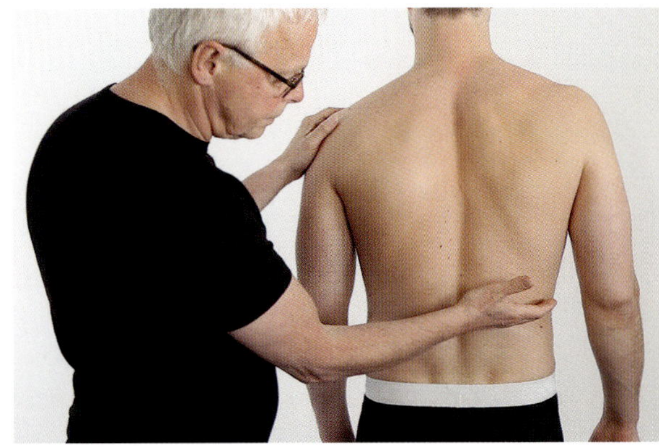

▶ **Abb. 3.55** Perkussion der Nierenlager, Variante 2.

- Ein- und beidseitige **Schmerzen** können zudem auf Abszesse oder einen ausgeprägten Harnstau hindeuten.

3.3.5 Palpation von Niere und Harnblase

Indikationen. V.a. Restharnbildung, Gewebeneubildungen

Palpation des unteren Nierenpols

Wenn die Nieren nicht vergrößert sind, kann man bei einem gesunden Mensch nur den unteren Nierenpol tasten. Häufig lässt sich die Nieren aber auch gar nicht ertasten.

Durchführung:
- Der Patient liegt mit entkleidetem Oberkörper flach auf dem Rücken auf einer Liege.
- Wenn Sie die rechte Niere tasten wollen, schieben Sie die linke Hand unter den Rücken des Patienten.
- Die Fingerkuppen der rechten Hand liegen unmittelbar unterhalb des rechten Rippenbogens.

Variante 1:
- Nun bitten Sie den Patienten, tief einzuatmen.
- Dabei schieben Sie beide Hände kräftig gegeneinander und versuchen, mit den Fingerkuppen den rechten unteren Nierenpol zu ertasten.

Variante 2:
- Drücken Sie wie bei der 1. Variante beide Hände in der Inspiration gegeneinander.
- Lockern Sie bei der folgenden Exspiration die Hände.
- Dabei können Sie fühlen, wie die Niere nach kranial zurückrutscht, und Aussagen über die Größe und Oberflächenstruktur der rechten Niere machen.
- Bei der linken Niere verfahren Sie in derselben Weise.

Palpation der Harnblase

Durchführung:
- Der Patient liegt mit freiem Oberkörper und freier Blasenregion flach auf dem Rücken.
- Stellen Sie sich neben den Patienten oder setzen Sie sich auf die Liege neben den Patienten.
- Legen Sie nun die ausgestreckten Finger direkt unterhalb der Symphyse (Schambein) auf den Unterbauch und drücken Sie kurz auf die Harnblasenregion.
- Da der Harnblasenrand eine Resistenz bildet, ist diese, wenn der Patient nicht zu viel Unterhautfettgewebe hat, tastbar. Eine schwach gefüllte Harnblase ist beim erwachsenen Menschen nicht palpabel.

3.3.6 Auskultation der Nierenarterien

Indikationen. V.a. Nierenarterienstenose

Eine Nierenarterienstenose – z. B. auf dem Boden einer Arteriosklerose – kann zu deutlichen Einschränkungen der Nierenfunktion führen. Eine erste orientierende Untersuchung ist die Auskultation der Nierenarterien. Wir erläutern das Vorgehen im Kapitel zur Auskultation der Gefäße (Kap. 3.6.7).

3.3.7 Sicht- und Geruchsbefund des Harns

Indikationen. insbesondere V.a. Entzündungen und Stoffwechselerkrankungen, die nicht mit dem Urinteststreifen nachgewiesen werden können

Bereits ohne einen Urinteststreifen oder einen detaillierteren Laborbefund gibt der Urin Aufschlüsse über Krankheitsgeschehen, d. h., Sie können ggf. schon allein durch einen Sichtbefund auf verschiedene pathologische Geschehen schließen. Ergänzend kann auch der Geruch des Harns wichtige Hinweise geben.

Nachfolgend sind die wichtigsten Aspekte der Harndiagnostik aufgelistet:

Urinfarbe. Ein physiologischer Urin ist hell- bis dunkelgoldgelb – je nach Konzentration und in Abhängigkeit von der Tageszeit und der Nahrungsaufnahme. Die Farbe wird bestimmt durch sog. „Urochrome" (Harnfarbstoffe), ein Gemisch verschiedener Farbstoffe aus der Nahrung sowie aus Zwischenprodukten des Auf- und Abbaus des Hämoglobins. Sie kann auch beim Gesunden beträchtlich variieren (▶ **Abb. 3.56**):
- **hell:** niedriges spezifisches Gewicht (Ausnahme: Diabetes mellitus), alkalischer Harn, neutraler Harn
- **dunkel:** hohes spezifisches Gewicht, saurer Harn, Oxidation an der Luft durch UV-Licht; dunkle Färbungen auch durch Wirkstoffe wie L-Dopa, Methyldopa oder beim Vorliegen einer Alkatonurie
- **farblos bis blassgelb:** z. B. durch starke Wasserdiurese, Diuretika
- **rotgelb/orange:** z. B. durch Urobilin im Übermaß, Rhabarber

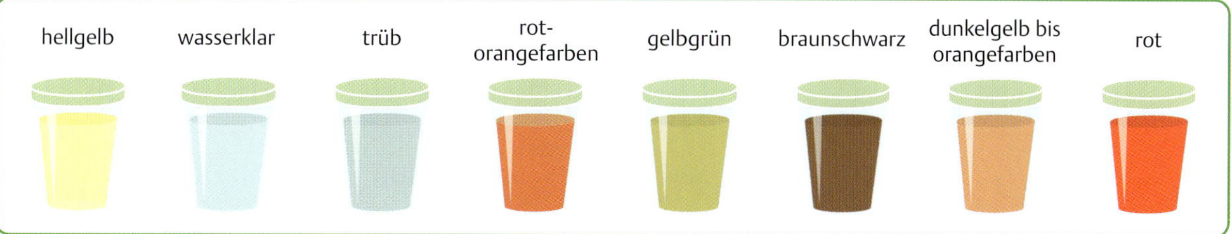

▶ **Abb. 3.56** Urinfarbe.

- **rot:** überwiegend durch Medikamente (z. B. Aminophenazon, Salizylsäurepräparate); Rote Bete, Heidelbeeren; Hämoglobin, Myoglobin
- **rötlich:** Hämaturie
- **grüngelb:** z. B. durch Gallenfarbstoff
- **trüb:** Pyurie und Lipurie bei Diabetes mellitus, Lipämie, schweren Knochenfrakturen, exzessiver Fettaufnahme, Alkoholintoxikation
- **Trübung mit üblem Geruch:** Bakteriurie

Geruch:
- **normal:** typisch aromatisch
- **stark aromatisch:** nach Kaffeegenuss
- **ammoniakalisch:** alter Harn: durch bakterielle Zersetzung an der Luft; frischer Harn: Harnwegsinfekt mit bakterieller Zersetzung im Körper
- **jauchig-faulig:** schwere Harnwegsinfekte, infiltrierende Neoplasmen
- **fäkulent:** bei Darm-Harnwegs-Fisteln
- **schwefelig:** Harnwegsinfekte mit Escherichia coli
- **obstartig**: Azetonausscheidung beim Diabetiker
- **gewürzig:** nach dem Genuss ätherischer Öle
- **Mercaptangeruch (extrem ätzend):** nach Spargel- und Knoblauchgenuss

3.3.8 Durchführung und Auswertung von Tests mit Urinteststreifen

Indikationen. insbesondere V. a. Harnwegsentzündungen, Schäden der Nierenglomerula, Entzündungen im Urogenitaltrakt; aber auch diabetische Entgleisung, Störungen des Bilirubinstoffwechsels und Hämolyse

Urinteststreifen (Urinstix) ermöglichen es Ihnen, den Urin eines Patienten in der Praxis schnell und preisgünstig zu untersuchen (▶ **Abb. 3.57**). Durch die Untersuchung (▶ **Video 3.9**) erhalten Sie Hinweise auf Erkrankungen der ableitenden Harnwege wie eine Zystitis oder eine Pyelonephritis. Sie erlaubt aber auch Rückschlüsse auf Erkrankungen anderer Organsysteme, z. B. der Niere und des hämatologischen Systems, und liefert Hinweise auf Stoffwechselstörungen, beispielsweise auf einen verzögerten oder gesteigerten Bilirubinabbau oder auf einen entgleisten Blutzucker.

Mit einem Urinteststreifen werden in der Regel folgende Parameter geprüft:
- Proteine
- Erythrozyten
- Leukozyten
- Nitrit
- Bilirubin
- Urobilinogen
- Glukose
- Ketone

Zudem lassen sich mit einem Teststreifen auch der pH-Wert und das spezifische Gewicht des Urins bestimmen. Einige Streifen messen zudem als Kontrollparameter den Ascorbinsäuregehalt.

Unter den vielen im Fachhandel erhältlichen Urinteststreifen ist der Combur-Test® der bekannteste. Der Name ist zudem in den meisten Praxen und Krankenhäusern ein geläufiges Synonym für die Teststreifenuntersuchung des Urins. Fast alle im Handel erhältlichen Urinteststreifen sind gebrauchsfertig und in einer Kunststoffdose verpackt.

Uringewinnung:
- Für die Untersuchung benötigen Sie frischen **Mittelstrahlurin**.
- Verwenden Sie zum Auffangen des Urins möglichst **keimfreie Einwegplastikbecher**.
- Verwenden Sie bevorzugt transparente Becher: Sie ermöglichen dem Patienten, den Füllstand zu sehen, und Ihnen einen Sichtbefund, sodass Sie Blutbeimengungen oder Trübungen sofort erkennen können.

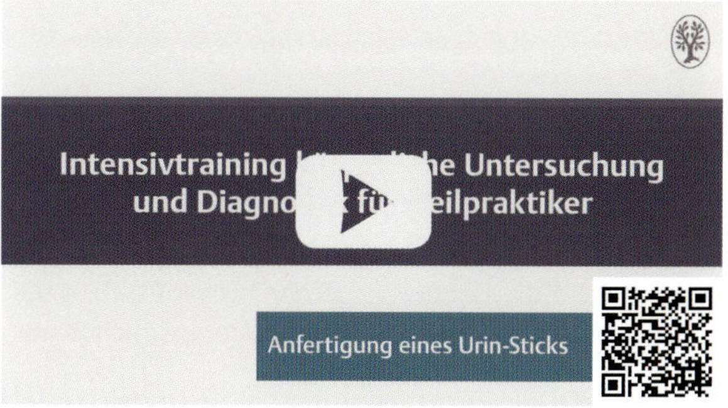

▶ **Video 3.9** Durchführung und Auswertung von Tests mit Urinteststreifen.

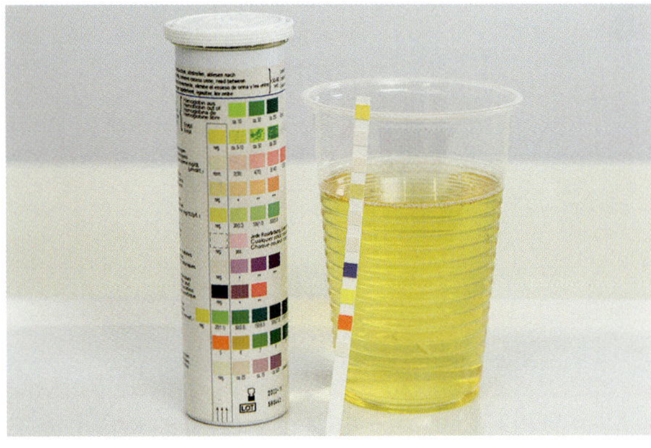

▸ **Abb. 3.57** Urinteststreifen, Vergleichsskala (Farbmuster) auf der Verpackungsdose und Urinprobe.

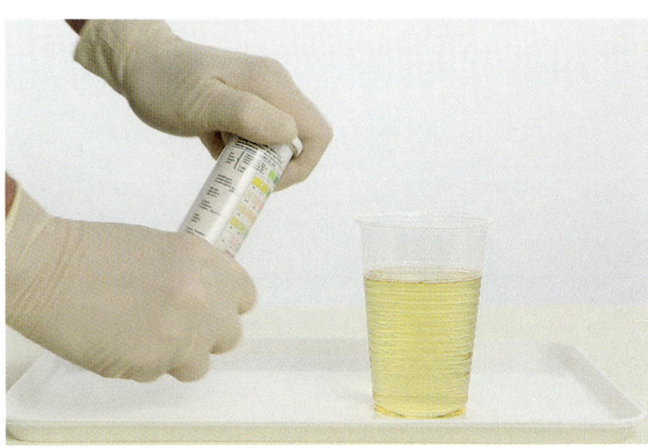

▸ **Abb. 3.58** Durchführung des Tests mit Urinteststreifen: Kontrolle des Verfallsdatums.

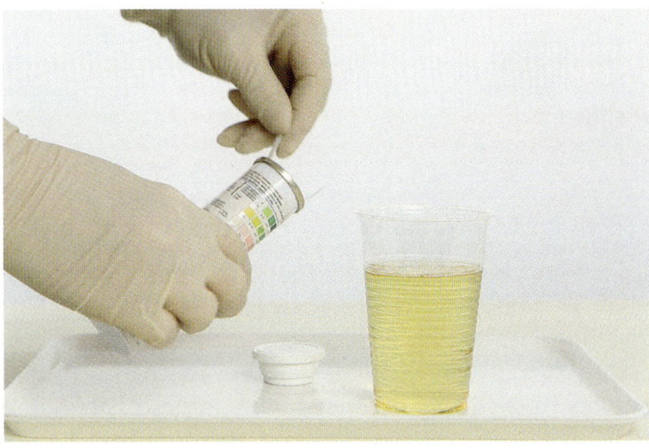

▸ **Abb. 3.59** Durchführung des Tests mit Urinteststreifen: Entnahme des Teststreifens aus der Verpackungsdose.

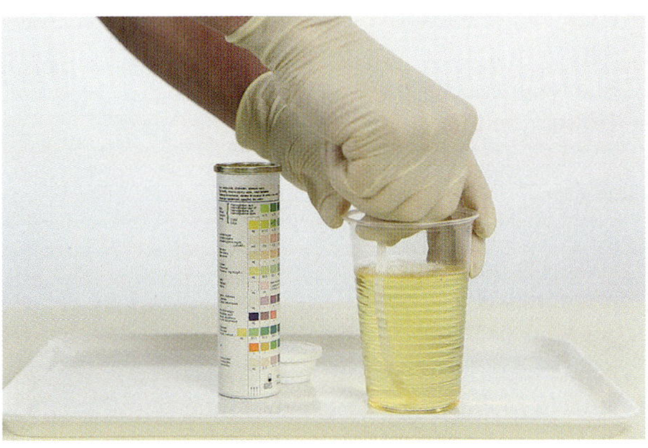

▸ **Abb. 3.60** Durchführung des Tests mit Urinteststreifen: Eintauchen des Teststreifens in den Urin.

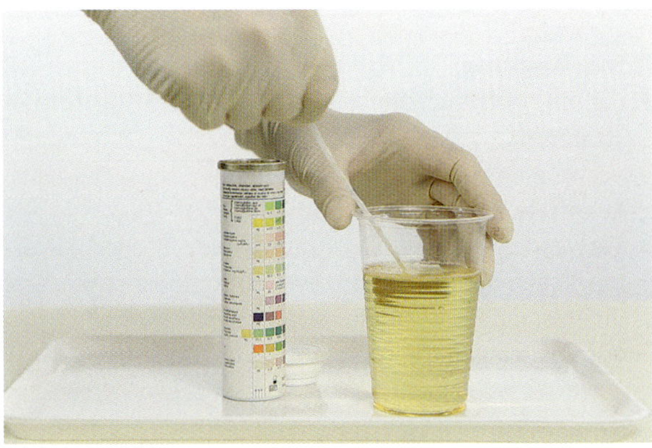

▸ **Abb. 3.61** Durchführung des Tests mit Urinteststreifen: Abstreifen des überschüssigen Urins.

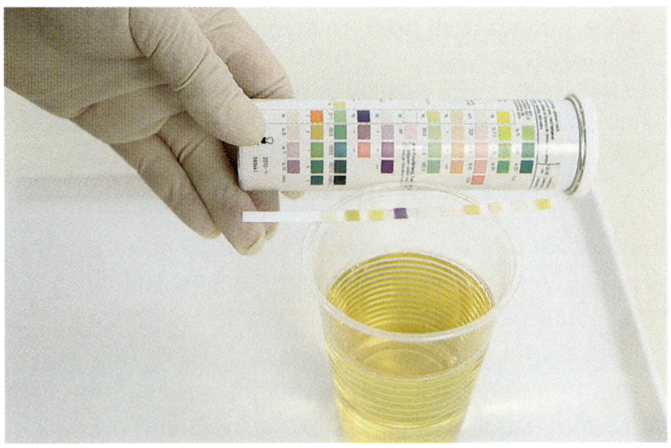

▸ **Abb. 3.62** Durchführung des Tests mit Urinteststreifen: Auswertung anhand des Farbmusters.

- Weisen Sie den Patienten darauf hin, dass die Genitalregion und die Hände gewaschen sein müssen, damit eine Kontaminierung der Urinprobe möglichst ausgeschlossen wird.
- Einer Kontaminierung wird zudem vorgebeugt, wenn Frauen während des Urinierens mit sauberen Fingern die Schamlippen leicht auseinanderspreizen und Männer die Vorhaut so weit wie möglich nach hinten streifen.

- Bitten Sie den Patienten, den Urin zunächst für ca. 3 s in die Toilette fließen zu lassen und erst danach in den Becher. Erklären Sie dem Patienten, dass in der ersten Urinportion oft Bakterien vorhanden sind, was physiologisch ist, aber das Untersuchungsergebnis verfälschen kann. Der Urinfluss sollte zudem möglichst nicht durch Muskelanspannung unterbrochen werden.
- Den Becher soll der Patient in etwa **bis zur Hälfte** füllen.

Beachte
Der Urin muss für die Untersuchung auf Nitrit bzw. Bakterien unmittelbar nach Gewinnung untersucht werden, sonst ist das Ergebnis nicht verwertbar.

Durchführung des Tests:

- Kontrollieren Sie zunächst das auf der Verpackung angegebene Verfallsdatum, da auch Urinteststreifen nur begrenzt haltbar sind (▶ **Abb. 3.58**).
- Öffnen Sie die Kunststoffdose und entnehmen Sie einen Teststreifen (▶ **Abb. 3.59**). Prüfen Sie, ob er unversehrt und nicht beispielsweise durch Nässeeinwirkung unbrauchbar ist.
- Tauchen Sie den Teststreifen für maximal 1 s in den Urin (▶ **Abb. 3.60**). Verbleibt der Teststreifen länger im Urin, kann das zur Folge haben, dass sich die darauf befindlichen Reagenzien lösen.
- Achten Sie darauf, dass alle Testfelder mit Urin benetzt sind. Streifen Sie die Kanten des Teststreifens und überschüssigen Urin zunächst am Probenbecher (▶ **Abb. 3.61**) und dann mit einem sauberen Tupfer oder Vliespapier ab.
- Je nach Produkt- und Herstellerangabe kann es 30–120 s dauern, bis Sie das Testergebnis ablesen können.
- Zur Testauswertung vergleichen Sie das Farbmuster des Teststreifens mit dem Farbmuster auf dem Klebeetikett des Behälters, aus dem Sie den Teststreifen entnommen haben (▶ **Abb. 3.62**).
- Entsorgen Sie den restlichen Urin in der Toilette. Teststreifen und Tupfer können mit dem Hausmüll der Praxis entsorgt werden.

Auswertung:

- **Proteine:** Ist Eiweiß im Urin nachweisbar, kann das ein Hinweis auf eine Schädigung des Nierenparenchyms sein.
- **Erythrozyten:** Blut bzw. Hämoglobin im Urin lässt auf Blutungen aus der Niere oder aus den ableitenden Harnwegen schließen. Erythrozyten im Urin können aber auch ein Hinweis auf eine hämorrhagische Diathese sein.

Beachte
Die Menstruationsblutung kann bei Frauen und Mädchen zu einem falschen Testergebnis führen. Fragen Sie daher vor der Untersuchung danach.

- **Leukozyten:** Sie sind im Urin bei Entzündungen der ableitenden Harnwege, aber auch der Nieren zu finden.
- **Nitrit:** Ist Nitrit nachweisbar, ist das ein Hinweis auf eine bakterielle Infektion der ableitenden Harnwege mit gramnegativen Keimen.

Cave
Bei Infektionen mit Tuberkulose- oder Gonorrhöerregern oder Chlamydien sowie nach einer Antibiose kann der Nachweis von Nitrit trotz bakterieller Infektion negativ sein.

- **Bilirubin:** Ein positiver Befund ist ein Hinweis auf eine Cholestase bei erhaltener Konjugationsleistung der Leber.
- **Urobilinogen:** Urobilinogen ist bei einer Hämolyse im Urin nachweisbar. In Kombination mit einem erhöhten Bilirubingehalt im Urin ist dies ein unspezifischer Hinweis auf eine Exkretionsstörung innerhalb der Leber.
- **Glukose:** Steigt der Blutglukosespiegel über ca. 160 mg/dl, scheidet der Körper Glukose über die Nieren aus. Bei Diabetes mellitus ist das häufig der Fall (Kap. 3.2.10).

Beachte
Der Urinbefund ersetzt keine Diabetesdiagnostik anhand des Blutes (Blutzucker, oraler Glukosetoleranztest [oGTT])! Beim Diabetiker steigt in manchen Fällen die Nierenschwelle, sodass trotz deutlich erhöhter Blutzuckerwerte kein Befund im Urin vorliegt.

- **Ketone:** Sie entstehen bei vermehrtem Fettabbau und sind beispielsweise beim Fasten oder nach intensivem Sporttraining nachweisbar, aber auch bei einer diabetischen Stoffwechselentgleisung, insbesondere dem hyperglykämischen Koma. Daher ist eine entsprechende weitere Diagnostik dringend notwendig.
- **ph-Wert:** Der Urin ist beispielsweise bei bakteriellen Harnwegsinfekten alkalisch, aber auch bei vegetarischer Ernährung, weshalb Sie Patienten immer auch nach Ihrer Ernährungsweise fragen müssen. Azidotisch kann der Urin bei diabetischer Stoffwechselentgleisung und sehr fleischreicher Kost sein.

Grenzen der Auswertbarkeit des Urinteststreifens. Zu beachten ist, dass eine Untersuchung mit Urinteststreifen keine Laboruntersuchung des Blutes ersetzt. Auffällige Befunde müssen durch ergänzende Untersuchungen abgeklärt werden. Ursachen verfälschter Ergebnisse können eine zu hohe Konzentration, eine Interaktion mit anderen Substanzen oder eine zu geringe Sensibilität sein.

Darüber hinaus kommt einer moderaten Hämaturie, Proteinurie oder Nitriturie häufig kein Krankheitswert zu, sondern sie entstehen im Zusammenhang mit körperlicher Anstrengung, Minimalinfekten oder im Verlauf des Menstruationszyklus.

Eine Ketonurie ist bei Diabetikern ein sehr ernst zu nehmender Warnhinweis, kommt aber beim Gesunden auch durch intensiven Sport, beim Fasten oder bei Kindern vor, die im Sommer viel toben und dabei das Essen und Trinken vernachlässigen.

Auch wenn die Aufnahme größerer Mengen Ascorbinsäure u. a. die Nitrit-, Bilirubin-, Erythrozyten-, Glukose- und Eiweißwerte verfälschen kann, einige Erreger keine Nitritbildner sind (s. o.) und sich Paraproteine (z. B. beim Plasmozytom) durch den Teststreifen ebenfalls nicht immer nachweisen lassen, ist der Teststreifen zur ersten Orientierung weiterhin ein wichtiges diagnostisches Hilfsmittel.

Die Diagnose mittels Harnsediment (Kap. 3.3.9) ist deutlich zuverlässiger und sollte bei unklaren Befunden stets durchgeführt werden.

3.3.9 Harnsedimentuntersuchung

Als Harn- oder Urinsediment wird die mikroskopische Untersuchung eines konzentrierten Harns bezeichnet. Man benötigt dazu eine Zentrifuge und ein Mikroskop – und selbstverständlich Kenntnisse über die Deutung des Präparatbildes. Die Untersuchung ist in der urologischen Praxis von großer Bedeutung und führt im Vergleich zum Urinteststreifen häufig erst zu zielführenden Befunden. Da sie in der Heilpraktikerpraxis nur sehr selten zum Einsatz kommt, beschreiben wir die Durchführung nur kurz. In vorliegenden Befunden sollten Sie die Beschreibung jedoch einordnen können. Deshalb geben wir hierzu die wichtigsten Hinweise.

Durchführung/Anfertigung eines Harnsediments:

- Sie geben 10 ml frischen Urin in ein Zentrifugenglas und zentrifugieren es anschließend ca. 5 min.
- Danach werden rund 9 ml des Überstands im Glas verworfen, ohne dass dabei der Bodensatz aufgewirbelt wird.
- Dieser Bodensatz aus den festeren Bestandteilen (das Sediment) umfasst nun ca. 1 ml.
- Er wird aufgeschüttelt und anschließend mit einer Pipette (1 Tropfen) auf einen Objektträger gegeben und unter dem Mikroskop v. a. auf Blutzellen, Epithelien, Zylinder, Bakterien und Kristalle untersucht.

Auswertung:

- Pro Gesichtsfeld dürfen 1–2 Erythrozyten, 0–6 Leukozyten und vereinzelt Epithelzellen zu sehen sein.
- Erythrozyten- und Leukozytenzylinder sind pathologisch und weisen auf eine Erkrankung des Nierenparenchyms hin.

Epithelien im Harnsediment. Epithelien haben keinen Krankheitswert an sich, können aber bei der Lokalisation der Erkrankung hilfreich sein und bei Steinleiden gehäuft im Urin auftreten:

- **Nierenepithelien** erlauben den V. a. eine tubuläre Erkrankung.
- **Übergangsepithelien** (Epithelien der ableitenden Harnwege) sind bei entzündlichen Prozessen der ableitenden Harnwege typisch und zeigen sich oft zusammen mit Leukozyten und Nitrit. Auch bei Gesunden sind sie in wechselnder Zahl im Urin zu befunden.
- **Plattenepithelien** stammen bei der Frau aus der Vagina, der Vulva und dem distalen Drittel der Urethra, beim Mann vom Präputium (Vorhaut) und dem distalen Drittel der Urethra. Sie sind diagnostisch bedeutungslos.
- Bei Tumoren der Harnblase, des Nierenbeckens oder des Ureters können im Urin **Tumorzellen** oder Tumorzellverbände auftreten.

Die diagnostische Bedeutung der Epithelien ist, mit Ausnahme der Nierenepithelien, eher gering.

Zylinder im Harnsediment. Zylinder (▶ Abb. 3.63) sind „Ausgüsse" von Harnkanälchen (Nephron), die v. a. bei verschiedenen Nierenkrankheiten auftreten:

- Als Normalbefund sehen wir keine oder nur vereinzelt **hyaline Zylinder** pro Gesichtsfeld; ein vermehrtes Auftreten weist auf eine Nephrose bzw. eine Glomerulonephritis mit nephrotischer Verlaufsform hin.
- **Granulierte Zylinder** sind immer Zeichen für degenerative Veränderungen am Tubulusepithel, z. B. bei Schrumpfniere, Nephrose und Stauungsniere, aber auch bei Pyelonephritis (nicht bei Pyelitis!).
- **Riesenzylinder** sind ein Zeichen bei atrophisch weiten Nierenkanälchen.
- **Erythrozytenzylinder** sind typisch bei nekrotischen Vorgängen in der Niere und bei Schäden der Glomerula.

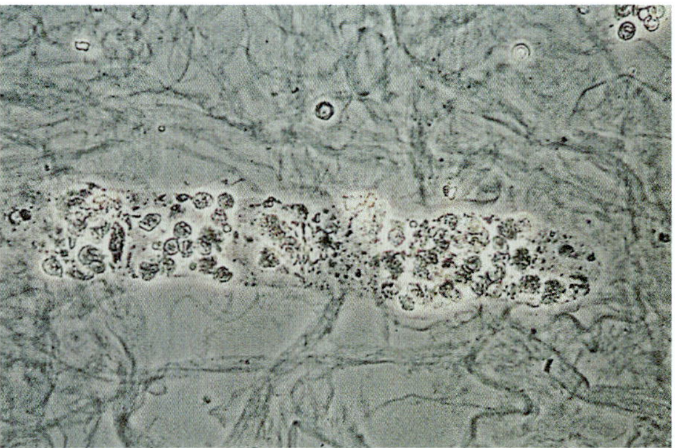

▶ **Abb. 3.63** Mikroskopische Aufnahme von Zylindern im Harnsediment. (Quelle: Böhler J. Nachweis von Zylindern. In: Alscher M, Böhler J, Kuhlmann U et al., Hrsg. Nephrologie. 6., vollständig überarbeitete und erweiterte Auflage. Stuttgart: Thieme; 2015. doi:10.1055/b-003-124668)

Kristalle im Harnsediment. Im Sediment lassen sich auch kristalline Strukturen finden. In geringen Mengen sind sie physiologisch, wenn sie aus Urat, Phosphaten oder Oxalaten bestehen. Ein vermehrtes Auftreten von bestimmten Kristallen lässt v. a. den V. a. ein (beginnendes) Harnsteinleiden zu, gibt aber auch Hinweise auf andere Erkrankungen:

- Ein vermehrtes nahrungsunabhängiges Auftreten von Uraten (**Harnsäurekristalle**) liegt vor bei Fieber, Leukämien, Gicht (besonders nach ausleitender Behandlung), Diabetes mellitus oder Hämolyse.
- Viele **Phosphatkristalle** können auf einen Hyperparathyreoidismus oder eine Vitamin-D-Intoxikation hinweisen.

3.4 Untersuchung des Atemapparats

3.4.1 Erkrankungen des Atemapparats

Indikationen. Auftreten der Leitsymptome: Husten, Auswurf, Atemnot, Zyanose, Leistungsknick, unklares Fieber, Hinweis auf Infektion (z. B. V. a. abakterielle Pneumonie), Immunschwäche

Leitsymptome. Schmerzen: im Hals, Rachen, Kehlkopf und Kopfschmerzen (sinugen); Fieber; Schnupfen, Husten, Heiserkeit, Dysphagie

Anamnese. Lokalisation der Schmerzen: im Hals-Rachen-Raum, im Gesicht oder auf der Stirn, Beschwerden stärken beim Bücken; Differenzierung des Sekrets; Auslöser: Infektionen in der Umgebung, Kälte, Nässe, Überanstrengung

Klassischer Untersuchungsgang	
Indikation **spezifische Symptome** • **Husten** (mit/ohne Auswurf, Therapieresistenz, Lageabhängigkeit, Tageszeitenabhängigkeit, Auslöser...) • **Auswurf** (Farbe, Menge, Beimengungen, v. a. Blut, Konsistenz) • **Dyspnoe** (Belastung, Ruhe, Orthopnoe) • **Zyanose**	**meist obligatorische Untersuchung** **Inspektion/Anamnese:** • Thorax, Rippen (Fassthorax), Halsvenenstau, Hypoxiezeichen: Zyanose, Trommelschlägelfinger, Uhrglasnägel • Atemfrequenz und typische Schonhaltung **Auskultation:** • Atemgeräusche • physiologisch: Vesikulär-/Bronchial- bzw. Trachealatmen (peripheres/zentrales Atemgeräusch) • pathologisch: trockene Rasselgeräusche (Giemen und Brummen – Stridor [in- und exspiratorisch]); feuchte Rasselgeräusche (grob- und feinblasig) • Infiltrationszeichen: feinblasige, feuchte Rasselgeräusche, Krepitationen, Bronchialatmen über dem Infiltrat, positive Bronchophonie
nach Befundlage **weitere körperliche Untersuchungen** Test: Pulsoxymetrie	**Perkussion:** • Klopfschall, Zwerchfelllage/Atemverschieblichkeit **Palpation:** • Inflitrationszeichen: Stimmfremitus; Atemexkursion, Druck- und Kompressionsschmerz
nach Befundlage **Erhärtung/Bestätigung im Labor**	**Labor:** • Entzündungsparameter (unspezifisch), IgE • Blutgasanalyse • Sputum-Untersuchung (nur bei konkreter Indikation) • ACE bei Sarkoidose
nach Befundlage **Erhärtung/Bestätigung durch bildgebende Verfahren/apparative Diagnostik**	**bildgebende Verfahren/apparative Diagnostik:** • Lungenfunktionstest • Röntgen, CT, MRT • Bronchoskopie, Biopsie

▶ **Abb. 3.64** Klassischer Untersuchungsgang bei V. a. Erkrankungen des Atemapparats.

Untersuchungen, Tests und Funktionsprüfungen

Inspektion. Rachen: gerötet, Beläge (Farbe, Beschaffenheit, Geruch); Kehlkopf (Laryngoskopie)

Auskultation. o. B.

Perkussion. o. B.

Palpation. regionäre Lymphknoten druckdolent (bei Rachen- und Halsinfektionen); Trigeminusaustrittspunkte druckdolent (bei Sinusitis)

Weiterführende Untersuchungen

Labor. Erregernachweis (IfSG beachten!); bei Allergie Test auf Inhalationsallergene: Immunglobulin E (IgE)

Bildgebung. Sonografie, MRT, CT
▶ Abb. 3.64, ▶ Abb. 3.65

3.4.2 Erkrankungen der oberen Atemwege und der Nebenhöhlen

Die oberen Atemwege umfassen Nase, Mundhöhle, Rachen und Kehlkopf und sind einer Untersuchung durch den Heilpraktiker nur sehr begrenzt zugänglich. Sie können den Mund- und einen Teil des Rachenraums inspizieren. Das Vorgehen und mögliche Befunde werden in Kap. 3.1.1 erläutert.

Eine **Rhinoskopie**, also die Betrachtung des Naseninnenraums mit einem Nasenspiegel wird üblicherweise nicht vom Heilpraktiker durchgeführt. Dasselbe gilt für die **hintere Rhinoskopie** und die **Kehlkopfspiegelung**, also die Betrachtung des Nasopharynx und des Larynx. In der Regel sind hier fachärztliche Maßnahmen (HNO-Arzt) angezeigt.

Cave

Bei V. a. Epiglottitis darf eine Racheninspektion nur bei Intubationsbereitschaft, also in der Regel nicht in der Heilpraktikerpraxis, erfolgen. Es droht ein Laryngospasmus mit akuter Erstickungsgefahr!

Vor einer Untersuchung sollten Sie nach Sekreten fragen (▶ Tab. 3.4).

Notfälle Kehlkopf und Bronchien (obere Atemwege)		
Glottisödem	• (inspiratorischer) Stridor • Dyspnoe • Dysphagie • weitere Symptome einer allergischen Reaktion (z. B. Quincke-Ödem)	• evtl. Intubation oder äußerer Zugang zu den Luftwegen (Koniotomie, Tracheotomie) • medikamentöse Therapie: Kortison, Kalzium, Antihistaminikum • evtl. Sauerstoffgabe
Aspiration	• (inspiratorischer) Stridor • Dyspnoe • Zyanose	• Manipulation/Entfernung über Lagerung und mechanischen Impuls (Tieflagerung des Kopfes, starkes Beklopfen dorsal, Heimlich-Handgriff) • ggf. OP
Status asthmaticus	• evtl. vorangegangene Asthma-Problematik • Dyspnoe • (exspiratorischer) Stridor • Auskultation: „Asthma-Konzert" (Giemen, Pfeifen, Brummen)	• evtl. Sauerstoffgabe • Kutschersitz, Orthopnoelagerung • Beruhigung • medikamentöse Therapie: Kortison, Kalzium, Antihistaminikum
akute Verlegung (z. B. durch Fremdkörper-Aspiration)	• Dyspnoe • Stridor • Zyanose	• Entfernung über Lagerung und mechanischen Impuls (s. o.) • evtl. Intubation oder äußerer Zugang zu den Luftwegen (s. o.)

▶ **Abb. 3.65** Notfälle Kehlkopf (obere Atemwege) und Bronchien.

▶ **Tab. 3.4** Sekret aus Nase und bei Husten.

Sekret aus Nase und bei Husten		Hinweis auf (Beispiele)
schleimig	**gelbgrün, eitrig**	bakterieller Infekt (Rhinitis, Sinusitis, Laryngitis, Pharyngitis, Bronchitis)
	klar, zäh	viraler Infekt, allergische Rhinitis, Asthma bronchiale
wässrig		viraler Infekt, allergische Rhinitis
blutig		hämorrhagische Diathese, Hypertonie, Malignome, schwere Infekte
grau		Verschmutzung der Atemwege (z. B. Stäube), Silikose, Raucherhusten

Eine äußerliche Inspektion der Nase ist in der Regel wenig zielführend.

Praxistipp
Ein evtl. befundetes Rhinophym hat keinen Einfluss auf die Atmung und ist nicht Ausdruck einer Atemwegserkrankung.

Die Beobachtung unterschiedlicher Atemtypen wird in Kap. 3.4.5 erläutert.

3.4.3 Erkrankungen der unteren Atemwege – Bronchien, Lunge

Indikationen. Auftreten der Leitsymptome

Bei vielen Erkrankungen der Bronchien/der Lunge und der Atemwege lässt sich der Verdacht in der Praxis bereits durch die körperliche Untersuchung erhärten. Die Diagnose wird in der Regel durch Röntgen und MRT/CT gesichert und ergänzt durch spezifische Tests (z. B. eine Lungenfunktionsprüfung).

Leitsymptome. Husten, Auswurf, Dyspnoe, Fieber, Thoraxschmerz

Anamnese. Differenzierung des Hustens (mit/ohne Auswurf, Therapieresistenz, Lageabhängigkeit, Tageszeitabhängigkeit, Auslöser etc.), Differenzierung des Auswurfs (Farbe, Menge, Beimengungen, v. a. Blut, Konsistenz), Differenzierung der Dyspnoe (Belastung, Ruhe, Orthopnoe), Differenzierung des Thoraxschmerzes; Auslöser (z. B. Allergien, Inhalationsnoxen, Medikamente wie Angiotensin-Konversionsenzym-Hemmer [ACE-Hemmer], Betarezeptorenblocker [β-Blocker], psychische Belastung); Hintergründe (Immunsuppression, z. B. medikamentös [Kortison, Zytostatika], Hinweise auf unbekanntes Tumorleiden)

Untersuchungen, Tests und Funktionsprüfungen

Inspektion. Zyanose, Thorax, Rippen (Fassthorax), Halsvenenstau, Hypoxiezeichen: Trommelschlägelfinger, Uhrglasnägel; Atemfrequenz und -typ

Auskultation. Atemgeräusche:
- physiologisch: Vesikulär-/Bronchial- bzw Trachealatmen (peripheres/zentrales Atemgeräusch)
- pathologisch: trockene Rasselgeräusche (Giemen und Brummen = Stridor [in- und exspiratorisch]); feuchte Rasselgeräusche (grob- und feinblasig)
- Infiltrationszeichen: feinblasige, feuchte Rasselgeräusche, Krepitationen; Bronchialatmen über dem Infiltrat, positive Bronchophonie

Perkussion. Klopfschall, Zwerchfelllage/Atemverschieblichkeit

Palpation. Infiltrationszeichen: Stimmfremitus; Atemexkursion, Druck- und Kompressionsschmerz

Tests. Messung der Körpertemperatur, Pulsoxymetrie

Weiterführende Untersuchungen

Labor:
- Entzündungszeichen (unspezifisch), IgE
- Blutgasanalyse
- Sputumuntersuchung (nur bei konkreter Indikation)

Bildgebende Verfahren/apparative Diagnostik:
- Lungenfunktionstest
- Röntgen, CT, MRT
- Bronchoskopie, Biopsie

▶ Abb. 3.66

Notfälle Lunge		
Embolie (akutes Cor pulmonale)	• evtl. vorangegangene/vorliegende Phlebothrombose, Immobilität, Knochenfrakturen • Dyspnoe • Thoraxschmerz • Zyanose • akuter Halsvenenstau • evtl. Husten (evtl. Hämoptoe) • Schocksymptomatik • Cave: Thoraxuntersuchung (Auskultation, Perkussion) evtl. ohne Befund!	• keine Bewegung des Patienten („Rohes Ei“) • Ruhe • Lagerung mit angewinkelten Beinen, Oberkörper hoch • medikamentöse Therapie: Sedierung, Analgesie, Heparinisierung
akutes Lungenödem	• akute Atemnot • Orthopnoe • Zyanose, evtl. graues Hautkolorit • Tachykardie, Hypotonie • basale Rasselgeräusche bis zu Distanzrasseln • evtl. schaumig rotes Sputum	• Lagerung: Oberkörper hoch • evtl. (bei Asthma cardiale) unblutiger Aderlass

▸ **Abb. 3.66** Notfälle Lunge.

3.4.4 Erkrankungen der Pleuren

Indikationen. Auftreten der Leitsymptome

Der V.a. Erkrankungen der Pleuren kann in der Praxis häufig bereits durch die körperliche Untersuchung (▸ Abb. 3.67) erhärtet werden. Die Diagnose wird in der Regel durch Röntgen und MRT/CT und Pleurapunktion gesichert.

Leitsymptome. Dyspnoe, atemabhängige (in der Regel einseitige) Thoraxschmerzen, trockener Reizhusten

Anamnese. auslösende Situation (z.B. mechanische Belastung), bekannte Vorerkrankungen (v.a. Karzinom, Tuberkulose, chronisch-obstruktive Lungenerkrankung [COPD])

Untersuchungen, Tests und Funktionsprüfungen

Inspektion. Zyanose, Schonhaltung, nachschleppende Atmung; leptosomer Typ

Auskultation. verminderte Atemgeräusche; Reibegeräusche (in der Regel seitendifferent)

Perkussion. tympanitischer Klopfschall (Pneumothorax); lageabhängige Dämpfung (Pleuraerguss)

Palpation. eingeschränkte Atemexkursion

Tests. Pulsoxymetrie

Weiterführende Untersuchungen

Labor. Entzündungszeichen (unspezifisch)

Bildgebende Verfahren/apparative Diagnostik:
- Röntgen, CT, MRT
- Punktion mit Zytologie

▸ Abb. 3.68

Klassischer Untersuchungsgang	
Indikation **spezifische Symptome** • Atemnot • atemabhängige (in der Regel einseitige) Thoraxschmerzen	**meist obligatorische Untersuchung** **Inspektion/Anamnese:** • Schonhaltung, nachschleppende Atmung • Auslösersituation, bekannte Vorerkrankung (v. a. Karzinom, Tuberkulose) **Auskultation:** • Atemgeräusche abgeschwächt • Reibegeräusche (in der Regel seitendifferent) **Perkussion** (in der Regel seitendifferent): • Klopfschall erhöht/erniedrigt • Atemverschieblichkeit vermindert
nach Befundlage **weitere körperliche Untersuchungen**	**Palpation** (in der Regel seitendifferent): • Atemexkursion erniedrigt
nach Befundlage **Erhärtung/Bestätigung im Labor**	**Labor:** • Entzündungsparameter (unspezifisch)
nach Befundlage **Erhärtung/Bestätigung durch bildgebende Verfahren/apparative Diagnostik**	**bildgebende Verfahren/apparative Diagnostik:** • Röntgen, CT, MRT • Punktion

▶ **Abb. 3.67** Klassischer Untersuchungsgang bei V. a. Erkrankungen der Pleuren.

Notfälle der Pleuren und der Atemregulation		
Pneumothorax (als Spontan-, traumatischer, iatrogener oder Spannungs-/ Ventilpneumothorax)	• Thoraxschmerz • Husten, Dyspnoe, Tachypnoe • asymmetrische Atemexkursion, nachschleppende Atmung • Perkussion: Klopfschall stark verstärkt • Auskultation: Atemgeräusche (über dem betroffenen Bereich) vermindert bis aufgehoben	• Lagerung. seitlich auf der betroffenen Seite • evtl. Drainage/Entlastungspunktion • evtl. OP
Hyperventilationssyndrom, -tetanie	• Krampf (Extremitäten) • Hypernervosität • Aspiration • Stridor, Dyspnoe	• Rückatmung von CO_2 • Beruhigung

▶ **Abb. 3.68** Notfälle der Pleuren und der Atemregulation.

3.4.5 Inspektion des Patienten

Bevor Sie mit weiteren Untersuchungen des Thorax beginnen, nehmen Sie eine Inspektion vor. Achten Sie dabei besonders auf Folgendes:

- Zyanose und/oder Blässe des Gesichts und der Lippen
- Halsvenenstau
- Atemtypus (z. B. verlängertes Exspirium, Door-Stop-Atmung, erschwerte Atmung, Tachypnoe; ▶ **Tab. 3.5**)
- hörbare Atemgeräusche (z. B. Rasseln oder Stridor)
- Schon- und Hilfshaltungen (z. B. Einsatz der Atemhilfsmuskulatur durch Kutschersitz, nachschleppende Atmung durch Schräghaltung)
- Veränderungen des Thorax/der Thoraxform (z. B. Fassthorax, Kiel- und Trichterbrust, Wirbelsäulenanomalien)

▶ **Tab. 3.5** Atemtypen.

Atemtyp	Beschreibung	Vorkommen bei/Hinweis auf (Beispiele)
physiologische Atmung	ca. 15–20 Atemzüge/min; Inspiration etwas kürzer als die Exspiration	–
Tachypnoe	beschleunigte Atmung, evtl. auch flach	Aufregung, Sympathikotonus, psychogen, Zwerchfellhochstand, Adipositas, Schmerzen (z. B. Pleuritis, Interkostalneuralgie), Anämie
Bradypnoe	verlangsamte Atmung	Parasympathikotonus, Atemdepression (z. B. durch Drogen, Medikamente, erhöhten Hirndruck)
Dyspnoe	erschwerte Atmung	Entzündungen des Atemapparats, restriktive und obstruktive Lungenerkrankungen, Herzinsuffizienz, Anämie, Störungen der Atemmuskulatur (neurologisch, muskulär, abhängig vom Bewegungs- und Stützapparat)
obstruktive Atmung	deutlich verlängerte Exspiration	obstruktive Lungenerkrankungen (COPD, Asthma bronchiale, Emphysem, obstruktive Bronchitis)
Door-Stop-Atmung	regelmäßiges Anhalten der Inspiration	restriktive Lungenerkrankungen, v. a. Fibrosen
Hyperpnoe, Hyperventilation	rasche und tiefe Atmung	körperliche Anstrengung, Sympathikotonus (z. B. Hyperventilationssyndrom), Pneumonie, Hypoxie
Hypoventilation	flache Atmung	Schmerzen (z. B. Pleuritis, Interkostalneuralgie), Parasympathikotonus, Atemdepression (z. B. durch Drogen, Medikamente, erhöhten Hirndruck)
Orthopnoe	lageabhängige Dyspnoe, v. a. im Liegen	Asthma cardiale, restriktive und obstruktive Lungenerkrankungen
Kutschersitzatmung	Form der Orthopnoe: Atmung mit vorgebeugtem Oberkörper und Aufstützen der Arme auf den Oberschenkeln	v. a. Asthma bronchiale
Nasenflügelatmen	heftige atmungssynchrone Bewegungen der Nasenflügel	Pneumonie bei (kleinen) Kindern
Kußmaul-Atmung	tiefe, langsame Atmung, oft mit offenem Mund, evtl. mit azetonartigem Foetor	Azidose, z. B. bei Hyperglykämie oder Urämie
Biot-Atmung	kurz andauernde Atemstillstände	Störungen der Atemregulation (z. B. bei Hirndruckerhöhung, Schädigungen des Atemzentrums in der Medulla oblongata); häufig Atmung des sterbenden Menschen
Cheyne-Stokes-Atmung	periodisch wechselnde zu- und abnehmende Atemfrequenz mit Atempausen	Drogen, zerebrale Schäden (z. B. bei Hirndruckerhöhung, Schädigungen des Atemzentrums in der Medulla oblongata, Meningitis)
Schnappatmung	einzelne schnappende Atemzüge, zwischen denen lange Pausen liegen	Bewusstlosigkeit, Störungen des Atemzentrums
paradoxe Atmung	Einziehung des Thorax bei der Inspiration und Vorwölbung bei der Exspiration	Rippen(serien)fraktur
inverse Atmung	in der Inspiration: Einziehung des Thorax und Vorwölbung des Abdomens in der Exspiration: Einziehung des Abdomens und Vorwölbung des Thorax	Verlegung der oberen Atemwege (z. B. durch Fremdkörperaspiration)

3.4.6 Auskultation von Thorax und Lunge

Indikationen. V. a. Erkrankungen der Bronchien, Lungen und Pleuren und des Herzens

Die Auskultation des Thorax (▶ **Video 3.10**) ist grundlegend für die Befundung von Erkrankungen des Atemapparats. Sie muss mit besonderer Sorgfalt und auf Basis guter Kenntnisse in der Pathophysiologie und Anatomie durchgeführt werden. Der Auskultation gehen immer eine sorgfältige Anamnese und die Inspektion des Thorax voraus.

Durchführung:

- Bitten Sie den Patienten, zu husten, bevor Sie mit der Untersuchung beginnen. Damit löst sich evtl. vorhandenes zähes Sekret in den Atemwegen.
- Fordern Sie den Patienten auf, etwas forciert beschleunigt, aber gleichmäßig mit leicht geöffnetem Mund ein- und auszuatmen.

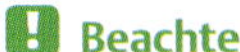

Beachte

Zu schnelles Atmen kann eine Hyperventilation hervorrufen! Weisen Sie gefährdete Patienten darauf hin.

- Beginnen Sie mit der Auskultation an den Lungenspitzen. Bedenken Sie dabei, dass sich die Lungenspitzen sehr weit oben im Thorax befinden können (▶ **Abb. 3.70**).

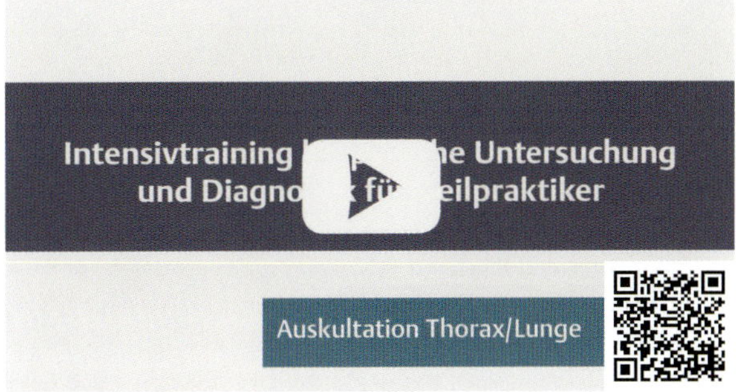

▶ **Video 3.10** Auskultation von Thorax und Lunge. (Quelle: teamWerk, Stuttgart)

- Setzen Sie das Stethoskop nacheinander an 8–10 Punkten der Thoraxwand auf (▶ **Abb. 3.69a**, ▶ **Abb. 3.71**, ▶ **Abb. 3.72**).
- Auskultieren Sie grundsätzlich seitenvergleichend. Ob Sie jeweils auf einer Ebene von links nach rechts oder treppenförmig auskultieren, bleibt Ihnen dabei überlassen.
- Stoßen Sie auf einen Befund, auskultieren Sie in der betreffenden Region noch engmaschiger.

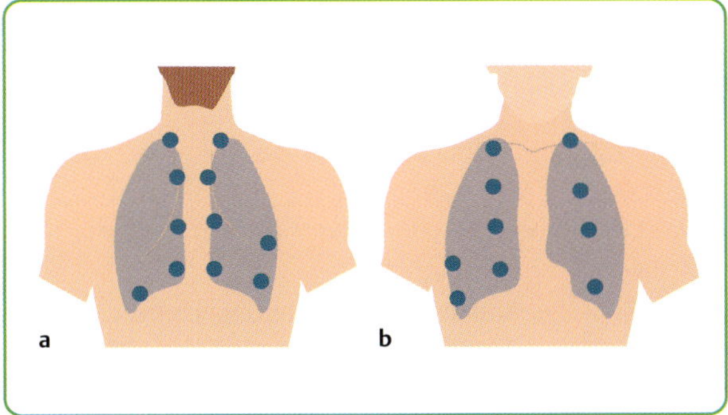

▶ **Abb. 3.69** Auskultationspunkte der Lunge **a** von dorsal, **b** von ventral.

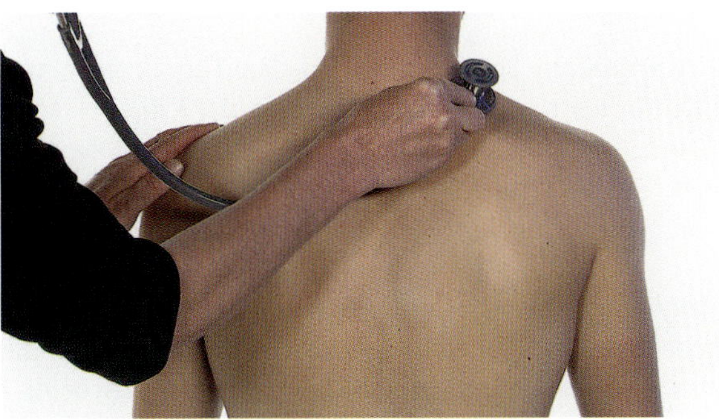

▶ **Abb. 3.70** Auskultation von Thorax und Lunge: Auskultation der rechten Lungenspitze von dorsal. (Quelle: teamWerk, Stuttgart)

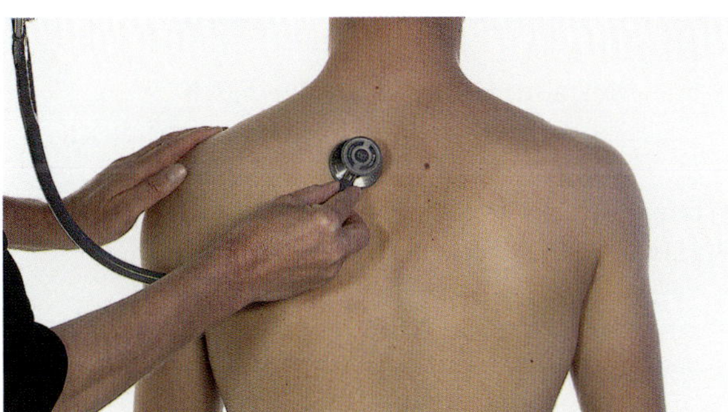

▶ **Abb. 3.71** Auskultation von Thorax und Lunge: Auskultation im Bereich des linken oberen Lungenlappens. (Quelle: teamWerk, Stuttgart)

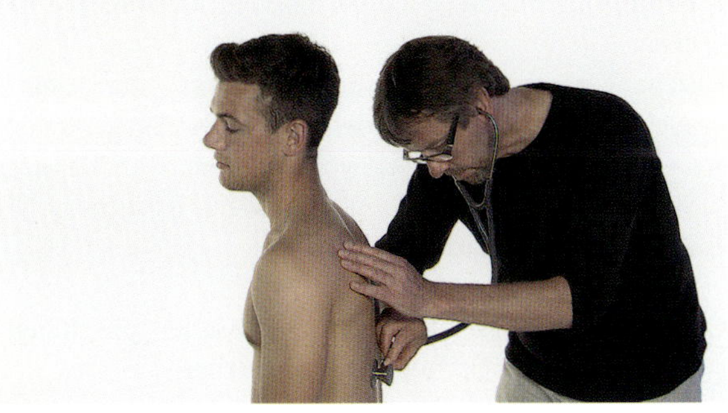

▶ **Abb. 3.72** Auskultation von Thorax und Lunge: Auskultation im linken unteren Lungenbereich von dorsal. (Quelle: teamWerk, Stuttgart)

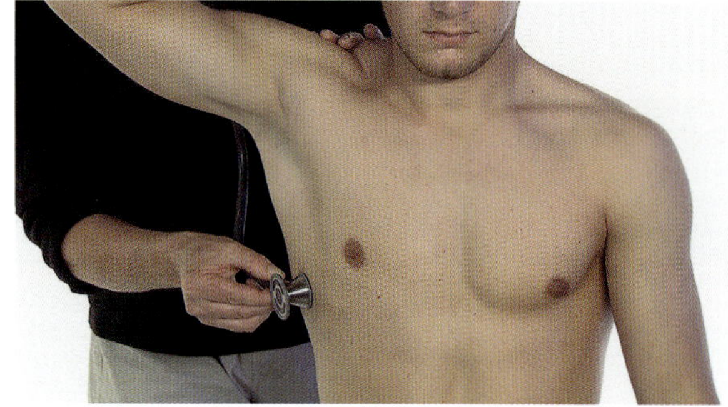

► **Abb. 3.73** Auskultation von Thorax und Lunge: Auskultation des rechten Seitenlappens der Lunge. (Quelle: teamWerk, Stuttgart)

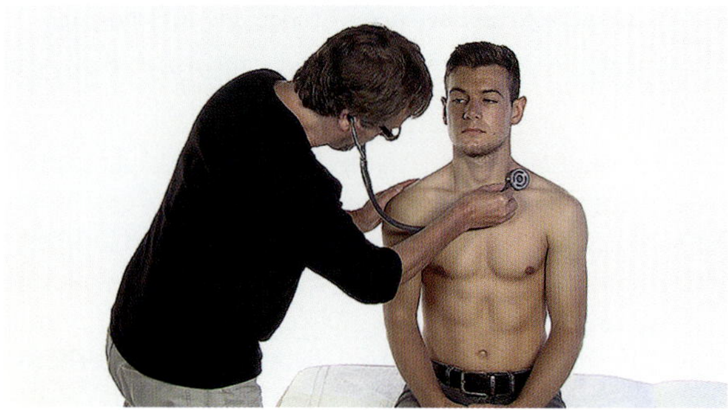

► **Abb. 3.74** Auskultation von Thorax und Lunge: Auskultation der linken Lungenspitze von ventral. (Quelle: teamWerk, Stuttgart)

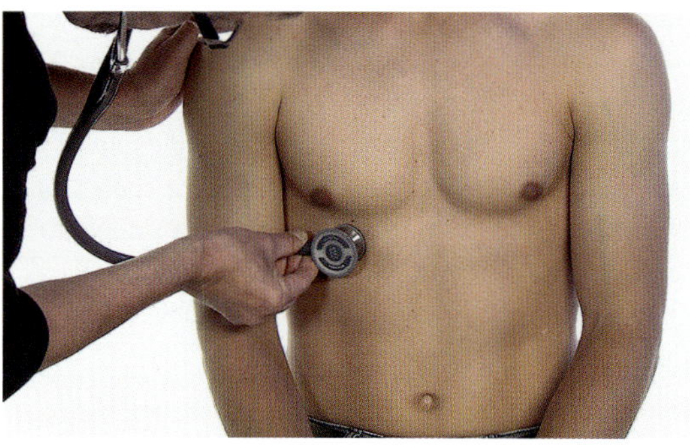

► **Abb. 3.75** Auskultation von Thorax und Lunge: Auskultation der rechten Lunge von ventral. (Quelle: teamWerk, Stuttgart)

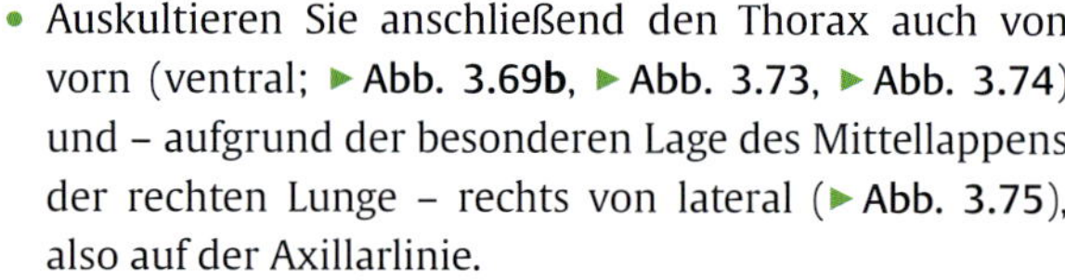

- Auskultieren Sie anschließend den Thorax auch von vorn (ventral; ► **Abb. 3.69b**, ► **Abb. 3.73**, ► **Abb. 3.74**) und – aufgrund der besonderen Lage des Mittellappens der rechten Lunge – rechts von lateral (► **Abb. 3.75**), also auf der Axillarlinie.

Mögliche Fehler bei der Auskultation. Versuchen Sie unbedingt, jegliche **Nebengeräusche** zu vermeiden, die Ihren Befund beeinträchtigen können. Das können sein:

- Kratzgeräusche von Kleidungsstücken oder Schmuck
- Schabegeräusche der Hände auf der Haut, wenn der Patient die Arme vor der Brust verschränkt hat
- Haare des Patienten, wenn sie mit dem Stethoskop in Berührung kommen. Sie verursachen ein lautes Knacken.
- Nebengeräusche durch Zittern, wenn der Untersuchungsraum für den Patienten nicht warm genug ist
- Gehen Sie nicht zu hastig vor und bedenken Sie, dass Sie Atemwegs- und Lungenbefunde nur erhalten, während der **Patient atmet**.

Grundsätzlich unterscheidet man zwischen physiologischen und pathologischen Atemgeräuschen.

Physiologische Atemgeräusche: Folgende Atemgeräusche sind physiologisch (► **Abb. 3.76**):

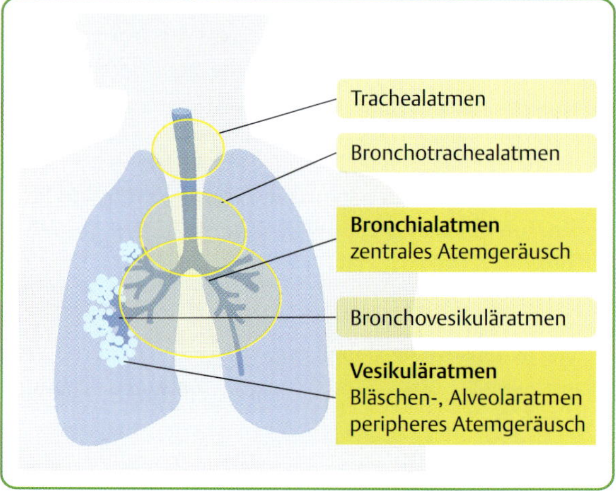

► **Abb. 3.76** Physiologische Atemgeräusche.

- Tracheal- und Bronchialatmen als zentrales Atemgeräusch
- Vesikuläratmen, Bläschen- oder Alveolaratmen als peripheres Atemgeräusch
- mit Zwischenstufen zentraler und peripherer Atemgeräusche

Pathologische Atemgeräusche. Die wichtigen pathologischen Atemgeräusche, die Sie bei der Auskultation hören können, sind folgende (► **Abb. 3.77**):

- Rasselgeräusche unterschiedlicher Qualität
- Krepitationen, also Knistern
- forciertes, also verstärktes Atemgeräusch
- abgeschwächtes oder aufgehobenes Atemgeräusch
- Stridor, also Pfeifen
- amphorisches Atmen oder Kavernenatmen, also Flaschenhalsatmen
- verstärkte Bronchophonie
- ausgedehntes Bronchialatmen
- Reibegeräusche („Lederknarren", „Schneeballknirschen")

Eine Übersicht über die Auskultationsbefunde an Lunge und Atemwegen zeigt die ► **Tab. 3.6**.

▶ **Tab. 3.6** Auskultationsbefunde an Lunge und Atemwegen.

Befund/Auskultation	möglicher Hintergrund	einseitig (X) beidseitig (XX)	mögliche Erkrankung
zentrales Atemgeräusch (Bronchialatmen über den Bronchien) und **peripheres Atemgeräusch** (Vesikuläratmen über dem Alveolargewebe)	physiologisch	–	–
abgeschwächtes bis aufgehobenes Atemgeräusch	Gewebeverdichtung	XX	Fibrose
		X	großer Tumor
	zähes Infiltrat	X	bakterielle alveoläre Pneumonie
		XX	interstitielle Pneumonie
	Auflösung des physiologischen Lungengewebes	XX	Fibrose, Emphysem
	Dämpfung	X	Pleuraerguss, Pleuritis, Pleuraschwarte
	keine Belüftung	X	Atelektase
grobblasige Rasselgeräusche (feucht)	Infiltrat (Wasser, entzündliches Infiltrat mit Blut, Fibrin und/oder Blutzellen)	–	–
feuchte, feinblasige Rasselgeräusche/Krepitation	Infiltrat (Wasser)	XX	Lungenödem, v. a. Asthma cardiale
	Infiltrat (entzündlich)	X	bakterielle alveoläre Pneumonie (Lobärpneumonie), Alveolitis
trockene Rasselgeräusche (Giemen und Brummen = Stridor), **inspiratorisch**	Infiltrat mit zähem Schleim in den Bronchien	XX	Bronchitis
trockene Rasselgeräusche (Giemen und Brummen = Stridor), **exspiratorisch**	Infiltrat mit zähem Schleim in den Bronchien	–	Asthma bronchiale
projiziertes Bronchialatmen	Infiltrat, Gewebeverdichtung (s. o.)	–	–
Stridor, inspiratorischer	Verengung der oberen Atemwege	–	Kehlkopferkrankungen (z. B. Glottisödem, Epiglottitis), Aspiration
Stridor, exspiratorischer	Verengung der unteren Atemwege, Obstruktion	X	Aspiration (v. a. rechtsseitig), Tumor
		XX	Asthma bronchiale, chronisch-obstruktive Bronchitis
Kavernenatmen (= amphorisches oder Flaschenhalsatmen)	Kavernenbildung nach durchgemachter Tuberkulose	X	durchgemachte Lungentuberkulose
verstärkte Bronchophonie	Infiltrat, Gewebeverdichtung (s. o.)	X	z. B. Lobärpneumonie
		XX	Fibrose
abgeschwächte Bronchophonie	Luftansammlung	X	Pneumothorax
		XX	COPD, Emphysem, Asthmaanfall

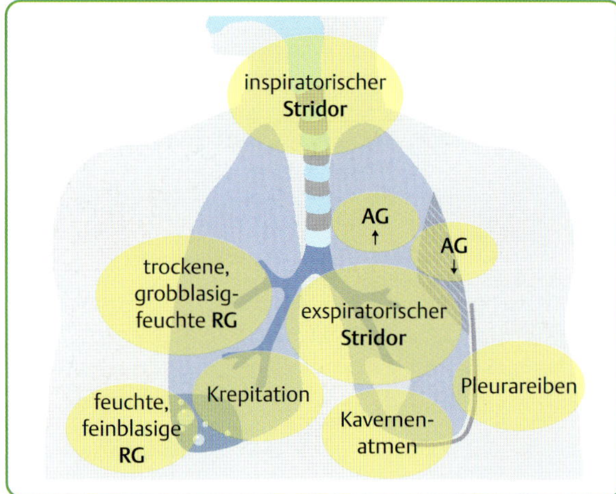

▶ **Abb. 3.77** Pathologische Atemgeräusche (AG = Atemgeräusch, RG = Rasselgeräusche).

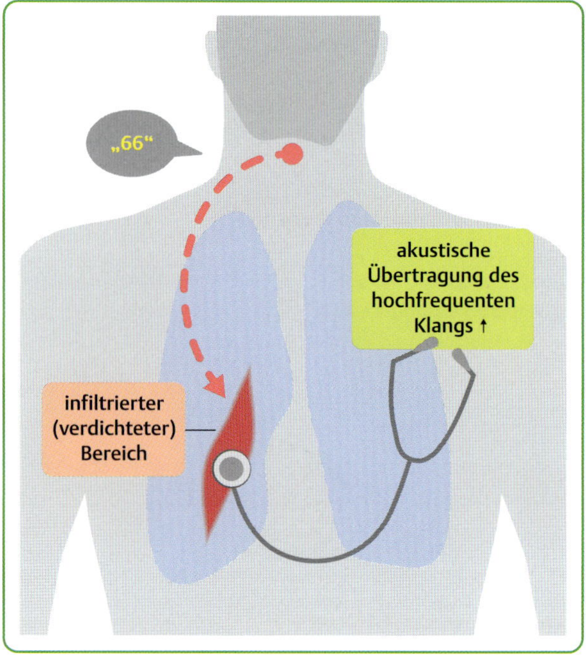

▶ **Abb. 3.78** Bronchophonie.

Bronchophonie

Indikation. V. a. Pneumonie

Die Bronchophonie ist ein einfaches Verfahren, das Hinweise auf die Dichte des Lungengewebes gibt.

Durchführung:

- Fordern Sie den Patienten auf, mit möglichst hochfrequenter, also zischend-flüsternder Stimme, das Wort „Sechsundsechzig" mehrmals hintereinander ruhig auszusprechen.
- Auskultieren Sie dabei die Lungen (▶ **Abb. 3.78**).

Bewertung:

- Über verdichtetem Gewebe, z. B. bei einer Pneumonie, hören Sie das Gesprochene lauter.
- Über größeren Luftansammlungen, z. B. beim Emphysem oder einem Pneumothorax, nehmen Sie es leiser wahr.

Wie Sie die Untersuchung richtig durchführen, können Sie in dem ▶ **Video 3.10** sehen.

3.4.7 Perkussion von Thorax und Lunge

Perkussionspunkte siehe ▶ **Abb. 3.69**

Nachdem Sie die Atemwege und die Lunge auskultiert haben, wird in vielen Fällen eine Perkussion (Kap. 1.3.2), also das Beklopfen der Lunge, notwendig sein, um vorliegende Befunde zu differenzieren. Beachten Sie aber, dass Pathologien, die kleiner als pflaumengroß sind und tiefer als 5 cm im Thorax liegen, nicht befundet werden können. Adipöses Gewebe und die weibliche Brust dämpfen den Klopfschall.

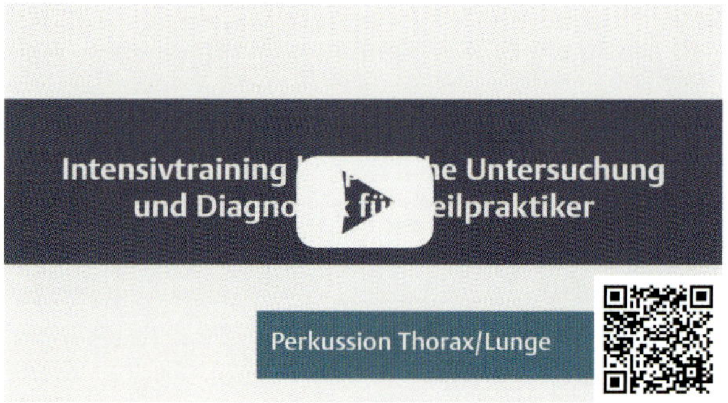

▶ **Video 3.11** Perkussion von Thorax und Lunge. (Quelle: teamWerk, Stuttgart)

Durchführung:

- Bei der Untersuchung (▶ **Video 3.11**) steht oder sitzt der Patient mit leicht vorgebeugtem Oberkörper und atmet normal.
- Während der Perkussion des ventralen Thorax lässt der Patient die Arme seitlich hängen. Die dorsale Seite können Sie am einfachsten untersuchen, wenn er währenddessen die Arme vor dem Brustkorb verschränkt.
- Legen Sie für die Perkussion den Plessimeter-Finger (Mittel- oder Zeigefinger) überstreckt auf den Thorax auf. Klopfen Sie mit der Fingerspitze des Mittel- oder Zeigefingers der anderen Hand 1–2 × locker aus dem Handgelenk auf das End- oder Mittelglied des Plessimeter-Fingers.
- Perkutieren Sie zunächst den **dorsalen Thorax**. Das ist meistens einfacher, für den Patienten angenehmer und bringt zudem die aussagekräftigsten Befunde (▶ **Abb. 3.79**).

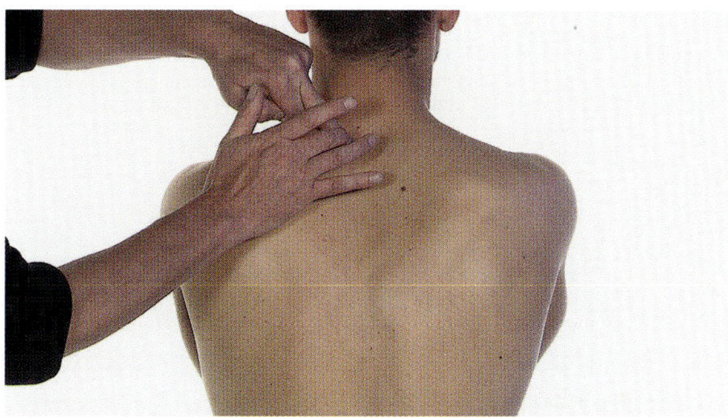

▶ **Abb. 3.79** Perkussion von Thorax und Lunge: Perkussion der linken Lungenspitze von dorsal. (Quelle: teamWerk, Stuttgart)

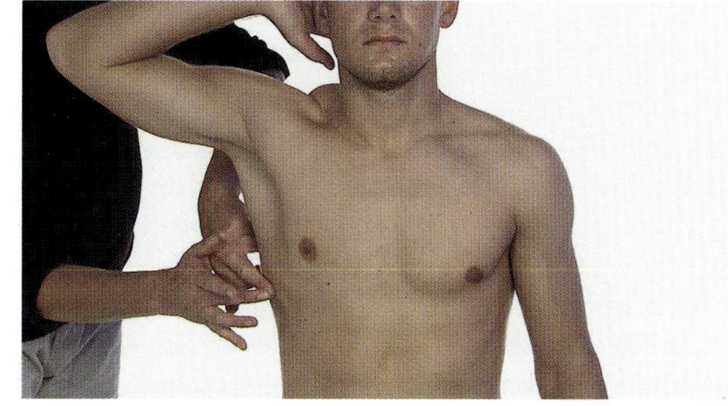

▶ **Abb. 3.80** Perkussion von Thorax und Lunge: Perkussion von lateral. (Quelle: teamWerk, Stuttgart)

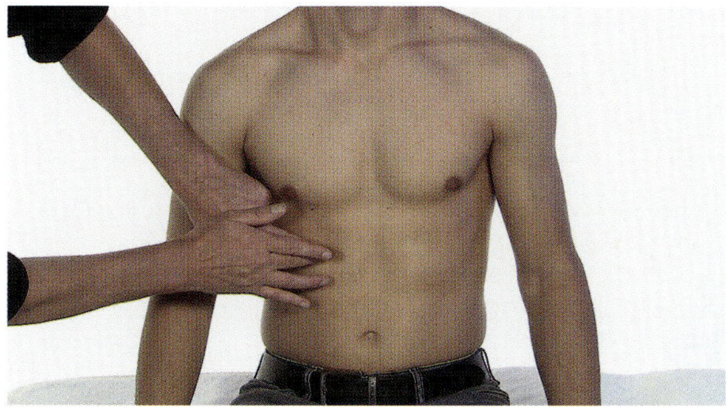

▶ **Abb. 3.81** Perkussion von Thorax und Lunge: Perkussion der rechten Lunge von ventral. (Quelle: teamWerk, Stuttgart)

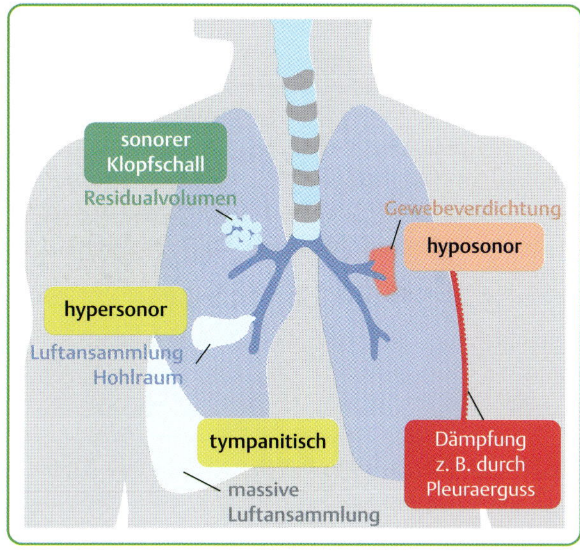

▶ **Abb. 3.82** Perkussion: physiologische und pathologische Befunde.

- Beginnen Sie mit der Perkussion an den Schultern, also in dem Bereich, in dem Sie die Lungenspitzen vermuten .
- Perkutieren Sie seitenvergleichend 4–6 Punkte an jeder Thoraxhälfte.
- Perkutieren Sie in Abständen von ungefähr 5 cm entlang der Thoraxwand in Richtung Becken.

Beachte
Perkutieren Sie möglichst in den Interkostalräumen (Zwischenrippenräumen) und auf keinen Fall auf den Schulterblättern. Diese zu perkutieren ist ein Kardinalfehler, denn dort ist keine Befunderhebung möglich!

- Stoßen Sie auf einen Befund, gehen Sie in der betreffenden Region engmaschiger vor.
- Auskultieren Sie anschließend den Thorax auch von ventral (▶ **Abb. 3.80**) und – aufgrund der besonderen Lage des Mittellappens der rechten Lunge – rechts von lateral (▶ **Abb. 3.81**).

Physiologischer Befund. Normalerweise ist die Lunge immer mit etwas Luft, dem sog. „Residualvolumen", gefüllt. Deshalb ruft die Perkussion physiologisch eine leichte Schwingung hervor. Den bei der Perkussion entstehenden Klopfschall bezeichnet man als „sonor". Er ist vergleichsweise laut, eher niederfrequent und relativ lang gezogen (▶ **Abb. 3.82**, ▶ **Abb. 1.10**,).

Pathologische Befunde:

- Als pathologischen Befund hören Sie einen **hyposonoren**, also schwächeren und leiseren **Klopfschall** über verdichteten, nicht ventilierten Bereichen. Man bezeichnet das akustische Phänomen auch als Schenkelschall oder Dämpfung. Einen hyposonoren Klopfschall hören Sie bei z. B. entzündlichen Infiltraten, Ödemen, Fibrosen oder sehr großen Tumoren. Auch bei einer Dämpfung (z. B. bei Pleuraergüssen) hören Sie ihn (▶ **Abb. 3.82**).
- Einen **hypersonoren bis tympanitischen** (tympanischen) Klopfschall hören Sie über Bereichen mit erhöhter bzw. sehr starker Luftansammlung. Der Klang ist deutlich lauter und ähnelt dem, der beim Beklopfen einer aufgeblasenen Wange entsteht. Sie hören ihn z. B. bei einem Pneumothorax, Asthmaanfall oder Lungenemphysem (▶ **Abb. 3.82**).

Ermittlung des Zwerchfellstands und der Zwerchfellverschieblichkeit durch Perkussion

Mithilfe der Perkussion können Sie auch die Lungen- bzw. Zwerchfellgrenzen und ihre Verschieblichkeit während der Atembewegung bestimmen (▶ **Abb. 3.84**).

Durchführung:

- Bestimmen Sie zunächst die **Atemmittellage**. Das ist die Zwerchfellgrenze bei normaler Atemtiefe. Bitten Sie dazu den Patienten, ein paarmal normal ein- und auszuatmen. Bestimmen Sie über die Perkussion die Lungengrenze und markieren Sie sie mit einem Hautmarker (▶ **Abb. 3.85**).
- Nun bitten Sie den Patienten, maximal einzuatmen und anschließend **maximal auszuatmen** und die Luft anzuhalten. Perkutieren Sie engmaschig entlang der Skapularlinie von kranial nach kaudal. Bestimmen Sie die Zwerchfellgrenze und markieren Sie sich diesen Punkt (▶ **Abb. 3.86**).
- Bitten Sie den Patienten nun, **maximal einzuatmen** und dann erneut die Luft anzuhalten. Perkutieren Sie wie vorab und markieren Sie den nun ermittelten Punkt.
- Sie haben jetzt die Lungengrenzen bei maximaler Expiration und maximaler Inspiration bestimmt.
- Messen Sie die Differenz mit einem Maßband (▶ **Abb. 3.87**).

Physiologischer Befund. Das Zwerchfell sollte physiologisch zwischen Ein- und Ausatmung eine Ausdehnung von ca. 4–6 cm auf der Skapularlinie aufweisen – je nach Größe, Alter und Trainingszustand des Patienten (▶ **Abb. 3.83**).

Diese Untersuchung wird in der Regel nur am Rücken durchgeführt, aber selbstverständlich auf beiden Seiten – übrigens: Rechts steht das Zwerchfell meist etwas höher als links.

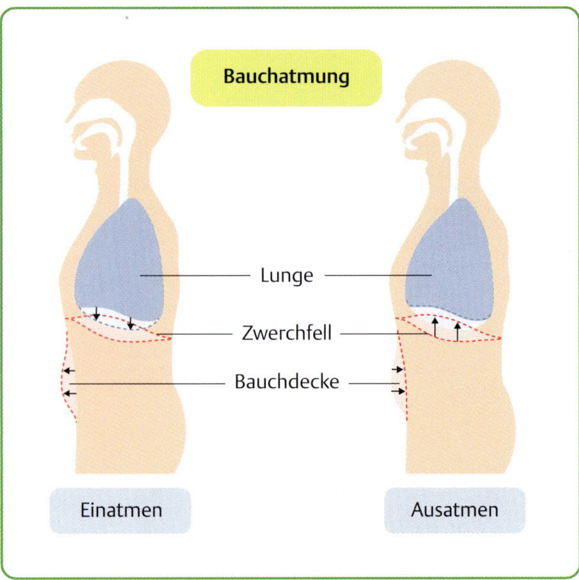

▶ **Abb. 3.83** Verschiebung der Lunge während der Atembewegung. (Quelle: Said C, Schön J. Atemtyp (Atembewegungen). In: Köther I, Hrsg. Altenpflege. 4. Auflage, 1. zu den Inhalten des PSGII aktualisierter Nachdruck. Stuttgart: Thieme; 2016. doi:10.1055/b-004-129593)

Praxistipp

Da Patienten unterschiedlich groß sind, kann man statt dieser eher statistischen Zentimeterangabe auch den Patienten selbst als Maß nehmen: Die Verschieblichkeit sollte 3–4 Fingerbreit der Person ausmachen.

Cave

Ein Pleuraerguss kann aufgrund der Dämpfung einen Zwerchfellhochstand vortäuschen.

Pathologischer Befund. Die Zwerchfellverschieblichkeit kann eingeschränkt sein bei neurologischen Ausfällen, Schmerzen (z. B. Interkostalneuralgie), Fibrosen oder Pleuraläsionen (z. B. Pleuritis) oder Überblähungen der Lunge (z. B. Emphysem; ▶ **Abb. 3.88**).

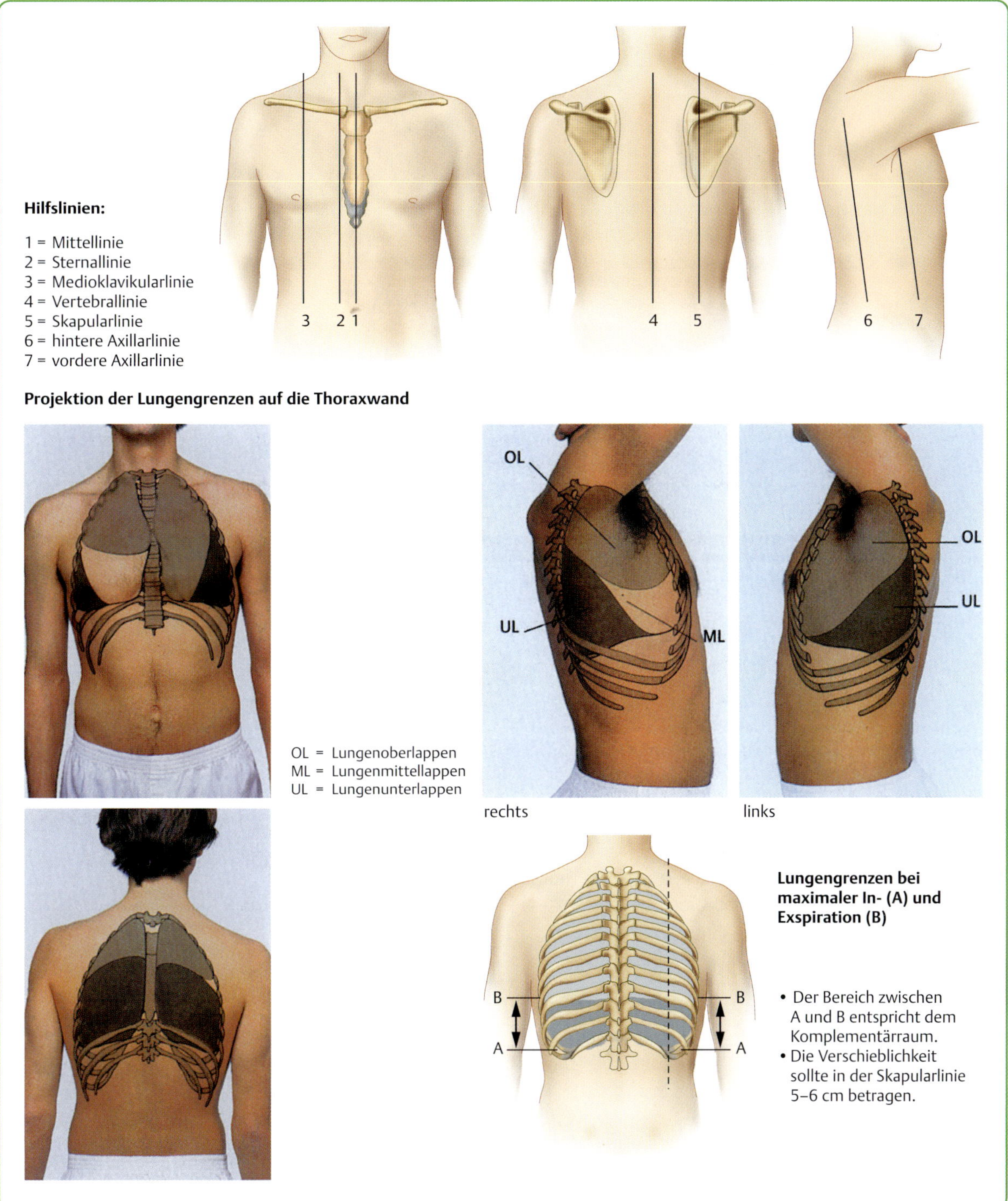

▸ **Abb. 3.84** Bestimmung der Lungengrenzen durch Perkussion. (Quelle: Middeke M. Perkussion. In: Füeßl H, Middeke M, Hrsg. Duale Reihe Anamnese und Klinische Untersuchung. 6., aktualisierte Auflage. Stuttgart: Thieme; 2018. doi:10.1055/b-006-149437)

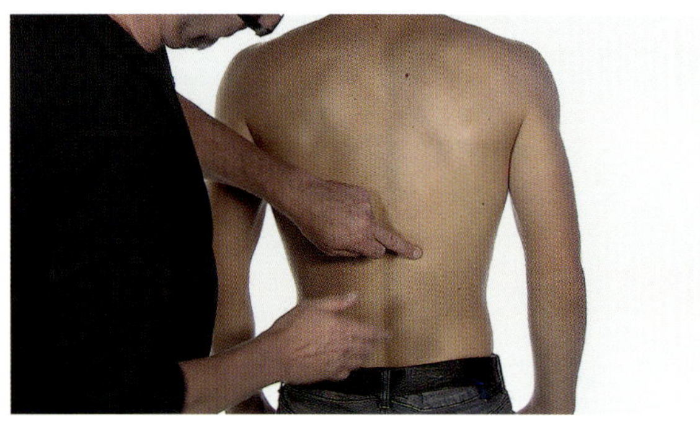

▶ **Abb. 3.85** Ermittlung des Zwerchfellstands und der Zwerchfellverschieblichkeit durch Perkussion: Bestimmung der Atemmittellage. (Quelle: teamWerk, Stuttgart)

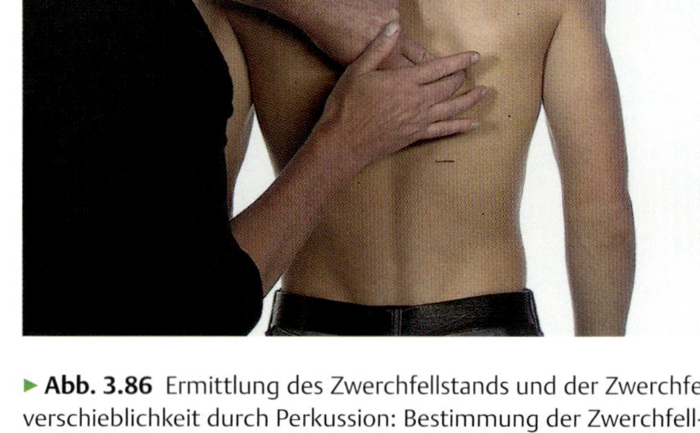

▶ **Abb. 3.86** Ermittlung des Zwerchfellstands und der Zwerchfellverschieblichkeit durch Perkussion: Bestimmung der Zwerchfellgrenze. (Quelle: teamWerk, Stuttgart)

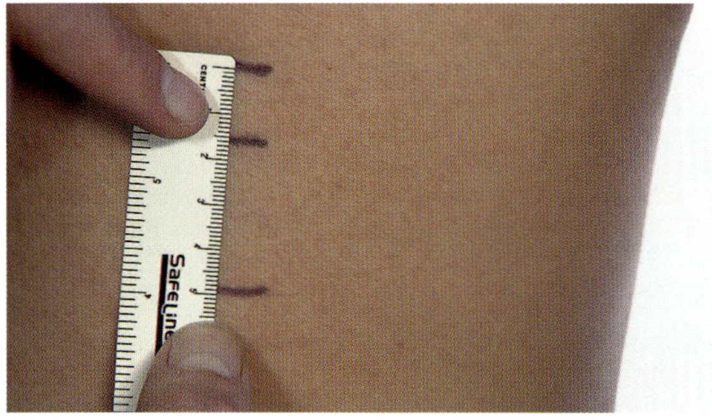

▶ **Abb. 3.87** Ermittlung des Zwerchfellstands und der Zwerchfellverschieblichkeit durch Perkussion: Messung der Zwerchfellgrenze nach maximaler Exspiration oberhalb und maximaler Inspiration unterhalb der Zwerchfellmittellage. (Quelle: teamWerk, Stuttgart)

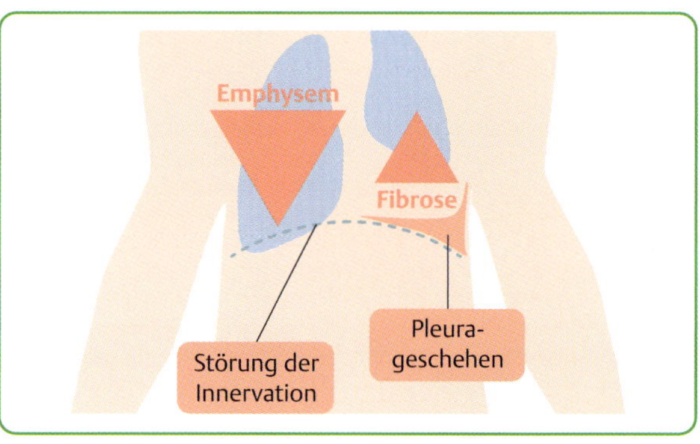

▶ **Abb. 3.88** Mögliche Gründe für Einschränkungen der Zwerchfellverschieblichkeit.

3.4.8 Palpation von Thorax und Lunge

Die Palpation, also das Abtasten des Thorax (▶ **Video 3.12**), wird in der Regel eingesetzt, wenn ein Verdacht erhärtet werden soll. Sie ergänzt in diesem Sinne eine vorausgegangene Lungenauskultation bzw. -perkussion.

Indikationen. bestehender V. a. Erkrankungen der Lunge oder der Pleuren (▶ **Abb. 3.89**)

Vorausgehend. ausführliche Anamnese, Inspektion, Auskultation und Perkussion

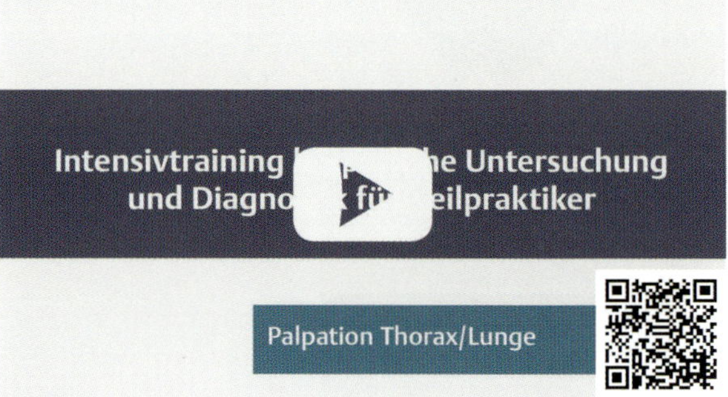

▶ **Video 3.12** Palpation von Thorax und Lunge. (Quelle: teamWerk, Stuttgart)

Durchführung:

- Bei der Untersuchung steht oder sitzt der Patient mit leicht vorgebeugtem Oberkörper.
- Während der Palpation des ventralen Thorax lässt er die Arme seitlich hängen. Die dorsalen Seiten können Sie am einfachsten untersuchen, wenn der Patient währenddessen die Arme vor dem Brustkorb verschränkt.
- Palpieren Sie zunächst am **dorsalen Thorax** – das ist meistens einfacher, für den Patienten angenehmer und bringt zudem eindeutigere Befunde.
- Legen Sie Ihre Hände flach und fest auf beiden Thoraxseiten nacheinander an verschiedenen Stellen auf.
- Bitten Sie den Patienten, während der gesamten Untersuchung **tief und ruhig zu atmen**.
- Achten Sie auf sichtbare Seitendifferenzen und spürbare Vibrationen.

Bewertung. Bei einer akuten Entzündung der Pleuren (Pleuritis sicca) können Sie eine Reibung der Pleurablätter auf der Thoraxwand – insbesondere lateral – als Vibration wahrnehmen.

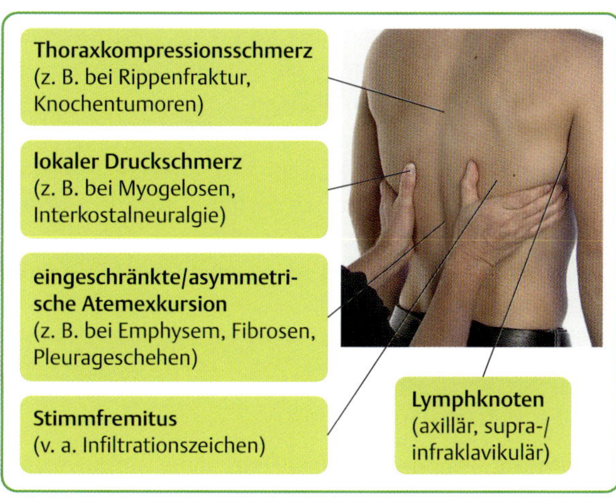

▶ **Abb. 3.89** Palpation von Thorax.

Stimmfremitus

Indikation. V. a. Pneumonie

Bei Verdichtungen des Lungengewebes, beispielsweise durch Infiltrationen oder Tumoren, werden tieffrequente Schallwellen besser zur Körperoberfläche geleitet. Dieses Phänomen macht man sich bei der Untersuchung des Stimmfremitus zunutze.

Durchführung:

- Legen Sie Ihre Hände wieder flach und fest auf beiden Thoraxseiten auf.
- Bitten Sie den Patienten, mit möglichst tiefer, **sonorer Stimme** mehrfach ruhig hintereinander das Wort **„Neunundneunzig"** zu sprechen (das Wort eignet sich wegen der Frequenzansprache besonders gut).
- Verändern Sie mehrmals die Handposition, während der Patient „Neunundneunzig" sagt.
- Überprüfen Sie, ob die Vibrationen, die durch das Sprechen ausgelöst werden, an bestimmten Stellen verstärkt oder vermindert spürbar sind.

Bewertung. Über verdichtetem Gewebe, beispielsweise bei einer Pneumonie, spüren Sie die Vibrationen stärker. Bei größeren Luftansammlungen, z. B. beim Emphysem oder einem Pneumothorax, spüren Sie die Vibrationen weniger stark (▶ **Abb. 3.90**).

Diese Untersuchung ist neben der Bronchophonie angezeigt und wird v. a. durchgeführt, wenn der V. a. eine Infiltration bei Pneumonie besteht.

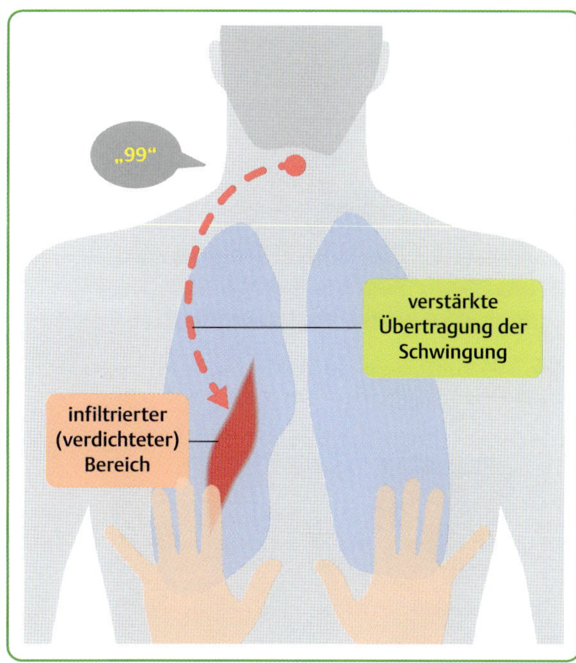

▶ **Abb. 3.90** Stimmfremitus.

Atemexkursion

Die Atemexkursion, also die Ausdehnung des Thorax in der Atembewegung, sollte physiologisch auf beiden Seiten gleich sein. Sie überprüfen dies durch Inspektion und Palpation.

Durchführung:

- Umfassen Sie mit Ihren Händen von dorsal den Thorax des stehenden Patienten in Höhe der 10. Rippe so, dass Ihre Daumen parallel zur Wirbelsäule liegen.
- Verschieben Sie die Hände leicht zur Wirbelsäule hin, sodass sich 2 kleine Hautfalten zwischen Ihren Daumen bilden (▶ **Abb. 3.91**).
- Fordern Sie den Patienten auf, maximal einzuatmen. Beobachten Sie, ob sich Ihre Finger während der Einatmung symmetrisch spreizen und sich die Falten seitengleich glätten (▶ **Abb. 3.92**).
- Achten Sie bei der Palpation auch auf muskuläre Verspannungen, Verstrichensein der Interkostalräume und Entzündungszeichen wie Wärme, Schmerz oder Schwellungen.

Bewertung. Einschränkung der Atembewegung bestehen v. a. bei Pleuritis, Pleuraerguss, Pneumothorax, Interkostalneuralgien, Rippenfrakturen und schweren obstruktiven oder restriktiven Erkrankungen.

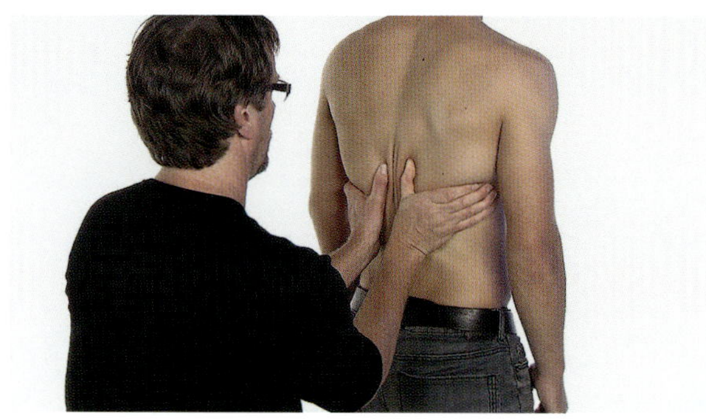

▸ **Abb. 3.91** Ermittlung der Atemexkursion durch Palpation (Ausgangsposition). (Quelle: teamWerk, Stuttgart)

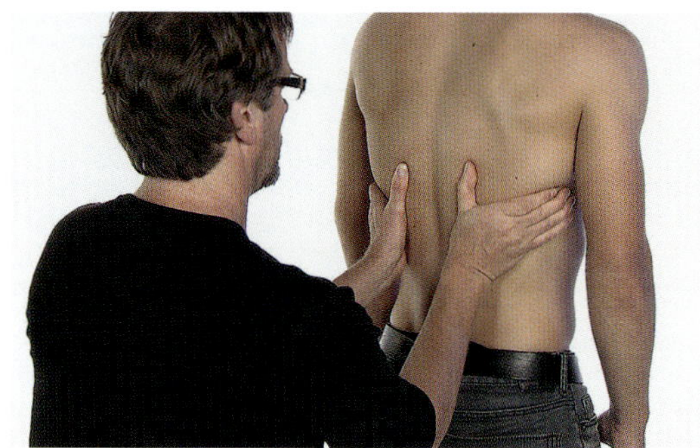

▸ **Abb. 3.92** Atemexkursion bei maximaler Inspiration. (Quelle: teamWerk, Stuttgart)

3.5 Untersuchung des Herzens

3.5.1 Indikationen und Leitsymptome

Indikationen. Auftreten der Leitsymptome

Der V. a. Klappenfehler und andere Vitien und Erkrankungen des Perikards lässt sich in der Praxis häufig bereits durch die Auskultation erhärten. Die Diagnosen werden durch EKG, Echokardiografie, weitere bildgebende Verfahren und spezifische Laboruntersuchungen gesichert.

Beachte
Die Untersuchungen des Herzens werden vielfach ergänzt durch Untersuchungen des Atemapparats sowie des Kreislaufs bzw. der Gefäße.

Leitsymptome. Herzrhythmusstörungen, (retrosternale) Thoraxschmerzen, Dyspnoe, Schwindel, Neigung zu Synkopen, zunehmende Ermüdbarkeit

Anamnese. Risikoabschätzung (v. a. Tabak-, Alkoholabusus; Diabetes mellitus, Hypertonie, Arteriosklerose, Hyperurikämie); Abschätzung des Schweregrads (Klassifikation der New York Heart Association [NYHA]); Nykturie

Untersuchungen, Tests und Funktionsprüfungen

Inspektion. Zyanose, graue Blässe, evtl. Mitralgesicht; Trommelschlägelfinger, Uhrglasnägel; Pulsationen; venöse Stauungszeichen: Halsvenenstau, Unterzungenvenenstau, (abendliche) Knöchelödeme

Auskultation. Herzfrequenz, Rhythmusstörungen, Lautstärke und Spaltung der Herztöne, zusätzliche Herztöne, Herzgeräusche (Systolikum/Diastolikum, Reibegeräusche)

Perkussion. obsolet

Palpation. Herzspitzenstoß, verlagert; ggf. Leber (Stauungsleber)

Tests. keine

Weiterführende Untersuchungen

Labor:

- Troponin I, Kreatinkinase aus Muskulatur und Gehirn (CK-MB), N-terminales B-Typ natriuretisches Peptid (NT-proBNP)
- Elektrolyte, Arteriosklerosehinweise (Cholesterin, Triglyzeride, Lipoprotein a), ASL, Blutzucker

Bildgebende Verfahren/apparative Diagnostik:

- EKG (Ruhe- oder Belastungs-, 24-h-EKG)
- Echokardiografie/Dopplersonografie
- CT, MRT, Stress-MRT, Szintigrafie
- Katheter mit Angiografie

▸ Abb. 3.93, ▸ Abb. 3.94, ▸ Abb. 3.95

Klassischer Untersuchungsgang

Indikation **spezifische Symptome** • Leistungsknick • Zyanose • Stauungszeichen: Dyspnoe, Orthopnoe • Herzrhythmusstörungen	**meist obligatorische Untersuchung** **Inspektion/Anamnese:** • Zyanose, graue Blässe • evtl. Mitralgesicht • Trommelschlägelfinger, Uhrglasnägel • Pulsationen • evtl. „SPECK" (S = subkutane Knoten, P = Polyarthritis, E = Erythema anulare, C = Chorea, K = Karditis) bei rheumatischem Fieber **Auskultation:** • Herzfrequenz • Rhythmusstörungen • Lautstärke und Spaltung der Herztöne • zusätzliche Herztöne • Herzgeräusche (Systolikum/Diastolikum, Reibegeräusche) • abgeschwächte Herztöne
nach Befundlage **weitere körperliche Untersuchungen**	**Palpation:** • verlagerter Herzspitzenstoß
nach Befundlage **Erhärtung/Bestätigung im Labor**	**Labor:** • Troponin I, CK-MB • NT-proBNP • Elektrolyte, Arteriosklerosehinweise (Cholesterin, Triglyzeride, LIpoprotein a), ASL, Blutzucker
nach Befundlage **Erhärtung/Bestätigung durch bildgebende Verfahren/apparative Diagnostik**	**bildgebende Verfahren/apparative Diagnostik:** • EKG (Ruhe oder Belastungs-, 24-h-EKG) • Echokardiografie/Dopplersonografie • CT, MRT, Stress-MRT, Szintigrafie • Katheter mit Angiografie

▶ **Abb. 3.93** Klassischer Untersuchungsgang bei V. a. Linksherzinsuffizienz.

3.5.2 Inspektion des Patienten

Bevor Sie mit weiteren Untersuchungen des Herzens beginnen, nehmen Sie eine Inspektion vor. Achten Sie dabei besonders auf Folgendes:

- Auffälligkeiten im/am Gesicht und am Hals (z. B. Zyanose, Blässe des Gesichts und der Lippen, Halsvenenstau, Pulsationen, pulssynchrones Kopfnicken)
- Eine erschwerte und/oder beschleunigte Atmung (z. B. aufgrund eines Lungenödems oder im Kontext eines Cor pulmonale)
- Indizien für Risiken von Herzerkrankungen (z. B. Fettleibigkeit, vegetative Erregung, Tabakabusus)
- Messen Sie vorab den Blutdruck, um einerseits die Risiken abzuschätzen und andererseits evtl. bereits Anhaltspunkte für einen Aortenklappenfehler sowie Rhythmusstörungen zu erfassen.

Klassischer Untersuchungsgang	
Indikation **spezifische Symptome** • Stauungszeichen: Halsvenenstau, (abendliche) Knöchelödeme • Zyanose • Nykturie	**meist obligatorische Untersuchung** **Inspektion/Anamnese:** • Zyanose, graue Blässe • oberer Einflussstau (Halsvenen, Unterzungenvenen) • unterer Einflussstau (Knöchelödeme) • Trommelschlägelfinger, Uhrglasnägel **Auskultation:** • Herzfrequenz • Rhythmusstörungen • Lautstärke und Spaltung der Herztöne • zusätzliche Herztöne • Herzgeräusche (Systolikum/Diastolikum, Reibegeräusche)
nach Befundlage **weitere körperliche Untersuchungen**	**Palpation:** • verlagerter Herzspitzenstoß
nach Befundlage **Erhärtung/Bestätigung im Labor**	**Labor:** • Troponin I, CK-MB • NT-proBNP • Elektrolyte, Arteriosklerosehinweise (Cholesterin, Triglyzeride, LIpoprotein a), ASL, Blutzucker
nach Befundlage **Erhärtung/Bestätigung durch bildgebende Verfahren/apparative Diagnostik**	**bildgebende Verfahren/apparative Diagnostik:** • EKG (Ruhe oder Belastungs-, 24-h-EKG) • Echokardiografie/Dopplersonografie • CT, MRT, Stress-MRT, Szintigrafie • Katheter mit Angiografie

▶ **Abb. 3.94** Klassischer Untersuchungsgang bei V. a. Rechtsherzinsuffizienz.

Notfälle am Herzen		
Myokardinfarkt Kammerflimmern/Adam-Stokes, absolute Arrythmie/Status anginosus (Präinfarktsyndrom) gestörte Schrittmacherfunktion	• Dyspnoe • retrosternale (brennende, stark drückende) Schmerzen, ggf. Ausstrahlung in die linke Schulter und Ulnarseite, in den linken Arm, Kiefer, Rücken • akuter Halsvenenstau • Rhythmusstörungen • Pulsdefizit • akutes Asthma cardiale (Lungenödem) • Zyanose, evtl. graue Blässe • Angst, höchste Unruhe	• Lagerung: Oberkörper hoch • Beruhigung, Entfernung enger Kleidung • evtl. unblutiger Aderlass • evtl. Sauerstoffgabe • Cave: keine Volumenzufuhr, keine intramuskuläre Injektion!
vasovagale Synkope	• Kreislaufkollaps, Ohnmacht, ggf. Bewusstlosigkeit • evtl. Zusatzsymptome s. o.	• evtl. Sauerstoffgabe • Kutschersitz, Orthopnoelagerung • Beruhigung • medikamentöse Therapie: Kortison, Kalzium, Antihistaminikum
Herzwandaneurysma **→ Herzbeuteltamponade**	• Dyspnoe • evtl. Zusatzsymptome s. o.	
akutes Cor pulmonale	• evtl. vorangegangene Phlebothrombose, Immobilität, Knochenfrakturen • Dyspnoe, Thoraxschmerz • Zyanose, akuter Halsvenenstau • evtl. Husten (evtl. Hämoptoe) • Schocksymptomatik • Cave: Thoraxuntersuchung (Auskultation, Perkussion) evtl. ohne Befund	• keine Bewegung des Patienten („rohes Ei“) • Ruhe • Lagerung mit angewinkelten Beinen, Becken, Oberkörper hoch • medikamentöse Therapie: Sedierung, Analgesie, Heparinisierung

▶ **Abb. 3.95** Notfälle Herz.

3.5.3 Auskultation des Herzens

Allgemeine Auskultation des Herzens

Indikationen. Pathologien des Herzens und der Lunge

Die Auskultation des Herzens (▶ **Video 3.13**) dient der Befundung von Herztönen und- geräuschen.

Durchführung:

- Der Patient entkleidet zur Untersuchung den Oberkörper und legt ggf. Schmuck ab. Bei der Untersuchung sitzt er mit leicht vorgebeugtem Oberkörper und atmet normal. Er lässt die Arme seitlich hängen oder legt sie auf seinen Knien ab.
- Sie auskultieren das Herz, indem Sie an der ventralen Thoraxseite Ihr Stethoskop an verschiedenen Stellen aufsetzen. Verschaffen Sie sich zunächst einen Überblick. Auskultieren Sie dazu an einem Ort, an dem alle Klappen gleich laut zu hören sind. Das ist der sog. „Erb'sche Punkt“ (▶ **Abb. 3.96**). Sie finden ihn auf der Ventilebene im 3. Interkostalraum (Zwischenrippenraum – kurz: ICR). An diesem Punkt sind alle Klappen in ihrem Zusammenspiel optimal auskultierbar.
- Achten Sie auf den Rhythmus, die Frequenz, regelrechte oder auffällige Herztöne und auf Strömungs- und Reibegeräusche.

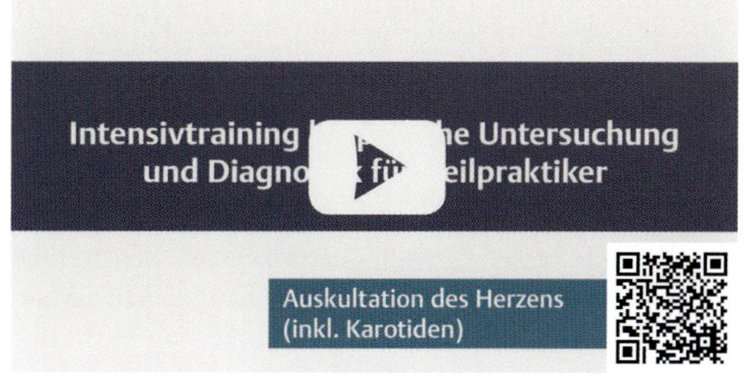

▶ **Video 3.13** Auskultation des Herzens. (Quelle: teamWerk, Stuttgart)

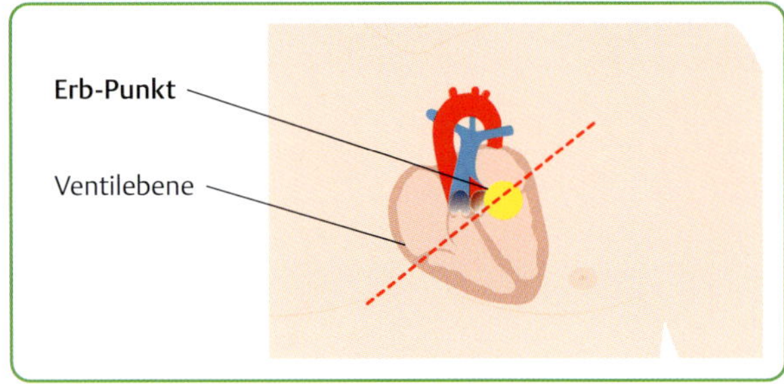

▶ **Abb. 3.96** Allgemeine Auskultation des Herzens.

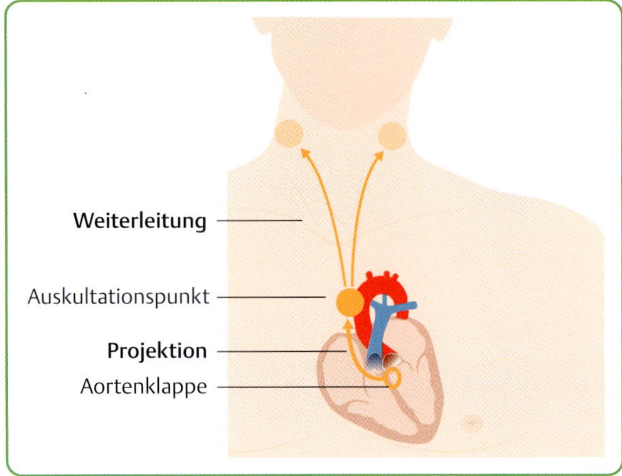

▶ **Abb. 3.97** Auskultation des Herzens mit gleichzeitiger Palpation des Pulses.

- Palpieren Sie während der Auskultation gleichzeitig den **peripheren Puls** und vergleichen Sie die Frequenz mit der Schlagfolge des Herzens (▶ **Abb. 3.97**).

Pathologischer Befund. Tasten Sie weniger Pulsschläge in der Peripherie, als Sie Herzschläge hören, bezeichnet man das als **Pulsdefizit**. Es kann bei Vorhofflimmern, einem Herzinfarkt oder bei einer schweren Hypotonie auftreten.

Auskultation an den Auskultationspunkten

Als Nächstes setzen Sie zur differenzierten Beurteilung der Funktion einzelner Herzklappen bzw. Lokalisierung von auffälligen Geräuschen Ihr Stethoskop an bestimmten Auskultationspunkten auf. Die jeweiligen Punkte werden auch als Punctum maximum für die entsprechende Herzklappe bezeichnet (▶ **Abb. 3.98**).

Durchführung:

- **Aortenklappe:**
  - Töne und Geräusche, die von der Aortenklappe ausgehen, können Sie isoliert am besten im 2. ICR rechts am Brustbeinrand auskultieren (▶ **Abb. 3.99**).

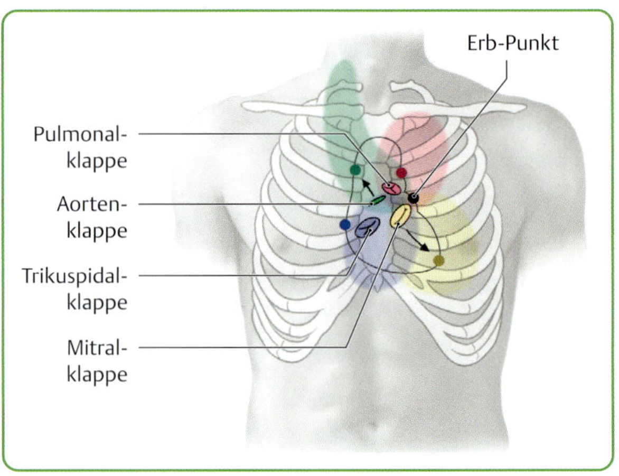

▶ **Abb. 3.98** Auskultationspunkte des Herzens (p. m. = Punctum maximum). (Quelle: Schünke M, Schulte E, Schumacher U et al., Hrsg. Prometheus LernAtlas - Innere Organe. Illustrationen von M. Voll und K. Wesker. 4. Auflage. Stuttgart: Thieme; 2015. doi:10.1055/b-004-129727)

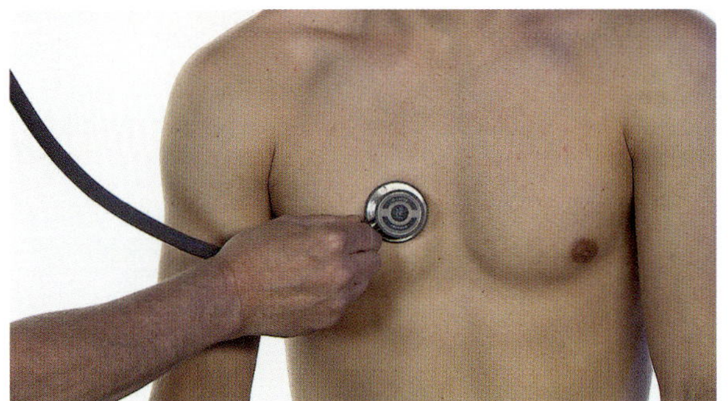

▶ **Abb. 3.99** Auskultation der Aortenklappe. (Quelle: teamWerk, Stuttgart)

  - Sie werden zudem u. U. in die Karotiden weitergeleitet, sodass sie dort abgehört oder palpiert werden können, beispielsweise bei einer Aortenklappenstenose.
- **Mitralklappe:**
  - Töne und Geräusche, die von der Mitralklappe ausgehen, werden über die linke Herzwand auf die Herzspitze projiziert, sodass Sie sie dort optimal isoliert auskultieren können. Setzen Sie Ihr Stethoskop links medioklavikular im 5. ICR auf (▶ **Abb. 3.100**). Hier können Sie auch den **Herzspitzenstoß** palpieren.
  - Bei Pathologien der Mitralklappe sollten Sie zudem lateral 2–3 Punkte auf der Axillarlinie auf Höhe des Herzspitzenstoßes auskultieren. Insbesondere bei einer Herzvergrößerung mit Verlagerung der Herzspitze können die Befunde lateral deutlicher zu hören sein.

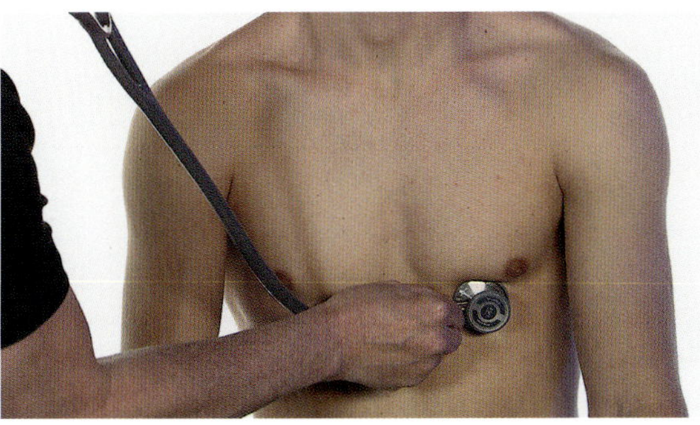

▸ **Abb. 3.100** Auskultation der Mitralklappe. (Quelle: teamWerk, Stuttgart)

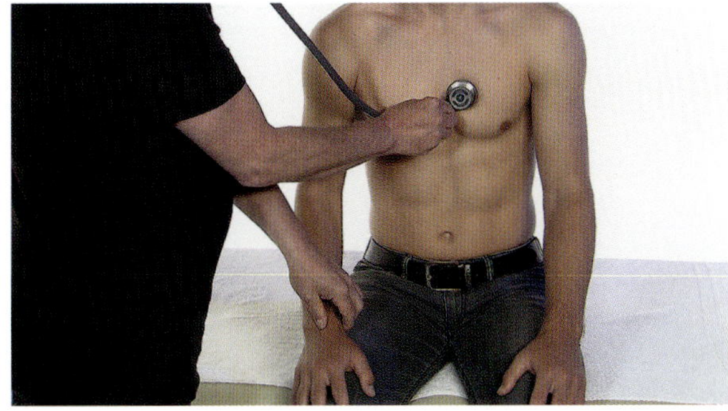

▸ **Abb. 3.101** Auskultation der Pulmonalklappe. (Quelle: teamWerk, Stuttgart)

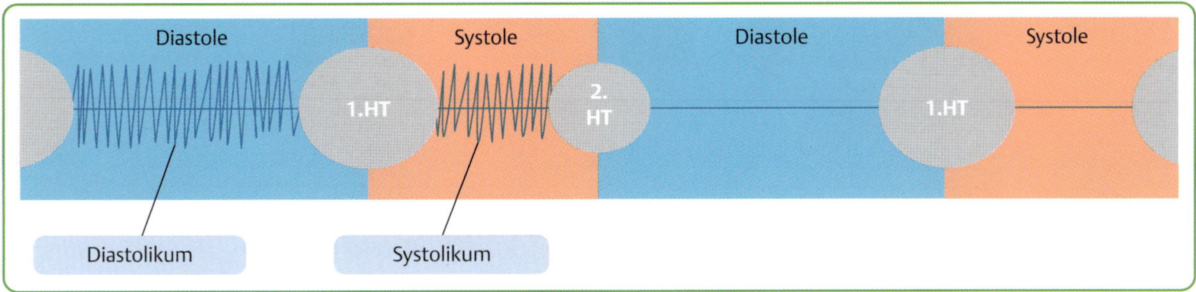

▸ **Abb. 3.102** Physiologische Herztöne (HT = Herzton). (Quelle: Herzog M, Sengebusch J. Von Flecken und Punkten. DHZ 2016; 2: 63-64. doi: 10.1055/s-0036-1582160)

- **Pulmonalklappe:**
  - Töne und Geräusche, die von der Pulmonalklappe ausgehen, auskultieren Sie im 2. ICR links parasternal (▸ **Abb. 3.101**).
  - Töne und Geräusche werden über den Truncus pulmonalis von rechts nach links weitergeleitet, weshalb sie an dieser Stelle am besten zu auskultieren sind.
- **Trikuspidalklappe:** Töne und Geräusche, die von der Trikuspidalklappe ausgehen, auskultieren Sie im 4. ICR rechts parasternal – recht genau über ihrer anatomischen Lokalisation.
- Sie beurteilen bei der Auskultation immer alle Herztöne und -geräusche.
- Physiologisch sind grundsätzlich nur der 1. und 2. Herzton zu hören.
- Tonveränderungen, also lautere bzw. leisere Töne, sowie zusätzliche Geräusche sind pathologisch.

Physiologische Herztöne: Der 1. und 2. Herzton sind beim Gesunden immer auskultierbar (▸ **Abb. 3.102**):

- Der **1. Herzton** ist dumpf:
  - Der Ton entsteht zu Beginn der Anspannungsphase, also der Kontraktion der Muskulatur bei gefüllter Kammer, und wird auch als „Muskelanspannungston" oder Klappenschlusston der Segelklappen bezeichnet.
  - Sein Punctum maximum, der Punkt also, an dem er sich am besten auskultieren lässt, liegt über dem Erb'schen Punkt und über der Herzspitze.
- Der **2. Herzton** ist heller:
  - Der Ton entsteht am Ende der Austreibungsphase durch den Schluss der Taschenklappen, also der Aorten- und Pulmonalklappe. Er wird deshalb auch als „Klappenschlusston" bezeichnet.
  - Der 2. Herzton hat sein Punctum maximum über der Herzbasis und dem Erb-Punkt.

Physikalische Auffälligkeiten: Es können folgende Herzgeräusche auftreten, die teilweise keinen Krankheitswert haben (▸ **Abb. 3.103**):

- Ein **gespaltener Ton** (das ist ein synkopisch versetzter, doppelter Herzton) weist u. U. auf ein pathologisches Geschehen hin.
- **Strömungsgeräusche**, also länger andauernde Phänomene, sind in der Regel pathologisch, können aber auch physiologisch, z. B. bei Kindern in der Systole, auftreten.
- Die **funktionellen Geräusche** entstehen u. a. auch durch Strömungsveränderungen bei Fieber, Hyperthyreose, niedriger oder hoher Blutviskosität, z. B. durch Anämie oder Polyglobulie.
- Zudem können sog. **„akzidentielle Geräusche"** auftreten, die sich bei Kindern und schlanken Erwachsenen durch Lageänderung des Körpers ergeben können. Sie sind in aller Regel ohne Krankheitswert.

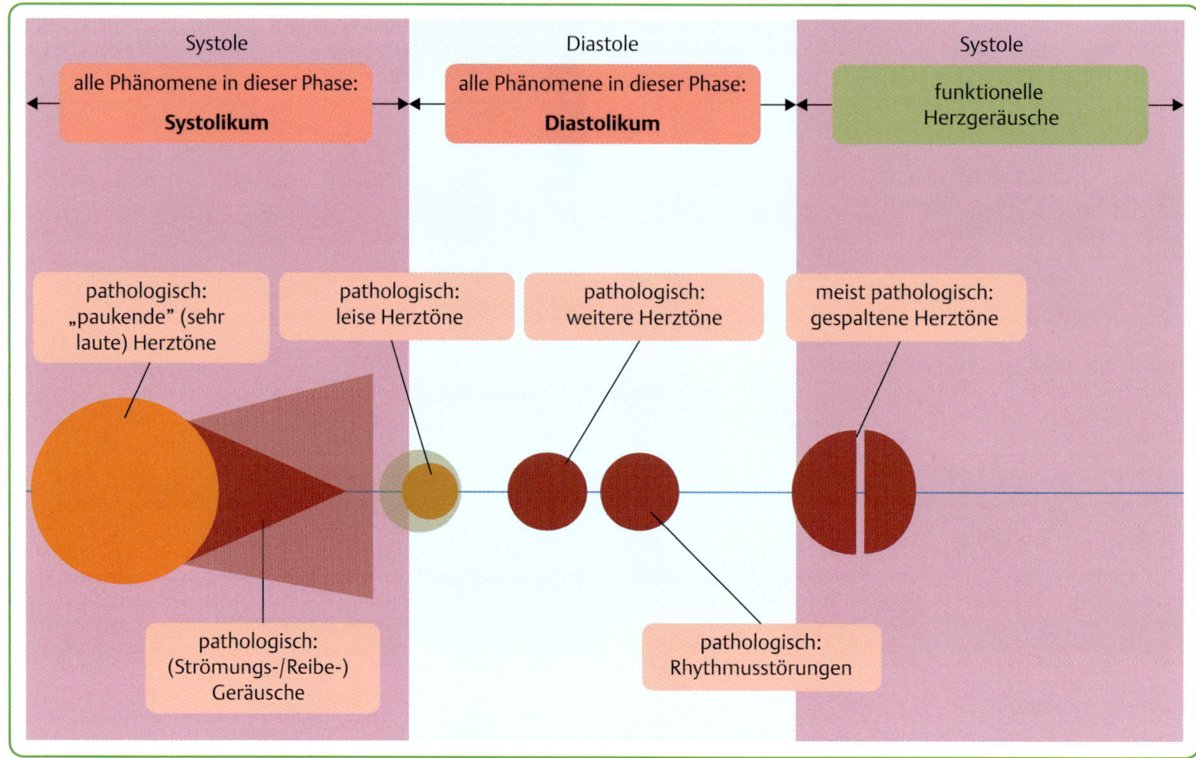

▶ **Abb. 3.103** Pathologische Herzgeräusche. (Quelle: Herzog M, Sengebusch J. Von Flecken und Punkten. DHZ 2016; 2: 63-64. doi: 10.1055/s-0036-1582160)

Auskultation der Arteria carotis

Indikationen. V. a. Aortenklappenstenose, Gefäßschäden, z. B. Arteriosklerose

Durchführung:
- Legen Sie das Stethoskop in Höhe des Schildknorpels auf die A. carotis auf (▶ Abb. 3.104).
- Üben Sie keinen Druck aus, um keine artifiziellen Strömungsgeräusche zu provozieren und um eine Irritation der Pressorezeptoren am Glomus caroticum und die Gefahr einer Synkope zu vermeiden.
- Achten Sie auf Strömungsgeräusche. Sie weisen auf eine Aortenklappenstenose oder eine Arteriosklerose des Gefäßes hin.

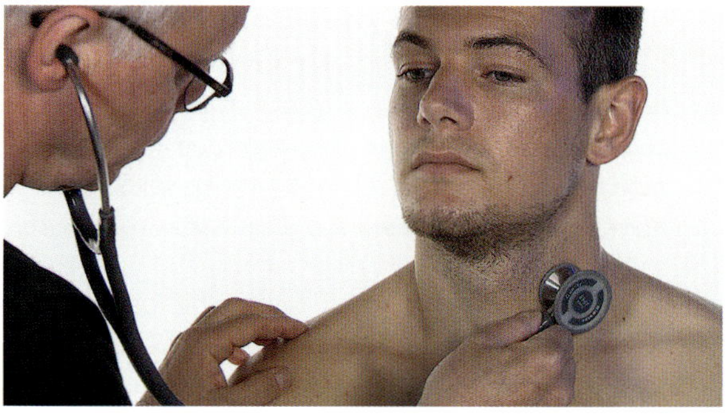

▶ **Abb. 3.104** Auskultation der linken A. carotis. (Quelle: teamWerk, Stuttgart)

3.5.4 Palpation und Perkussion des Herzens

Palpation des Herzspitzenstoßes

Indikationen. V. a. Herzklappenfehler, Veränderungen der Herzgröße oder Herzlage, Perikarditis

Durchführung:
- Den Herzspitzenstoß palpieren Sie am liegenden Patienten im 5. ICR medioklavikular links (▶ Abb. 3.105). In dieser Position kann der Herzspitzenstoß abgeschwächt oder nach lateral verlagert sein.
- Lässt sich dieser so schlecht palpieren, können Sie die Palpation auch in Seitenlage oder im Sitzen mit leicht vorgebeugtem Oberkörper tasten.
- Suchen Sie mit 3 Fingerbeeren den 5. ICR medioklavikular auf und tasten Sie den Herzspitzenstoß als leicht hebende Pulsation.
- Achten Sie auf eine evtl. vorliegende Lateralisierung – also Verschiebung zur Körperseite. Dies kann auf eine Herzvergrößerung hindeuten (s. u.).
- Bei der Palpation des Herzens kommt dem Herzspitzenstoß die größte Bedeutung zu. Darüber hinaus können herzsynchrone Pulsationen an weiteren Stellen der Brustwand getastet werden.

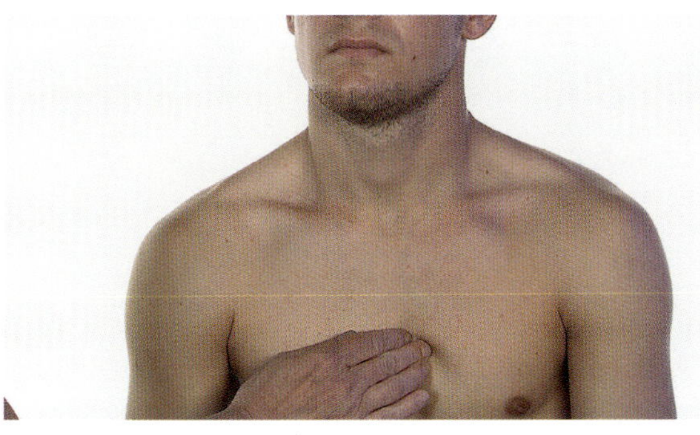

▶ **Abb. 3.105** Aufsuchen des 5. Interkostalraumes zur Palpation des Herzspitzenstoßes. (Quelle: teamWerk, Stuttgart)

Pathologische Befunde:

- Bei einer linksventrikulären Dilatation verlagert sich der Herzspitzenstoß nach lateral. Bei einer Rechtsherzdilatation ist er v. a. links parasternal im 5. ICR tastbar.
- Neben dem Herzspitzenstoß lässt sich bei entsprechenden Pathologien ein **Schwirren** tasten, das man aber besser mit den Handinnenflächen spürt. Dieses Phänomen tritt im Rahmen von Herzklappenfehlern auf und ist besonders gut parasternal im 2. und 3. ICR zu ertasten.
- Bei einer trockenen Perikarditis kann sich das **Perikardreiben** auf die Thoraxwand übertragen und ist dann als dezente Vibration präkardial zu tasten.

Perkussion des Herzens

Die Perkussion des Herzens ergibt nur wenige und äußerst ungenaue Anhaltspunkte für die Lage und die Größe des Herzens. Bei sehr adipösen Menschen, Frauen mit großen Brüsten und Patienten mit Lungenemphysem lassen sich keine Befunde erzielen. Sie ist deshalb nicht mehr gebräuchlich. Die Differenzierung zwischen absoluter und relativer Herzdämpfung durch verschiedene Perkussionsverfahren erläutern wir aus diesem Grund nicht.

3.5.5 Jugularvenentest

Indikation. V. a. auf Rechtsherzinsuffizienz

Beim Jugularvenentest beurteilt man den Füllungszustand der Jugularvenen zur Prüfung eines möglichen Einflussstaus des rechten Herzens.

Durchführung:

- Bitten Sie den Patienten, sich flach auf die Untersuchungsliege zu legen. Beobachten Sie dabei, wie sich die Halsvenen vollständig füllen.
- Fordern Sie ihn nun auf, sich um ca. 45° aufzurichten, und beobachten Sie erneut den Füllungszustand.

Physiologischer Befund. Die Jugularvenen entleeren sich beim Aufrichten vollständig.

Pathologischer Befund:

- Die Jugularvenen bleiben gefüllt oder sind bereits im Sitzen und Stehen sichtbar.
- Dies spricht das für eine Volumenbelastung des rechten Herzens.

Testung des hepatojugulären Refluxes

Durchführung:

- Der Patient liegt mit um 45° erhöhtem Oberkörper auf der Liege.
- Üben Sie nun mit der flachen Hand einen deutlichen Druck unterhalb des rechten Rippenbogens aus. Dieser Druck sollte ungefähr 60 s gehalten werden.
- Beobachten Sie dabei die Jugularvenen: Sie füllen sich physiologisch gut sichtbar.
- Nehmen Sie dann den Druck zurück.

Physiologischer Befund. Beim gesunden Menschen bildet sich die Füllung nach wenigen Sekunden zurück, da das rechte Herz die Volumenmehrbelastung rasch kompensieren kann.

Pathologischer Befund. Bleibt die Füllung bestehen und sind zusätzliche Pulsationen der Jugularvene zu beobachten, spricht das für eine Volumenbelastung des rechten Herzens.

3.5.6 Palpation von Ödemen

Indikation. V. a. Herz-, insbesondere Rechtsherzinsuffizienz mit Stauung (Knöchelödem)

Bei einer Herzinsuffizienz kann sich aufgrund der verringerten Pump- und Saugleistung des Herzens v. a. ein Knöchelödem, später ein generalisiertes Ödem (Anasarka) bilden. Das Ödem tritt stets beidseitig auf! Es kann von Ödemen anderer Genese durch Anamnese, Inspektion und besonders durch eine Palpation abgegrenzt werden (▶ **Tab. 3.7**).

Bei der Anamnese kommen die vorab genannten Aspekte (Kap. 3.5.1) zum Tragen.

Allgemeine körperliche Untersuchung. Das Ödem zeigt in der Regel keine Veränderungen der Haut (Farbe, Konsistenz) und der Temperatur. Es ist typischerweise nicht schmerzhaft, die betroffenen Patienten klagen aber häufig darüber, dass sie „abends immer schwere Beine" haben.

Inspektion. Achten Sie bei der Inspektion eines Beinödems auf Verfärbungen (v. a. Rötung, Zyanose, bräunliches Kolorit als Zeichen einer Hämosiderose, Blässe), Gefäßzeichnungen und Veränderungen der Hautkonsistenz.

▶ **Tab. 3.7** Ursachen und Charakteristika von Ödemen.

beidseitig/generalisiert	einseitig/lokal	typischer Charakter	Begleitsymptome
Störungen des Venen- und Lymphsystems	**Störungen des Venen- und Lymphsystems**	Beinödem, Fußrücken, Zehenbeteiligung, positives Stemmer-Zeichen, eingangs eindrückbar, später nicht eindrückbar; temperatur- und farbneutral, keine Veränderung der Hautkonsistenz, nicht schmerzhaft	Symptome der Grunderkrankung (z. B. Erysipel, Lymphom)
Herzinsuffizienz	–	v. a. Knöchelödem, eindrückbar, temperatur- und farbneutral, keine Veränderung der Hautkonsistenz, nicht schmerzhaft	Symptome der Herzinsuffizienz; insbesondere der Rechtsherzinsuffizienz
Eiweißmangelödem	–	Knöchel-/Beinödem, eindrückbar, temperatur- und farbneutral, keine Veränderung der Hautkonsistenz, nicht schmerzhaft	Symptome der zugrunde liegenden Erkrankung (Niere, Leber, Pankreas, Darm, Fehl-/Mangelernährung)
Myxödem	–	Beinödem, nicht eindrückbar, derbe, teigige Hautkonsistenz, nicht schmerzhaft	Symptome der Hyperthyreose
–	**entzündliches und allergisches Ödem**	schmerzhaft, nicht eindrückbar, überwärmt, druckdolent	Symptome der zugrunde liegenden Erkrankung (z. B. Erysipel, Angioödem)
Ödem bei venöser Insuffizienz	–	oft Stauungsekzem, eindrückbar, oft schmerzhaft	–
–	**Ödem bei tiefer Beinvenenthrombose**	oft überwärmt, gerötet, meist dumpfer, tief liegender Druckschmerz; Cave: oft nur Seitendifferenz des Beinumfangs	Anamnese: Immobilität, bekannte Störung des Blutgerinnungssystems
–	**Ödem bei postthrombotischem Syndrom**	Verhärtungen der Haut und des Unterhautfettgewebes, Hämosiderineinlagerung (bräunlich-livide Verfärbung; Atrophie blanche), Spannungsschmerz	Anamnese: bestehende chronisch-venöse Insuffizienz, durchgemachte Phlebothrombose
Lipödem	–	meist begrenzt auf Oberschenkel und Becken, schmerzhaft, langfristig Entwicklung eines Lipolymphödems	idiopathisch, fast ausschließlich Frauen
medikamenteninduzierte Ödeme	–	–	**Anamnese:** Kalziumantagonisten, nichtsteroidale Antirheumatika (NSAR), Steroide, Kontrazeptiva, Östrogene
lokales Stauungsödem	–	–	Tumoren und andere Raumforderungen (Kompartmentsyndrom etc.)
Angioödem	**Angioödem**	akute Schwellung der Dermis, Subkutis und/oder Submukosa mit Lokalisationen im Gesicht, häufig Augenlider, Wangen, Lippen, Zunge, Hände, Unterarme, Pharynx und Larynx	lokales Spannungsgefühl und Druckschmerz; wenn Rachen und Kehlkopf betroffen sind: inspiratorischer Stridor, Dyspnoe
weitere Formen	–	–	Symptom bei gestörter Natriumretention, portaler Hypertension, Schwangerschaft; zyklisches Ödem; prämenstruelles Ödem

Palpation eines Beinödems

Cave
Ein Beinödem wird erst dann klinisch manifest, wenn die interstitielle Flüssigkeitseinlagerung in der Extremität mehr als 1 l beträgt.

Kriterien bei der Palpation sind Schmerz, Überwärmung und eine spürbare Konsistenz, die sog. „Eindrückbarkeit".

Durchführung:

- Die Palpation des Beinödems sollte am stehenden Patienten erfolgen.
- Umfassen Sie den Unterschenkel des Patienten ca. 15 cm über dem Knöchel (bei distalen Ödemen direkt über dem Knöchel).
- Drücken Sie Ihre Finger beherzt gegen ein Widerlager (Schienbeinknochen). Da die Untersuchung für den Patienten schmerzhaft sein kann, beginnen Sie mit einem leichtem Druck, den Sie langsam erhöhen, ggf. bis der Patient interveniert.
- Halten Sie Ihre Finger bei diesem maximalen Druck mindestens 5 s (optimalerweise für 10 s) in dieser Position.
- Lösen Sie Ihren Griff wieder und ziehen Sie Ihre Hand zurück.
- Beobachten Sie die untersuchte Beinregion.
- Führen Sie die Palpation auch am anderen Bein durch.

Bewertung. Bleibt nach der Palpation eine sichtbare oder evtl. nur palpable Eindellung zurück, so gilt das Ödem als „eindrückbar" (Kap. 3.8.4). Bleibt keine Delle zurück, so gilt das Ödem als „nicht eindrückbar".

3.6 Untersuchung der Gefäße und des Kreislaufsystems

Die Untersuchungen des arteriellen, venösen und lymphatischen Systems (▶ **Abb. 3.106**, ▶ **Abb. 3.107**) sowie der Kreislaufregulation werden an dieser Stelle getrennt erläutert. Die Indikationen, Pathomechanismen und Untersuchungstechniken sind zwar teilweise miteinander verbunden, aber nicht vollständig übergreifend, sodass sich eine entsprechende Schwerpunktsetzung anbietet.

Klassischer Untersuchungsgang	
Indikation **spezifische Symptome** • Schmerzen in den betroffenen Extremitäten unter Belastung oder in Ruhe • (v. a. muskuläre) Belastungseinschränkung (Ermüdung bis Schmerz) • Parästhesien bis Paresen • Blässe (peripher) • Schwindel, Ohrensausen	**meist obligatorische Untersuchung** **Inspektion/Anamnese:** • Vorerkrankungen (v. a. Diabetes mellitus, Arteriosklerose) • Blässe (peripher) • Pigmentierungen • periphere Hautulzera, Nekrosen, Gangräne
nach Befundlage **weitere körperliche Untersuchungen**	**Tests:** • Faustschluss-, Ratschow-Lagerungsprobe, Schellong-Test, Gehtest, Allen-Test • Sensibilitätsprüfung **Palpation:** • Pulsstatus, Temperatur **Auskultation:** • Stenosegeräusche (große Arterien) • Blutdruckmessung
nach Befundlage **Erhärtung/Bestätigung im Labor**	**Labor:** • Hinweise auf Arteriosklerose (u. a. Cholesterin, Triglyzeride, Lipoprotein a, Homocystein, Blutzucker) • Rheuma-Labor • Entzündungszeichen (unspezifisch)
nach Befundlage **Erhärtung/Bestätigung durch bildgebende Verfahren/apparative Diagnostik**	**bildgebende Verfahren:** • Dopplersonografie • Angiografie • CT, MRT, Röntgen

▶ **Abb. 3.106** Klassischer Untersuchungsgang bei V. a. Erkrankungen der Arterien und Durchblutungsstörungen.

Klassischer Untersuchungsgang	
Indikation **spezifische Symptome** • Schweregefühl (v. a. Beine) • (Stauungs-)Ödeme • Parästhesien, (nächtliche Bein-)Krämpfe • Varizen	**meist obligatorische Untersuchung** **Inspektion/Anamnese:** • Pigmentierungen • periphere Hautulzera, Nekrosen, Gangräne • Umfangdifferenz der Beine • Risikofaktoren (Nikotin, Östrogene, Alkohol etc.)
nach Befundlage **weitere körperliche Untersuchungen**	**Tests:** • Trendelenburg-/Perthes-Gefäßtests **Palpation:** • Thrombosedruckpunkte (Cave!)
nach Befundlage **Erhärtung/Bestätigung im Labor**	**Labor:** • D-Dimere • Rheumalabor • Entzündungszeichen (unspezifisch)
nach Befundlage **Erhärtung/Bestätigung durch bildgebende Verfahren/apparative Diagnostik**	**bildgebende Verfahren:** • Dopplersonografie • Angiografie • CT, MRT, Röntgen

▸ **Abb. 3.107** Klassischer Untersuchungsgang bei V. a. Erkrankungen der Venen.

3.6.1 Erkrankungen der Arterien und Durchblutungsstörungen

Indikationen. Vorliegen der Leitsymptome und einschlägiger Risikofaktoren (v. a. Diabetes mellitus, Hypertonie, starker Tabak- und Alkoholabusus und rheumatische Erkrankungen)

Der V. a. Durchblutungsstörungen sowie auf einen akuten peripheren arteriellen Verschluss kann in der Praxis häufig auch ohne bildgebende Verfahren erhärtet werden. Bei den anderen Erkrankungen wird die Diagnose durch Sonografie und andere bildgebende Verfahren und Laboruntersuchungen gesichert.

Leitsymptome. Schmerzen in den betroffenen Extremitäten unter Belastung oder in Ruhe; (v. a. muskuläre) Belastungseinschränkung (Ermüdung bis Schmerz); Parästhesien bis Paresen; Blässe (peripher); Schwindel, Ohrensausen

! Beachte

6-P-Symptomatik bei akuter peripherer arterieller Verschlusskrankheit (pAVK):

1. **Blässe (paleness)**
2. **Pulslosigkeit (pulselessness)**
3. **Erschöpfung (prostration)**
4. **Gefühllosigkeit (paresthesia)**
5. **Schmerz (pain)**
6. **Lähmung (paralysis)**

Anamnese. Vorerkrankungen (v. a. Diabetes mellitus, Arteriosklerose, Erkrankungen aus dem rheumatischen Formenkreis)

Untersuchungen, Tests und Funktionsprüfungen

Inspektion. Blässe (peripher), periphere Hautulzera

Auskultation. Strömungsgeräusche (große Arterien), Blutdruckmessung

Perkussion. keine

Palpation. Pulsstatus, Temperatur

Tests. Faustschluss-, Ratschow-Lagerungsprobe, Schellong-Test, Gehtest, Sensibilitätsprüfung; Messung der Körpertemperatur

Weiterführende Untersuchungen

Labor:

- Hinweise auf Arteriosklerose (u. a. Cholesterin, Triglyzeride, Lipoprotein a, Homocystein, Blutzucker)
- Rheumalabor
- Entzündungszeichen (unspezifisch)

Bildgebende Verfahren:
- Dopplersonografie
- Angiografie
- CT, MRT, Röntgen

3.6.2 Erkrankungen der Venen

Indikationen. Vorliegen der Leitsymptome und einschlägiger Risikofaktoren (v. a. Faktoren des Virchow-Trias)

Der V. a. Erkrankungen der Venen lässt sich in der Praxis häufig auch ohne bildgebende Verfahren erhärten. Die Diagnosesicherung erfolgt durch Sonografie und andere bildgebende Verfahren sowie spezifische Laboruntersuchungen.

Leitsymptome. Schweregefühl (v. a. Beine), (Stauungs-) Ödeme, Parästhesien, (nächtliche Bein-)Krämpfe, Varizen

Anamnese. Risikofaktoren (Tabak-, Alkoholabusus, Östrogene, Immobilität etc.)

Untersuchungen, Tests und Funktionsprüfungen

Inspektion. Pigmentierungen, Stauungsekzeme; periphere Hautulzera, Nekrosen, Gangräne; Umfangsdifferenz der Beine

Auskultation. keine

Perkussion. keine

Palpation. Thrombosedruckpunkte (Cave!), Venenbeschaffenheit, Temperatur

Tests. Trendelenburg-/Perthes-Gefäßtests; Messung der Körpertemperatur

Weiterführende Untersuchungen

Labor:
- D-Dimere
- Entzündungszeichen (unspezifisch)

Bildgebende Verfahren:
- Dopplersonografie
- Angiografie
- CT, MRT, Röntgen

3.6.3 Erkrankungen der Lymphgefäße

Indikationen. Vorliegen der Leitsymptome, pathologische Veränderungen der Lymphknoten und/oder Lymphbahnen (z. B. bei Metastasen, Lymphomen oder Infektionserkrankungen mit Beteiligung der Lymphknoten, z. B. Lymphogranuloma venereum, nach Verletzungen, langer Immobilität oder bestehendem Lipödem)

Der V. a. Erkrankungen der oberflächlichen Lymphbahnen und Lymphknoten sowie ein Lymphstau lassen sich in der Praxis häufig auch ohne bildgebende Verfahren erhärten. Bei den anderen Erkrankungen wird die Diagnose durch Endoskopie/bildgebende Verfahren und spezifische Laboruntersuchungen gesichert.

Klassischer Untersuchungsgang	
Indikation spezifische Symptome • Schmerzen • Ödeme • Fieber	meist obligatorische Untersuchung Inspektion/Anamnese: • lokale Entzündungszeichen • sichtbar entzündete Lymphbahnen • sichtbar entzündete Lymphknoten
nach Befundlage weitere körperliche Untersuchungen	Tests: • Stemmer-Zeichen Palpation: • Lymphknoten • Ödem-Differenzierung
nach Befundlage Erhärtung/Bestätigung im Labor	Labor: • Entzündungszeichen (unspezifisch)
nach Befundlage Erhärtung/Bestätigung durch bildgebende Verfahren/apparative Diagnostik	bildgebende Verfahren: • Dopplersonografie • CT, MRT, Röntgen

► **Abb. 3.108** Klassischer Untersuchungsgang bei V. a. Erkrankungen der Lymphgefäße.

Notfälle Gefäß- und Kreislaufsystem		
Phlebothrombose (s. auch Lungenembolie)	• einseitig • Schwere-/Spannungsgefühl • Fußsohlenschmerz • Entzündungszeichen: Rötung, Schmerz, Schwellung, Erwärmung • Thrombosetests (Cave!)	• Lagerung: Oberkörperhochlage mit Beugung in Kniegelenk und Leiste • Ruhe, keine Bewegung • Lysetherapie durch den Arzt • s. o.: Lungenembolie/akutes Cor pulmonale
akute pAVK	• 6-P-Zeichen (Blässe, Pulslosigkeit, [evtl. peitschenhiebartiger] Schmerz, Parästhesien, Erschöpfung, Lähmung)	• Lagerung: Tieflagerung und Polsterung der betroffenen Extremität, Entfernung beengender Kleidung • Lyse und Sedierung durch den Arzt
akute Arteriitis temporalis	• einseitiger Kopfschmerz • sichtbare, druckschmerzhaft palpable A. temporalis • Sturzsenkung • CRP stark erhöht	• Arzt: Kortison
(EPH-Gestose)/Präeklampsie	• Ödeme • Proteinurie • Hypertonie >140/90	• Ruhe, Azetylsalizylsäure (ASS), Volumensubstitution • ggf. Sektio
hypertensive Krise	• Kopfschmerz • Sehstörungen • Bewusstseinstrübung • Schwindel, Übelkeit, Angina pectoris • RR >230/120 mmHg	• Gabe von Medikamenten durch den Arzt (je nach Ursache) • ggf. OP (bei hormonausschüttenden Tumoren als Ursache)

▸ **Abb. 3.109** Notfälle Gefäß- und Kreislaufsystem (s. auch ▸ **Abb. 3.95**).

Leitsymptome. Schmerzen, Ödeme, Fieber

Anamnese. Infektionen; Vorerkrankungen (z. B. Tumorerkrankungen)

Untersuchungen, Tests und Funktionsprüfungen

Inspektion. lokale Entzündungszeichen, sichtbar entzündete Lymphbahnen, sichtbar entzündete und nicht entzündete Lymphknoten

Auskultation. keine

Perkussion. keine

Palpation. Lymphknoten (z. B. druckdolent, verschieblich); Ödemdifferenzierung

Tests. Stemmer-Zeichen; Messung der Körpertemperatur

Weiterführende Untersuchungen

Labor. Entzündungszeichen (unspezifisch)

Bildgebende Verfahren:
- Dopplersonografie
- CT, MRT, Röntgen

▸ **Abb. 3.108**, ▸ **Abb. 3.109**

3.6.4 Inspektion des Patienten

Bevor Sie mit weiteren Untersuchungen beginnen, nehmen Sie eine Inspektion vor. Achten Sie dabei bezüglich venöser Erkrankungen besonders auf Folgendes:
- Spider naevi (Besenreiser), Varizen (sog. „Krampfadern"), die durch ihren unregelmäßigen Verlauf und ihre aneurysmatischen Aussackungen auffallen: Sie kommen insbesondere an den Beinen vor.
- Gefäßzeichen (Kollateralen): Sie befinden sich v. a. an Ober- und Unterbauch.
- Hautschäden (Atrophie, zum Teil Induration bis zur Ulzeration): Das venöse Ulcus cruris findet man eher über dem Innenknöchel. Im Gegensatz zu arteriell be-

dingten Ulzera zeigt es sich weniger klar abgegrenzt, sondern in der Form und der Ausbreitung eher diffus.

- Hautkolorit: livide, zyanotische, rote (entzündliche) oder Glanzhaut (gespannte Hautoberfläche) oder gelblich oder bläulich braune Hautverfärbungen (sog. „Purpura jaune d'ocre“)
- evtl. deutliche (entzündliche) Venenzeichnungen mit derbem Gefäßstrang bei Thrombophlebitis
- Schwellung mit glänzender, gespannter Haut sowie Rötung bei tiefer Thrombose (in der Regel einseitig)

3.6.5 Blutdruckmessung

Die Blutdruckmessung (▶ **Video 3.14**) ist eine der grundlegenden Untersuchungen.

Für die Blutdruckmessung verwendet man üblicherweise ein manuelles Blutdruckmessgerät. Es besteht aus einer aufblasbaren Druckmanschette, die über einen Schlauch mit einem Manometer, also einem Druckmesser, mit Blasebalg und Drehventil verbunden ist (▶ **Abb. 3.110**).

Gemessen wird nach dem Verfahren von Riva-Rocci, daher auch die Abkürzung „RR“ für den Blutdruckwert. Messen Sie bei der ersten Konsultation den arteriellen Blutdruck immer an beiden Oberarmen.

Durchführung:

Überprüfung des Geräts:

- Vergewissern Sie sich, dass das Blutdruckmessgerät in einwandfreiem Zustand ist. Ein Gerät mit porös wirkenden Schläuchen, beschädigtem Manometerglas o. Ä. sollten Sie austauschen.
- Prüfen Sie das Eichdatum auf seine Gültigkeit.

Positionierung des Patienten:

- Der Patient kann während der Messung sitzen oder liegen.
- Der Patient entkleidet sich so weit, dass Sie den Arm zunächst komplett inspizieren können.
- **Kontraindikationen** für eine Blutdruckmessung an einem Arm sind Lymphödeme, besonders nach Lymphknotenentfernung im Rahmen eines Mammakarzinoms, Indizien für eine Blutungsneigung, ein Shunt bei Dialysepatienten, Gefäßzugänge wie eine Verweilkanüle, frische Operationsnarben am Arm, neurologische Ausfälle, z. B. Spasmen, Paresen und eine Hemiplegie.
- Es darf an dem Arm, an dem Sie messen wollen, zudem an keiner Stelle zu Kompressionen kommen. Achten

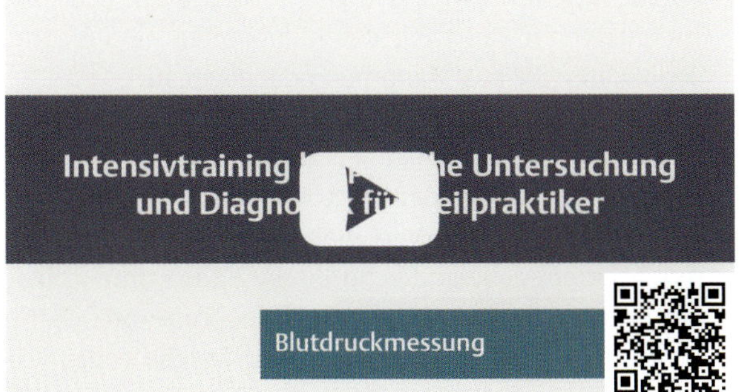

▶ **Video 3.14** Blutdruckmessung. (Quelle: teamWerk, Stuttgart)

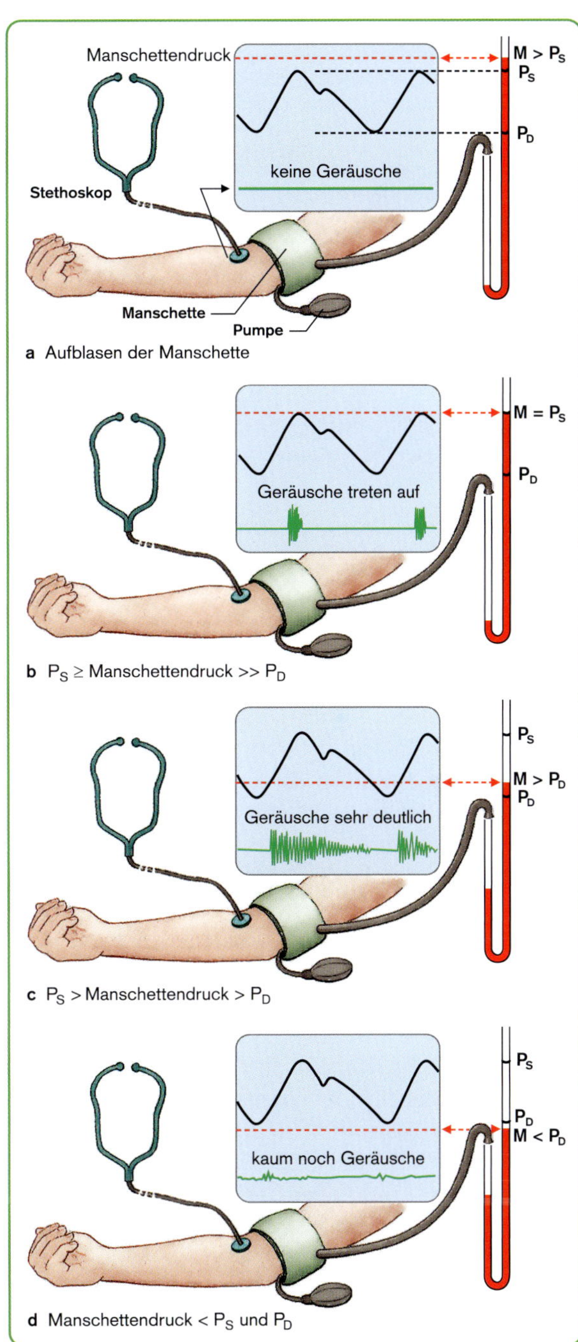

▶ **Abb. 3.110** Blutdruckmessung (M = Manschettendruck, P_D = diastolischer Blutdruck, P_S = systolischer Blutdruck). (Quelle: Ehmke H. Blutdruckmessung. In: Pape H-C, Kurtz A, Silbernagl S et al., Hrsg. Physiologie. 7., vollständig überarbeitete und erweiterte Auflage. Stuttgart: Thieme; 2014. doi:10.1055/b-002-98019)

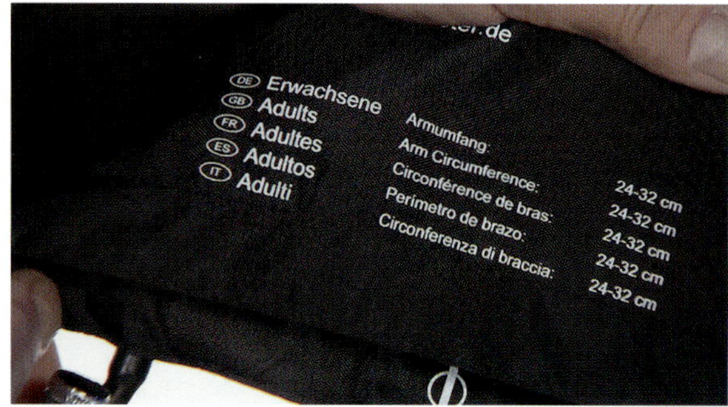

▶ **Abb. 3.111** Armmanschette für Erwachsene mit Angaben des Armumfangs. (Quelle: teamWerk, Stuttgart)

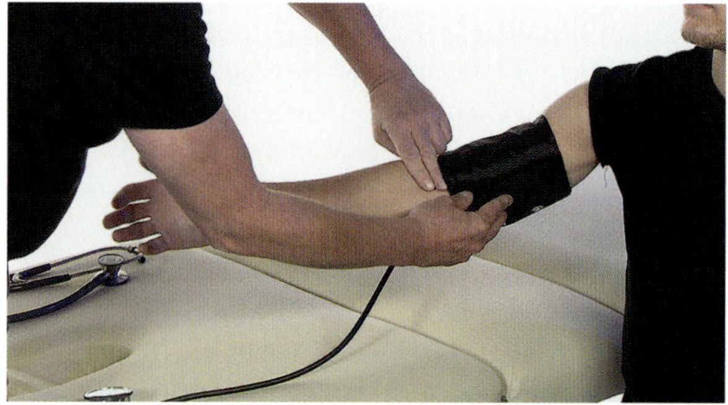

▶ **Abb. 3.112** Blutdruckmessung: Anbringen der Manschette. (Quelle: teamWerk, Stuttgart)

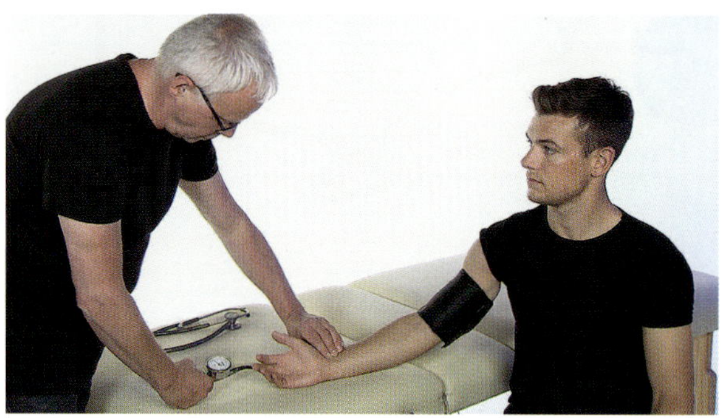

▶ **Abb. 3.113** Blutdruckmessung: Palpation des Radialispulses. (Quelle: teamWerk, Stuttgart)

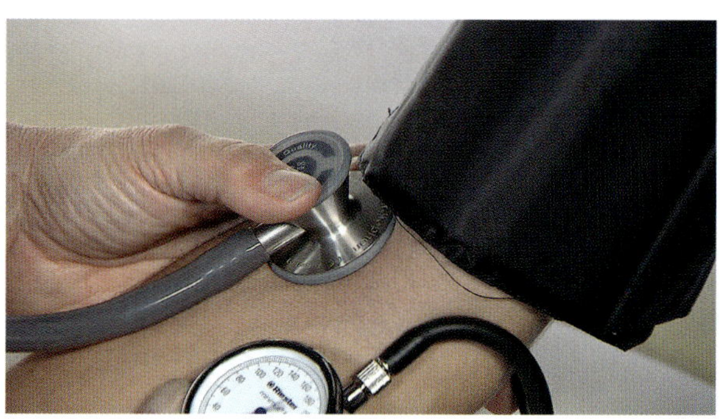

▶ **Abb. 3.114** Blutdruckmessung: Auskultation der Strömungsgeräusche. (Quelle: teamWerk, Stuttgart)

Sie v. a. auf den Oberarm, dort kann z. B. durch einen nachlässig nach oben gekrempelten Ärmel eine Kompression entstehen.

- Für die Messung legt der Patient den Arm entspannt ungefähr **auf Herzhöhe** ab. Bieten Sie ihm dazu ggf. eine Armauflage an.

Vorbereiten und Anbringen der Manschette:

- Wählen Sie eine Manschette, die dem Arm des Patienten angepasst ist, passen Sie also die Größe der Manschette dem Armumfang an. Alle neuen Manschetten haben einen aufgedruckten Hinweis hierzu (▶ **Abb. 3.111**).
- Vergewissern Sie sich, dass die Druckmanschette völlig **luftleer** ist. Streichen Sie sie ansonsten sorgfältig aus.
- Legen Sie die Manschette so um den Arm des Patienten, dass die Mitte des aufblasbaren Teils auf der Beugeseite des Arms über der **A. brachialis** liegt (▶ **Abb. 3.112**). Viele Manschetten haben eine entsprechende Markierung.
- Positionieren Sie den unteren Rand der Manschette ca. 2,5 cm, also etwa 2 Fingerbreit, über der Ellenbeuge. Schließen Sie den Klettverschluss der Manschette so fest, dass sie nicht rutscht, aber auch keine Einschnürungen entstehen.
- Suchen Sie den **Radialispuls** und **palpieren** Sie ihn (▶ **Abb. 3.113**).
- Pumpen Sie die Manschette auf und beobachten Sie dabei das Manometer. Sobald Sie den Radialispuls nicht mehr tasten können, merken Sie sich den angezeigten Wert. Dieser entspricht der Systole. Lassen Sie die Luft langsam und komplett ab.
- Legen Sie Ihr Stethoskop in die Ellenbeuge auf die A. brachialis auf und pumpen Sie die Manschette erneut ca. 30 mmHg über dem zuvor ermittelten Wert (der palpatorisch ermittelte Systole) auf. Sie liegen jetzt sicher über der Systole und vermeiden Fehler durch die auskultatorische Lücke (s. u.).

Messung:

- Ermitteln Sie jetzt die Messwerte durch **Auskultation** (▶ **Abb. 3.114**). Lassen Sie den Druck der Manschette erneut langsam (um etwa 2–3 mmHg/s) ab. Das entspricht einem Teilstrich des Manometers je Sekunde. Beobachten Sie das Manometer dabei genau.
- Nach einigen Sekunden wird der Blutstrom wieder freigegeben. Dabei entstehen auskultierbare Töne. Der 1. hörbare Ton markiert den **systolischen Blutdruck**. Merken Sie sich den Wert, den das Manometer in diesem Moment anzeigt. Sie hören oft 2 Töne unmittelbar hintereinander. Dann folgen pulssynchrone, oft scharfe Töne, sie werden als **Korotkow-Geräusche** (oder Korotkow-Töne) bezeichnet.

- Nach und nach werden die Töne leiser und dumpfer. Achten Sie weiter auf das Manometer und merken Sie sich den Wert, den es anzeigt, wenn Sie den letzten Ton hören. Das ist der **diastolische Blutdruckwert**.
- Lassen Sie weiter langsam und vollständig die Luft aus der Manschette ab, bis Sie sich ganz sicher sind, dass die Messung abgeschlossen ist.

Hinweise:
- Wenn Sie die Messung an demselben Arm wiederholen möchten, sollten 2 min zwischen der 1. und der 2. Messung liegen.
- Messen Sie immer an beiden Armen und vergleichen Sie die Werte. Unterschiede bis zu 10 mmHg zwischen linkem und rechtem Arm sind physiologisch.
- Bei V.a. Gefäßerkrankungen (z.B. Aortenaneurysma, Arteriosklerose) wird auch an beiden Beinen gemessen.

Vermeidung möglicher Fehlerquellen:
- **Falsch hohe Werte** können gemessen werden, wenn
  - die Manschettengröße zu klein gewählt ist,
  - die Manschette zu locker angelegt ist,
  - der Arm nicht entspannt ist,
  - der Arm während der Messung unterhalb der Herzhöhe liegt,
  - die Stauung zu lange gehalten wird,
  - die Luft zu schnell abgelassen wird; der diastolischer Wert wird dann zu hoch gemessen.
- **Falsch niedrige Werte** können gemessen werden, wenn
  - die Manschettengröße zu groß gewählt ist,
  - Kleidung den Arm beengt,
  - der Arm während der Messung oberhalb der Herzhöhe liegt,
  - die Luft zu schnell abgelassen wird; der systolische Wert ist dann zu tief.

Auskultatorische Lücke. Die auskultatorische Lücke ist ein Phänomen, das in seiner Entstehung noch nicht abschließend geklärt ist, obwohl es bei bis zu einem Drittel der Hypertoniepatienten zu beobachten ist und auch beim gesunden Patienten regelmäßig vorkommt. Vereinfacht gesagt handelt es sich um ein „Hörloch", eine stumme Phase im Bereich zwischen systolischem und diastolischem Wert (► **Abb. 3.115**).

Man vermutet, dass das Phänomen auf einer (ebenso ungeklärten) Hämodynamik beruht, die die Pulsgeräusche beim Druckablassen zwischen dem 2. und 3. Korotkow-Ton leiser werden lässt. Sie können so weit zurückgehen, dass sie unter der Hörschwelle liegen.

Das kann bei Nichtberücksichtigung zu folgenden Fehlern führen:
- Nach dem Verschwinden der arteriellen Pulsgeräusche pumpt man die Manschette nicht weiter auf und liegt genau in der Lücke, d.h. unter dem eigentlichen messbaren systolischen Druck. Besonders Bluthochdrucksituationen können zu diesem Fehler verleiten.
- Man pumpt die Manschette zwar ausreichend auf, bricht aber zu früh ab (lässt zu rasch die Luft ab), weil man die Lücke für die Ermittlung des diastolischen Wertes hält. Dieser Fehler sollte aber eher auffallen, da die ermittelten Werte (zumeist) zu hoch erscheinen. Beim weiteren langsamen Ablassen der Luft zeigen sich erneute pulssynchrone Zeigerbewegungen.

Um die genannten Fehler zu vermeiden, sollte man
- nach dem palpatorisch ermittelten potenziellen systolischen Wert (Puls nicht mehr palpabel) die Druckmanschette nochmals um 20–30 mmHg aufpumpen (► **Abb. 3.115**),
- nach dem Verschwinden der auskultierbaren Töne den Druck weiterhin langsam ablassen.

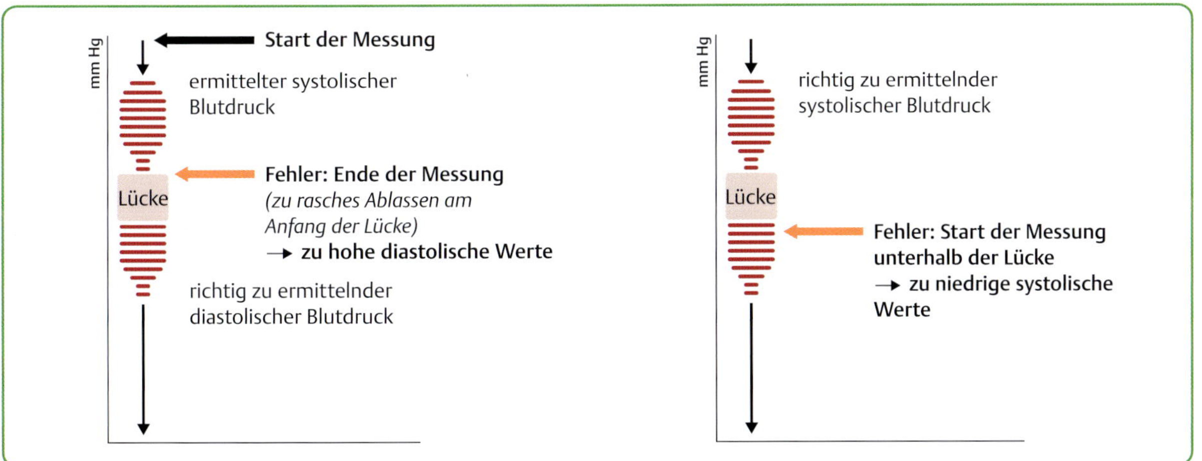

► **Abb. 3.115** Auskultatorische Lücke.

3.6.6 Pulsstatus/Palpation der Pulse

Palpation der Pulse

Indikationen. V. a. Arteriosklerose, pAVK, arterielle Gefäßschäden

Die Pulspalpation (▶ **Abb. 3.116**, ▶ **Video 3.15**) ist neben der Auskultation der Arterien Teil der Untersuchung des **arteriellen Gefäßstatus**. Es ist eine Standarduntersuchung bei V. a. Gefäßschäden wie Arteriosklerose mit konsekutiver Verschlusskrankheit, rheumatische Vaskulitiden, funktionelle Schäden oder Aneurysmen. Auch bei Herzerkrankungen und Störungen der Kreislaufregulation ist die sorgfältige Erhebung des arteriellen Gefäßstatus angezeigt.

Außer in Notfällen muss vor der Palpation immer eine ausführliche **Anamnese und Inspektion** des Patienten erfolgen. Achten Sie bei der Inspektion insbesondere auf die Gesichtsfarbe des Patienten, auf segmentale Abblassungen, eine livide oder rötlich-entzündliche Hautkolorierung, Hinweise auf atrophische Störungen der Haut, Ödeme sowie Pulsationen.

Neben der Palpation ist es an einigen Stellen des Körpers notwendig, dass Sie die Arterien auch auskultieren.

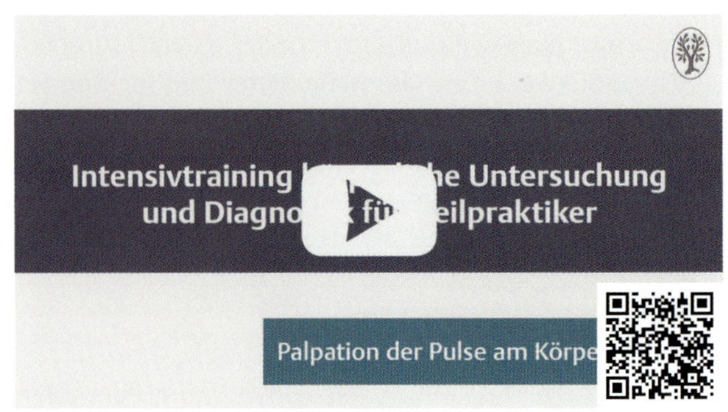

▶ **Video 3.15** Palpation der Pulse.

An manchen Stellen werden Sie die Pulse nicht palpieren, sondern ausschließlich die Arterien auskultieren können.

Lokalisation der Pulse. Sie können folgende Arterienpulse palpieren:

- **A. temporalis:** Sie lässt sich an beiden Schläfen tasten.
- **A. carotis communis:** Sie lässt sich auf beiden Seiten des Halses im Bereich des vorderen Rands des M. sternocleidomastoideus tasten.

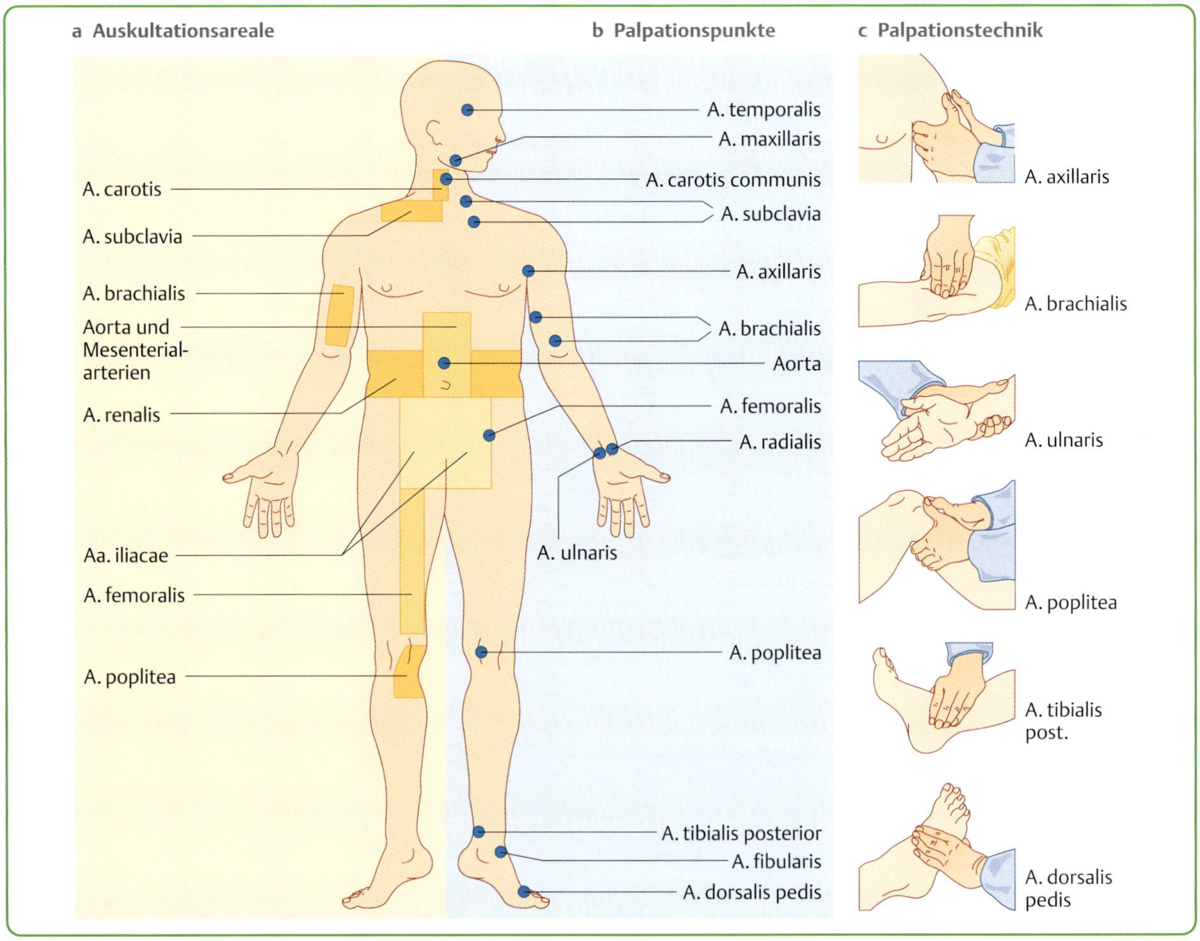

a Auskultationsareale
A. carotis
A. subclavia
A. brachialis
Aorta und Mesenterialarterien
A. renalis
Aa. iliacae
A. femoralis
A. poplitea

b Palpationspunkte
A. temporalis
A. maxillaris
A. carotis communis
A. subclavia
A. axillaris
A. brachialis
Aorta
A. femoralis
A. radialis
A. ulnaris
A. poplitea
A. tibialis posterior
A. fibularis
A. dorsalis pedis

c Palpationstechnik
A. axillaris
A. brachialis
A. ulnaris
A. poplitea
A. tibialis post.
A. dorsalis pedis

▶ **Abb. 3.116** Lokalisation und Palpation der Pulse. (Quelle: Klinische Untersuchung. In: Greten H, Rinninger F, Greten T, Hrsg. Innere Medizin. 13. Auflage. Stuttgart: Thieme; 2010. doi:10.1055/b-002-35711)

- **A. subclavia:** Sie lässt sich beidseitig am äußeren Rand der Schlüsselbeine tasten.
- **A. brachialis:** Sie lässt sich an den Oberarmen zwischen den beiden Strängen des M. biceps brachii und M. triceps brachii tasten.
- **A. radialis:** Sie lässt sich oberhalb der Handgelenke an der Speiche tasten.
- **A. ulnaris:** Sie lässt sich oberhalb der Handgelenke an der Elle tasten.
- **A. femoralis:** Sie lässt sich an den Oberschenkeln medial direkt unterhalb des Leistenbands tasten.
- **A. poplitea:** Sie lässt sich in den Kniekehlen tasten.
- **A. tibialis posterior:** Sie lässt sich an den Unterschenkeln, Innenknöcheln und Achillessehnen tasten.
- **A. dorsalis pedis:** Sie lässt sich auf den Fußrücken zwischen dem 1. und 2. Zehenstrahl tasten.

Praxistipp

Bei manchen Menschen sind die Pulse an der A. dorsalis pedis von Geburt an nicht tastbar, was keinen Krankheitswert hat. Sie sollten danach bei einer Pulslosigkeit fragen.

Vorgehen bei der Palpation:

- Palpieren Sie die Pulse vornehmlich am liegenden Patienten.
- Der Bereich, in dem Sie die Pulse tasten möchten, sollte vollständig entkleidet sein. Achten Sie immer darauf, dass Kleidung oder Schmuck die Palpation nicht beeinträchtigen, beispielsweise auf das Blutgefäß drücken, das Sie untersuchen möchten. Das Untersuchungsergebnis kann dadurch verfälscht werden.
- Gehen Sie bei der Untersuchung systematisch vor. Palpieren Sie beispielsweise von kranial nach kaudal bzw. von proximal nach distal.
- Palpieren Sie nicht mit dem Daumen. Sie spüren bei einer Palpation mit dem Daumen u. U. Ihr eigenes Blut unter der Daumenbeere pulsieren.
- Untersuchen Sie Arterien, die auf Körperseiten angelegt sind, also paarige Gefäße wie die A. radialis, immer im Seitenvergleich. Untersuchen Sie entweder gleichzeitig, indem Sie beispielsweise mit einer Hand die A. radialis am rechten und mit der anderen Hand am linken Handgelenk palpieren, oder palpieren Sie die Arterie nacheinander mit ein und derselben Hand.

Cave

Ausnahme ist die A. carotis communis, die niemals gleichzeitig an der rechten und linken Halsseite oder mit zu starkem Druck palpiert werden darf. Ansonsten könnte eine Ischämie oder aufgrund der Irritation der dort lokalisierten Pressorezeptoren eine Synkope ausgelöst werden.

- Eventuell müssen Sie das zu palpierende Gefäß zunächst richtig auffinden. Setzen Sie dazu den Palpationsfinger auf und führen Sie ihn dann mit leichtem Druck und stehenden Kreisen in das Gewebe.
- Palpieren Sie die Pulse mit 1–3 Fingern, am besten mit dem Zeige-, Mittel- und Ringfinger.
- Legen Sie die Fingerbeeren auf die Haut über dem zu palpierende Gefäß. Üben Sie nur leichten Druck aus.
- Achten Sie bei der Palpation v. a. auf folgende Aspekte:
  - **Frequenz:** Referenzwerte sind der ▶ **Tab. 3.8** zu entnehmen.
  - **Rhythmik:** Ein physiologischer Puls ist gleichmäßig und zeigt nur sehr vereinzelt Extrasystolen.
  - **Andruckwelle:** Fühlen Sie die Pulswelle als pochend wie das Schlagen eines kleinen Hammers oder schleicht sich die Pulswelle eher flach ein und wie fliehend wieder aus?
    - Ein weicher Puls (Pulsus mollis) spiegelt einen niedrigen systolischen Blutdruck wider (z. B. bei Aortenklappenstenose oder Gefäßverengungen).
    - Ein harter Puls (Pulsus durus oder auch „Wasserhammerpuls") resultiert aus einem hohen systolischen Blutdruck (z. B. bei Aortenklappeninsuffizienz oder Arteriosklerose).
  - **Pulsqualität:** Dies ist für den noch ungeübten Therapeuten evtl. etwas schwieriger, wird nach einigen vergleichenden Übungen jedoch zunehmend einfacher.
- Prüfen Sie bei V. a. einen Gefäßverschluss an einer Extremität stets auch die Gefäße anderer Bereiche im Körper.

▶ **Tab. 3.8** Referenzwerte der Pulsfrequenz nach Alter.

Alter		Referenzwerte
Neugeborene		140 Schläge/min
Kleinkinder	2 Jahre	120 Schläge/min
	4 Jahre	100 Schläge/min
Kinder und Jugendliche	10 Jahre	90 Schläge/min
	14 Jahre	85 Schläge/min
Erwachsene		60–80 Schläge/min
hohes Lebensalter		80–85 Schläge/min

Palpation der Pulse zur Bestimmung der Herzfrequenz

Durchführung:

- Wenn Sie die A. radialis palpieren (▸ **Abb. 3.117**), um im Rahmen einer **allgemeinen Untersuchung** die Anzahl der Herzschläge/min zu ermitteln, zählen Sie 15 s lang die in der Peripherie ankommenden Pulswellen. Multiplizieren Sie das Ergebnis mit 4.
- Wenn Sie die Pulsfrequenz im Rahmen der **Herzdiagnostik** messen (▸ **Tab. 3.8**), palpieren Sie die A. radialis 1 min und zählen Sie die ankommenden Pulswellen. Besonders wichtig ist dies beim Vorliegen von Herzrhythmusstörungen, denn nur, wenn Sie 1 min palpieren, erhalten Sie ein korrektes Ergebnis. Achten Sie neben der Pulsfrequenz auch auf den Pulsrhythmus.

Mögliche Befunde und ihre Bewertung:

- **Pulse mit starker Andruckwelle:** Sie sind beispielsweise bei Aortenklappeninsuffizienz, Arteriosklerose, Sympathikotonus, Hypertonie und Hyperthyreose zu palpieren.
- **Pulse mit weicher Andruckwelle:** Sie können Hinweis sein auf eine Hypotonie (beispielsweise durch Schock oder eine Herzinsuffizienz verursacht), eine Arteriosklerose, eine arterielle Verschlusskrankheit (insbesondere in den Beinen), eine Aortenklappenstenose oder eine Hypothyreose.
- **Fehlende Pulse:** Sind Pulse überhaupt nicht tastbar, kann dies auf eine arterielle Verschlusskrankheit in sehr fortgeschrittenem Stadium hinweisen. Pulslosigkeit kann aber auch bei einem akuten arteriellen Verschluss auftreten, der beispielsweise durch eine arterielle Embolie verursacht wurde.

Cave

Beim akuten arteriellen Verschluss durch Embolie handelt es sich um einen Notfall!

Palpation der Pulse am Kopf und am oberen Thorax

Palpation der A. temporalis

Die A. temporalis palpieren Sie v. a. bei V. a. eine Arteriitis temporalis. Das Gefäß zeichnet sich bei einer Entzündung meist deutlich stärker unter der Haut ab.

Durchführung:

- Legen Sie 2 Finger auf die Schläfe des Patienten und palpieren Sie den Puls (▸ **Abb. 3.118**).
- Verschieben Sie die Finger während der Palpation im vermuteten Gefäßverlauf.
- Achten Sie darauf, ob die Arterie druckschmerzhaft und die Haut über dem Blutgefäß gerötet ist. Bei einer Arteriitis temporalis kann das Gefäß als derber, druckdolenter Strang palpabel sein.

Palpation der A. carotis communis

Sie fühlen die Pulsation der Halsschlagadern in der Regel recht gut, da diese Arterien nahe am Herzen liegen und ein relativ großes Lumen haben.

Durchführung:

- Palpieren Sie die A. carotis communis auf Höhe des Schildknorpels (▸ **Abb. 3.119**).
- Legen Sie die Palpationsfinger behutsam auf.

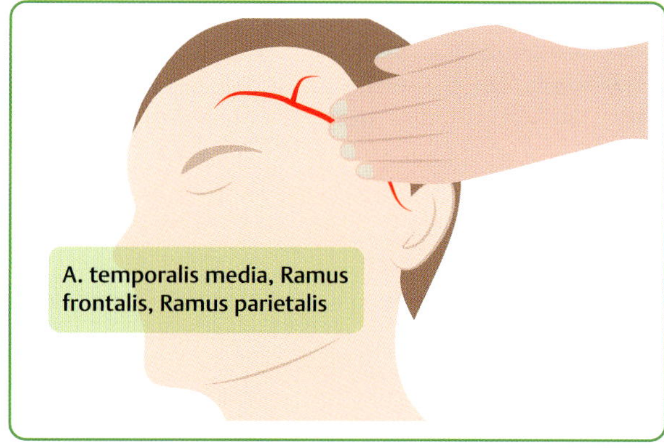

▸ **Abb. 3.118** Palpation der A. temporalis.

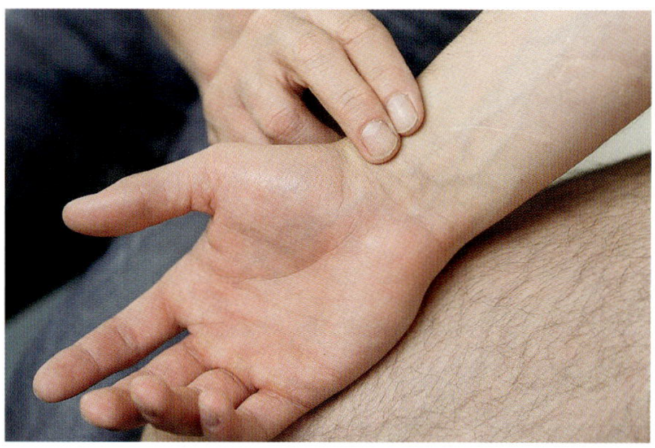

▸ **Abb. 3.117** Palpation des Radialispulses.

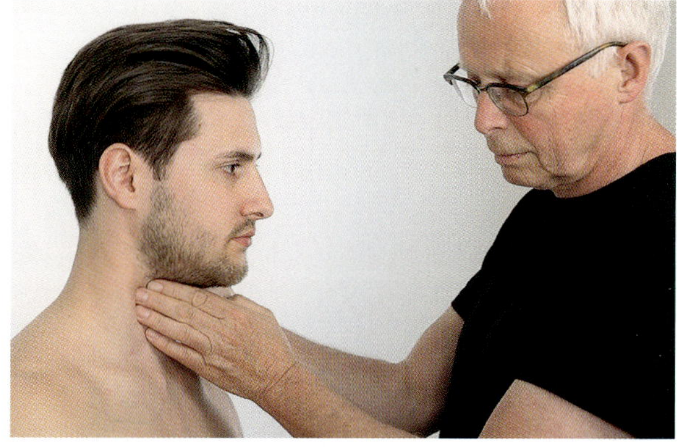

▸ **Abb. 3.119** Palpation der linken A. carotis communis.

- Die A. carotis communis darf niemals gleichzeitig an der rechten und linken Halsseite palpiert werden.
- Palpieren Sie diese Arterie zudem niemals mit zu starkem Druck.

Cave

Bei gleichzeitiger Palpation der A. carotis communis auf beiden Seiten des Halses oder zu starkem Druck droht eine Ischämie oder aufgrund der Irritation der dort lokalisierten Pressorezeptoren eine Synkope.

- Bei V. a. eine Aortenklappeninsuffizienz ist die Palpation der A. carotis communis obligatorisch.

Beachte

Palpieren Sie in Notfallsituationen immer die A. carotis communis, da Sie die peripheren Gefäße bei einer Zentralisation aufgrund eines Schocks meist nicht mehr tasten können.

Palpation der A. subclavia

Eine besondere Indikation zur Palpation der Arterien in den Schlüsselbeingruben gibt es nicht. In der Regel werden Sie diese Arterie auch nicht palpieren. Die Palpation sei hier aber dennoch der Vollständigkeit halber gezeigt.

Durchführung:

- Sie können die A. subclavia auf beiden Seiten gleichzeitig palpieren.
- Legen Sie dazu die Palpationsfinger oberhalb des Schlüsselbeins in die laterale Schlüsselbeingrube (► Abb. 3.120).

Palpation der Pulse an den oberen Extremitäten

Bei der Palpation der Pulse an den Extremitäten ist zu beachten, dass immer erst die distal und danach erst die proximal gelegenen Arterien palpiert werden.

Durchführung:

- Palpieren Sie also zunächst proximal des Handgelenks die **A. radialis**. Sie können diese sowohl nacheinander auf der rechten und anschließend der linken Seite als auch gleichzeitig palpieren. Setzen Sie zur Palpation am besten 3 Finger auf.
- Palpieren Sie anschließend die **A. ulnaris** in der Ellenbeuge beider Arme, ebenfalls nacheinander oder simultan.
- Die **A. brachialis** können Sie an 2 Stellen palpieren: in der Ellenbeuge (► Abb. 3.121) sowie am Oberarm zwischen den Strängen des M. biceps brachii und M. triceps brachii (► Abb. 3.122). Es empfiehlt sich, die Arterie am Oberarm zu palpieren. Sie müssen bei der Palpation in diesem Bereich etwas mehr Druck ausüben. Palpieren Sie auch hier an beiden Oberarmen, nacheinander oder gleichzeitig.
- Sie können ergänzend den Puls der **A. axillaris** in der Achselhöhle beider Körperseiten palpieren. Palpieren Sie erst rechts und anschließend links, heben Sie dazu den jeweiligen Arm leicht an. Sie können mit einer, an dieser Stelle aber auch mit beiden Händen palpieren.

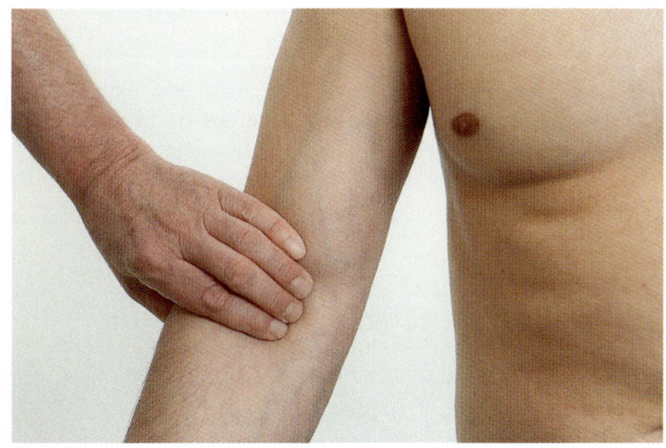

► **Abb. 3.121** Palpation der A. brachialis.

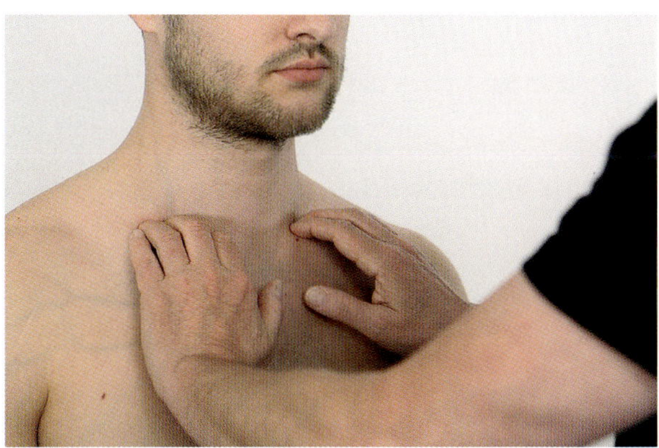

► **Abb. 3.120** Palpation der A. subclavia.

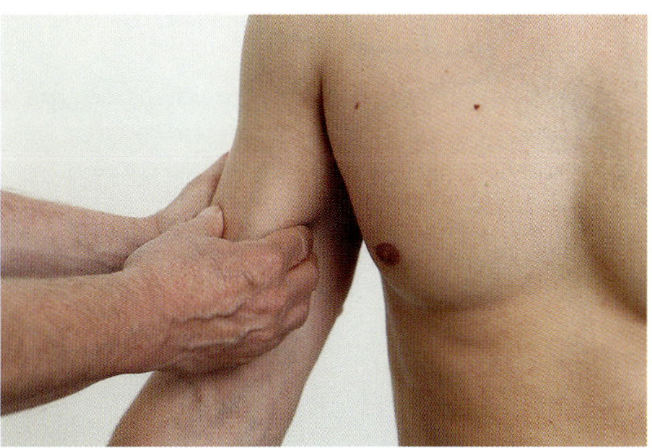

► **Abb. 3.122** Palpation der A. brachialis.

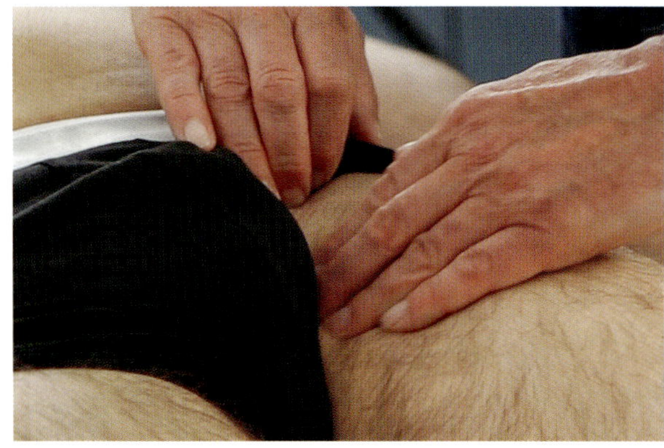

▶ **Abb. 3.123** Palpation der A. femoralis.

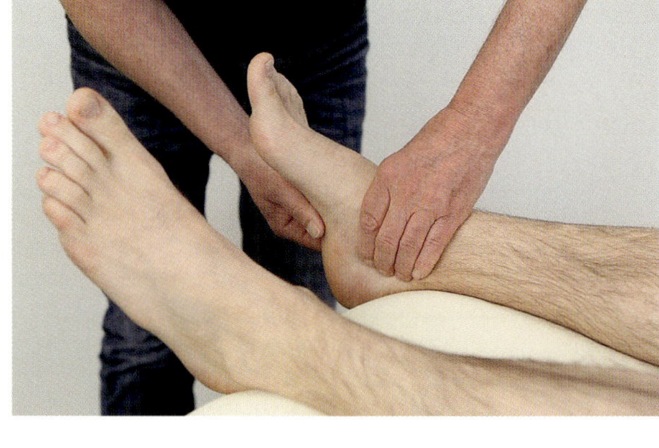

▶ **Abb. 3.124** Palpation der A. tibialis posterior.

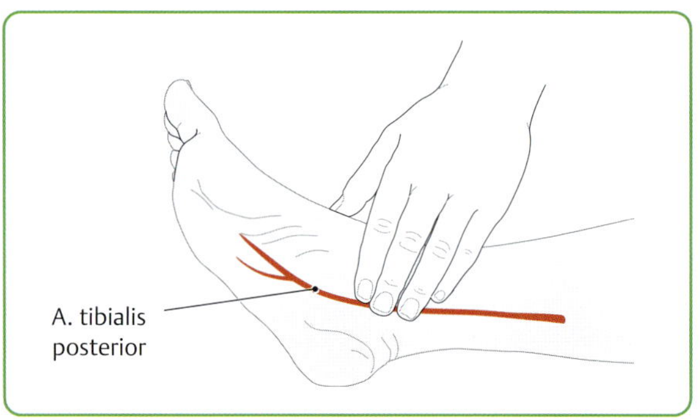

▶ **Abb. 3.125** Palpation der A. tibialis posterior: Schema. (Quelle: Schünke M, Schulte E, Schumacher U et al., Hrsg. Prometheus Lern-Atlas - Allgemeine Anatomie und Bewegungssystem. Illustrationen von M. Voll und K. Wesker. 5., vollständig überarbeitete Auflage. Thieme; 2018. doi:10.1055/b-006-149643)

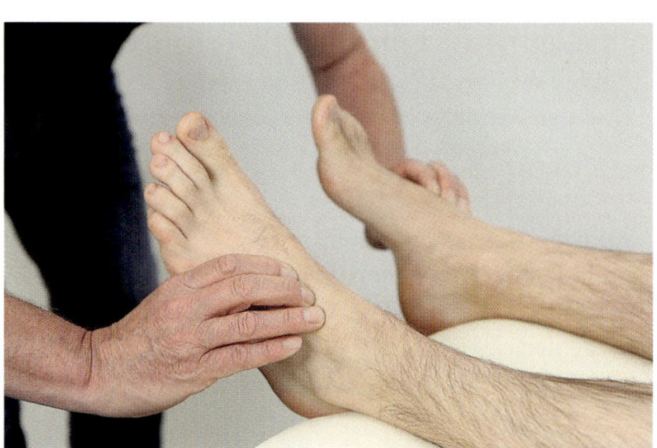

▶ **Abb. 3.126** Palpation der A. dorsalis pedis.

Palpation der Pulse an den unteren Extremitäten

Indikationen. V. a. arterielle Verschlusskrankheit, arterielle Gefäßschäden, z. B. bei Diabetes mellitus

Gefäßschäden zeigen sich besonders häufig zunächst an den unteren Extremitäten. Die Palpation der dortigen Arterien ist daher besonders wichtig. Achten Sie aber auch sorgfältig auf die Farbe und die Temperatur sowie trophische Veränderungen der Haut.

Beachte

Eine Pulslosigkeit muss als Alarmzeichen gewertet werden. Bei gleichzeitigem Auftreten weiterer Verschlusszeichen (v. a. Blässe, Schmerz, Kälte) ist die Situation als Notfall einzustufen.

Palpation an der A. femoralis, A. tibialis posterior und A. dorsalis pedis

Durchführung:

- Beginnen Sie mit der Palpation an der **A. femoralis**. Sie können diese Arterie auf beiden Seiten unterhalb des Leistenbands zwischen der Spina iliaca anterior superior und der Symphyse in der Mitte tasten (▶ Abb. 3.123).
- Sind die Pulse tastbar, palpieren Sie als Nächstes die Arterien der Füße. Tasten Sie den Puls der **A. tibialis posterior** an der Rückseite der Innenknöchel (▶ Abb. 3.124, ▶ Abb. 3.125). Palpieren Sie stets seitenvergleichend.
- Palpieren Sie danach die **A. dorsalis pedis**. Die Arterie liegt auf dem Fußrücken, etwas lateral der Sehne des M. extensor hallucis zwischen dem 1. und 2. Zehenstrahl (▶ Abb. 3.126, ▶ Abb. 3.127, ▶ Abb. 3.128).

Praxistipp

Fulminante Ödeme, beispielsweise als Folge einer Rechtsherzinsuffizienz, können die Palpation der A. dorsalis pedis erschweren. Aufgrund zahlreicher anatomischer Varianten ist diese Arterie zudem bei 10 % der Menschen nicht tastbar. Der Gefäßstatus ist dann mittels Dopplersonografie zu ermitteln.

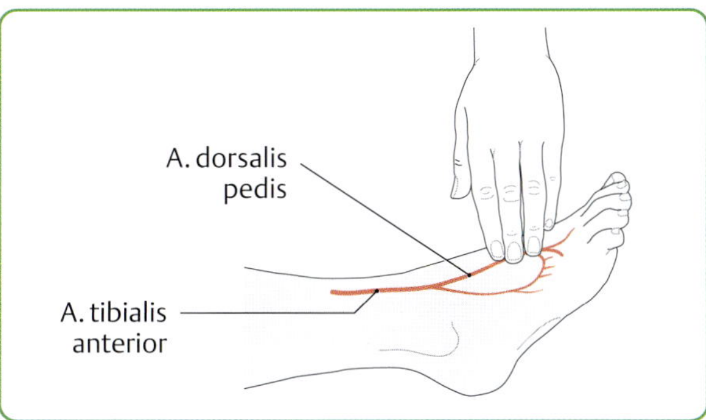

▶ **Abb. 3.127** Palpation der A. dorsalis pedis: Schema.

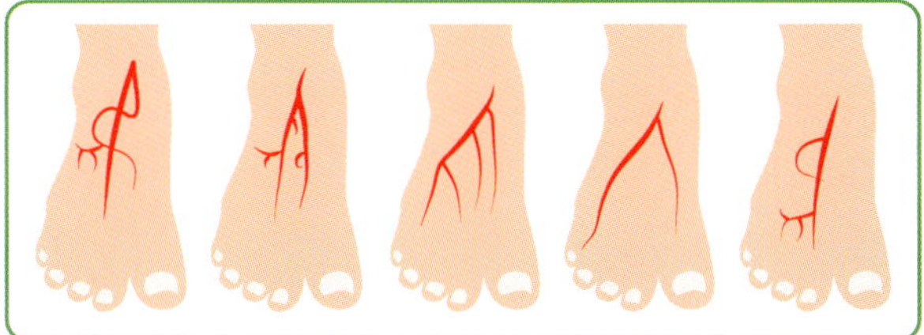

▶ **Abb. 3.128** Palpation der A. dorsalis pedis: Schema des variablen Verlaufs.

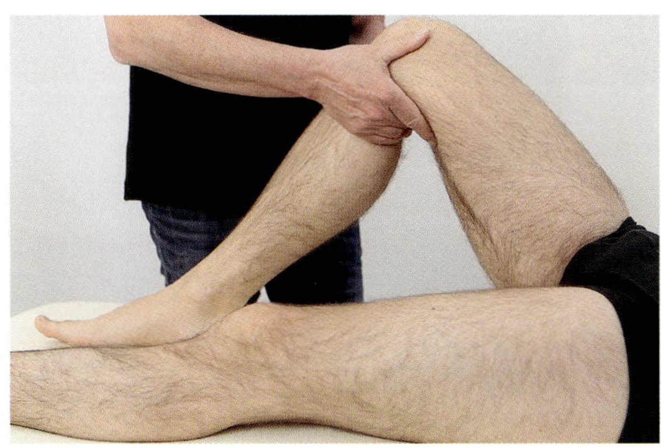

▶ **Abb. 3.129** Palpation der A. poplitea.

- Ist die Palpation ohne Befund, ist es unwahrscheinlich, dass eine arterielle Verschlusskrankheit vorliegt.
- Sind bei der Palpation nur schwache Pulse zu vorhanden, müssen Sie auch die **A. poplitea** palpieren (▶ Abb. 3.129). Dieses Gefäß ist bei vielen Patienten nicht einfach zu tasten. Es erleichtert die Untersuchung, wenn der Patient das zu palpierende Bein aufstellt und Sie mit beiden Händen palpieren. Zu tasten ist diese Arterie in der lateralen Kniekehle und unter verstärktem Fingerspitzendruck.

3.6.7 Auskultation der Arterien

Lokalisation der Arterien siehe ▶ **Abb. 3.116**

Die Auskultation (▶ **Video 3.16**) ist neben der Palpation der Pulse Teil der Untersuchung des **arteriellen Gefäßstatus**. Sie ist Standard bei V. a. Gefäßschäden wie Arteriosklerose mit konsekutiver Verschlusskrankheit, rheumatische Vaskulitiden, funktionelle Schäden oder Aneurysmen. Auch bei Herzerkrankungen und Störungen der Kreislaufregulation ist die sorgfältige Auskultation der arteriellen Gefäße angezeigt.

Der Auskultation geht – außer in Notfällen – immer eine ausführliche **Anamnese und Inspektion** des Patienten voraus. Bei der Inspektion achten Sie insbesondere auf die Gesichtsfarbe des Patienten, auf segmentale Ablassungen, livide oder rötlich-entzündliche Hautkolorierungen, Hinweise auf atrophische Störungen der Haut, Ödeme sowie Pulsationen.

Neben der Auskultation ist es an einigen Stellen des Körpers notwendig, dass Sie die Arterien auch palpieren. An manchen Stellen werden Sie die Arterien nicht palpieren, sondern ausschließlich auskultieren können.

Lokalisation der Arterien. Folgende Arterien können Sie auskultieren:

- **A. carotis communis:** Sie befindet sich auf beiden Seiten des Halses im Bereich des vorderen Rands des M. sternocleidomastoideus (▶ **Abb. 3.130**).
- **A. subclavia:** Sie befindet sich auf beiden Körperseiten ober- oder unterhalb des Schlüsselbeins am äußeren Rand (▶ **Abb. 3.131**).
- **A. brachialis:** Sie befindet sich oberhalb der Ellenbeugen zwischen den beiden Strängen des M. biceps brachii und M. triceps brachii.
- **Aorta abdominalis:** Sie befindet sich medial im Periumbilikalbereich, also im oberen Mittelbauch (▶ **Abb. 3.132**).
- **A. renalis:** Die Nierenarterien zweigen beidseits etwa im oberen Mittelbauch von der Bauchaorta ab. Die ideale Stelle für die Auskultation finden Sie ungefähr 2 Querfingerbreit seitlich und 2 Querfingerbreit oberhalb des Bauchnabels, auf Höhe des 2. und 3. Lendenwirbels (▶ **Abb. 3.133**).

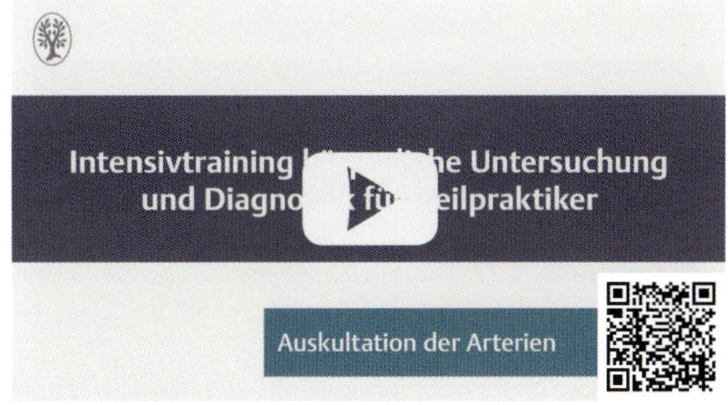

▶ **Video 3.16** Auskultation der Arterien.

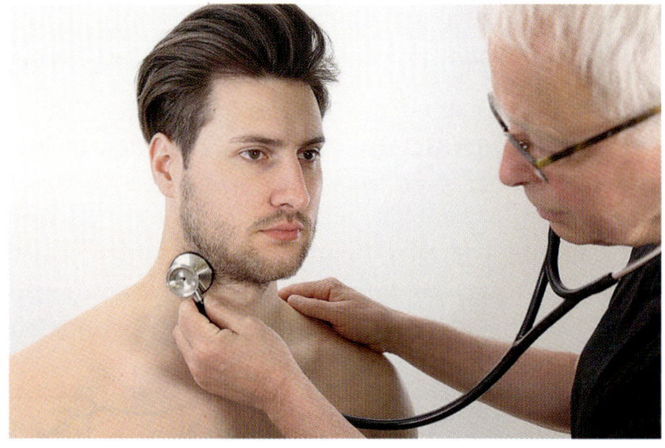

▶ **Abb. 3.130** Auskultation der linken A. carotis communis.

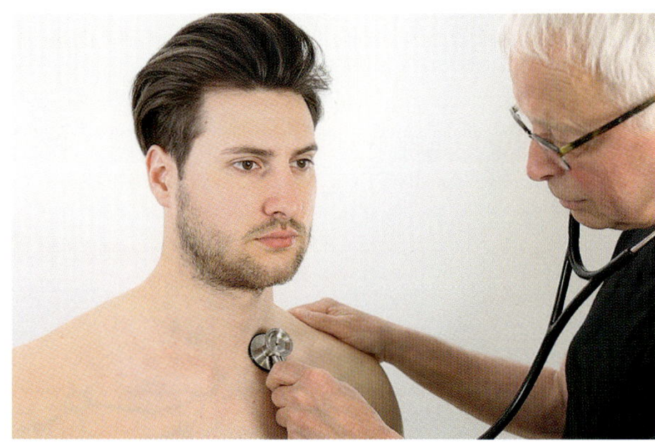

▶ **Abb. 3.131** Auskultation der A. subclavia.

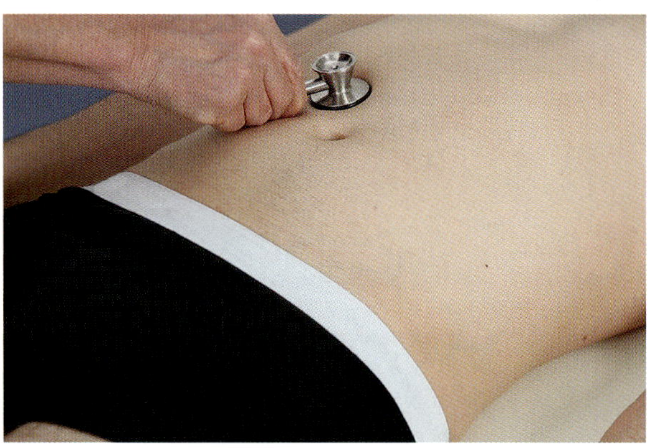

▶ **Abb. 3.132** Auskultation der Aorta abdominalis.

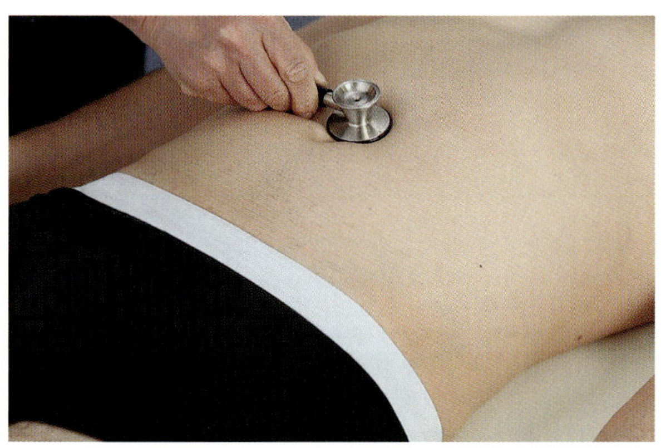

▶ **Abb. 3.133** Auskultation der A. renalis.

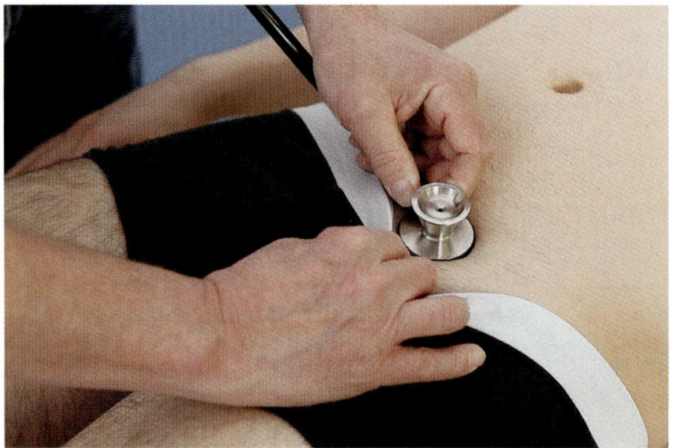

▶ **Abb. 3.134** Auskultation der A. iliaca externa.

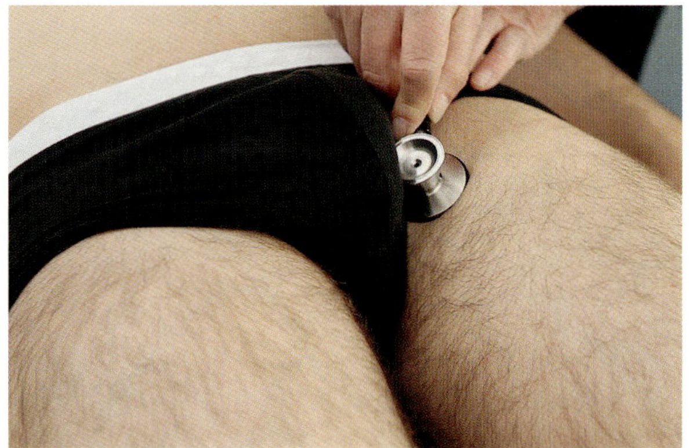

▶ **Abb. 3.135** Auskultation der A. femoralis.

- **A. iliaca externa:** Sie befindet sich im Unterbauch und lässt sich unterhalb des Bauchnabels auskultieren (▶ Abb. 3.134).
- **A. femoralis:** Sie befindet sich auf beiden Körperseiten medial am Oberschenkel, direkt unterhalb des Leistenbands (▶ Abb. 3.135).

Vorgehen bei der Auskultation:

- Auskultieren Sie die Arterien immer am liegenden Patienten.
- Der Bereich, in dem Sie auskultieren, sollte vollständig entkleidet sein. Achten Sie auch darauf, dass Kleidung oder Schmuck die Durchblutung nicht beeinträchtigen, indem sie beispielsweise auf das Blutgefäß drücken,

das Sie auskultieren möchten. Das Untersuchungsergebnis kann dadurch verfälscht werden.
- Gehen Sie bei der Untersuchung systematisch vor, auskultieren Sie beispielsweise von kranial nach kaudal bzw. von proximal nach distal.
- Wenn Sie einen konkreten Verdacht haben, beispielsweise dass der Patient an einer Nierenarterienstenose leidet, auskultieren Sie zunächst dieses Gefäß.

Physiologischer Befund. Normalerweise hören Sie keine Strömungsgeräusche.

Pathologischer Befund. Pathologisch ist das Vorliegen von Strömungsgeräuschen. Sie können als Folge von Stenosen entstehen. Ursache können beispielsweise arteriosklerotische Veränderungen, Gefäßanomalien wie Aneurysmen oder Obstruktionen der Arterien, beispielsweise durch Tumoren verursacht, sein.

Beachte

Da die Auskultation keine genaue Diagnose – insbesondere keine Rückschlüsse auf die Ursache – erlaubt, ist bei einem Strömungsgeräusch unbedingt eine weiterführende Diagnostik mit bildgebenden Verfahren angezeigt.

3.6.8 Faustschluss- und Ratschow-Lagerungsprobe

Die Faustschluss- und die Ratschow-Lagerungsprobe (▶ **Video 3.17**) sind Funktionstests bei V. a. eine pAVK. Die Faustschlussprobe dient der Beurteilung der Durchblutungssituation der oberen Extremitäten, die Ratschow-Lagerungsprobe ist das Pendant für die Beine.

Ratschow-Lagerungsprobe

Die Ratschow-Lagerungsprobe, auch bekannt als Ratschow-Test, Lagerungsprobe nach Ratschow oder Ratschow-Boerger-Test, ist ein wichtiger Test bei V. a. eine pAVK der unteren Extremitäten.

▶ **Video 3.17** Faustschluss- und Ratschow-Lagerungsprobe. (Quelle: teamWerk, Stuttgart)

Durchführung:
- Der Patient liegt auf dem Rücken, Beine und Füße sind entkleidet. Fordern Sie ihn auf, beide Beine gebeugt anzuheben.

Praxistipp

Denken Sie daran, dass besonders ältere Menschen dazu oft nicht mehr ohne Hilfe in der Lage sind. Eventuell müssen Sie die Beine während des Tests stützen (▶ **Abb. 3.136**).

- Fordern Sie dann den Patienten auf, mit beiden Füßen Kreise in der Luft zu zeichnen. Sie können ihn auch bitten, die Beine wie beim Fahrradfahren zu bewegen.
- Lassen Sie ihn diese Bewegung ca. 2 min lang durchführen.
- Bitten Sie den Patienten dann, die Beine wieder zu senken und sich auf der Liege so hinzusetzen, dass die Beine herunterhängen (▶ **Abb. 3.137**).
- Beobachten Sie die Durchblutung der Füße.
- Brechen Sie den Test sofort ab, wenn der Patient von Schmerzen in einem oder beiden Beinen berichtet. Fragen Sie den Patienten, wenn Sie eine Schmerzreaktion in seinem Gesicht ablesen.

Cave

Schmerzen können ein Alarmzeichen für bereits auftretende Gewebenekrosen sein!

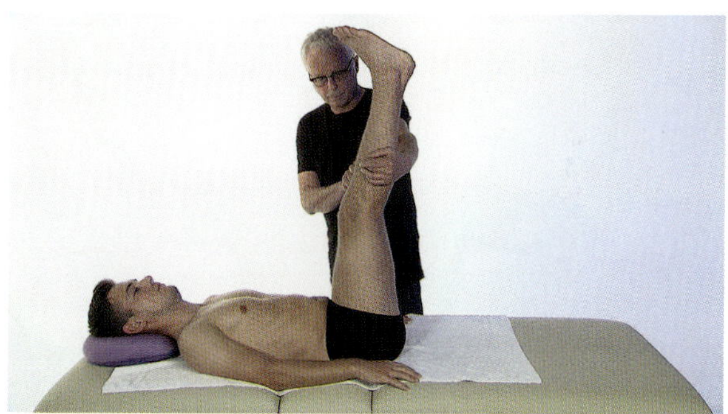

▶ **Abb. 3.136** Ratschow-Lagerungsprobe: Anheben beider Beine. (Quelle: teamWerk, Stuttgart)

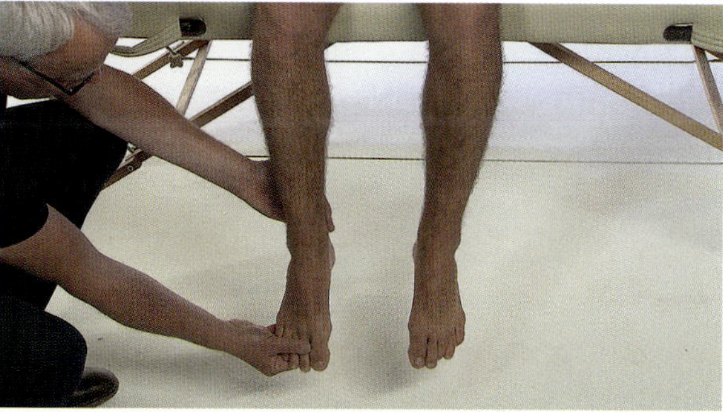

▶ **Abb. 3.137** Ratschow-Lagerungsprobe: Inspektion nach Absenken der Füße. (Quelle: teamWerk, Stuttgart)

Physiologischer Befund. Bei einer physiologischen Durchblutung kommt es zu einer reaktiven Hyperämie, also einer über das Normalmaß hinausgehenden Durchblutung. Neben der Rötung können Sie eine Überwärmung der Extremität feststellen. Die Hyperämie sollte spätestens 5 s, nachdem der Patient die Füße gesenkt hat, auftreten; nach 10–15 s sollte zudem eine deutliche Füllung der Fußrückenvenen zu sehen sein.

Pathologischer Befund: Setzt die Hyperämie nicht bzw. stark verlangsamt ein oder kommt es zu einer diffusen Abblassung, ist von einer Durchblutungsstörung auszugehen. Sind beide Beine von einer pAVK betroffen, ist der Seitenvergleich wenig aufschlussreich.

Faustschlussprobe

Durchführung:

- Der Patient sitzt, die Arme dürfen nicht durch Kleidung beengt sein. Trägt der Patient Armschmuck und Ringe, müssen diese abgelegt werden.
- Fordern Sie den Patienten auf, beide Arme zu heben und im ruhigen Wechsel mit den Händen Fäuste zu bilden (▶ **Abb. 3.138**) und dann die Hände wieder zu öffnen (▶ **Abb. 3.139**).
- Der Patient sollte den Vorgang innerhalb von 2 min rund 60× wiederholen. Die Bewegung steigert die Durchblutung, durch die Hochlage wird die Perfusion aber auch erschwert. Dass die Haut dabei blass wird, ist physiologisch.
- Bitten Sie den Patienten nach ca. 2 min, die Arme wieder zu senken und auf seine Knie zu legen, sodass Sie die Hände gut sehen können (▶ **Abb. 3.140**).
- Der Test kann forciert werden, indem Sie die A. radialis und/oder die A. ulnaris komprimieren.
- Brechen Sie den Test sofort ab, wenn der Patient Schmerzen in einer Hand oder einem Arm bekommt. Fragen Sie den Patienten, wenn Sie eine Schmerzreaktion in seinem Gesicht ablesen.

> **Cave**
> **Schmerzen können ein Alarmzeichen für bereits auftretende Gewebenekrosen sein!**

Physiologischer Befund. Physiologisch erwarten Sie eine reaktive Hyperämie, also eine über das Normalmaß hinausgehende verstärkte Durchblutung. Diese sollte spätestens 5 s, nachdem der Patient die Arme gesenkt hat, zu sehen sein.

Pathologischer Befund. Liegt eine pAVK vor, setzt diese Reaktion nicht oder nur stark verlangsamt ein. Gelegentlich kommt es zu einer weiteren diffusen Abblassung der Haut. Liegt auf beiden Seiten ein pAVK vor, ist ein Seitenvergleich wenig aufschlussreich.

3.6.9 Schellong-Test

Der Schellong-Test, auch bekannt als Orthostaseversuch, ist eine Funktionsprüfung bei V. a. orthostatische Regulationsstörungen. Er kann in verschiedenen Varianten durchgeführt werden. Relevant sind der Schellong-Test I und II, wobei sie aufgrund des vergleichsweise hohen Aufwands praktisch wenig zum Einsatz kommen. Der Schellong-Test III bedarf eines EKG-Geräts und wird daher nicht vorgestellt.

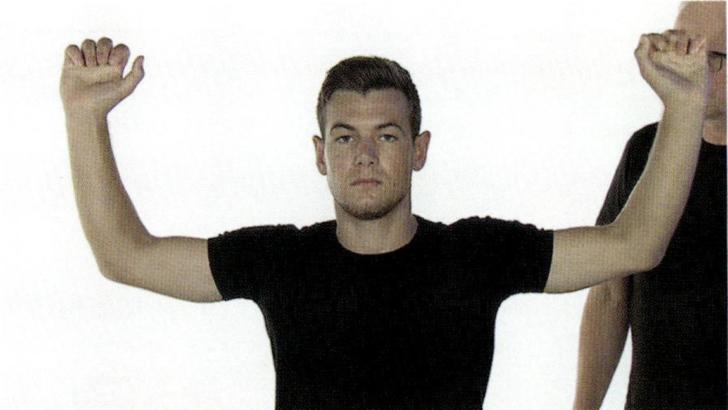

▶ **Abb. 3.138** Faustschlussprobe: Schließen der Hand. (Quelle: teamWerk, Stuttgart)

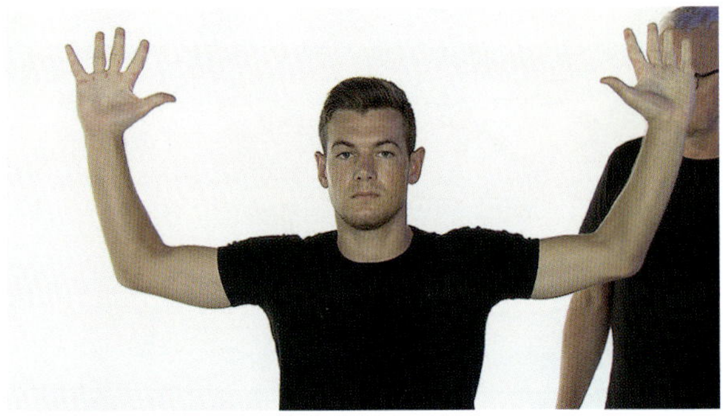

▶ **Abb. 3.139** Faustschlussprobe: Öffnen der Hand. (Quelle: teamWerk, Stuttgart)

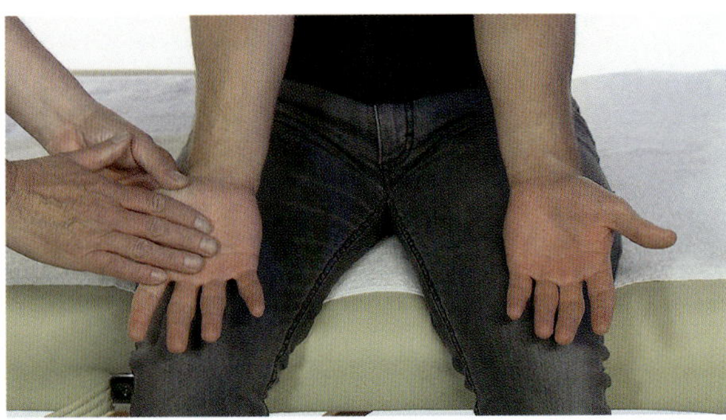

▶ **Abb. 3.140** Faustschlussprobe: Inspektion und Palpation nach Absenken und Ablegen der Hände auf den Knien. (Quelle: teamWerk, Stuttgart)

Durchführung:

- **Schellong I:** Der Patient belastet den Kreislauf durch 10-minütiges Stehen.
- **Schellong II:** Der Patient belastet den Kreislauf durch das rasche Gehen von 25 Treppenstufen auf und ab oder 20 Kniebeugen.
- Gelegentlich wird auch diese Variante gewählt: Der Patient liegt zunächst 10 min auf der Behandlungsliege. Dann steht er abrupt auf. Ab diesem Zeitpunkt werden über 5–10 min sein Puls und sein Blutdruck gemessen.

Physiologischer Befund. Physiologisch steigt der Puls (um 20–30 Schläge) bei anfangs ungefähr gleichbleibendem Blutdruck (▶ **Abb. 3.141**). Ein leichter Anstieg oder leichtes Absinken des Blutdrucks hat keinen diagnostischen Wert.

Pathologischer Befund. Pathologisch ist ein Abfall des systolischen Blutdrucks bei gleichzeitigem Abfall oder Anstieg der Diastole (evtl. Verringerung der Blutdruckamplitude). Eventuell kommt es zu einem starken Anstieg oder Abfall des Pulses (▶ **Abb. 3.142**).

3.6.10 Test der Rekapillarisierungszeit

Indikationen. V. a. Kapillarschäden der peripheren Gefäße, V. a. Anämie

Die Überprüfung der Rekapillarisierungszeit ist ein einfacher Test.

Durchführung:

- Drücken Sie kurz und kräftig mit Daumen und Zeigefinger die Finger- bzw. Zehenendglieder zusammen (▶ **Abb. 3.143**).
- Dabei wird das Blut aus dem Nagelbett gedrückt (▶ **Abb. 3.144**).

Physiologischer Befund. Nach Ende der Kompression muss die Wiederdurchblutung (die Rekapillarisierung) ohne jegliche Verzögerung erfolgen (▶ **Abb. 3.145**).

Pathologischer Befund. Die Rekapillarisierungszeit ist verlängert.

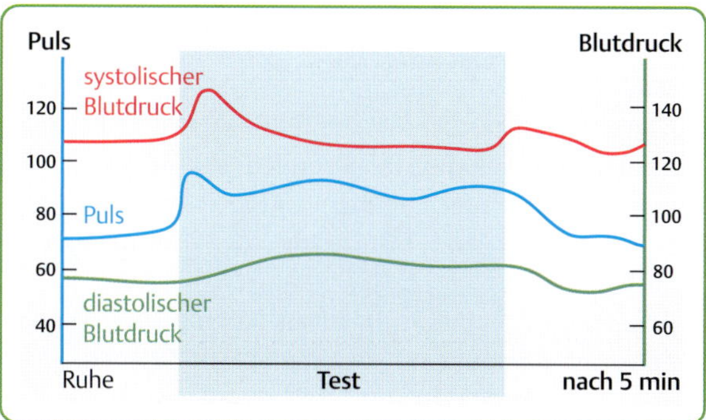

▶ **Abb. 3.141** Schellong-Test: physiologischer Befund.

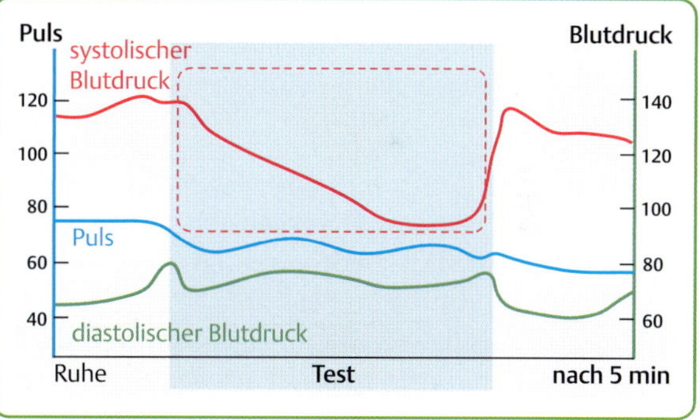

▶ **Abb. 3.142** Schellong-Test: pathologischer Befund.

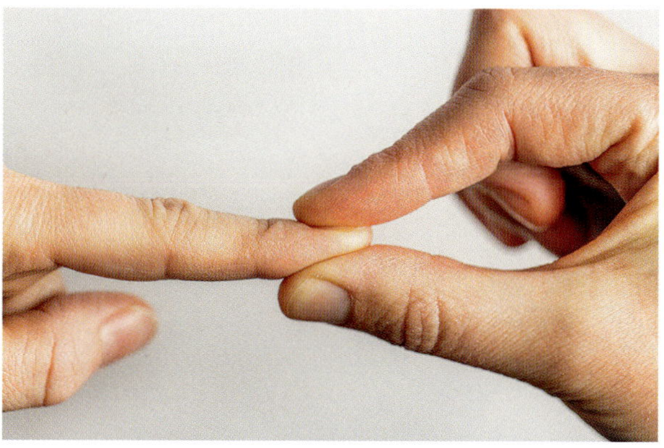

▶ **Abb. 3.143** Test der Rekapillarisierungszeit: Kompression des Zeigefingers.

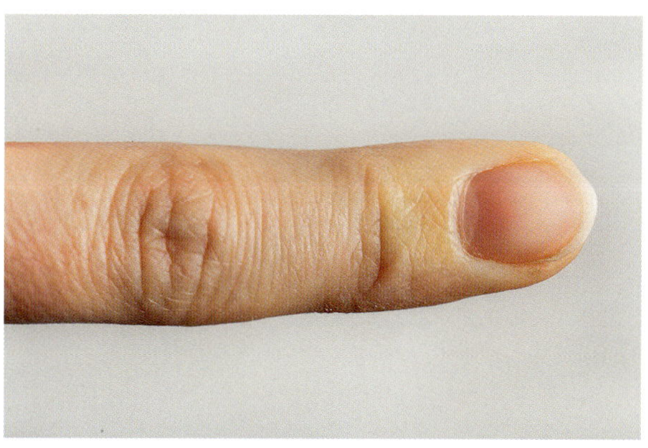

▶ **Abb. 3.144** Test der Rekapillarisierungszeit: Zeigefinger unmittelbar nach der Kompression.

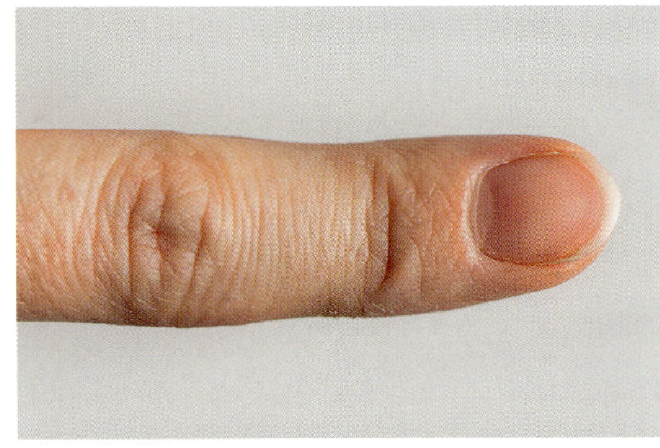

▶ **Abb. 3.145** Test der Rekapillarisierungszeit: Rekapillarisierung des Zeigefingers.

3.6.11 Venenklappentests

Es gibt 2 Funktionstests, die zur Beurteilung der Venenklappen zum Einsatz kommen können: den Trendelenburg- und den Perthes-Test. Der Trendelenburg-Test wird in 2 Schritten durchgeführt. Auch hier gilt, dass genaue Befunde über bildgebende Verfahren (Angiografie, Dopplersonografie) ermittelt werden.

Trendelenburg-Test

Beachte
Der Trendelenburg-Test darf nicht mit dem orthopädischen Trendelenburg-Zeichen verwechselt werden.

Der Trendelenburg-Test wird angewandt bei vorliegenden Varizen und dem V. a. Klappeninsuffizienzen, die bereits die Vv. perforantes (Perforansvenen) und die Vv. saphenae magna et parva betreffen.

Das Vorgehen und die Beobachtungen sind unseren Erfahrungen nach für viele zunächst schwer zu verstehen. Man muss sich hierzu deutlich machen, wie beim gesunden Menschen der venöse Fluss verläuft – von distal nach proximal; von den oberflächlichen Venen über die Perforansvenen zu den tief liegenden größeren „Entsorgungsgefäßen". Mit dem Trendelenburg-Test werden Störungen der Flussrichtung des venösen Blutes (bedingt durch Klappeninsuffizienzen) getestet.

Durchführung:

- Der Patient liegt auf der Behandlungsliege auf dem Rücken.
- Der Behandler hebt das Bein und streicht das Blut der oberflächlichen Venen nach proximal (körperwärts) aus (▶ **Abb. 3.146**).
- Dann werden die oberflächlichen Venen (V. saphena magna) unterhalb der Leiste gestaut. Dazu kann ein Stauschlauch benutzt werden. So kann über die Oberfläche kein Blut mehr in die distal liegenden Venen fließen (▶ **Abb. 3.147**).
- Der Patient steht wieder auf und geht langsam umher.
- Physiologisch füllen sich die oberflächlichen Varizen nicht oder (durch den arteriellen Druck) erst nach mehr als 30 s von distal nach proximal (▶ **Abb. 3.148**).
- Lösen Sie den Stauschlauch nach spätestens 1 min.

Physiologischer Befund. Erfolgt die physiologische Füllung wie beschrieben, ist der Trendelenburg-Test negativ, d. h., die Perforansklappen sind intakt (▶ **Abb. 3.148**).

Pathologische Befunde:

- Es erfolgt eine rasche Venenfüllung (<20 s) bei noch bestehender Stauung, insbesondere von proximal nach distal (retrograde Füllung; ▶ **Abb. 3.148**). Die Perforansklappen sind insuffizient, der **Trendelenburg-Test I** ist positiv.
- Bei einer retrograden massiven Füllung nach Beendigung der Stauung sind auch die oberflächlichen Venen in diesem Bereich insuffizient (= Stammvarikosis). Der

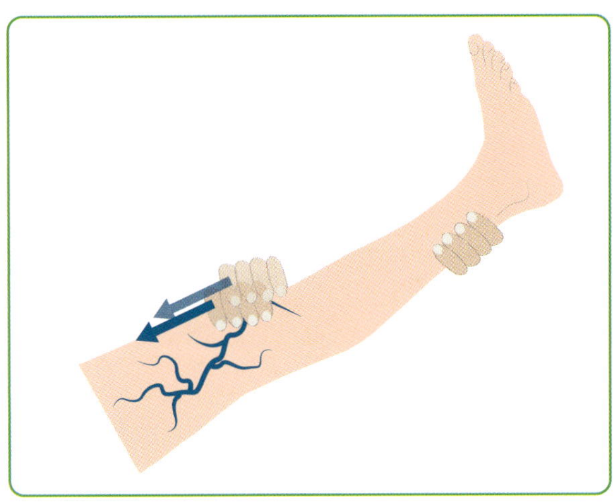

▶ **Abb. 3.146** Trendelenburg-Test: Ausstreichen der Venen.

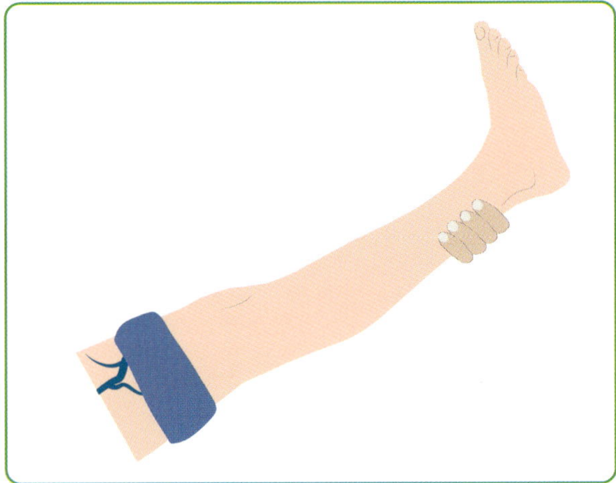

▶ **Abb. 3.147** Trendelenburg-Test: Stauung der Venen.

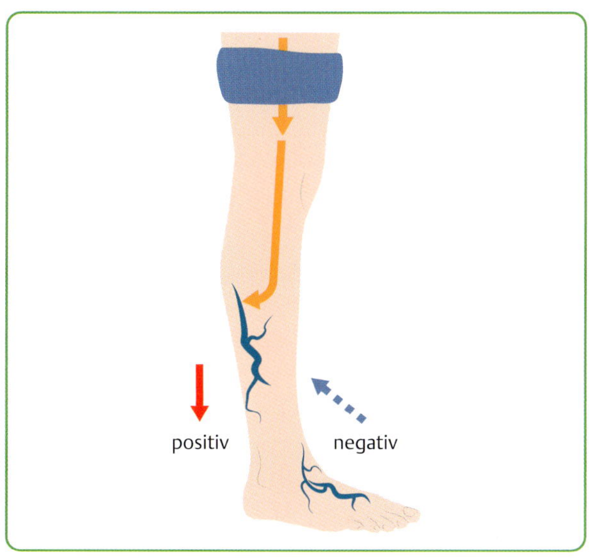

▸ **Abb. 3.148** Trendelenburg-Test: positiver Trendelenburg-Test I.

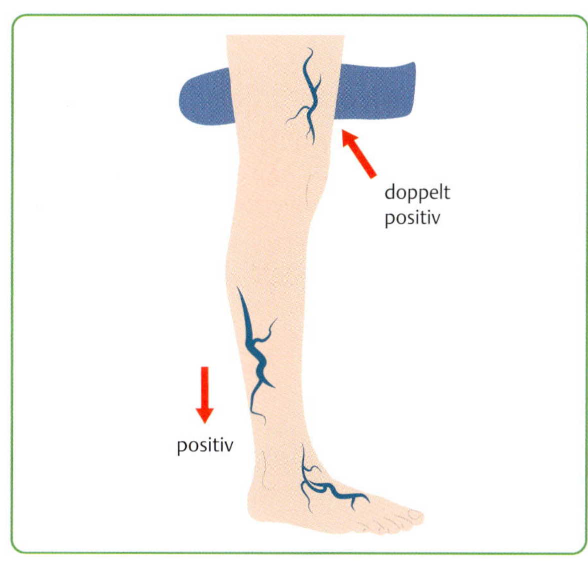

▸ **Abb. 3.149** Trendelenburg-Test: positiver Trendelenburg-Test II.

Trendelenburg-Test II ist positiv (oder auch doppelt positiv; ▸ **Abb. 3.149**).

- Liegt eine retrograde Füllung der Oberschenkelgefäße nach Beendigung der Stauung vor, ist die Klappeninsuffizienz nach proximal weit fortgeschritten. Dann ist der Trendelenburg-Test II ebenfalls positiv; das Ergebnis wird als doppelt positiv bezeichnet.

Weitere Tests:

- Zur Abklärung der **Lokalisation der Insuffizienz** der oberflächlichen Venen (Trendelenburg II) werden gelegentlich 2 Staubinden angesetzt – jeweils am Ober- und Unterschenkel. Nach gleichzeitiger Lösung wird die Füllungssituation der darunterliegenden Varizen beobachtet.
- Eine andere Variante: Die V. saphena parva wird zusätzlich zur Stauung mit dem Daumen in der Kniekehle komprimiert. Füllen sich die Varizen dennoch, weist das auf die Insuffizienz der Perforansklappen hin.

Perthes-Test

Der Perthes-Test bzw. -Versuch ist so etwas wie der „kleine Bruder" des Trendelenburg-Tests. Er lässt sich einfacher durchführen, ist aber auch nicht so aussagekräftig. Er wird angewandt bei vorhandenen Varizen zum Test der Durchlässigkeit bzw. Klappeninsuffizienz der tiefen Beinvenen.

Durchführung:

- Zunächst werden die Venen des stehenden Patienten inspiziert.
- Dann wird unterhalb des Kniegelenks eine Stauung angelegt. Dadurch werden die oberflächlichen Venen komprimiert.

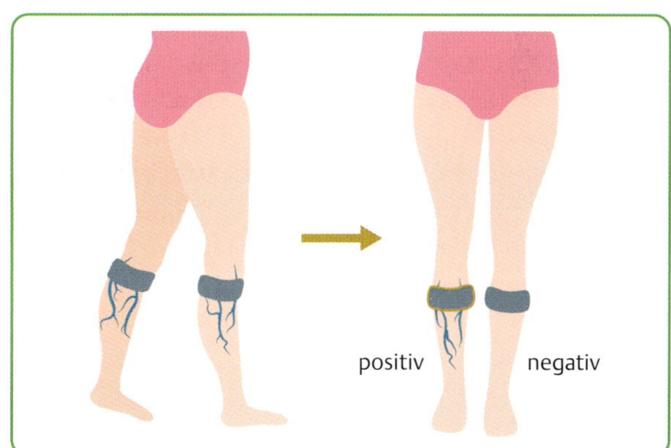

▸ **Abb. 3.150** Perthes-Test.

- Dann geht der Patient ohne Hast rund 5 min im Raum umher (▸ **Abb. 3.150**).
- Anschließend werden die Venen wieder einer Inspektion unterzogen.

Physiologischer Befund. Physiologisch ist ein Kollabieren der Venen, weil das venöse Blut über die Perforans- und die tiefen Beinvenen abgeleitet wird (ein Abfluss über die oberflächlichen Venen ist ja aufgrund der Kompression nicht möglich). Die abführenden Venen sind also durchlässig, ihre Klappen intakt. Der Test ist negativ.

Pathologische Befunde:

- Bei unvollständiger Entleerung der oberflächlichen Venen sind die Klappen nicht intakt.
- Bei unveränderter Füllung der Venen ist die Durchlässigkeit der tiefen Venen gestört. Das Blut wird nicht ausreichend abtransportiert.

- Nimmt die Füllung sogar zu, muss von einer Klappeninsuffizienz und/oder einem Verschluss der tieferen Venen bei gleichzeitigen Klappeninsuffizienzen der Perforansvenen ausgegangen werden, weil sich der Strömungsverlauf dann umkehrt.

3.6.12 Thrombosetests

Indikation. V. a. tiefe Beinvenenthrombose (akute einseitige Schwellung, evtl. dezente Rötung, dumpfer Druckschmerz in der Tiefe des Beins, Immobilität des Patienten)

Cave

Die folgenden Tests können im schlimmsten Fall eine Lungenembolie auslösen. Deshalb sollten Sie sie nur anwenden, wenn Sie durch die Anamnese oder Inspektion nur wenige Anhaltspunkte haben.

Wir zeigen Ihnen in dem ▶ **Video 3.18**, welche Tests Sie zur Diagnostik bei V. a. eine tiefe Beinvenenthrombose durchführen können.

Ein Verdacht liegt vor, wenn typische Symptome bei der Inspektion der Beine aufgefallen sind, z. B. eine akute einseitige Schwellung am Bein, evtl. mit dezenter Rötung und dumpfem Druckschmerz in der Tiefe des Beins.

Bitte beachten Sie, dass die Symptome bei einer Beinvenenthrombose oft nur sehr dezent ausgeprägt sind. Erwähnt der Patient bei der Anamnese Immobilität, z. B. durch einen Krankenhausaufenthalt, eine Flugreise oder eine Fraktur, ist das ein wichtiger Hinweis. Immobilität ist der Hauptrisikofaktor für eine Thrombose!

Homans-Test/Homans-Zeichen

Indikation. V. a. eine tiefe Beinvenenthrombose (in folgenden Beispielen: in der Wade)

Durchführung:

- Der Patient liegt auf dem Rücken. Die Beine müssen bis über das Knie frei von Kleidung sein.
- Inspizieren Sie zunächst den Fuß und die Wade. Achten Sie v. a. auf Schwellungen, Ödeme, Veränderungen der Hautstruktur und Gefäßzeichnung.
- Palpieren Sie als Nächstes mit dem Handrücken leicht die Wade. Achten Sie dabei besonders auf Überwärmung. Vergleichen Sie beide Beine.
- Messen Sie evtl. an beiden Beinen den Wadenumfang.
- Umfassen Sie mit einer Hand die Fußsohle des zu untersuchenden Beins. Legen Sie die andere Hand unter die Wade und drücken Sie die Fußspitze bei gestrecktem Bein langsam nach kranial, d. h. in Richtung Schienbein (▶ **Abb. 3.151**).
- Fragen Sie den Patienten, ob er Schmerzen in dem Bereich empfindet, indem Sie seine Wade umfassen. Beobachten Sie zudem das Gesicht des Patienten und achten Sie auf einen evtl. auftretenden Schmerzausdruck.
- Ein provozierbarer Schmerz ist Zeichen für eine tiefe Beinvenenthrombose, allerdings ein unsicheres.

Payr-Test

Der Test hat keine Gemeinsamkeiten mit dem orthopädischen Payr-Zeichen, außer dem gemeinsamen Namensgeber.

Durchführung:

- Der Patient liegt auf dem Rücken. Die Beine müssen bis über das Knie frei von Kleidung sein.
- Setzen Sie sich ans Fußende der Untersuchungsliege.
- Legen Sie eine Hand auf den Fußrücken des zu untersuchenden Beins und stabilisieren Sie so den Fuß.
- Üben Sie dann mit 1 oder 2 Fingern zentral (▶ **Abb. 3.152**) und medial Druck (▶ **Abb. 3.153**) auf die Fußsohle aus.
- Fragen Sie den Patienten, ob die Stellen, auf die Sie drücken, schmerzen. Beobachten Sie zudem sein Gesicht und achten Sie auf einen evtl. auftretenden Schmerzausdruck.
- Insbesondere ein medialer plantarer Druckschmerz gilt als Zeichen für eine tiefe Beinvenenthrombose, allerdings wieder als ein unsicheres.

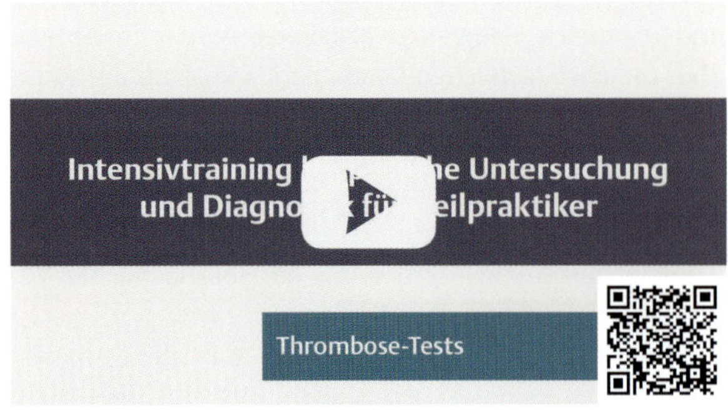

▶ **Video 3.18** Thrombosetests. (Quelle: teamWerk, Stuttgart)

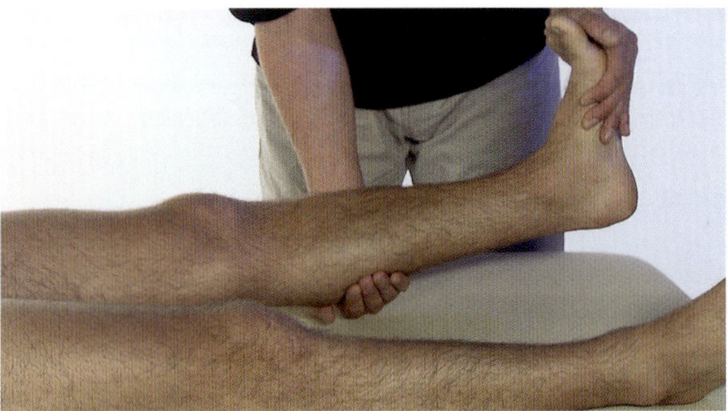

▶ **Abb. 3.151** Homans-Test/Homans-Zeichen. (Quelle: teamWerk, Stuttgart)

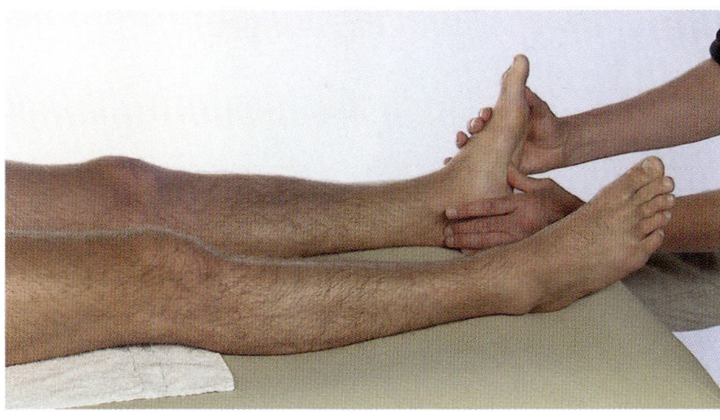

▶ **Abb. 3.152** Payr-Test: zentraler Druck. (Quelle: teamWerk, Stuttgart)

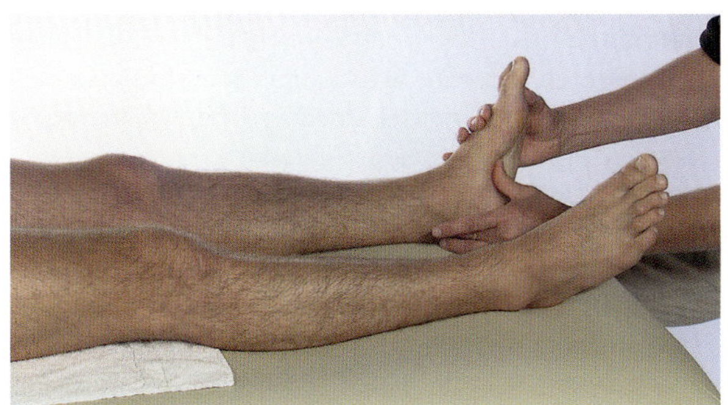

▶ **Abb. 3.153** Payr-Test: medialer Druck. (Quelle: teamWerk, Stuttgart)

Meyer-Druckpunkte

Als Nächstes zeigen wir Ihnen, wie Sie die Meyer-Druckpunkte finden.

Durchführung:

- Drücken Sie mit 2–3 Fingern entlang der medialen Tibiakante an mehreren Stellen in das Gewebe und palpieren Sie so im Verlauf der V. saphena magna ungefähr die Austrittsstellen der Perforansvenen (▶ Abb. 3.154).
- Fragen Sie den Patienten, ob der Druck Schmerzen in der Wade auslöst. Beobachten Sie zudem sein Gesicht und achten Sie auf einen evtl. auftretenden Schmerzausdruck.
- Auch hier gilt Druckschmerz als Indiz, wiederum aber nicht als sicheres Zeichen für eine Beinvenenthrombose.

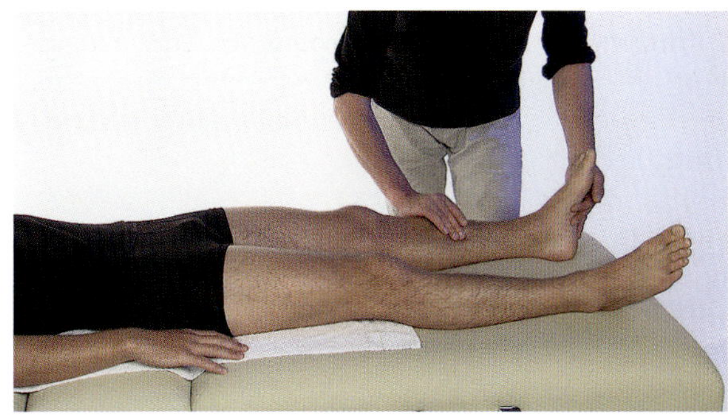

▶ **Abb. 3.154** Palpation der Meyer-Druckpunkte. (Quelle: teamWerk, Stuttgart)

3.7 Untersuchungen bei Verdacht auf Bluterkrankungen

3.7.1 Störung der Erythrozyten – Anämien

Indikationen. Auftreten der Leitsymptome, vorliegende Risikofaktoren für eine Schädigung der Erythrozyten (z. B. Einnahme bestimmter Medikamente, Strahlenexposition, Infektionserkrankungen mit Beteiligung der Milz oder der Erythrozyten, myeloproliferative Erkrankungen, chronische Hypoxie)

Hierbei handelt es sich um eine Störung der Erythrozyten. Bei Anämien finden sich in der Praxis häufig zahlreiche Hinweise (s. Leitsymptome). Die Diagnosesicherung erfolgt ausschließlich über Laborbefunde.

Leitsymptome. Müdigkeit, Konzentrationsstörungen, Kopfschmerz; (Belastungs-)Dyspnoe, Tachykardie, Frieren, trockene und kalte Haut, Schwindel, Ohrensausen/Sehstörungen; Parästhesien

Anamnese. akute/chronische Blutverluste (z. B. Menstruation, Tumoren), Infektionen, Mangelsyndrome (z. B. Malabsorptionsstörung), familiäre Disposition, Medikamenteneinnahme

Untersuchungen, Tests und Funktionsprüfungen

Inspektion. Blässe der Haut und der Schleimhäute; Subikterus, Ikterus (bei hämolytischer Anämie); Mundwinkelrhagaden (bei Eisenmangel- und Vitamin-B_{12}-Mangelanämie); Glossitis (Lackzunge), Lacklippen (bei Vitamin-B_{12}-Mangelanämie); Haarausfall, Fingernagelveränderungen wie Löffelnägel (bei Eisenmangelanämie)

Auskultation. keine

Perkussion. keine

Palpation. Milzpalpation (Splenomegalie bei V. a. Hämolyse)

Tests. Rekapillarisierungszeit

Weiterführende Untersuchungen

Labor:
- Blut: Erythrozyten, Hämoglobin, Hämatokrit (Hkt); mittlerer korpuskulärer Hämoglobingehalt (MCH), mittleres korpuskuläres Volumen (MCV), ggf. mittlere korpuskuläre Hämoglobinkonzentration (MCHC); Retikulozyten, Erythropoetin (EPO); Eisen (Serum, Ferritin, Transferrin), Vitamin B_{12}
- Urin: Urobilinogen

Bildgebende Verfahren. keine

3.7.2 Störungen der Leukozyten – Leukämien und Lymphome

Indikationen. Auftreten der Leitsymptome, vorliegende Risikofaktoren für eine Schädigung der Leukozyten (z. B. Einnahme bestimmter Medikamente, Strahlenexposition, Infektionserkrankungen mit Beteiligung der Milz, myeloproliferative Erkrankungen)

Hierbei handelt es sich um Störungen der Leukozyten. Bei Leukämien finden sich in der Praxis häufig zahlreiche Hinweise (s. Leitsymptome). Die Diagnosesicherung erfolgt ausschließlich über Laborbefunde.

Leitsymptome. Infektanfälligkeit, hämorrhagische Diathese, Anämie, Knochenschmerz, Pruritus; subfebrile Temperatur, Nachtschweiß, Gewichtsverlust, Hautveränderungen

Anamnese. Immunschwäche, Strahlenexposition, Virusinfektionen (z. B. Onkoviren), Medikamenteneinnahme

Untersuchungen, Tests und Funktionsprüfungen

Inspektion. Blässe, Rötung; Lymphknotenschwellungen; Petechien, Purpura, Kratzeffloreszenzen, Ulzerationen der Haut (v. a. Mund); leukämische Infiltrate

Auskultation. keine

Perkussion. Knochen/Schädel

Palpation. Milzpalpation (Splenomegalie), Lymphknotenveränderungen

Tests. keine

Weiterführende Untersuchungen

Labor:
- Leukozyten
- Differenzialblutbild
- Laktatdehydrogenase (LDH)
- Harnsäure

Bildgebende und weitere Verfahren:
- Positronenemissionstomografie (PET), CT, MRT
- Knochenmarkspunktion
- Histologie

3.7.3 Hämorrhagische Diathesen

Indikationen. Auftreten der Leitsymptome, vorliegende Risikofaktoren für eine Schädigung der Thrombozyten (z. B. Einnahme bestimmter Medikamente, Strahlenexposition und -therapie, myeloproliferative Erkrankungen)

Hämorrhagische Diathesen können sehr verschiedene Hintergründe haben. Thrombopathien oder -penie, plasmatische oder vaskuläre Störungen müssen in Erwägung gezogen werden. Rund 70 % der Blutungsneigungen werden durch Störungen der Blutplättchen hervorgerufen. Bei diesen Thrombopathien finden sich in der Praxis häufig zahlreiche Hinweise (s. Leitsymptome). Die Diagnosesicherung erfolgt jedoch ausschließlich über Laborbefunde.

Leitsymptome. Petechien, Purpura, Hämatome, Zahnfleisch-, Nasenbluten; blutige Ausscheidungen (Urin, Stuhl, Sputum)

Anamnese. Medikamenteneinnahme, Exposition gegenüber endogenen und exogenen Toxinen, familiäre Disposition, Infektionen, Synthesestörungen/Verlust von Bluteiweißen

Untersuchungen, Tests und Funktionsprüfungen

Inspektion. Hämatome; Petechien, Purpura

Auskultation. keine

Perkussion. keine

Palpation. Milzpalpation

Tests. Rumpel-Leede-Test

Weiterführende Untersuchungen

Labor:
- Thrombozyten

- Fibrinogen, Quick/Thromboplastinzeit (TPZ), partielle Thromboplastinzeit (PTT), International Normalized Ratio (INR)
- Gesamteiweiß

Bildgebende Verfahren/apparative Diagnostik:
- PET, CT, MRT
- Knochenmarkspunktion

3.7.4 Tests und Untersuchungen bei Verdacht auf Bluterkrankungen

Untersuchungen. Es stehen verschiedene Untersuchungen zur Verfügung:
- bei V. a. Vitamin-B_{12}-Mangelanämie: Sensibilitätsprüfung (Kap. 3.9.10)
- bei V. a. Anämie: Rekapillarisierungszeit (Kap. 3.6.10)
- bei V. a. Hämolyse und Leukämien: Milzpalpation (Kap. 3.2.6)
- bei V. a. myeloproliferative Erkrankungen: Auslösung eines Knochenklopfschmerzes, Perkussion der Schädelkalotte

3.7.5 Rumpel-Leede-Test

Indikationen. V. a. vaskuläre oder thrombozytäre hämorrhagische Diathese

Durchführung:
- Legen Sie eine Blutdruckmanschette am Oberarm des Patienten an.
- Pumpen Sie die Manschette auf mit einem Druck, der ungefähr zwischen dem diastolischen und dem systolischen Blutdruck liegt. Als optimal gilt ein Druck von ca. 90 mmHg.
- Entfernen Sie nach ungefähr 10 min die Manschette wieder. Wenn bereits vorher Petechien am Arm distal der Manschette entstehen sollten, können Sie den Test auch vor Ablauf der Zeitspanne abbrechen.
- Inspizieren Sie den Arm auf petechiale Blutungen.

Physiologischer Befund. Sie inspizieren keine petechialen Blutungen.

Pathologischer Befund. Unterhalb der Stauung sind mehr als 10 Petechien nachweisbar.

Der Befund erlaubt keine eindeutige Interpretation. Ursache können sowohl Kapillarschäden (vaskuläre Blutungsneigung) sein, die bei älteren Menschen physiologisch sind (senile Purpura), aber auch eine hämorrhagische Diathese aufgrund einer verminderten Thrombozytenzahl (Thrombozytopenie) oder einer Thrombozytenfunktionsstörung (Thrombozytopathie) vorliegen.

3.8 Untersuchungen des Lymphsystems

Das Lymphsystem hat eine komplexe Struktur: Es besteht zum einen aus Lymphbahnen und Lymphknoten zur Ableitung der Lymphflüssigkeit, zum anderen aus den lymphatischen Organen, die Teil des Abwehrsystems sind. Zu Letztgenannten gehören u. a. die Milz, der Thymus, das Knochenmark, die Tonsillen und die Lymphfollikel, z. B. im Darm. Die Palpation der Milz wurde an anderer Stelle (Kap. 3.2.6) bereits beschrieben, ebenso die Inspektion der Mandeln im Rachenbereich (Kap. 3.1.1).

3.8.1 Indikationen und Leitsymptome

Indikationen. Vorliegen der Leitsymptome, pathologische Veränderungen der Lymphknoten und/oder Lymphbahnen (z. B. bei Metastasen, Lymphomen oder Infektionserkrankungen mit Beteiligung der Lymphknoten, z. B. Lymphogranuloma venereum, nach Verletzungen, langer Immobilität oder bestehendem Lipödem)

Die Untersuchung der Lymphknoten gehört zu jeder grundlegenden orientierenden körperlichen Diagnostik und kann in der Praxis in sehr einfacher Weise erfolgen, ebenso der Nachweis eines Lymphödems. Bei malignen Erkrankungen mit Befall des Lymphsystems wird die Diagnose durch spezielle bildgebende Verfahren und spezifische Laboruntersuchungen gesichert.

Leitsymptome. Veränderungen der Lymphknoten (Schmerzhaftigkeit oder -losigkeit, Vergrößerung, Vernarbung, Entzündung, Verschieblichkeit bzw. Verminderung der Verschieblichkeit); Lymphödeme durch Läsionen der Bahnen und Knoten sowie andere Stauungssituationen durch Lymphknotenvergrößerung; Entzündungszeichen (Lymphangitis, Lymphadenitis); Fieber, B-Symptomatik, Infektanfälligkeit

Anamnese. Grunderkrankungen (z. B. Malignome, Entzündungen und Infektionen, z. B. Erysipel); Immobilität

Untersuchungen, Tests und Funktionsprüfungen

Inspektion. Ödeme; Entzündungszeichen; sichtbare Lymphknotenschwellungen (▶ **Abb. 3.159**)

Auskultation. keine

Perkussion. keine

Palpation. Tastung der Lymphknoten; Palpation der Milz; Ödemdifferenzierung (Kap. 3.5.6)

Tests. Stemmer-Test

Weiterführende Untersuchungen

Labor. je nach Grundleiden

Bildgebende Verfahren/apparative Diagnostik:
- Sonografie, CT/PET, MRT und Röntgen
- Lymphknotenpunktion, -exstirpation mit Histologie

3.8.2 Inspektion des Patienten

Bevor Sie mit weiteren Untersuchungen des Lymphsystems beginnen, nehmen Sie eine Inspektion vor. Achten Sie dabei besonders auf Folgendes:
- Schwellungen im Bereich der Lymphknoten (insbesondere am Hals und in der Leiste)
- Lymphödeme (insbesondere an den distalen Extremitäten):
  - Bei Lymphödemen sind häufig die Zehen bzw. die Finger mit betroffen – es kommt zu sog. „quadratischen Zehen" (▶ **Abb. 3.155**).
  - Lymphödeme gelten als „nicht eindrückbar" bei der Palpation (Kap. 3.5.6) und lassen sich durch das **Stemmer-Zeichen** abgrenzen (Kap. 3.8.3).
  - Lipödeme im Becken- und Oberschenkelbereich gehen im weiteren Verlauf der Erkrankung oft mit Lymphödemen einher. Sie werden auch als Lipolymphödeme bezeichnet.
  - Länger bestehende Lymphödeme weisen möglicherweise eine Hautverdickung und eine leichte Hyperpigmentierung auf.

3.8.3 Stemmer-Zeichen bzw. -Test

Sind Lymphknoten nicht intakt oder entfernt worden oder sind die Drainagebahnen gestört, kann sich ein Lymphödem bilden. Ein Lymphödem an den Armen oder Beinen können Sie von Ödemen, die z. B. durch eine Rechtsherzinsuffizienz, durch Eiweißmangel oder Schilddrüsenfehlfunktionen verursacht sind, mithilfe des Stemmer-Zeichens bzw. des Stemmer-Tests unterscheiden.

Im Gegensatz zu Ödemen mit Wassereinlagerungen, beispielsweise bei einer Nieren- oder Rechtsherzinsuffizienz, können bei anhaltendem Lymphstau auch die Zehen und Finger mit betroffen sein. Sie erscheinen wulstig. Der Inspektionsbefund macht das Stemmer-Zeichen überflüssig.

Durchführung:
- Der Patient sitzt oder liegt dazu, die betroffene Extremität ist entkleidet.
- Inspizieren Sie zunächst die Extremitäten.
- Ist die Hautfalte über der 2. und 3. Zehe bzw. über dem 2. und 3. Finger verbreitert und verdickt und hat sich dort eine quere Hautfalte gebildet, ist das ein Hinweis auf ein Lymphödem.
- Versuchen Sie, die Haut über der 2. und 3. Zehe (▶ **Abb. 3.156**) bzw. dem Zeige- und Mittelfinger mit Daumen und Zeigefinger oder einer Pinzette anzuheben. Ist das nicht oder nur schwer möglich, ist das Stemmer-Zeichen positiv. Es handelt sich dann um ein Lymphödem und nicht um eine Wassereinlagerung.

Beachte
Ein negatives Stemmer-Zeichen schließt ein Lymphödem nicht aus.

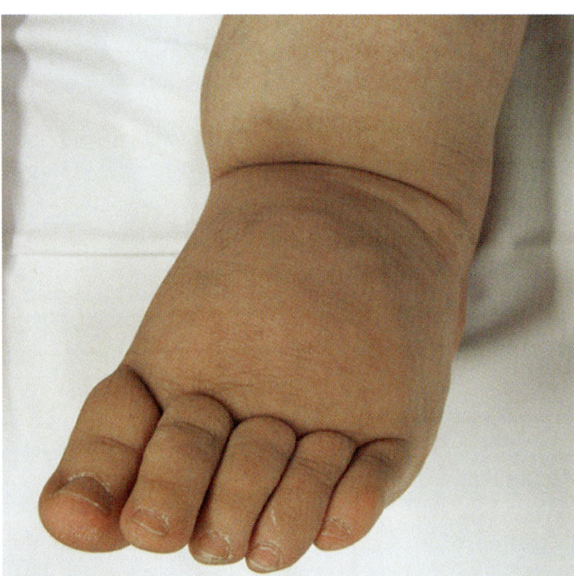

▶ **Abb. 3.155** Lymphödem an den Zehen. (Quelle: Huck K. Primäres Lymphödem. In: Arastéh K, Baenkler H, Bieber C et al., Hrsg. Duale Reihe Innere Medizin. 4., überarbeitete Auflage. Stuttgart: Thieme; 2018. doi:10.1055/b-005-145255)

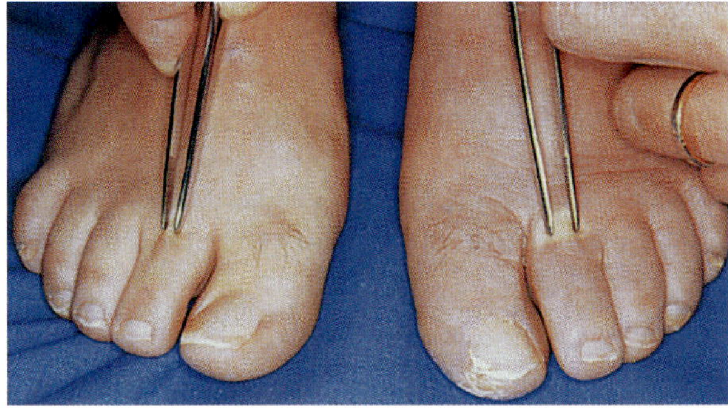

▶ **Abb. 3.156** Stemmer-Zeichen an den Füßen. (Quelle: Füeßl H, Middeke M. Palpation. In: Füeßl H, Middeke M, Hrsg. Duale Reihe Anamnese und Klinische Untersuchung. 4. überarbeitete und erweiterte Auflage. Stuttgart: 2010. doi:10.1055/b-001-2145)

3.8.4 Palpation von Lymphödemen

Ein Lymphödem entsteht bei einem Ungleichgewicht zwischen lymphpflichtiger Last und lymphatischer Transportkapazität:

- Bei **primären Lymphödemen** ist die Fehl- oder Nichtanlage von Lymphbahnen und/oder -knoten die Ursache.
- Bei **sekundären Lymphödemen** kommen verschiedene Pathomechanismen infrage:
  - Verlegungen oder Zerstörung der Lymphbahnen und -knoten (z. B. durch Tumoren, bei Frakturen, Lymphknotenentfernungen, Bestrahlungen)
  - Verminderung des Lymphflusses (v. a. durch Immobilität)
  - Infektionen (z. B. bei Erysipel)

Sekundäre Lymphödeme breiten sich (außer beim Erysipel als Ursache) meist absteigend aus, d. h., ihre Entwicklung schreitet von proximal nach distal voran.

Lymphödeme können grundsätzlich überall auftreten. Bevorzugt sind jedoch die Extremitäten betroffen, dabei die Beine rund 3 × häufiger als die Arme.

Die Befundung eines Lymphödems ist eine wichtige Untersuchung. Die Palpation des Beinödems wird in Kap. 3.5.6 vorgestellt.

Einteilung. Lymphödeme werden v. a. auf Basis des Palpationsbefunds klinisch in 3 Stadien eingeteilt:

- **Stadium I:** weiche, eindrückbare Schwellung, reversibel durch Hochlagerung des Beins oder Arms
- **Stadium II** (spontan irreversibles Stadium): derbe, nur schwer eindrückbare Schwellung, nicht beeinflussbar durch Hochlagerung
- **Stadium III:** harte, nicht eindrückbare Schwellung (oft mit Veränderungen der Hautkonsistenz, z. B. Induration, Sklerosierung, Hyperkeratose)

3.8.5 Palpation der Lymphknoten

Wir erläutern nachfolgend, wie Sie einen Lymphknotenstatus erheben. Die Lymphknotenpalpation (▶ **Video 3.19**) ist Teil jeder sorgfältigen körperlichen Untersuchung. Die genaue Befundung der Lymphknoten ist wichtig für die Diagnostik entzündlicher Prozesse sowie bösartiger und/oder systemischer Erkrankungen (▶ **Abb. 3.157**).

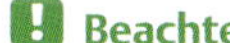

Beachte
Sie müssen jede auch noch so kleine Lymphknotenschwellung bzw. nicht sofort erkennbare Lymphknotenveränderung ernst nehmen. Sie ist immer pathologisch!

Die meisten Lymphknoten sind beim Gesunden aufgrund ihrer Lage bzw. ihrer geringen Größe nicht tastbar. Können Sie einen Lymphknoten oder mehrere Lymphknoten in einer Lymphknotenregion palpieren, müssen Sie daher

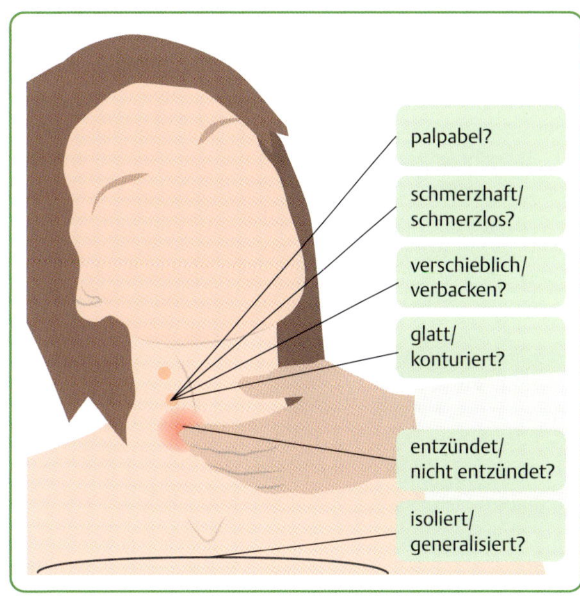

▶ **Abb. 3.157** Palpation der Lymphknoten.

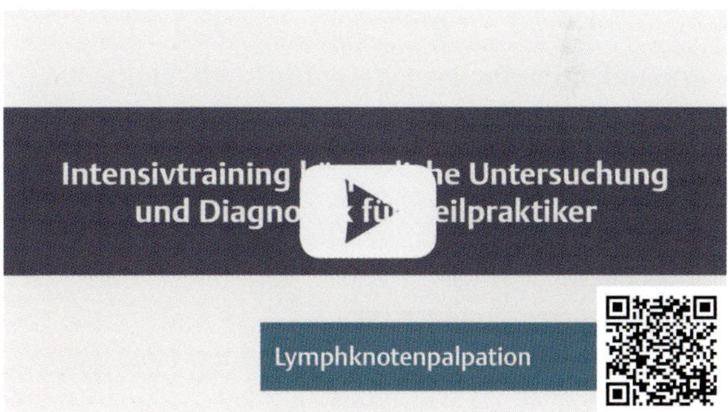

▶ **Video 3.19** Palpation der Lymphknoten.

als Nächstes immer prüfen, ob diese Lymphknoten **druckdolent** oder **schmerzempfindlich** sind. Denn normalerweise schmerzt ein Lymphknoten nicht. Ist ein Lymphknoten dagegen schmerzempfindlich, ist das eine Reaktion auf eine Entzündung im Drainagegebiet.

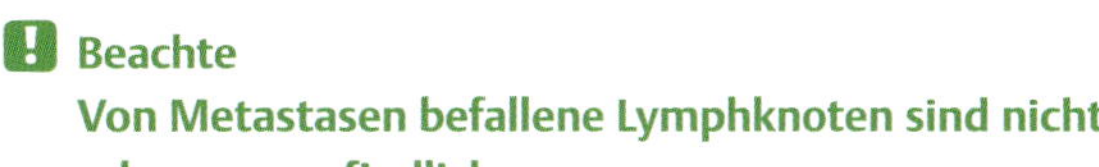

Beachte
Von Metastasen befallene Lymphknoten sind nicht schmerzempfindlich.

Sie müssen zudem prüfen, ob die Lymphknoten **verschieblich** sind. Sie können Lymphknoten normalerweise nach oben und unten sowie nach rechts und links verschieben, man spricht auch von Rollen. Dadurch lassen sich Lymphknoten bei der Palpation beispielsweise von benachbarten Gefäßen oder Muskeln abgrenzen, da diese in der Regel nicht verschieblich sind. Nicht verschiebliche (sog. „verbackene“) Lymphknoten können z. B. ein Hinweis auf eine Metastasierung sein.

Weiterhin müssen Sie prüfen, ob die Oberfläche und Form der Lymphknoten verändert ist. Physiologisch ist ihre Oberfläche glatt und ihre Form kugelig.

Außerdem müssen Sie die Haut über den Lymphknoten auf Entzündungszeichen kontrollieren. Normalerweise ist die Haut über Lymphknoten oder über einer Lymphknotenregion nicht gerötet.

Schließlich müssen Sie kontrollieren, ob Lymphknoten nur lokal oder generalisiert palpabel sind.

Ursachen von Veränderung der Lymphknoten

Eine Veränderung der Lymphknoten kann verschiedene Ursachen haben (▸ Abb. 3.158).

Eine **Entzündung** in der Region um einen Lymphknoten hat eine regionale Lymphknotenschwellung zur Folge. Als physiologische Reaktion auf Entzündungsreize kommt es zu einer meist schmerzhaften Lymphknotenschwellung. Ursache ist eine gesteigerte Abwehraktivität im Drainagegebiet des entsprechenden Knotens, herbeigeführt durch Krankheitserreger, Toxine oder andere Antigene.

Lymphadenitis. Die Lymphadenitis ist eine Entzündung des Lymphknotens selbst, beispielsweise als Folge einer Lymphangitis oder einer Tonsillitis. Es können sich sehr deutliche Entzündungszeichen zeigen: Die Haut über dem Lymphknoten kann gerötet und überwärmt sein, der Lymphknoten selbst kann vergrößert und stark druckschmerzempfindlich sein.

Als **Lymphangitis** wird die Entzündung einer Lymphbahn bezeichnet. Sie tritt meist als Folge regionärer Entzündungen auf. Typische Auslöser sind beispielsweise Streptokokken- oder Staphylokokkeninfekte. Eine fulminante, äußerlich sichtbare Lymphbahnentzündung wird fälschlicherweise auch als Blutvergiftung bezeichnet. Bei einer fortschreitenden Lymphangitis kommt es zur Lymphadenitis.

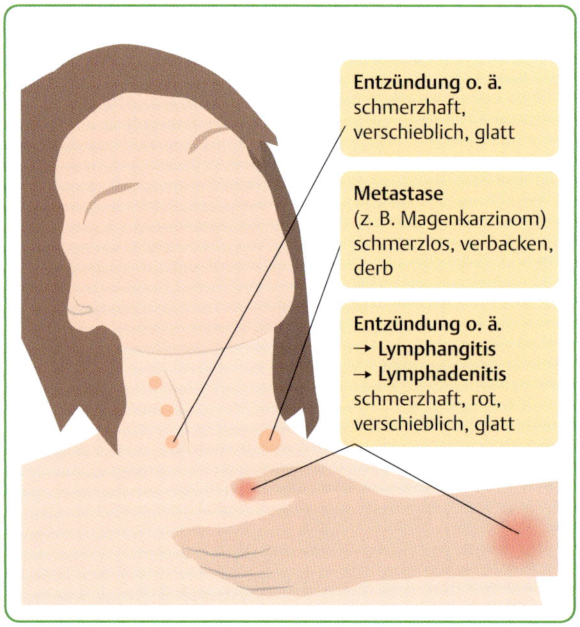

▸ **Abb. 3.158** Ursachen von Veränderung der Lymphknoten.

Vernarbte Lymphknoten. Kleine, harte und verschiebliche Lymphknoten können Sie oft nach einer ausgeheilten Lymphadenitis tasten. Sie können wenig schmerzempfindlich und ihre Oberfläche kann grob statt glatt sein. Diese sind in der Regel nicht pathologisch.

Tumoren. Bei vielen Tumorerkrankungen kommt es aufgrund der lymphogenen Metastasierung zu Lymphknotenschwellungen. Die betroffenen Lymphknoten können nahe am Primärtumor oder auch weit von ihm entfernt gelegen sein. Sie fühlen sich meist derb und verhärtet an und sind gegen das umgebende Gewebe geringfügig bis nicht verschieblich.

Maligne Lymphome. Sind Lymphknoten über längere Zeit (mehr als 2 Wochen) und ohne bestehenden Infekt geschwollen, müssen Sie an ein malignes Lymphom denken. Lymphknoten können mitunter von gummiartiger Konsistenz, geringfügig schmerzempfindlich sein und teilweise zu enormer Größe anschwellen. Die Lymphknoten können verschieblich oder verbacken sein. Ein typischer Befund bei einem Morbus Hodgkin ist, dass Sie das Gefühl haben, einen Sack Kartoffeln abzutasten, wenn Sie die betroffenen Lymphknoten palpieren.

! Beachte

Schwellen Lymphknoten ohne erkennbare Ursache an, sodass sie größer als eine Erbse sind, und besteht die Lymphknotenschwellung länger als 2 Wochen, sollten Sie immer eine Biopsie und histologische Untersuchung der Gewebeprobe veranlassen!

Umschriebene, lokale Lymphknotenschwellungen. Diese finden Sie v. a. bei Patienten mit lokalen und insbesondere bakteriellen Infektionen sowie bei Infektionserkrankungen wie Scharlach, Röteln, Diphtherie und Borreliose (IfSG beachten!).

Generalisierte Lymphknotenschwellungen. Generalisierte Lymphknotenschwellungen finden Sie bei systemischen Erkrankungen des Lymphsystems wie Mononukleose, HIV oder lymphatischen Leukämien sowie anderen chronischen Formen der Leukämie.

Untersuchung der Lymphknoten

Inspektion. Wenn Sie einen Lymphknotenstatus erheben, beginnen Sie immer mit der obligatorischen Inspektion. Achten Sie dabei auf Lymphödeme, trophische Hautveränderungen und ggf. vorhandene Entzündungszeichen der Haut über Lymphbahnen und -knoten.

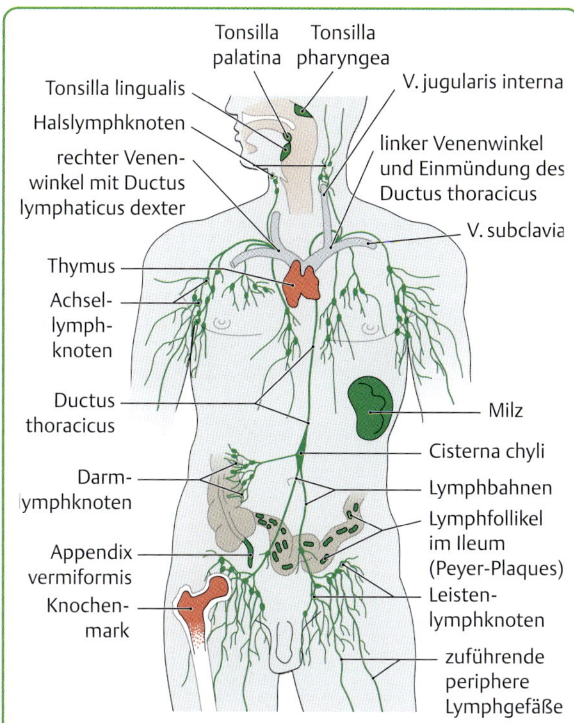

▶ **Abb. 3.159** Lage der Lymphknoten am Körper. (Quelle: Schünke M, Schulte E, Schumacher U et al., Hrsg. Prometheus LernAtlas - Innere Organe. Illustrationen von M. Voll und K. Wesker. 4. Auflage. Stuttgart: Thieme; 2015. doi:10.1055/b-004-129727)

Palpation. Palpieren Sie anschließend folgende Lymphknoten von kaudal nach kranial (▶ Abb. 3.159, ▶ Abb. 3.160):

- okzipitale und nuchale Lymphknoten (am Hinterhaupt und im Nackenbereich)
- prä- und retroaurikuläre Lymphknoten (rund um die Ohren)
- tonsilläre Lymphknoten (im Bereich der Kieferwinkel)
- submandibuläre und submentale Lymphknoten (unterhalb des Kiefers)
- zervikale Lymphknoten (am Hals)
- supra- und infraklavikulär Lymphknoten (ober- und unterhalb der Schlüsselbeine)
- axilläre Lymphknoten (in den Achselhöhlen)
- inguinale Lymphknoten (in den Leisten)

Vorbereiten der Untersuchung

- Während der Untersuchung der Lymphknoten am Kopf sitzt der Patient. Er muss sich nicht entkleiden.
- Während der Untersuchung der Lymphknoten der Achselhöhlen kann der Patient sitzen, liegen oder stehen. Die Achselhöhlen müssen frei zugänglich sein, sodass der Patient den Oberkörper entsprechend entkleiden muss.

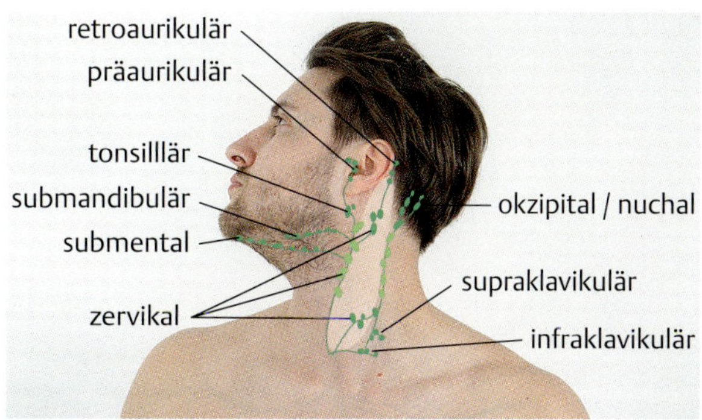

▶ **Abb. 3.160** Lage der Lymphknoten im Kopf- und Halsbereich.

- Die inguinalen Lymphknoten tasten Sie am besten, wenn der Patient liegt. Sie müssen dazu frei zugänglich sein, der Patient muss also seine Hose ablegen.

Die Regionen, die palpiert werden, sollten während der Untersuchung entspannt sein, damit die Lymphknoten besser von Muskeln abgegrenzt werden können. Achten Sie daher auf eine entspannte Position des Patienten.

Vorgehen bei der Untersuchung:

- Palpieren Sie die Lymphknoten, indem Sie die Haut darüber in stehenden Kreisen mit den Fingerbeeren von 1–3 Fingern bewegen.
- Achten Sie dabei auf die Größe, die Konsistenz und die Oberflächenbeschaffenheit der Lymphknoten sowie deren Abgrenzbarkeit, Verschieblichkeit und Druckschmerzhaftigkeit.

Untersuchung der zervikalen Lymphknoten

Die Lymphknoten am Hals sind am häufigsten geschwollen, da sie den Bereich der oberen Atemwege drainieren, in dem häufig Infektionen auftreten. Beginnen Sie mit der Erhebung des Lymphknotenstaus deshalb immer am Hals.

Durchführung:

- Diese Lymphknoten sind eingebettet in das umgebende Gewebe und am besten an der vorderen und der hinteren Begrenzung des M. sternocleidomastoideus zu ertasten.
- Die zervikalen Lymphknoten bilden eine sog. „Lymphknotenkette“. Palpieren Sie mit langsamen Kreisbewegungen von oben nach unten (▶ Abb. 3.161, ▶ Abb. 3.162, ▶ Abb. 3.163).

> **Cave**
>
> **Achten Sie darauf, keinen Karotissinusreflex auszulösen! Eine zu starke beidseitige und gleichzeitige Stimulation der Blutdruckrezeptoren in diesem Bereich kann zu einer Synkope führen!**

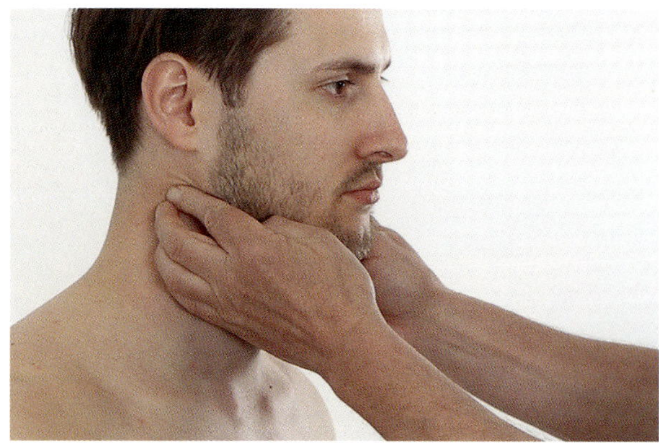

▶ **Abb. 3.161** Untersuchung der oberen zervikalen Lymphknoten.

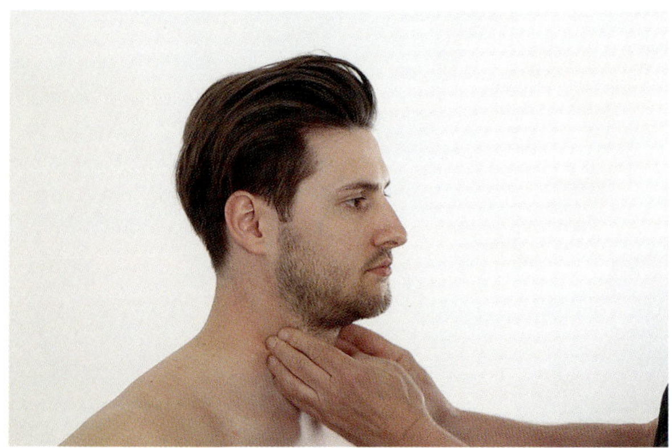

▶ **Abb. 3.162** Untersuchung der mittleren zervikalen Lymphknoten.

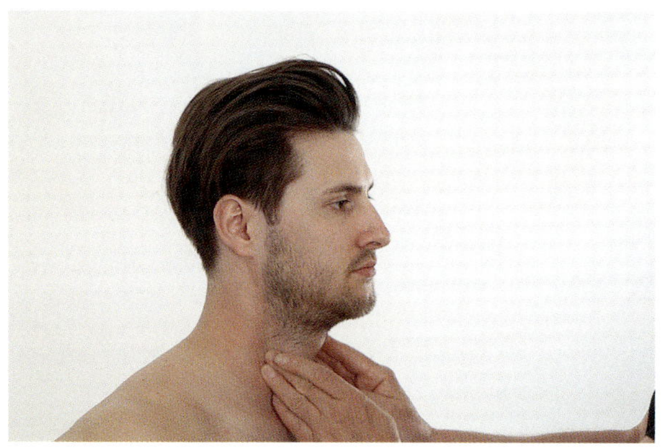

▶ **Abb. 3.163** Untersuchung der unteren zervikalen Lymphknoten.

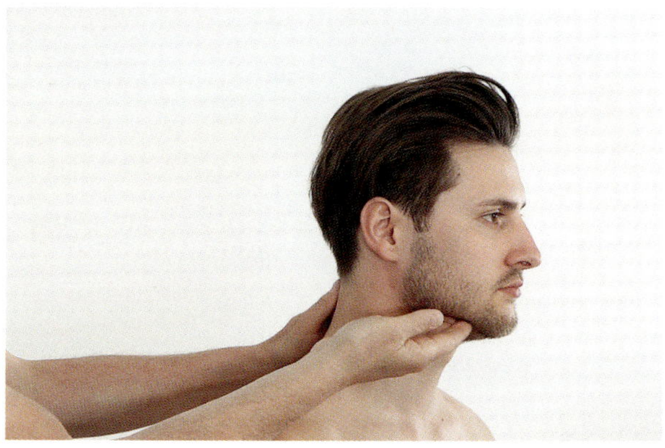

▶ **Abb. 3.164** Untersuchung der submandibulären Lymphknoten.

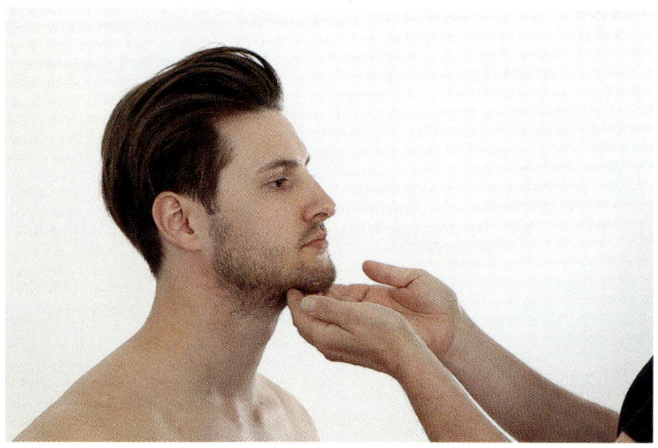

▶ **Abb. 3.165** Untersuchung der submentalen Lymphknoten.

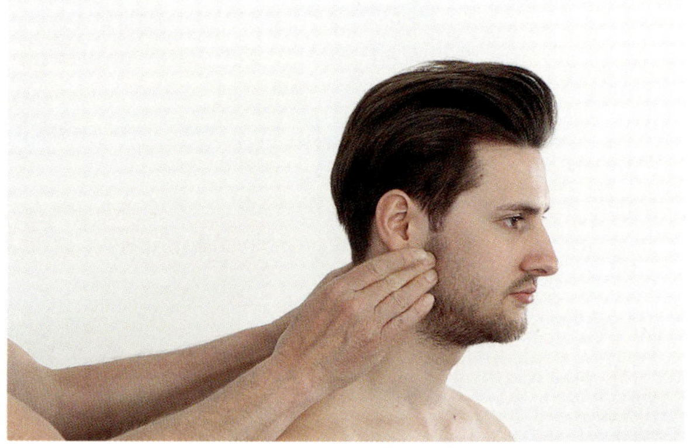

▶ **Abb. 3.166** Untersuchung der tonsillären Lymphknoten.

Untersuchung der submandibulären, submentalen und tonsillären Lymphknoten

Durchführung. Die Lymphknoten im Kieferbereich, also die tonsillären (▶ Abb. 3.166), submandibulären (▶ Abb. 3.164) und submentalen Lymphknoten (▶ Abb. 3.165), palpieren Sie von hinten nach vorn.

Untersuchung der aurikulären Lymphknoten

Rund um die Ohren befinden sich mehrere Lymphknotengruppen (▶ Abb. 3.167). Vor den Ohren liegen die präaurikulären Lymphknoten, über dem Proc. mastoideus die retroaurikulären Lymphknoten. Sie drainieren große Teile des Kopfes, der Kopfhaut, die Ohren und die Augen sowie die Tonsillen, die Zunge und sogar den Ösophagus. Sie können daher bei pathologischen Prozessen in diesen Bereichen anschwellen.

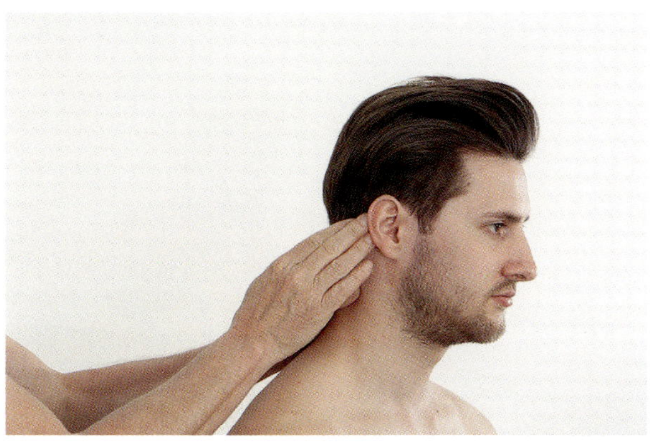

▶ **Abb. 3.167** Untersuchung der aurikulären Lymphknoten.

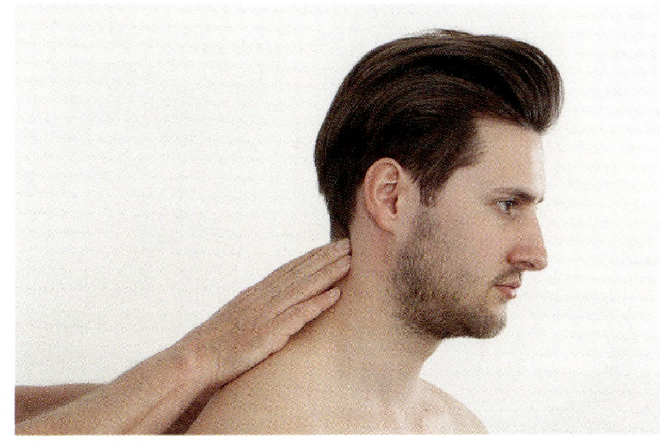

▶ **Abb. 3.168** Untersuchung der nuchalen Lymphknoten.

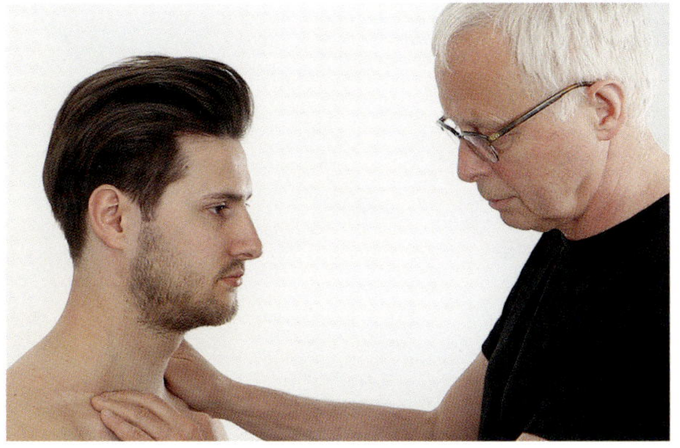

▶ **Abb. 3.169** Untersuchung der supraklavikulären Lymphknoten.

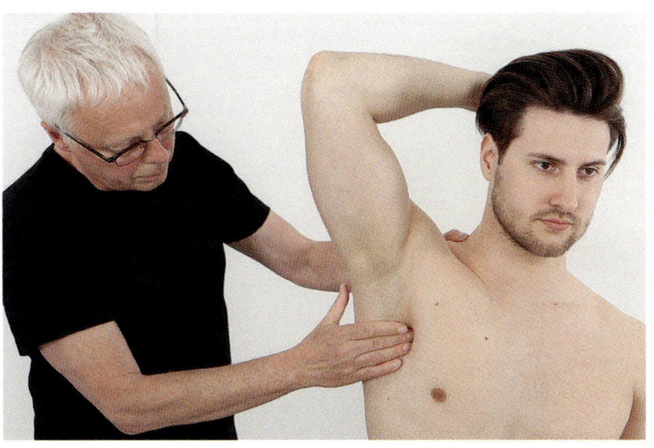

▶ **Abb. 3.170** Untersuchung der vorderen axillären Lymphknoten.

Durchführung. Diese Lymphknoten werden (in beliebiger Abfolge) mit vorsichtigen kreisenden Bewegungen palpiert.

Untersuchung der nuchalen Lymphknoten

Durchführung. Tasten Sie die Nackenlymphknoten vom Okziput nach kaudal (▶ **Abb. 3.168**).

Die Nackenlymphknoten schwellen wie auch die aurikulären Lymphknoten bei vielen Erkrankungen im Kopfbereich sowie bei Erkrankungen der Mandeln oder im hinteren Mund-/Zahnbereich an. Vor allem bei Kindern sind sie dann vergrößert.

Untersuchung der supraklavikulären Lymphknoten

Durchführung. Palpieren Sie zur Befundung der supraklavikulären Lymphknoten immer ober- und unterhalb der Schlüsselbeine (▶ **Abb. 3.169**).

Tasten Sie dort einen geschwollenen, verbackenen und nicht schmerzempfindlichen Lymphknoten, kann das ein Hinweis auf ein Malignom im Abdomen sein, beispielsweise ein Magenkarzinom im fortgeschrittenen Stadium. Man nennt diesen Lymphknoten **Virchow-Drüse**.

Untersuchung der axillären Lymphknoten

Die Palpation der axillären Lymphknoten ist Bestandteil der Brustkrebsvorsorgeuntersuchung und der Diagnostik bei V. a. Mammakarzinom.

Durchführung. Unter den Achseln befinden sich mehrere Bereiche mit Lymphknoten:

- Palpieren Sie zunächst bei angehobenem Arm die vordere und hintere Achselfalte sowie proximal am Oberarm (▶ **Abb. 3.170**, ▶ **Abb. 3.171**).
- Tasten Sie anschließend bei entspannt herabhängendem Arm tief in der Achselhöhle zum Thorax hin nahe den Rippen die zentralen axillären Lymphknoten (▶ **Abb. 3.172**).

Die axillären Lymphknoten können bei pathologischen Prozessen am jeweiligen Arm, aber auch an der jeweiligen Thoraxhälfte auffällig sein.

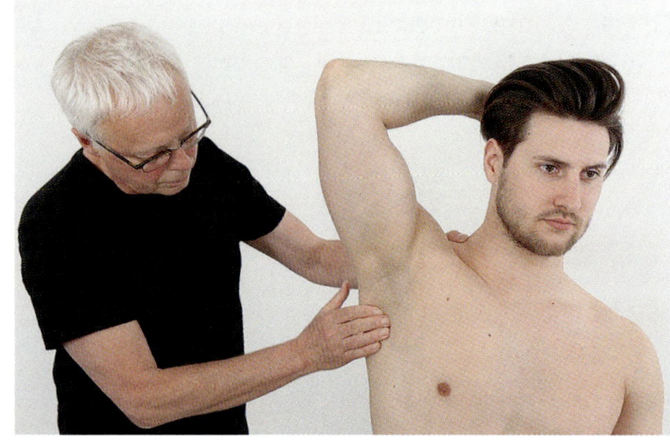

▶ **Abb. 3.171** Untersuchung der hinteren axillären Lymphknoten.

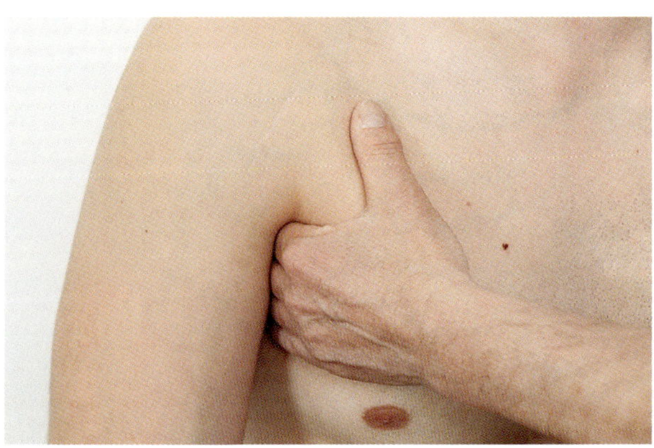

▶ **Abb. 3.172** Untersuchung der zentralen axillären Lymphknoten.

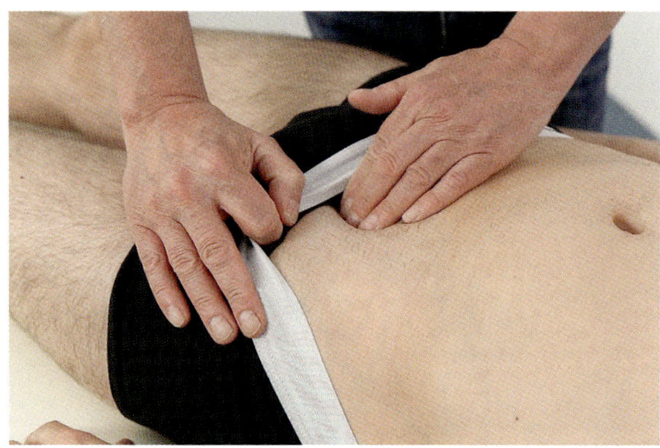

▶ **Abb. 3.173** Untersuchung der inguinalen Lymphknoten, horizontale Gruppe.

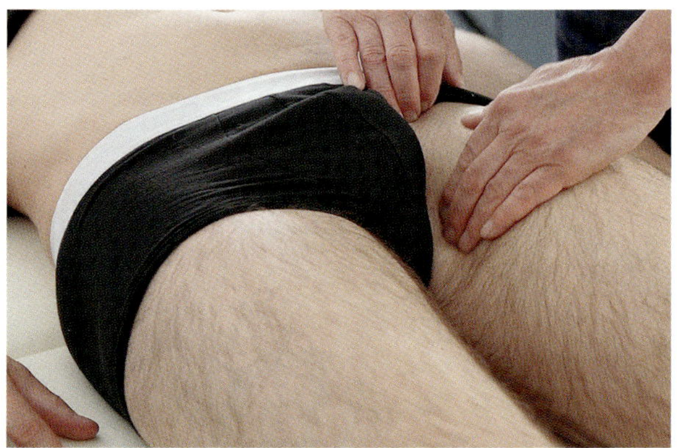

▶ **Abb. 3.174** Untersuchung der inguinalen Lymphknoten, vertikale Gruppe.

Untersuchung der inguinale Lymphknoten

Die Leistenlymphknoten können bei zahlreichen Erkrankungen im jeweiligen Bein oder im Unterleib tastbar sein. Auch Lymphome sind dort oft lokalisiert.

In der Leiste können Sie 2 Lymphknotengruppen tasten (▶ Abb. 3.175):

- eine horizontal unterhalb des Leistenbands gelegene Gruppe, die Unterleib, Genitalien und den Leistenbereich drainiert
- eine vertikal entlang der V. saphena magna gelegene Lymphknotenkette, die im Lymphabflussbereich der jeweiligen unteren Extremität liegt

Durchführung. Die Leistenlymphknoten werden mit mehreren Fingern palpiert, wobei man sich mit kreisenden Bewegungen langsam tief in die Gewebe tastet (▶ Abb. 3.173, ▶ Abb. 3.174).

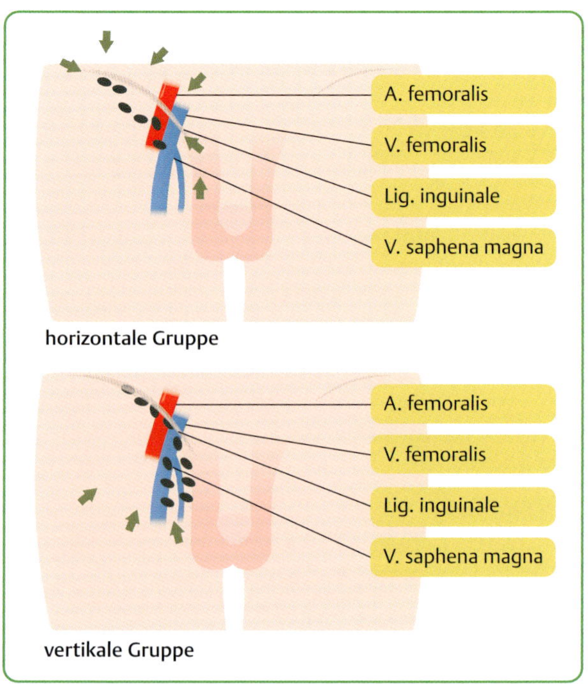

▶ **Abb. 3.175** Horizontale und vertikale Lymphknotengruppe in der Leiste.

3.8.6 Palpation der Milz

Die Milz ist ein zentrales Organ des Lymphsystems. Sie sollte stets palpiert werden, wenn der V. a. Erkrankungen des Lymphsystems besteht. Die Untersuchung wird häufig zusammen mit der Leberpalpation durchgeführt und wurde in diesem Kontext bereits erläutert (Kap. 3.2.6).

Diagnostik bei V. a. 2-zeitige Milzruptur. Damit eine rasche Progredienz einer Ruptur der inneren Kapsel der Milz beurteilt und dokumentiert werden kann, wird der Bauchumfang in kurzen zeitlichen Abständen mit einem Maßband gemessen und auf der Haut notiert.

3.9 Untersuchung des Nervensystems

3.9.1 Störungen des zentralen Nervensystems

Indikationen. Vorliegen der Leitsymptome und einschlägiger Risikofaktoren (z. B. Elektrolytstörungen, Durchblutungsstörungen; s. Anamnese)

In der Praxis sind Störungen des zentralen Nervensystems (ZNS) durch zahlreiche Tests sehr gut zu befunden (▶ Abb. 3.176). Die Ursachen werden durch weiterführende neurologische Untersuchungen (z. B. Liquoruntersuchung, MRT/CT, Elektroenzephalografie [EEG], Elektromyografie [EMG] etc.) ergründet.

Leitsymptome. Zu beachten ist, dass diese aufgrund der Vielfalt der Erkrankungen sehr variabel sind. Hierzu gehören v. a. Kopfschmerz; neurologische Ausfälle (v. a. symmetrisch); Paresen und Krämpfe (v. a. symmetrisch); Hirndruckzeichen, Hirnnervenausfälle; Dreh- und Schwankschwindel, Ataxie; Sprach-, Seh- und Hörstörungen; psychiatrische Auffälligkeiten

Anamnese. Auslöser (Trauma), familiäre Disposition, psychiatrische Anamnese, Grunderkrankungen (z. B. Leberzirrhose, Nierenversagen, Vitamin-B-Mangel, Arteriosklerose, Linksherzfehler)

Untersuchungen, Tests und Funktionsprüfungen

Inspektion. Paresen und Krämpfe (v. a. symmetrisch), sichtbare Hirnnervenausfälle (z. B. an den Pupillen und der Gesichtsmuskulatur), auffälliges Gangbild; allgemeiner Habitus

Auskultation. keine

Perkussion. keine

Palpation. keine

Tests. Hirnnerventests, neurologischer Status (Meningismus-, Ataxietests, Reflexstatus, Pyramidenbahnzeichen), FAST-Test; Puls-/Blutdruckmessung; Mini-Mental-Status-Test

Klassischer Untersuchungsgang	
Indikation **spezifische Symptome** **Cave: aufgrund der Vielfalt der Erkrankungen sehr variabel, v. a.** • neurologische Ausfälle (v. a. symmetrisch) • Paresen und Krämpfe (v. a. symmetrisch) • Kopfschmerz • Hirndruckzeichen, Hirnnervenausfälle • Dreh- und Schwankschwindel • Ataxie • Sprach-, Seh- und Hörstörungen • psychiatrische Auffälligkeiten	**meist obligatorische Untersuchung** **Inspektion/Anamnese:** • Auslöser (Trauma) • B-Symptomatik • familiäre Disposition • psychiatrische Anamnese • Mini-Mental-Status-Test
nach Befundlage **weitere körperliche Untersuchungen**	**Tests:** • Hirnnerventests • neurologischer Status (Meningismustests, Reflexstatus, Pyramidenbahnzeichen) **Perkussion:** • Schädelkalotte • Blutdruckmessung/Pulsmessung
nach Befundlage **Erhärtung/Bestätigung durch bildgebende Verfahren**	**bildgebende Verfahren:** • CT, MRT, EEG

▶ **Abb. 3.176** Klassischer Untersuchungsgang bei V. a. Erkrankungen des ZNS.

Notfälle ZNS		
Hämatome am Hirn (subarachnoidal/epidural/subdural)	• evtl. kurze Bewusstlosigkeit • evtl. anschließend symptomfreies Intervall mit späterer Eintrübung • evtl. Halbseitensymptomatik • Hirndruckzeichen	• sofortige Einweisung in die Neurochirurgie/Stroke Unit (OP)
Schädelbasisbruch	• Blutungen (aus Nase, Mund, Ohren) • evtl. Brillen- oder Monokelhämatom	• sofortige Einweisung in die Neurochirurgie (ggf. OP) • Lagerung nach Befindlichkeit des Patienten oder leichte Kopfhochlage
Hirnprellung/-quetschung Commotio cerebri	• Übelkeit, Erbrechen • Anisokurie • Kopfschmerz • Blutungen, Liquoraustritt aus Ohren, Nase, Mund • Brillen- oder Monokelhämatom • äußere Verletzung	• symptomatische Therapie • ggf. OP • Lagerung nach Befindlichkeit des Patienten oder leichte Kopfhochlage

► **Abb. 3.177** Notfälle ZNS.

Notfälle Nervensystem		
zerebrale Krämpfe Status epilepticus	• Bewusstseinseinschränkungen • Aurasehen, Absencen im Vorfeld • Initialschrei • Krampf, ggf. mit Zungenbiss, Speichelfluss, Einnässen • Amnesie für die Zeit des Anfalls • Terminalschlaf	• Schutz vor Verletzungen im Anfall • Beobachtung und Dokumentation des Anfallgeschehens • evtl. Sauerstoffgabe nach dem Anfall
Apoplex	• vorangegangene Symptome einer TIA • Seh-, Sprach- und/oder motorische Störungen • Symptome von Hirnnervenausfällen • Sturz • Hemiparese	• sofortige Einweisung in die Stroke Unit/Neurochirurgie (OP) • keine Flüssigkeitsgabe
Meningitis	• Meningismus, Kopfschmerz • Hypersensibilität • evtl. Fieber, evtl. Petechien (Waterhouse-Friderichsen-Syndrom)	• sofortige Antibiose
Cauda-equina-Syndrom	• Sensibilitätsstörungen an den Innenseiten der Oberschenkel • Blasen- und Darmparesen	• sofortige Einweisung in die Neurochirurgie (OP)

► **Abb. 3.178** Notfälle Nervensystem.

Weiterführende Untersuchungen

Labor:

- Liquoruntersuchung
- Mikronährstoffe
- Toxine (z. B. Alkohol, Medikamente)

Bildgebende Verfahren. CT, MRT, EEG
▶ Abb. 3.177, ▶ Abb. 3.178

3.9.2 Störungen des peripheren Nervensystems

Indikationen. Vorliegen der Leitsymptome und einschlägiger Risikofaktoren (z. B. Elektrolytstörungen, Durchblutungsstörungen; s. Anamnese)

In der Praxis sind Störungen des peripheren Nervensystems (PNS) durch zahlreiche Tests sehr gut zu befunden (▶ Abb. 3.179). Die Ursachen werden durch weiterführende neurologische Untersuchungen (z. B. Liquoruntersuchung, MRT/CT, EEG, EMG etc.) ergründet.

Leitsymptome. aufgrund der Vielfalt der Erkrankungen sehr variabel, v. a. neurologische Ausfälle (v. a. isoliert), Paresen und Krämpfe (v. a. isoliert), Neuralgien, PNP

Anamnese. Differenzierung der Beschwerden; Auslöser (z. B. Entzündungen, Trauma, vorliegender Diabetes mellitus, Vitamin-B-Mangel); Gangbildanalyse

Untersuchungen, Tests und Funktionsprüfungen

Inspektion. Paresen und Krämpfe (v. a. symmetrisch), auffälliges Gangbild

Auskultation. keine

Perkussion. Schädelkalotte

Palpation. keine

Tests. neurologischer Status (v. a. Eigenreflexe, Sensibilitätsprüfungen); Puls-/Blutdruckmessung

Weiterführende Untersuchungen

Labor:

- Mikronährstoffe
- Toxine (z. B. Alkohol, Medikament)
- Diabetes- und Arteriosklerosediagnostik

Bildgebende Verfahren. CT, MRT, EEG, EMG

Klassischer Untersuchungsgang	
Indikation **spezifische Symptome** **Cave: aufgrund der Vielfalt der Erkrankungen sehr variabel, v. a.** • neurologische Ausfälle (v. a. isoliert) • Paresen und Krämpfe (v. a. isoliert) • Neuralgien • PNP	**meist obligatorische Untersuchung** **Inspektion/Anamnese:** • Differenzierung der Beschwerden • Auslöser (Entzündungen, Trauma) • Gangbildanalyse
nach Befundlage **weitere körperliche Untersuchungen**	**Tests:** • neurologischer Status (v. a. Eigenreflexe, Sensibilitätsprüfungen)
nach Befundlage Erhärtung/Bestätigung im Labor	**Labor:** • Elektrolyte (v. a. Kalium, Kalzium, Magnesium) • Vitamin B • Diabetesdiagnostik
nach Befundlage **Erhärtung/Bestätigung durch bildgebende Verfahren**	**bildgebende Verfahren:** • CT, MRT, EMG

▶ **Abb. 3.179** Klassischer Untersuchungsgang bei V. a. Erkrankungen des PNS.

3.9.3 Inspektion des Patienten

Bevor Sie mit weiteren Untersuchungen des Nervensystems beginnen, nehmen Sie eine Inspektion vor. Achten Sie dabei besonders auf Folgendes:

- **Bewegungsbild des Patienten:** Begutachtet wird, ob sich der Patient sicher bewegt, sein Bewegungsbild ausgewogen ist und er beim Gehen z. B. die Arme physiologisch mitbewegt. Auffälligkeiten können auf spastische und schlaffe Paresen, auf vestibuläre Schäden, periphere oder hemiplegische Störungen etc. hinweisen.
- **Auffälligkeiten der Augen:** Beachten Sie hier besonders eine Anisokorie (Ungleichheit der Pupillengröße), die angeboren, aber auch ein alarmierender Hinweis auf z. B. einen erhöhten Hirndruck sein kann. Berücksichtigen Sie zudem pathologische Zeichen wie Nystagmus, Lichtstarre und Entrundung, Fehlstellungen der Bulbi und eine Ptosis des Augenlids.
- **Gesichtsmotorik:** Tics und Lähmungen, die sich häufig als halbseitige Symptomatik zeigen und dann als deutliche Asymmetrie der Gesichtshälften auffallen, deuten möglicherweise auf eine Störung der Hirnnerven hin. Beim Morbus Parkinson kann eine mimische Starre auffallen.
- **Zittern (Tremor):** z. B. der Hände in Ruhe und bei gezielten Bewegungen (s. u.)

Beachte

Denken Sie daran, dass neurologischen Befunde ggf. auch im Zusammenhang mit psychiatrischen Erkrankungen gesehen werden müssen.

Differenzierung Tremor

Die Differenzierung eines Zitterns beim Patienten kann wichtige Hinweise auf verschieden Pathologien geben. Neben seltenen anderen Erscheinungsformen unterscheidet man v. a. folgende Tremorarten:

Physiologischer Tremor. Ein physiologischer Tremor (essenzieller Tremor) kann ohne zugrunde liegende Erkrankungen und familiär gehäuft auftreten. Er wird deshalb gelegentlich als familiärer Tremor bezeichnet. Typischerweise verstärkt er sich bei emotionaler Anspannung sowie mit zunehmendem Alter – meistens ab dem 40. Lebensjahr. Er ist ohne Krankheitswert, kann für die Betroffenen aber sehr unangenehm sein und feinmotorische Arbeiten behindern. Meistens zeigt sich diese Form des Zitterns als Haltetremor.

Feinschlägiger oder Fingerspitzentremor. Ein feinschlägiger oder Fingerspitzentremor ist typisch bei einer Hyperthyreose. Er ist oft nur bei sehr genauer Beobachtung zu erkennen und wird deshalb ggf. dadurch getestet, dass man den Patienten bittet, ein Blatt Papier mit den Fingerspitzen zu halten. Die Hebelwirkung auf das Blatt verstärkt das Zittern und es wird deutlicher sichtbar.

Grobschlägiges Zittern. Der sog. „Flattertremor“ (flapping tremor) ist ein grobschlägiges Zittern. Es wird deutlich, wenn der Patient die Arme, Hände und Finger ausstreckt. Dabei sind rhythmische Flexionsbewegungen im Handgelenk zu beobachten, die an ein Flügelschlagen („Flattern“) erinnern. Es kann bei der Testung oft durch eine Handgelenkflexion provoziert werden. Der Flattertremor ist ein wichtiger Hinweis auf eine metabolische Störung (v. a. bei hepatischer Enzephalopathie).

Intentionstremor. Der Intentionstremor ist ein wichtiger Hinweis auf eine Läsion des Kleinhirns in Abgrenzung von anderen motorischen Störungen. Getestet wird er u. a. mit dem sog. „Finger-Nase-Versuch“ (Kap. 3.9.8). Die Patienten zeigen einen Tremor bei gezielten Bewegungen. Die Testung kann positiv sein bei Kleinhirntumoren, -infarkten oder -entzündungen, typischerweise auch bei MS.

Ruhetremor. Ein Ruhetremor ist typisches Symptom des Parkinson-Syndroms. Er hat der Erkrankung die landläufige Bezeichnung „Schüttellähmung“ eingebracht. Vor allem die Hände, aber auch der Kopf des Patienten zeigen eher grobe rhythmische Zitterbewegungen, die sich meistens legen, wenn der Betroffene eine Halte- oder sonstige Bewegung ausführt. Oft fixieren die Betroffenen ihre Hände und Arme durch Aufstützen des Kopfes oder Festhalten an den Beinen. Seltener zeigen Parkinson-Patienten einen Halte- oder Aktionstremor oder eine Kombination beider Formen.

Haltetremor. Ein Haltetremor beschreibt ein Zittern, das dann beginnt oder sich verstärkt, wenn eine bestimmte Körperposition aktiv, also durch Muskelarbeit, gegen die Schwerkraft gehalten werden muss. Auch Aufregung kann diesen Tremor verstärken. Der Haltetremor wird auch als Aktionstremor bezeichnet und zeigt sich meistens als feinschlägiger (hochfrequenter Tremor). Meistens sind die oberen Extremitäten betroffen. Die klinische Überprüfung erfolgt deshalb am ausgestreckten Arm, bei dem das Zittern eintritt oder sich beim Halten von Gegenständen verstärkt. Der Haltetremor kann aufgrund verschiedener Erkrankungen auftreten, ist aber häufig ein essenzieller Tremor.

3.9.4 Neurologische Untersuchungsmaterialien

Die meisten Tests zur körperlichen Untersuchung bei V. a. neurologische Erkrankungen lassen sich mit einfachen oder auch ganz ohne Hilfsmittel durchführen. Einige wenige Hilfsmittel oder Geräte sind jedoch empfehlenswert oder notwendig. Man kann diese in sog. „Neurokits" als Set kaufen Da Sie als Heilpraktiker jedoch in nur wenigen Fällen alle Geräte eines solchen Sets einsetzen werden, empfiehlt sich eher eine gesonderte Beschaffung.

Folgende Gerätschaften sind empfehlenswert:

Reflexhammer (auch Perkussionshammer)

Mit einem Reflexhammer testen Sie v. a. Muskel- bzw. Sehnenreflexe (Eigenreflexe; Kap. 3.9.6). Meistens verfügt ein Reflexhammer über 2 unterschiedlich große (zylinder-, beil- oder tellerförmige) Gummipole zur Perkussion. Einige Modelle haben zusätzlich einen kleinen integrierten und herausnehmbaren Metalldorn (bzw. eine Nadel) und einen Pinsel. Diese dienen v. a. zur Sensibilitätsprüfung (Kap. 3.9.10).

Es gibt verschiedene Ausführungen des Hammers, die in der Regel nach Ihrem Erfinder benannt werden. Es folgen die wichtigsten Modelle:

- **Reflexhammer nach Trömner:** Dies ist ein schwerer Hammer mit 2 Gummihalbkugeln unterschiedlicher Größe am Hammerkopf (▸ **Abb. 3.180**). Das Gewicht soll die gezielte Reizsetzung erleichtern, der Hammer ist für viele jedoch nicht einfach zu handhaben.
- **Reflexhammer nach Buck:** Dies ist ein kleiner, leichter Reflexhammer mit 2 Gummihalbkugeln unterschiedlicher Größe am Kopf. Meistens sind hier Nadel und Pinsel integriert (▸ **Abb. 3.180**).
- **Reflexhammer nach Fassbender:** Hierbei handelt es sich um einen kleinen Reflexhammer mit beil- oder sichelförmigem Kopf auf einer Seite und einer Halbkugel auf der anderen. Sein Griff ist skaliert und für eine exakt dosierte Reizsetzung konzipiert.
- **Reflexhammer nach Berliner:** Reflexhammer mit einem beil- bzw. sichelförmigen, nur einseitigem Gummieinsatz
- **Reflexhammer nach Babinski:** Reflexhammer mit rundem, flachem gummiertem Metallkopf

Hilfsmittel zur Sensibilitätsprüfung

Bei einer kompletten Sensibilitätsprüfung werden sehr unterschiedliche Gefühlsqualitäten geprüft. Es geht z. B. um Wärme, Kälte, die Berührung mit spitzen und stumpfen Gegenständen und die Vibration. Sie können dazu ganz einfach Alltagsgegenstände nutzen (z. B. die spitze und die stumpfe Seite eines Bleistiftes), aber auch professionelles Material. Aus hygienischen Gründen und mit Blick auf die Compliance des Patienten empfehlen wir in den meisten Fällen Letzteres.

Zur Überprüfung der Berührungsempfindlichkeit eignet sich z. B. ein **Monofilament**, bei dem ein kleiner stabiler Kunststofffaden aus einer Halterung ausgeklappt werden kann (▸ **Abb. 3.222**). Mit ihm wird die Sensibilität der Haut geprüft. Dies kommt v. a. bei Diabetikern zum Tragen. Wenn Sie ein Monofilament benutzen und dieses so stark drücken, dass sich das Filament biegt und der Patient dennoch nichts spürt, liegt sicher eine ausgeprägte Empfindungsstörung vor.

Eine Alternative dazu sind **Neurotips** – kleine Kunststoffplättchen mit einer (vor dem Gebrauch geschützten) Nadel auf der einen und einem abgerundeten Stäbchen auf der anderen Seite (▸ **Abb. 3.223**). Es sind Einwegartikel.

Stimmgabel

Eine Stimmgabel benötigen Sie zur Prüfung des Sensibilitätsempfindens. Für den normalen Praxisgebrauch reicht eine große Stimmgabel mit 512 oder 1 024 Hz, wie sie z. B. auch für die Gehörtests nach Rinne und Weber (Kap. 3.10.3) benutzt wird. Zur genaueren Prüfung empfiehlt sich eine Stimmgabel nach Rydel-Seiffer (▸ **Abb. 3.181**). Sie erlaubt das Ablesen der Vibrationsstärke und somit eine genauere Auswertung des Versuchs.

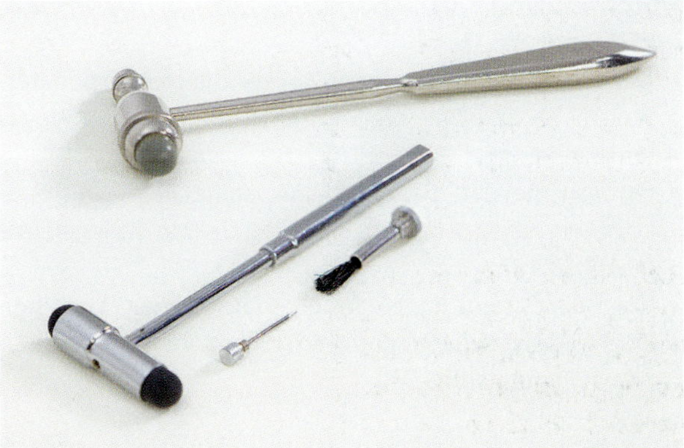

▸ **Abb. 3.180** Reflexhammer nach Trömner (hinten) und nach Buck (vorne).

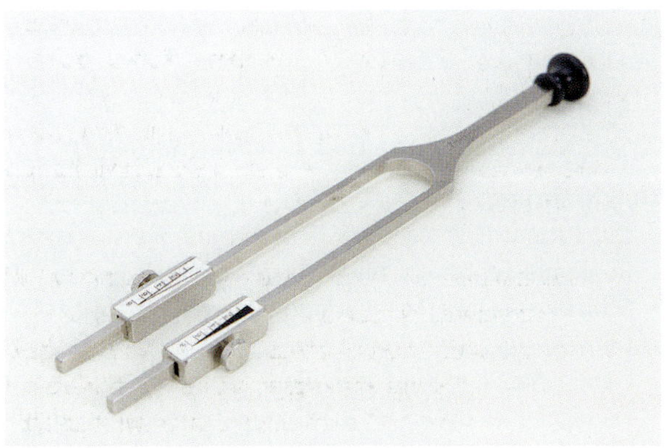

▸ **Abb. 3.181** Stimmgabel nach Rydel-Seiffer.

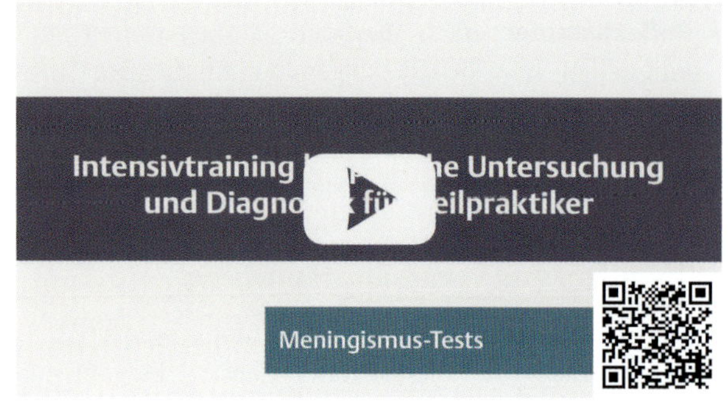

▶ **Video 3.20** Meningismustests. (Quelle: teamWerk, Stuttgart)

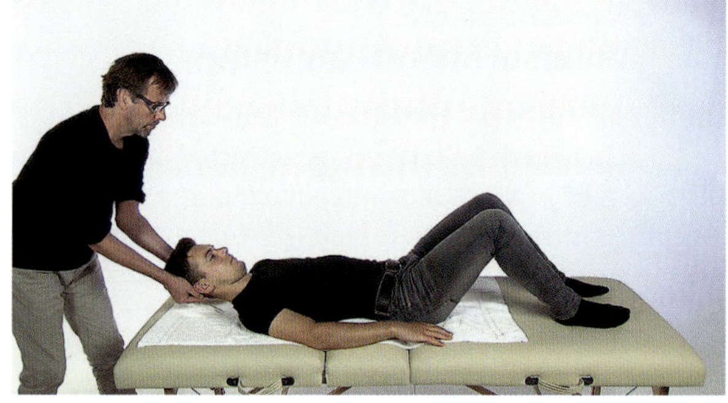

▶ **Abb. 3.182** Brudzinski-Zeichen. (Quelle: teamWerk, Stuttgart)

Diagnostiklampe

Eine kleine Diagnostiklampe benötigen Sie zur wichtigen Prüfung der Pupillenreflexe.

3.9.5 Meningismustests

Indikationen. V. a. eine Reizung der Hirn- und/oder Rückenmarkshäute

Bei den Meningismustests (▶ **Video 3.20**) handelt sich um eine Reihe verschiedener Untersuchungen, die bei V. a. eine Reizung der Hirn- und/oder Rückenmarkshäute durchgeführt werden. Dazu zählen Tests des Brudzinski-, des Kernig-, des Lasègue-Zeichens sowie das Kniekuss- und das Dreifußphänomen.

Ein Verdacht auf eine Reizung der Hirn- und/oder Rückenmarkshäute besteht immer dann, wenn akute Symptome wie starke Kopfschmerzen, Nackensteife, Hypersensibilität, z. B. gegen Licht und Lärm, sowie Bewusstseinsstörungen vorliegen.

! Beachte

Die Tests werden häufig fälschlicherweise auch als „Meningitistests" bezeichnet. Kommt Fieber hinzu, besteht V. a. eine bakterielle Meningitis, also eine Entzündung der Hirnhäute. Die Situation ist als akuter Notfall zu bewerten! Eine virale Meningitis kann auch ohne oder mit moderatem Fieber verlaufen.

Ein Meningismus kann auch bei Tumoren und anderen Raumforderungen, z. B. im Bereich der Großhirnrinde, des Kleinhirns oder der Pons, entstehen.

Brudzinski-Zeichen/-Test („Nackenzeichen")

Durchführung:

- Der Patient liegt flach auf dem Rücken, Sie stehen am Kopfende der Untersuchungsliege.
- Schieben Sie Ihre flachen Hände unter den Kopf des Patienten.
- Heben Sie den Kopf mit einer Beugebewegung der Handgelenke an (▶ **Abb. 3.182**) und beobachten Sie die Reaktion des Patienten.

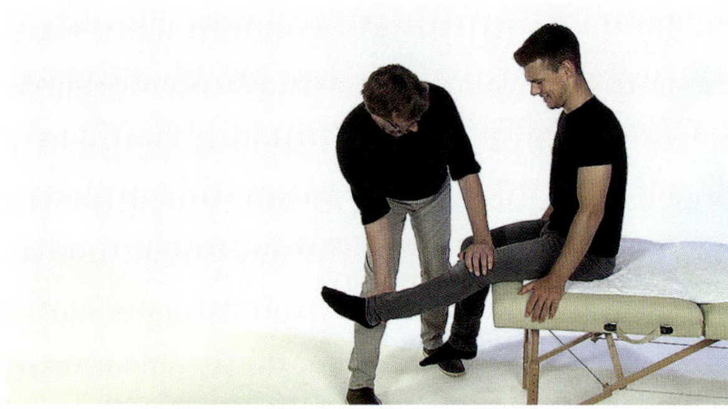

▶ **Abb. 3.183** Kernig-Test im Sitzen. (Quelle: teamWerk, Stuttgart)

- Ein positives Brudzinski-Zeichen erkennen Sie an einer Schmerzäußerung und einer reflektorischen Beugung seiner Knie.

Kernig-Zeichen/-Test

Mit dem Kernig-Test provoziert man in der Regel einen Nervendehnungsschmerz, um dadurch eine Bandscheiben- bzw. Spinalnervenproblematik zu befunden. In Kombination mit den anderen hier vorgestellten Untersuchungsmethoden gehört der Kernig-Test auch zu den Standardtests der Meningismusdiagnostik.

Sie können den Kernig-Test am sitzenden oder liegenden Patienten durchführen.

Durchführung

Im Sitzen:

- Der Patient sitzt auf einem Hocker oder einer Behandlungsliege und hat folglich die Hüft- und die Kniegelenke gebeugt.
- Fordern Sie den Patienten auf, seine Beine aktiv zu strecken, oder strecken Sie passiv seine Kniegelenke (▶ **Abb. 3.183**).
- Klagt der Patient über Schmerzen im Rücken (zwischen LWS und Nacken), ist das ein Hinweis auf das Vorliegen eines Meningismus.

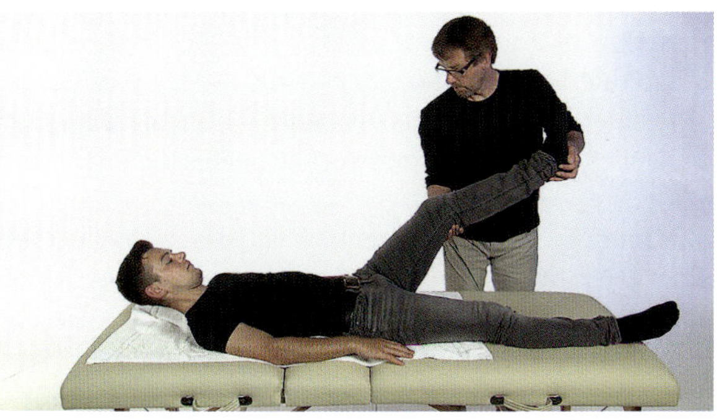

▸ **Abb. 3.184** Kernig-Test im Liegen. (Quelle: teamWerk, Stuttgart)

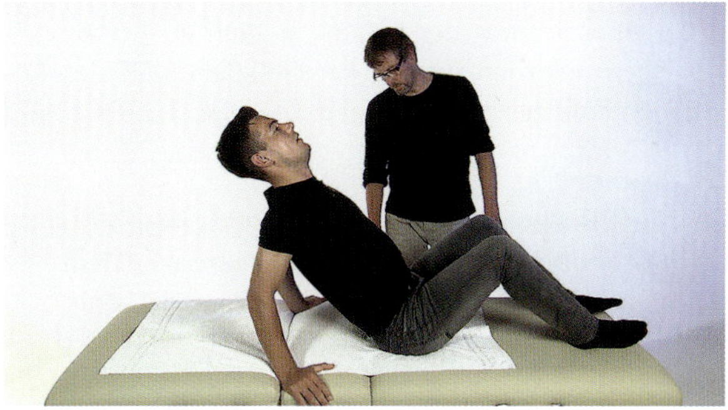

▸ **Abb. 3.185** Dreifußphänomen. (Quelle: teamWerk, Stuttgart)

Im Liegen:

- Der Patient liegt mit ausgestreckten Beinen auf der Untersuchungsliege, Sie stehen seitlich der Liege oder am Fußende.
- Schieben Sie eine Hand unter ein Kniegelenk und umfassen Sie mit der anderen Hand die Ferse desselben Beins.
- Heben Sie das Bein langsam an, ohne dabei das gestreckte Kniegelenk zu fixieren. Es entsteht dadurch eine Beugung im Hüftgelenk (▸ **Abb. 3.184**).
- Beobachten Sie den Patienten: Hebt er reflektorisch den Kopf, gilt der Test als positiv.
- Es ist zu erwarten, dass der Patient einen Schmerz im Bereich des Rückenmarks (zwischen LWS und Nacken) schildert.

Beachte

Der Kernig- und der Lasègue-Test ähneln sehr dem sog. „Bragard-Zeichen", das deshalb gelegentlich zur Meningismusprüfung herangezogen wird. Diese Testung eignet sich jedoch in erster Linie bei V. a. Läsionen im LWS-Bereich und wird hier deshalb nicht erläutert.

Lasègue-Test

Der Lasègue-Test dient wie der Kernig-Test eigentlich dazu, einen Nervendehnungsschmerz zu provozieren, mit dem eine Bandscheiben- bzw. Spinalnervenproblematik befundet werden kann (Kap. 3.1.8). In Kombination mit den anderen hier vorgestellten Untersuchungsmethoden gehört er aber ebenso zu den Standardtests der Meningismusdiagnostik.

Durchführung:

- Der Patient liegt mit ausgestreckten Beinen auf der Untersuchungsliege, Sie stehen seitlicher der Untersuchungsliege.
- Umfassen Sie den Unterschenkel des Patienten und heben Sie ihn langsam an. Es kommt dadurch bei gestrecktem Kniegelenk zu einer passiven Beugung des Hüftgelenks.
- Versuchen Sie nun, das Bein bis um 90° zu beugen (▸ **Abb. 3.23**).
- Beobachten Sie dabei den Patienten und fragen Sie ihn ggf., ob er Schmerzen hat.
- Muss die Untersuchung schmerzbedingt schon bei einer Beugung um **60–70°** abgebrochen werden, gilt der Test als positiv.
- Möglicherweise hebt der Patient während des Tests auch den Kopf.
- Treten diese beiden Zeichen auf und beschreibt der Patient die Schmerzen im Rücken als nach oben ziehend, ist dies ein Indiz für einen Meningismus.

Dreifußphänomen

Das Dreifußphänomen ist besonders, aber nicht ausschließlich bei Kindern zu beobachten und wird daher vorrangig bei jungen Patienten im Rahmen des Meningismustests provoziert.

Durchführung:

- Der Patient liegt flach auf dem Rücken auf der Untersuchungsliege.
- Bitten Sie ihn nun, sich aufzurichten, und beobachten Sie ihn dabei.
- Das Dreifußphänomen gilt als ausgelöst, wenn der Patient zum Aufrichten die Knie anzieht und sich mit beiden Händen seitlich nach hinten abstützt, dadurch den Rücken streckt und sich ein Hohlkreuz bildet, während die Knie und die Hüfte gebeugt bleiben (▸ **Abb. 3.185**).
- Der Patient vermeidet dadurch eine schmerzhafte Zugbelastung der Meningen.

Kniekussphänomen

Auch das Kniekussphänomen ist vornehmlich bei Kindern zu beobachten.

Durchführung:

- Fordern Sie den aufrecht auf der Untersuchungsliege sitzenden Patienten auf, mit dem Kopf sein Knie zu berühren, als wolle er es küssen.

- Bei einer Reizung der Meningen kann er Ihre Anweisungen aufgrund der Nackensteifigkeit und der Rückenschmerzen nicht befolgen.

Beachte
Diese Untersuchung ist eher unüblich, weil sie eine große Belastung für den Patienten darstellt und die anderen Tests und Zeichen ausreichend Aussagekraft haben.

3.9.6 Muskeleigenreflexe

Die Untersuchung der Eigenreflexe (▶ **Video 3.21**) ist meist Bestandteil einer umfangreicheren Serie neurologischer Untersuchungen, die als sog. „neurologischer Status“ bezeichnet wird.

Eigenreflexe nennt man Reflexe, bei denen sich der Rezeptor (sensible Afferenz) und der Effektor (motorische Efferenz) in demselben Organ befinden (monosynaptischer Reflex). Die Reflexe werden immer auf beiden Körperseiten und möglichst auch an allen Extremitäten (Arme und Beine) geprüft.

Eigenreflexe überprüfen Sie, wenn Sie den Verdacht haben, dass eine periphere neurologische Störung vorliegt, z. B. bei einem Bandscheibenvorfall oder einer Herpes-zoster-Neuritis. Die Überprüfung der Reflexe an allen Extremitäten erlaubt Ihnen zudem Rückschlüsse auf zentrale oder systemische Störungen wie zerebrale Ischämien, PNP, MS, Epilepsie oder Störungen des Elektrolythaushalts (▶ **Tab. 3.9**).

Auslösen eines Eigenreflexes:

- Für die Prüfung der Eigenreflexe geben Sie einen Dehnungsreiz auf die Sehne eines Muskels, in der Regel durch einen Schlag mit einem Reflexhammer. Dabei kontrollieren Sie, ob und wie der zugehörige Muskel reagiert.
- Lösen Sie einen Eigenreflex aus, folgt physiologisch eine Reflexantwort. In der Regel ist diese als solche deutlich zu erkennen und äußert sich in einer Gelenkbeugung ohne überschießende Muskelkontraktion.

▶ **Video 3.21** Muskeleigenreflexe.

- Im Gegensatz zu Fremdreflexen sind Eigenreflexe nicht habituierbar, d. h., Sie können sie wieder und wieder auslösen, ohne dass dabei eine Abschwächung oder ein Ausbleiben der Reflexantwort zu beobachten ist.

Bahnung. Es kommt gelegentlich vor, dass sich ein Reflex nicht oder nur schwer auslösen lässt. Bevor Sie das jedoch als pathologisches Zeichen werten, sollten Sie den Eigenreflextest nach einer zuvor erfolgten Bahnung wiederholen. Mit einer Bahnung erhöhen Sie die **Reflexbereitschaft**, indem Sie die Grundspannung der Muskulatur in einem bestimmten Körperbereich erhöhen. Eine Bahnung entsteht durch die Summierung mehrerer unterschwelliger Reize, die zu einer überschwelligen Depolarisation in den zugehörigen Motoneuronen führen.

Abhängig davon, ob Sie die Eigenreflexe an den oberen oder den unteren Extremitäten prüfen möchten, nehmen Sie die Bahnung wie folgt vor (▶ **Abb. 3.186**):

1. Für die Bahnung der Reflexe der **oberen Extremitäten** fordern Sie den Patienten auf, für einige Sekunden die Zähne fest aufeinanderzupressen.
2. Für die Bahnung der Reflexe der **unteren Extremitäten** bitten Sie den Patienten, die Finger beider Hände vor dem Brustkorb auf Höhe des Sternums ineinanderzuhaken und anschließend für einige Sekunden kräftig beide Hände nach lateral zu ziehen, ohne dabei die Umklammerung der Finger zu lösen. Diese Bahnung wird auch als **Jendrassik-Handgriff** bezeichnet.

Beachte
Obwohl hier die Arme zum Einsatz kommen, ist es keine Maßnahme zur Steigerung der Armreflexe!

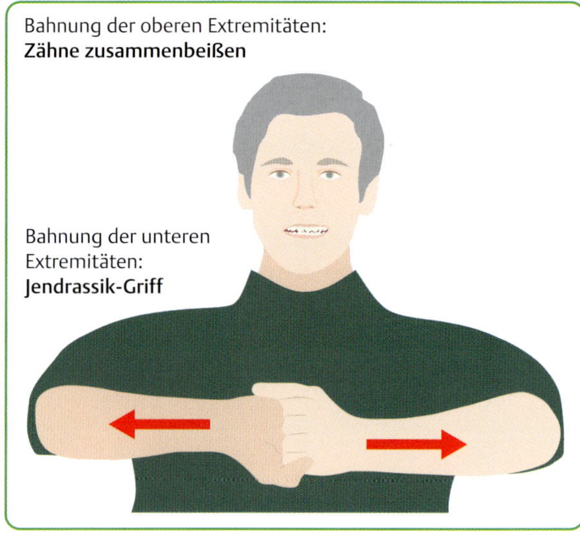

▶ **Abb. 3.186** Bahnung von Reflexen der oberen und unteren Extremität.

Die Bahnung und die Art der Bahnung werden in der Theorie und der Praxis unterschiedlich interpretiert bzw. bewertet:

- Meinung Nr. 1: Wenn ein Reflex nur nach vorangegangener Bahnung auslösbar ist, spricht man von einer Hyporeflexie.
- Meinung Nr. 2: Einer Prüfung der Eigenreflexe muss stets eine Bahnung vorausgehen. Die Bahnung muss vor der Prüfung stattfinden.
- Meinung Nr. 3: Die Bahnung muss stets und während der Prüfung stattfinden.

Wir empfehlen zunächst eine Reflexprüfung ohne Bahnung. Lassen Sie der Reflexprüfung erst dann eine Bahnung vorangehen, wenn sich ohne kein Reflex auslösen lässt. Prüfen Sie den Reflex nach der Bahnung erneut.

Allgemeine Bewertung einer Reflexantwort. Die Reflexaktivität wird in 5 Stufen unterteilt:

- **Stufe 0:** Eine Reflexantwort fehlt, die Muskelkontraktion bleibt aus. Es liegt eine **Areflexie** vor.
- **Stufe 1:** Der Reflex lässt erst nach einer Bahnung auslösen. Es liegt eine **Hyporeflexie** vor.
- **Stufe 2/3:** Die durch den Reiz ausgelöste Muskelkontraktion ist **physiologisch**, kann aber je nach Grundspannung des Patienten variieren.
- **Stufe 4:** Die Reflexantwort ist sehr lebhaft, d. h., die Muskelkontraktion ist ausgesprochen stark. Die Reflexzone verbreitert sich, was bedeutet, dass Sie den Reflex auch dann auslösen können, wenn Sie mit dem Reflexhammer weitere Reize rund um den ursprünglichen Reizpunkt setzen. Eventuell kommt es zu rhythmischen Kontraktionen des Muskels (sog. „Kloni“). Es liegt dann eine **Hyperreflexie** vor.
- **Stufe 5:** Die **Kloni** endet nicht.

Bedenken Sie bei der Bewertung aber auch, dass das Ausmaß einer Reflexantwort von vielen Faktoren abhängig ist:

- So nimmt der grundsätzliche Erregungszustand des beteiligten Motoneurons bzw. die Grundanspannung des Patienten Einfluss.
- Die Tiefensensibilität kann beispielsweise bei Menschen herabgesetzt sein, die als Folge eines Diabetes mellitus unter einer PNP leiden.
- Die Weiterleitung eines Reizes aus der Peripherie in das Rückenmark und zurück kann beispielsweise durch eine Neuritis oder Neuralgie bei Herpes zoster sowie Verschiebungen oder Entzündungen der Bandscheiben mit Nervenwurzelkompression beeinträchtigt sein.

► **Tab. 3.9** Übersicht wichtige Muskeleigenreflexe des Menschen (Quelle: Nervensystem - Diagnostik in: I care Krankheitslehre, 1. Auflage. Stuttgart: Thieme: 2015.)

Reflex	Auslöser	sichtbare Reflexantwort	Segment	grafische Darstellung
Arme				
Bizepssehnenreflex ► **Abb. 3.188**	Schlag auf Bizepssehne in Ellenbeuge	Anspannung des M. biceps brachii → Beugung des Unterarms	C5–C6	
Radiusperiostreflex ► **Abb. 3.189**	Schlag auf distale Sehne des M. brachioradialis	Anspannung des M. brachioradialis	C5–C6	

▸ **Tab. 3.9** Fortsetzung

Reflex	Auslöser	sichtbare Reflexantwort	Segment	grafische Darstellung
Trizepssehnenreflex ▸ **Abb. 3.187**	Schlag auf Trizepssehne	Anspannung des M. triceps brachii → Streckung des Unterarms	C 7–C 8	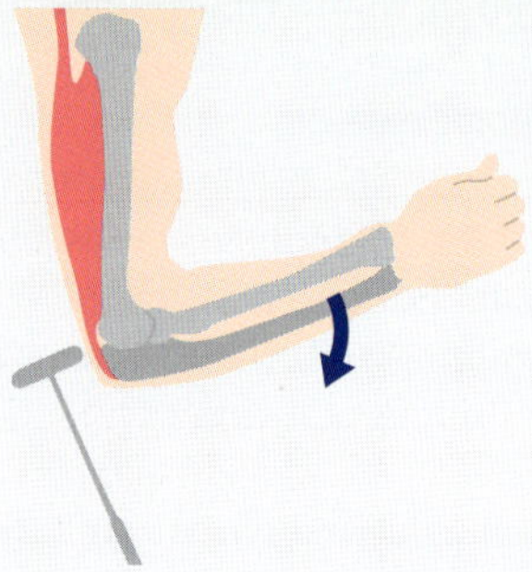
Trömner-Reflex	von innen „Anschlagen" an Fingerkuppen	leichte Beugung der Finger und des Daumens	C 7–C 8	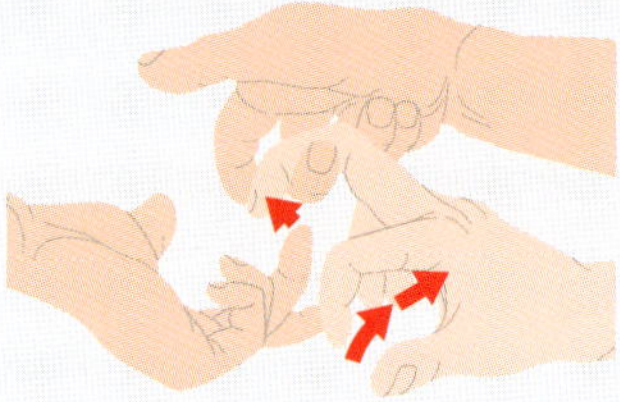
Beine				
Patellarsehnenreflex ▸ **Abb. 3.191**	Schlag auf Patellarsehne	Anspannung des M. quadriceps femoris → Beinstreckung	L 3–L 4	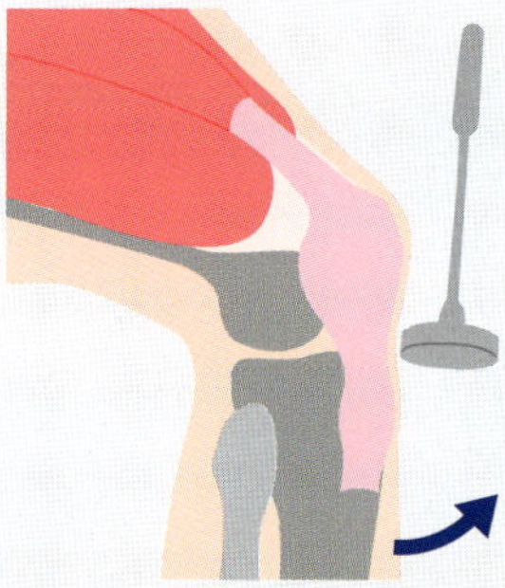
Achillessehnenreflex ▸ **Abb. 3.193**	Schlag auf Achillessehne	Anspannung des M. triceps surae → Fuß „kippt" nach unten	S 1–S 2	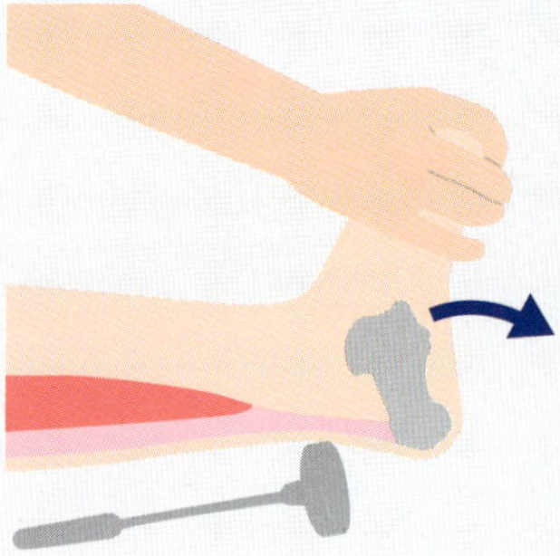

Das Ergebnis der Eigenreflextestung können Sie daher nur als Hinweis auf einen möglichen krankhaften Prozess werten, Sie dürfen es nicht überbewerten. Eine Areflexie, eine Hyperreflexie sowie im Seitenvergleich deutlich voneinander abweichende Reflexantworten sind immer als pathologisch zu bewerten.

Grundlegendes zur Durchführung:

- Für die Testung benutzen Sie einen Reflexhammer.
- Achten Sie bei allen Reflextestungen darauf, dass sich die Gelenke der zu testenden Extremität in Mittelstellung befinden und entspannt sind.
- Testen Sie stets die Extremitäten an beiden Körperseiten und vergleichen Sie die Ergebnisse.
- Testen Sie zuerst die obere und anschließend die untere Extremität:
  - An der **oberen Extremität** sind die wichtigsten zu testenden Reflexe der Trizepssehnen-, Bizepssehnen- und Radiusperiostreflex.
  - An der **unteren Extremität** sind es der Patellarsehnen- und Achillessehnenreflex.

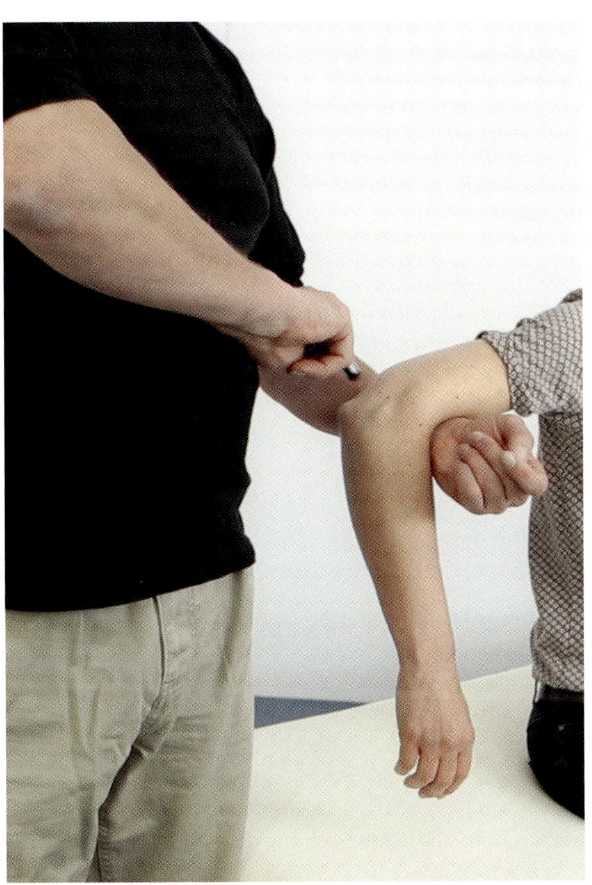

► **Abb. 3.187** Auslösen des Trizepssehnenreflexes.

Trizepssehnenreflex (TSR)

Durchführung/Auslösung:

- Der Patient sitzt oder liegt mit dem Rücken auf der Untersuchungsliege.
- Der zu testende Arm muss für die Reflexprüfung entspannt und um 90° angewinkelt sein.
- Sitzt der Patient während des Tests, können Sie den gebeugten Arm am Handgelenk halten oder über Ihre Hand abgewinkelt locker nach unten hängen lassen. Hängt der Arm über Ihre Hand, haben Sie in der Regel eine bessere Kontrolle darüber, ob er entspannt ist.
- Heben Sie den Ellenbogen leicht an und ziehen Sie ihn etwas zu sich heran.
- Schlagen Sie leicht mit dem Reflexhammer etwas oberhalb des Olekranons auf die Trizepssehne (► **Abb. 3.187**).
- Beobachten Sie die Reaktion des Arms.
- Wiederholen Sie den Test am anderen Arm.

Normalbefund/physiologische Reflexantwort. Mit dem Schlag lösen Sie eine Kontraktion des **M. triceps brachii** und somit eine Streckung des Ellenbogengelenks aus (Extensionszuckung). Die Reflexantwort ist an beiden Extremitäten in etwa gleich stark ausgeprägt.

Pathologischer Befund. Pathologisch ist eine ausbleibende, eine überschießende oder eine nicht seitengleiche Reaktion.

Bewertung:

- Ursache für eine übermäßige, reduzierte oder fehlende Reflexantwort können Läsionen im Bereich von **C 6/C 7** oder eine Schädigung peripherer Nerven im Untersuchungsbereich sein, v. a. des **N. radialis**.
- Zeigen sich bei weiteren Reflextestungen auffällige Ergebnisse, kommen auch zentrale oder systemische Pathologien in Betracht.

Bizepssehnenreflex (BSR)

Durchführung/Auslösung:

- Der Patient sitzt oder liegt mit dem Rücken auf der Untersuchungsliege:
  - Sitzt der Patient, kann der Arm aufliegen, beispielsweise auf der Untersuchungsliege. Sie können den Arm auch locker am Ellenbogen halten.
  - Liegt der Patient, bitten Sie ihn, den zu testenden Arm leicht anzuwinkeln und die Hand locker auf den Bauch zu legen.
- Der zu testende Arm muss für die Reflexprüfung leicht angewinkelt und entspannt sein.
- Sie können den Reflex auf 2 Arten auslösen:
  - **Direkt**: Schlagen Sie dazu leicht mit dem Reflexhammer oberhalb der Ellenbeuge auf die Bizepssehne (► **Abb. 3.188**).

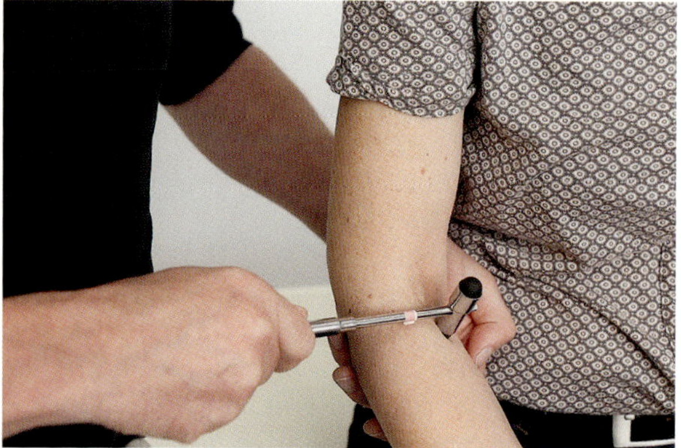

▶ **Abb. 3.188** Auslösen des Bizepssehnenreflexes.

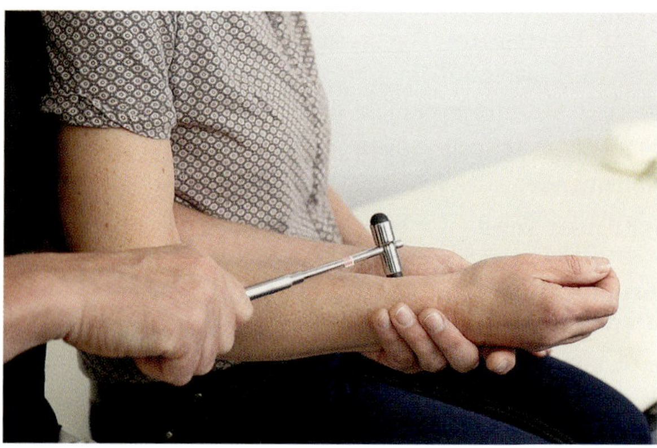

▶ **Abb. 3.189** Auslösen des Radiusperiostreflexes.

  - **Indirekt:** Legen Sie Ihren Daumen bzw. Zeigefinger auf den Sehnenansatz und schlagen Sie leicht mit dem Reflexhammer auf den aufgelegten Finger bzw. Daumen.
- Beobachten Sie die Reaktion des Arms.
- Wiederholen Sie den Test am anderen Arm.

Normalbefund/physiologische Reflexantwort. Sie lösen mit dem Schlag eine Kontraktion des **M. biceps brachii** und somit eine Beugung des Ellenbogengelenks aus (Flexionszuckung). Die Reflexantwort ist an beiden Extremitäten in etwa gleich stark ausgeprägt.

Pathologische Befunde. Pathologisch ist eine ausbleibende, eine überschießende oder eine nicht seitengleiche Reaktion.

Bewertung:

- Ursache können Läsionen im Bereich von **C5/C6** oder eine Schädigung peripherer Nerven im Untersuchungsbereich sein.
- Zeigen sich bei weiteren Reflextestungen auffällige Ergebnisse, kommen auch zentrale oder systemische Pathologien in Betracht.

Radiusperiostreflex (RPSR)/ Brachioradialisreflex

Durchführung/Auslösung:

- Der Patient sitzt oder liegt mit dem Rücken auf der Untersuchungsliege:
  - Sitzt der Patient, kann der Arm aufliegen, beispielsweise auf der Untersuchungsliege. Sie können den Arm auch locker am Handgelenk halten.
  - Liegt der Patient, bitten Sie ihn, den zu testenden Arm leicht anzuwinkeln und die Hand locker auf den Bauch zu legen.
- Die zu testende Hand befindet sich in Supinationsstellung, die Handinnenfläche zeigt also nach oben.
- Schlagen Sie mit dem Reflexhammer leicht auf das distale Ende des Radius, ca. 2–3 cm oberhalb des Handgelenks (▶ **Abb. 3.189**).
- Beobachten Sie die Reaktion des Arms.
- Wiederholen Sie den Test am anderen Arm.

Normalbefund/physiologische Reflexantwort. Sie lösen mit dem Schlag eine angedeutete Beugung des Ellenbogengelenks aus, also eine Zuckung des **M. brachioradialis** (Pronationszuckung des Unterarms). Die Reflexantwort ist an beiden Extremitäten in etwa gleich stark ausgeprägt.

Pathologische Befunde. Pathologisch ist eine ausbleibende, eine überschießende oder eine nicht seitengleiche Reaktion.

Bewertung:

- Ursache können Läsionen im Bereich von **C5/C6** oder eine Schädigung peripherer Nerven im Untersuchungsbereich sein.
- Zeigen sich bei weiteren Reflextestungen auffällige Ergebnisse, kommen auch zentrale oder systemische Pathologien in Betracht.

Patellarsehnenreflex (PSR)/ Quadrizepssehnenreflex

Durchführung/Auslösung:

- Der Patient sitzt oder liegt mit dem Rücken auf der Untersuchungsliege:
  - Sitzt er, hat er die Beine übereinandergeschlagenen oder lässt sie locker herabhängen.
  - Liegt der Patient, hat er die Beine angewinkelt. Sie heben das zu testende Knie leicht an.
- Hier wird die Untersuchung am sitzenden Patienten gezeigt.
- Tasten Sie die Quadrizepssehne unterhalb der Patella (▶ **Abb. 3.190**) und schlagen Sie leicht mit dem Reflexhammer auf den Sehnenansatz (▶ **Abb. 3.191**).

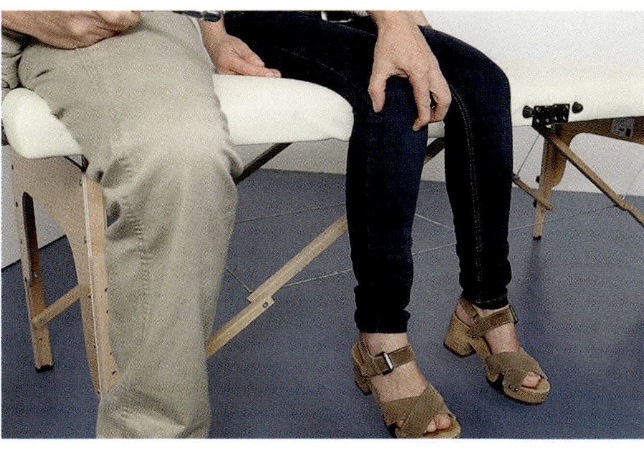

▶ **Abb. 3.190** Auslösen des Patellarsehnenreflexes: Aufsuchen der Quadrizepssehne.

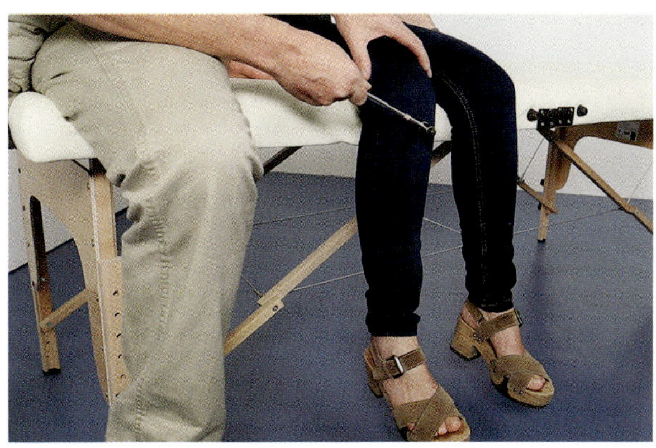

▶ **Abb. 3.191** Auslösen des Patellarsehnenreflexes: Schlag auf den Ansatz der Quadrizepssehne.

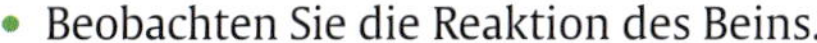

- Beobachten Sie die Reaktion des Beins.
- Wiederholen Sie den Test am anderen Bein.

Normalbefund/physiologische Reflexantwort. Sie lösen mit dem Schlag eine Kontraktion des **M. quadriceps femoris** und somit eine Streckung des Kniegelenks aus (▶ **Abb. 3.192**). Die Reflexantwort ist an beiden Extremitäten in etwa gleich stark ausgeprägt.

Pathologische Befunde. Pathologisch ist eine ausbleibende, eine überschießende oder eine nicht seitengleiche Reaktion.

Bewertung:

- Ursache können Läsionen im Bereich von **L 2 bis L 5**, meist L 3–L 4, bzw. eine Schädigung peripherer Nerven im Untersuchungsbereich sein, v. a. des **N. femoralis**.
- Eine stark abgeschwächte oder fehlende Reflexantwort kann auch Folge einer **Tabes dorsalis** sein, also der landläufig als „Rückenmarksschwund" bezeichneten Entmarkung im ZNS.
- Bei Patienten mit **Epilepsie** oder **MS** ist die Reflexantwort oft gesteigert und klingt, z. B. bei Krampfleiden, verzögert ab.
- Bei **diabetischer Neuropathie** fehlt die Reflexantwort nur am betroffenen Bein.
- Zeigen sich bei weiteren Reflextestungen auffällige Ergebnisse, kommen auch zentrale oder systemische Pathologien in Betracht.

Achillessehnenreflex (ASR)

Durchführung/Auslösung:

- Der Patient liegt mit dem Rücken auf der Untersuchungsliege oder kniet:
  - Liegt der Patient, hat er das zu testende Bein leicht angewinkelt über das andere gelegt. Legen Sie dann eine Hand auf die Fußsohle und drücken Sie diese leicht nach kranial. Das führt zu einer passiven Dehnung der Achillessehne.

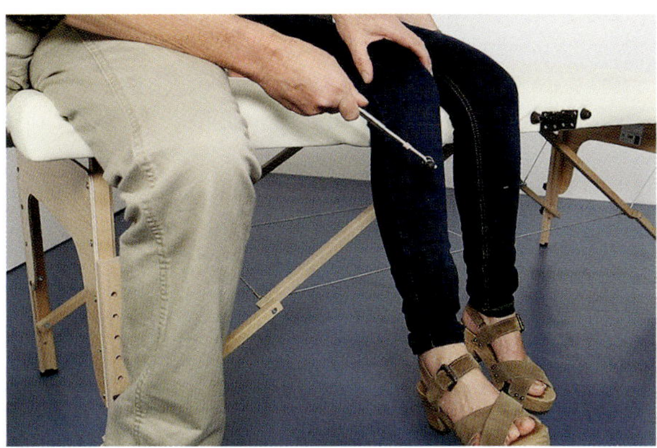

▶ **Abb. 3.192** Auslösen des Patellarsehnenreflexes: Reflexantwort.

  - Kniet der Patient auf einem Stuhl oder der Untersuchungsliege, bringen Sie den Fuß mit leichtem Druck in einen 90°-Winkel zum Unterschenkel (▶ **Abb. 3.193**, ▶ **Abb. 3.194**).
- Schlagen Sie leicht mit dem Reflexhammer auf die Achillessehne.
- Beobachten Sie die Reaktion des Fußes
- Wiederholen Sie den Test am anderen Bein.

Physiologischer Befund. Sie lösen mit dem Schlag eine Kontraktion des **M. triceps surae** und somit eine leichte Plantarflexion des Fußes aus. Die Reflexantwort ist an beiden Extremitäten in etwa gleich stark ausgeprägt.

Pathologische Befunde. Pathologisch ist eine ausbleibende, eine überschießende oder eine nicht seitengleiche Reaktion.

Bewertung:

- Die Ursache können Läsionen im Bereich von **S 1/S 2**, manchmal auch **L 5–S 2** sein bzw. es kann eine Schädigung peripherer Nerven im Untersuchungsbereich vorliegen, v. a. des **N. tibialis**, beispielsweise als Folge einer Wurzelkompression, Poliomyelitis oder Tabes dorsalis.

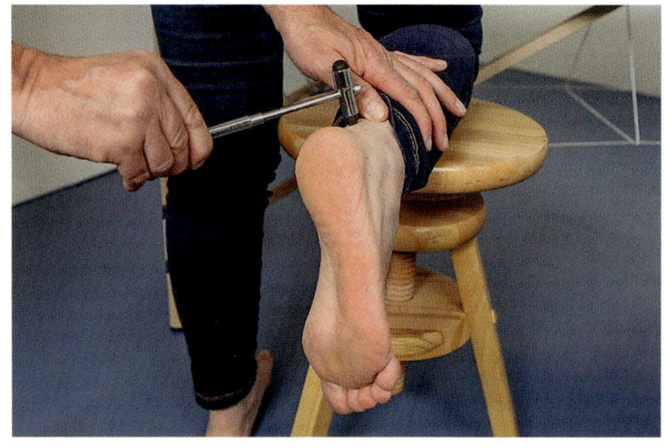

▶ **Abb. 3.193** Auslösen des Achillessehnenreflexes.

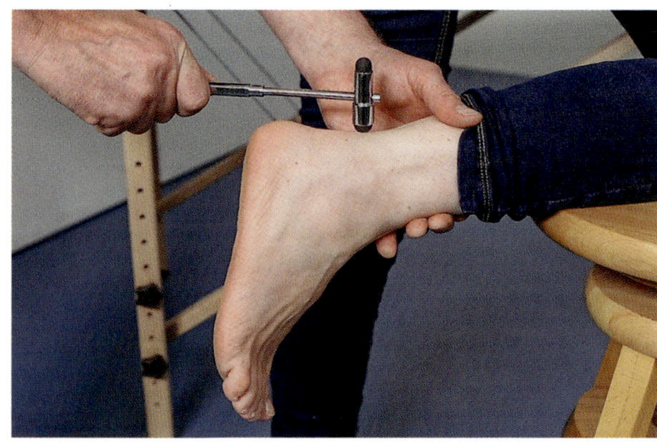

▶ **Abb. 3.194** Auslösen des Achillessehnenreflexes: Seitenansicht.

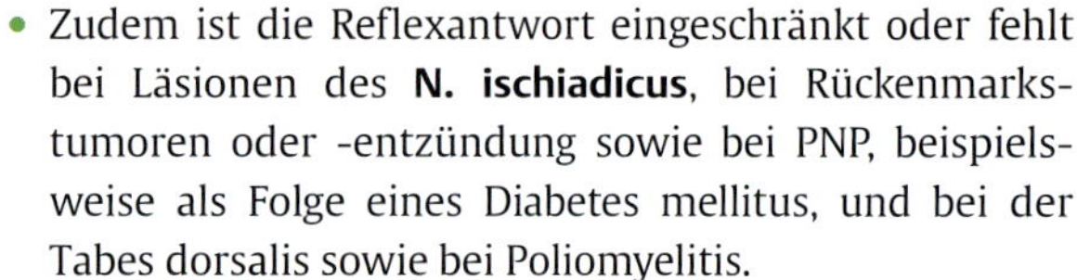

- Zudem ist die Reflexantwort eingeschränkt oder fehlt bei Läsionen des **N. ischiadicus**, bei Rückenmarkstumoren oder -entzündung sowie bei PNP, beispielsweise als Folge eines Diabetes mellitus, und bei der Tabes dorsalis sowie bei Poliomyelitis.
- Eine **Hyperreflexie** ist z. B. häufig bei MS zu beobachten.

3.9.7 Fremdreflexe

Indikationen. V. a. Schädigung der Rückenmarksbahnen, z. B. bei MS; zur diagnostischen Abgrenzung bei V. a. periphere Nervenläsionen

Die Untersuchung der Fremdreflexe (▶ **Video 3.22**) ist zumeist Bestandteil einer umfangreichen Serie neurologischer Untersuchungen, die als „neurologischer Status" bezeichnet wird.

Als Fremdreflex bezeichnet man Reflexe, bei denen sich der Rezeptor (sensible Afferenz) und der Effektor (motorische Efferenz) in verschiedenen Organen befinden. Entwicklungsgeschichtlich betrachtet handelt es sich um Schutzreaktionen, damit Verletzungen vermieden werden. Die Reflexe werden immer auf beiden Körperseiten geprüft und die Ergebnisse miteinander verglichen.

Grundlegendes zur Durchführung:

- Zur Prüfung der Reflexe geben Sie in der Regel einen Reiz auf ein Hautareal. Die Reaktion auf den Reiz erfolgt durch einen Muskel. Man spricht von einem polysynaptischen Reflex.
- Es ist üblich, den Bauchhautreflex zu prüfen. Ergänzend kann der Kornealreflex geprüft werden. Der Kremasterreflex wird nur selten und eher abgrenzend angewandt.

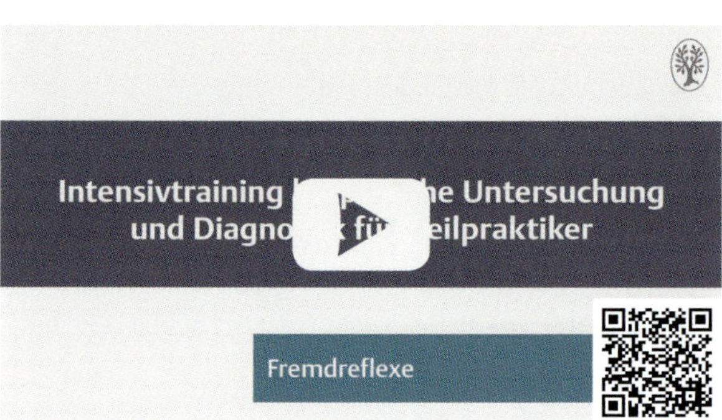

▶ **Video 3.22** Fremdreflexe.

Bauchhautreflex (BHR)

Durchführung:

- Der Patient liegt mit dem Rücken auf der Untersuchungsliege. Sie stehen oder sitzen seitlich davon.
- Streichen Sie mit einem Holzspatel, einer stumpfen Nadel oder dem Stil eines Reflexhammers auf Höhe des Rippenbogens zügig von lateral nach medial über die Bauchdecke (▶ **Abb. 3.196**, ▶ **Abb. 3.197**).
- Beobachten Sie dabei die gegenüberliegende, also die kontralaterale Bauchdecke.
- Wiederholen Sie die Streichung 2 ×, und zwar ca. 5 und dann ca. 10 cm weiter distal.

Physiologische Reflexantwort. Eine normale Reaktion auf diesen Reiz ist die Kontraktion der kontralateralen Bauchdeckenmuskulatur (▶ **Abb. 3.195**). Sie können dabei evtl. beobachten, dass sich der Nabel zu der Seite hin verschiebt, auf der Sie den Reiz ausgelöst haben.

Pathologische Befunde:

- Jede abgeschwächte oder fehlende Kontraktion der kontralateralen Bauchdeckenmuskulatur ist ein Krankheitszeichen. Ausnahme: Bei älteren Menschen, die sich wenig bewegen, kann die Reflexantwort abgeschwächt sein oder ganz fehlen! In fortgeschrittener Schwangerschaft und bei Adipösen ist der Reflex nur schwer oder nicht auszulösen.

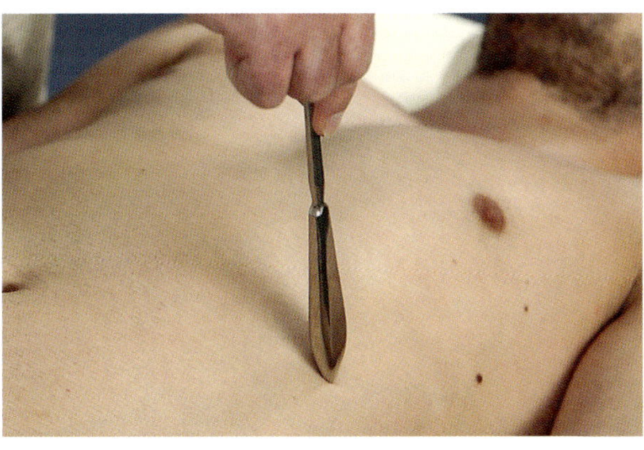

▸ **Abb. 3.195** Bauchhautreflex: Aufsetzen des Instruments.

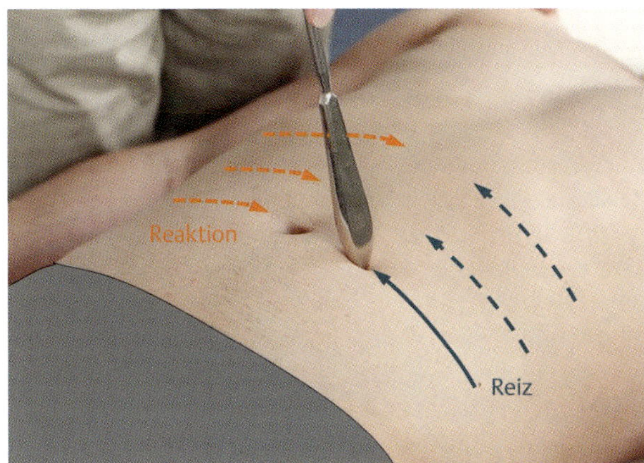

▸ **Abb. 3.196** Bauchhautreflex: Schema.

- Kann der Reflex mehrfach kurz hintereinander ausgelöst werden oder ist eine klonische Kontraktion zu beobachten, sind das ebenfalls Krankheitszeichen.

Bewertung. Ein pathologischer Befund weist v. a. auf eine Schädigung der Pyramidenbahnen hin. Insbesondere ein Ausbleiben der Reflexantwort kann jedoch auch auf eine PNP oder eine spinale Problematik oder eine traumatische Schädigung der geprüften Körperareale (z. B. durch Operationen) zurückzuführen sein.

> **Praxistipp**
> Für die Durchführung von Fremdreflexen gilt: Fragen Sie den Patienten beim Ausbleiben des Reflexes stets danach, ob er den auf die Haut gegebenen Reiz überhaupt spürt.

> **Beachte**
> **Der Bauchdecken- und der Bauchhautreflex sind 2 unterschiedliche Reflexe. Der Bauchdeckenreflex ist ein Eigenreflex, bei dem eine Bauchmuskelkontraktion durch passive Dehnung ausgelöst wird. Der Bauchdeckenreflex wird kaum für diagnostische Zwecke getestet.**

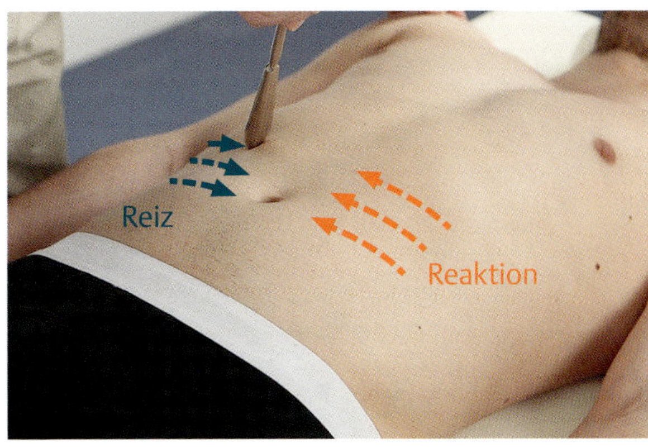

▸ **Abb. 3.197** Bauchhautreflex: Schema.

Kornealreflex (CR)/Lidschlussreflex

Der Kornealreflex ist wie alle Fremdreflexe ein Schutzmechanismus: Bei einer Reizung der Augenhornhaut oder der näheren Augenumgebung kommt es zu einem raschen Verschließen der Augenlider. Auch Schreckreize – z. B. Geräusche, plötzliche Bewegungen oder Licht – können diesen Schutzreflex auslösen.

Wird das Auge taktil gereizt, verläuft die Afferenz über den N. ophthalmicus (V_1), den 1. Ast des N. trigeminus (V). Der (die Efferenz auslösende) Hirnstamm wird in der Regel erst nach mehreren Umschaltungen erreicht. Der Effektor (M. orbicularis oculi) wird über den N. facialis (VII) angesprochen.

Durchführung:

- Sie sitzen dem Patienten in geringem Abstand gegenüber.
- Fordern Sie ihn auf, den Blick von Ihnen abzuwenden.
- Reizen Sie die Kornea, also die Hornhaut des Auges, mit einem chemischen, thermischen oder mechanischen Reiz. In der Regel wird ein mechanischer Reiz, z. B. mit einem Wattetupfer (▸ **Abb. 3.198**) oder -stäbchen (▸ **Abb. 3.199**), gesetzt.
- Führen Sie das Wattestäbchen so in Richtung Auge, dass es der Patient nicht sieht.
- Setzen Sie dann mit dem Stäbchen einen Berührungsreiz an der Augenhornhaut und den Wimpern und beobachten Sie das Augenlid.
- Beobachten Sie dabei die Reaktion beider Augen.
- Testen Sie immer **beide Augen** und vergleichen Sie die Testergebnisse.

Physiologische Reflexantwort. Ein sofortiger Lidschluss ist eine normale Reaktion (▸ **Abb. 3.200**). Wirkt der Reiz länger ein, kann das Lid ggf. auch länger geschlossen bleiben. Der Lidschlussreflex ist ein konsensueller Reiz, daher schließen sich immer die Lider beider Augen.

Pathologischer Befund. Eine abgeschwächte oder fehlende Reaktion ist ein Krankheitszeichen.

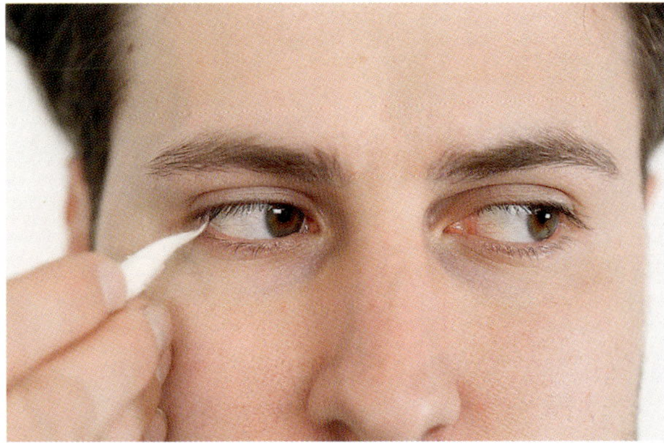

► **Abb. 3.198** Kornealreflex, Reizung mit einem Wattetupfer.

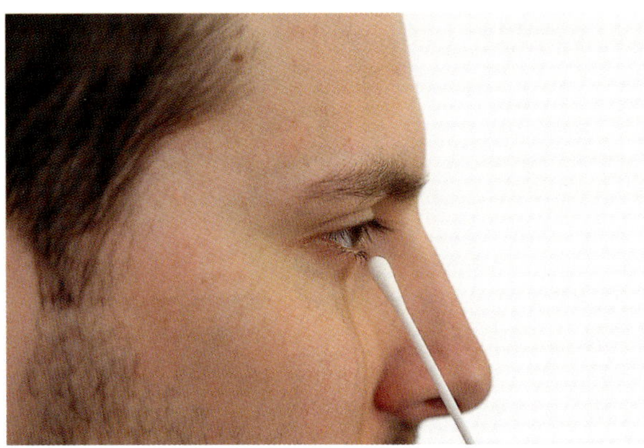

► **Abb. 3.199** Kornealreflex, Reizung mit einem Wattestäbchen.

Bewertung. Eine Schädigung der Hirnnerven V oder VII oder durch zentrale Störungen kann die Ursache sein.

Der Kornealreflex ist auch ein Standardtest zur Überprüfung der Hirnnerven (Kap. 3.9.11 und Kap. 3.9.12).

Kremasterreflex (CrR)/Hodenheberreflex

Durchführung:

- Der Patient liegt auf dem Rücken auf der Liege oder er steht.
- Streichen Sie rasch und deutlich mit einem Spatel o. Ä. über die Innenseite des Oberschenkels.

Physiologische Reflexantwort. Es ist eine Kontraktion des M. cremaster (Hodenheber) und dadurch ein Anziehen des Hodens zum Körper zu beobachten.

Pathologische Befunde. Die Abschwächung, das Fehlen oder eine Unerschöpflichkeit der o. g. Reaktion gelten als pathologisch.

Bewertung. Ein pathologischer Befund weist hin auf eine Schädigung der Pyramidenbahnen bzw. des Segments L 1/L 2.

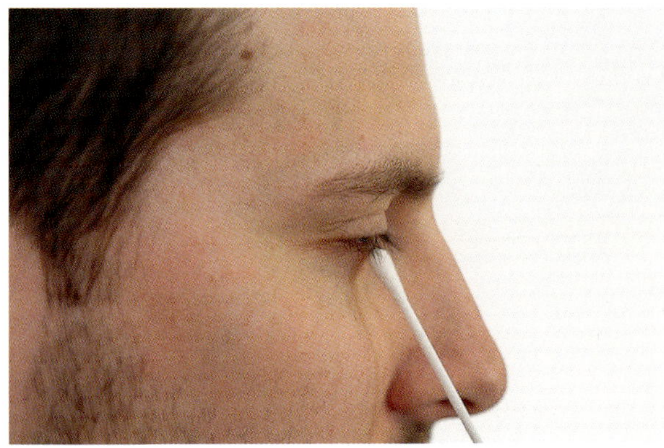

► **Abb. 3.200** Kornealreflex, Lidschluss als Reflexantwort.

3.9.8 Kleinhirnzeichen und Ataxieprüfung

Indikationen. V. a. Kleinhirnschädigung, PNP, Differenzierung der Ursache von Bewegungs- und Koordinationsstörungen; bei Ataxie, Intentionstremor, auffälligen Mitbewegungen der Arme und Gangstörungen

Zur Überprüfung der motorischen Koordinationsfähigkeit eines Patienten führen Sie unterschiedliche Tests durch (► **Video 3.23** und ► **Video 3.24**). Da das Kleinhirn die zentrale Instanz für die Koordination und den Gleichgewichtssinn ist, werden die Ergebnisse auch als Kleinhirnzeichen bezeichnet.

Bei einem positiven Befunde sind Störungen des vestibulären Apparats im Innenohr (Test des N. vestibulocochlearis; Kap. 3.9.11), der leitenden zentralen Bahnen im Rückenmark (Kap. 3.9.9) sowie der leitenden peripheren Bahnen (Kap. 3.9.6) durch weitere Tests als Ursachen auszuschließen.

Begriffserklärungen:

- **Ataxie:** Der Patient ist nicht in der Lage, Bewegungen zielgerichtet und gradlinig auszuführen.
- **Intentionstremor:** Der Patient zeigt bei zielgerichteten Bewegungen einen Tremor. Das bedeutet, dass er beispielsweise beim Versuch, eine Tasse auf dem Tisch vor sich zu greifen, im Verlauf der Vorwärtsbewegung immer stärker zittert und schließlich, kurz bevor er die Tasse erreicht, einen ausgeprägten Tremor hat.

Grundlegendes zur Durchführung. Folgende Tests können Sie anwenden:

- Test der Gangataxie/Strichgang- oder Seiltänzertest
- Finger-Nase-Versuch
- Finger-Finger-Versuch
- Knie-Hacke-Versuch
- Romberg-Stehversuch
- Unterberger-Tretversuch
- Test der Diadochokinese
- Reboundphänomen

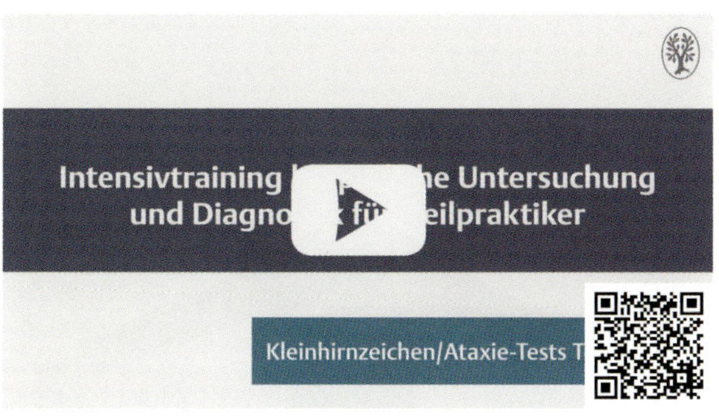

▶ **Video 3.23** Kleinhirnzeichen und Ataxieprüfung, Teil 1.

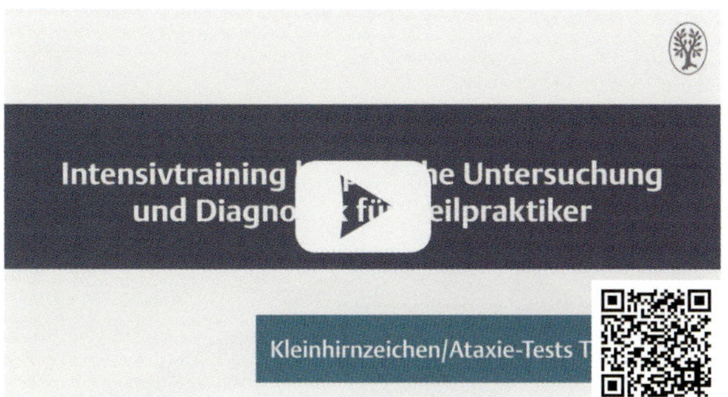

▶ **Video 3.24** Kleinhirnzeichen und Ataxieprüfung, Teil 2.

Führen Sie niemals nur einen, sondern immer mehrere Tests zur Gegenprobe durch. Es ist möglich, dass sich trotz einer Störung im Kleinhirn bei einem Test keine pathologischen Reaktionen zeigen, bei den anderen dagegen schon. Auch kann es umgekehrt eine Auffälligkeit bei einem Test geben, die ohne Krankheitswert sind – z. B. weil der Patient bestimmte Fertigkeiten selten anwendet und trainiert.

Test der Gangataxie/Strichgang- oder Seiltänzertest

Beginnen Sie mit einer einfachen Überprüfung des Gangbildes des Patienten.

Durchführung:

- Fordern Sie den Patienten auf, entlang einer gedachten Linie einige Schritte von Ihnen weg und anschließend wieder auf Sie zuzugehen (▶ Abb. 3.201).
- Beobachten Sie dabei die Koordination von Rumpf und Extremitäten.
- Bitten Sie ihn, die Übung mit geschlossenen Augen zu wiederholen und dabei einen Fuß direkt vor den anderen Fuß zu setzen.

Physiologische Reaktion. Der Patient kann mit geöffneten und geschlossenen Augen ohne nennenswerte Schwankungen zielgerichtet gehen (▶ Abb. 3.202).

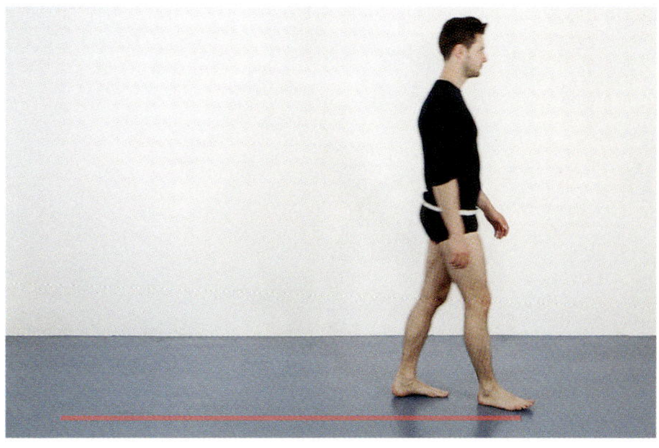

▶ **Abb. 3.201** Überprüfung des Gangbildes des Patienten.

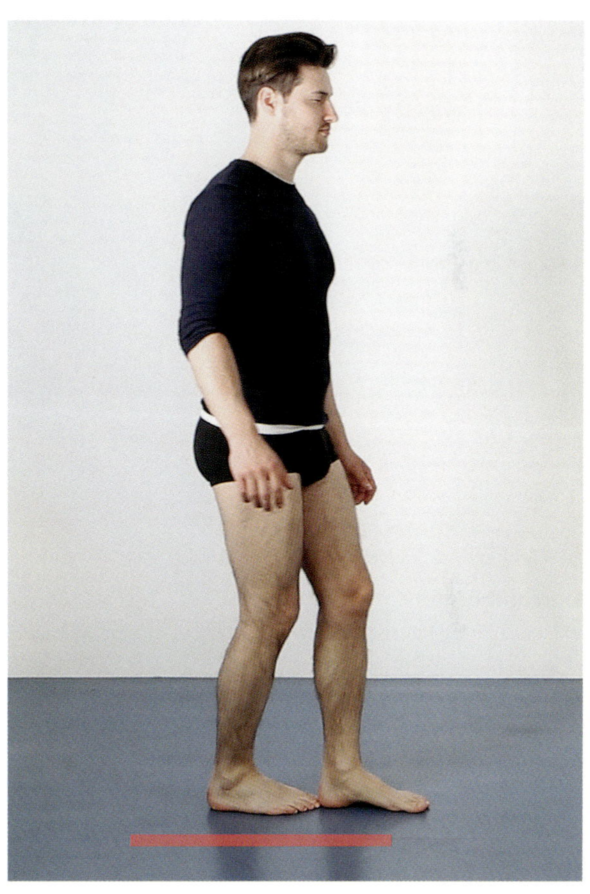

▶ **Abb. 3.202** Strichgang- oder Seiltänzertest: physiologisch: sicherer Gang bei geschlossenen Augen.

Pathologischer Befund. Der Patient schwankt deutlich oder versucht, die Gangunsicherheit mit einem breitbeinigen Gang zu kompensieren (▶ Abb. 3.203).

Bewertung. Eine PNP, Störungen im Vestibulum, im Hirnstamm oder am Kleinhirn sowie spinale Störungen können Ursachen für die Gangataxie sein.

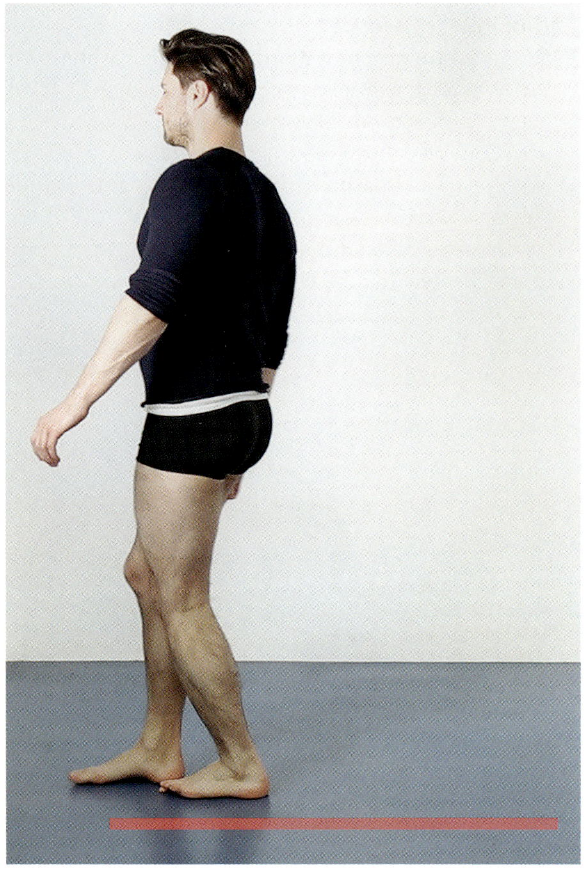

▶ **Abb. 3.203** Strichgang- oder Seiltänzertest: pathologischer Befund: unsicherer Gang mit Ausfallschritt.

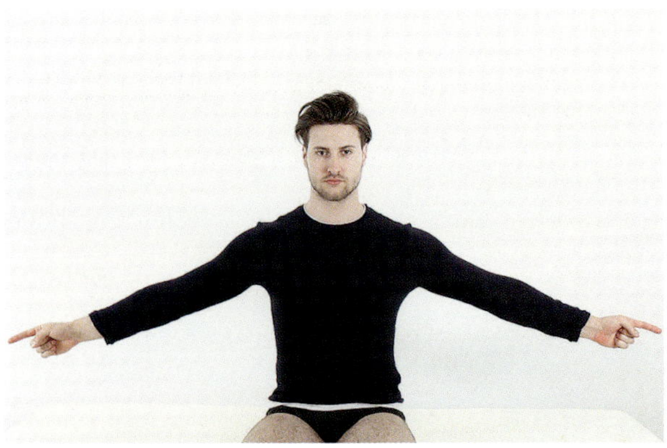

▶ **Abb. 3.204** Finger-Nase-Versuch: Grundposition.

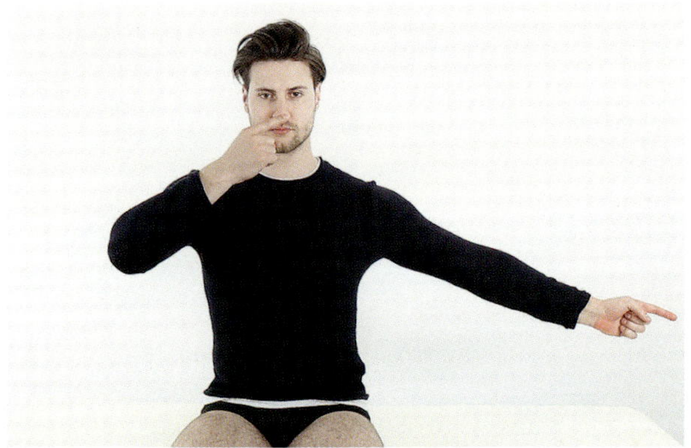

▶ **Abb. 3.205** Finger-Nase-Versuch: Berühren der Nasenspitze.

Finger-Nase-Versuch

Durchführung:

- Der Patient kann für den Test stehen, sitzen oder liegen.
- Hier wird der Finger-Nase-Versuch beim sitzenden Patienten beschrieben.
- Fordern Sie den Patienten auf, den ausgestreckten Zeigefinger der rechten Hand (▶ **Abb. 3.204**) in einer raschen und bogenförmigen Bewegung zur Nasenspitze zu führen (▶ **Abb. 3.205**).
- Wiederholen Sie den Test mit der linken Hand.
- Bitten Sie den Patienten anschließend, den Test mit geschlossenen Augen in derselben Weise zu wiederholen.

Physiologische Reaktion. Es gelingt dem Patienten sowohl mit geöffneten wie auch mit geschlossenen Augen, seine Nasenspitze mit dem Finger in einer geschmeidigen Bewegung und ohne Zittern zu treffen.

Pathologische Befunde:

- Sie können einen **Intentionstremor** beobachten: Der Patient zittert, während er den Finger der Nase annähert. Das Zittern verstärkt sich, je näher er der Nase kommt.
- Sie können **ataktische Bewegungen** beobachten: Die Bewegungen sind ruckartig.
- Sie können eine **Hypometrie** beobachten: Der Patient trifft die Nase nicht, evtl. senkt er die Hand bereits, bevor er die Nasenspitze erreicht hat.
- Sie können eine **Hypermetrie** beobachten: Der Patient trifft die Nase nicht, weil er über das Ziel hinausschießt, und/oder sein Finger trifft ungebremst auf die Nase.

Bewertung. Verschiedene Pathologien können infrage kommen:

- Funktionsstörungen des Kleinhirns: Sie können bei MS, durch Raumforderungen oder Ischämien entstehen.
- Störungen der leitenden zentralen Bahnen im Rückenmark: Diese können z. B. bei MS, aber auch bei Intoxikationen, Stoffwechselstörungen und ausgeprägtem Vitamin-B-Mangel auftreten.
- Störungen der leitenden peripheren Bahnen (Spinalnerven): Sie treten beispielsweise bei Neuralgien, Neuritis, Stoffwechselstörungen mit PNP sowie Traumata auf. Auffälligkeiten sind dann häufig nur an einer Extremität zu beobachten.

Finger-Finger-Versuch

Eine Alternative zum Finger-Nase-Versuch ist der Finger-Finger-Versuch.

Durchführung:

- Der Patient führt dabei die ausgestreckten Zeigefinger beider Hände rasch vor der Brust zusammen.
- Auch dieser Test wird einmal mit geöffneten Augen durchgeführt und anschließend mit geschlossenen Augen wiederholt.

Befunde/Bewertung. Die Befunde und Bewertung entsprechen denen des Finger-Nase-Versuchs (s. o.).

Knie-Hacke-Versuch

Der Knie-Hacke-Versuch ist das Pendant zum Finger-Nase-Versuch an den unteren Extremitäten. Führen Sie immer beide Testvarianten durch!

Durchführung:

- Der Patient liegt mit dem Rücken auf der Untersuchungsliege. Sie können den Test in Ausnahmefällen auch am sitzenden Patienten durchführen.
- Variante 1: Fordern Sie den Patienten auf, die Ferse des einen Fußes zügig entlang der Schienbeinkante des anderen Beins vom Knie weg zum Fuß zu führen (▸ **Abb. 3.206**).
- Variante 2: Danach bitten Sie den Patienten, die Ferse des einen Fußes auf das Knie des anderen Beins zu setzen und dann entlang der Schienbeinkante zum Fuß zu führen (▸ **Abb. 3.207**).
- Führen Sie den Test auf beiden Körperseiten durch und vergleichen Sie die Ergebnisse.

Physiologische Reaktion. Es gelingt dem Patienten ohne Zittern ein geschmeidiger und vollständiger Bewegungsablauf.

Pathologische Befunde:

- Sie können einen **Intentionstremor** beobachten: Der Patient zittert, während er den Fuß entlang der Schienbeinkante führt. Das Zittern verstärkt sich, je näher er dem Knie bzw. dem Fußrücken kommt.
- Sie können **ataktische Bewegungen** sehen: Die Bewegungen sind ruckartig.
- Sie können eine **Hypometrie** beobachten: Der Patient bringt den Fuß auf die Liege zurück, bevor er das Knie bzw. den Fußrücken erreicht hat.
- Sie können eine **Hypermetrie** feststellen: Die Bewegung endet nicht am Fuß oder Knie, der Patient „schießt" im wahrsten Sinne über das Ziel hinaus.

Bewertung. Die Ursachen für einen pathologischen Befund sind identisch mit denen des Finger-Nase-Versuchs (s. o.).

Romberg-Stehversuch bzw. Romberg-Test

Durchführung:

- Führen Sie die Untersuchung in einem ruhigen, nur schwach beleuchteten Raum durch. Dadurch gewährleisten Sie, dass der Patient keine äußeren räumlichen Orientierungsreize bekommt.
- Der Patient wird gebeten, seine entkleideten Füße parallel dicht nebeneinander auf den Boden zu stellen. Sie berühren sich dabei nicht.
- Fordern Sie ihn auf, die Arme waagerecht vor dem Körper auszustrecken.
- Warten Sie ca. 30 s ab und beobachten Sie ihn währenddessen.
- Fordern Sie den Patienten danach auf, die Augen zu schließen.
- Beobachten Sie ihn weitere 30 s.
- Schieben Sie den Oberkörper des Patienten dann sanft in verschiedene Richtungen (▸ **Abb. 3.208**). Beobachten Sie, ob es zu Ausgleichbewegungen – z. B. der Füße oder der Arme – kommt.

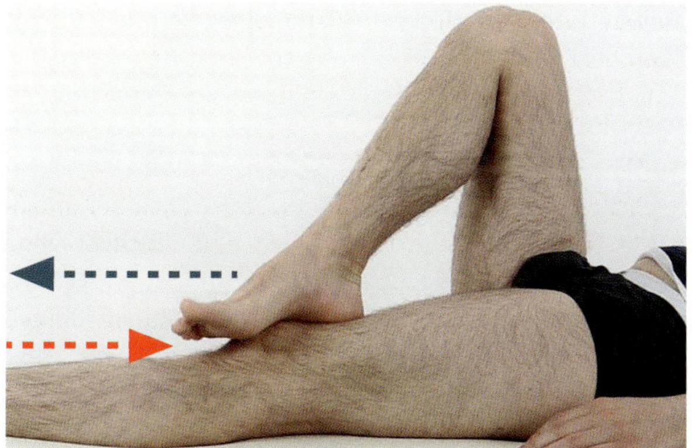

▸ **Abb. 3.206** Knie-Hacke-Versuch, Variante 1.

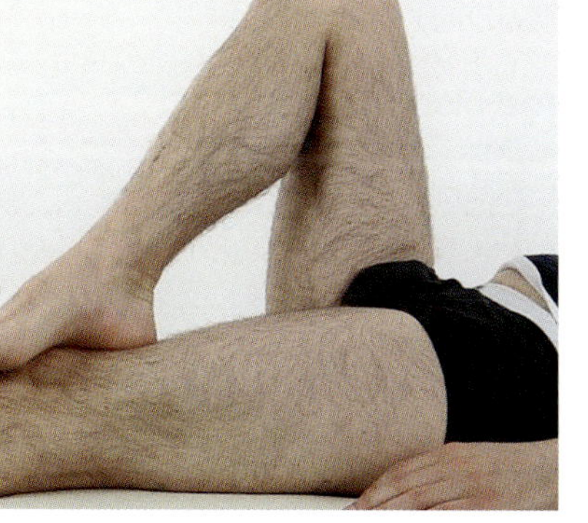

▸ **Abb. 3.207** Knie-Hacke-Versuch, Variante 2.

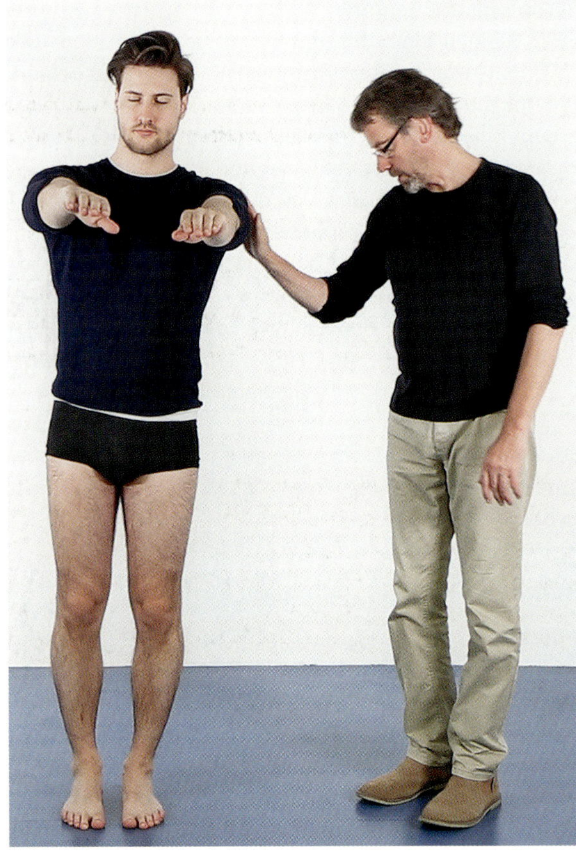

▶ **Abb. 3.208** Romberg-Stehversuch mit Intervention des Therapeuten.

Physiologische Reaktion:

- Der Patient steht ruhig und schwankt nicht.
- Während er die Augen geschlossenen hat, ist ein minimales Schwanken ohne Krankheitswert.
- Die Manipulationen kann er ausgleichen, ohne die Füße umzustellen oder die Arme zu Hilfe zu nehmen.

Pathologische Befunde. Zur detaillierten Bewertung des Romberg-Tests gibt es verschiedene Ansichten und Interpretationsmöglichkeiten. Davon unabhängig gilt aber immer, dass ein Befund pathologisch ist, wenn Folgendes reproduzierbar ist:

- Auftreten bzw. Verstärkung einer Schwank- und Fallneigung
- Zunahme der Ataxie bei geschlossenen Augen
- deutliche Unsicherheiten beim Ausgleichen der Manipulationen

Bewertung. Einen pathologischen Befund müssen Sie sehr differenziert bewerten:

- Schwankt der Patient unabhängig davon, ob er die Augen geöffnet oder geschlossen hat, weist das auf eine Kleinhirnschädigung hin. Es liegt eine **zerebelläre Ataxie** vor. Mitunter können Sie beobachten, dass seine Schwankbewegung nach hinten tendiert.
- Nimmt das Schwanken bei geschlossenen Augen zu, ist eine Störung im Bereich der Rückenmarksbahnen wahrscheinlich. Es liegt eine **spinale Ataxie** vor.
- Schwankt der Patient stark nach lateral und neigt er zum Fallen, deutet das auf die Störung eines der Gleichgewichtsorgane hin. Meist schwankt der Patient stark zu der erkrankten Seite. Es liegt eine **vestibuläre Ataxie** vor. Ursachen können sowohl eine Schädigung der Bogengänge oder der Otolithenfunktion als auch eine Läsion des N. vestibulocochlearis sein. Störungen der Tiefensensibilität können dasselbe Phänomen hervorrufen.
- Kann der Patient Ihre Manipulationen nur schwer oder überhaupt nicht ausgleichen, kann eine **funikuläre Myelose**, v. a. aufgrund eines Vitamin-B_{12}-Mangels, die Ursache sein. Sie tritt auch bei Alkoholkrankheit auf.

Praxistipp
Besteht der V. a. eine **psychogene Gleichgewichtsstörung**, fordern Sie den Patienten auf, während der Untersuchung zu zählen oder einen beliebigen längeren Satz zu sprechen. Schwankt er durch die Ablenkung weniger, bestätigt sich Ihr Verdacht.

Unterberger-Tretversuch

Durchführung:

- Auch diese Untersuchung sollte optimalerweise in einem ruhigen, nur schwach beleuchteten Raum durchgeführt werden, sodass der Patient keine äußeren räumlichen Orientierungsreize bekommt.
- Der Patient wird gebeten, seine entkleideten Füße nebeneinander auf den Boden zu stellen Er soll zudem seine Augen schließen.
- Fordern Sie ihn dann auf, die Arme waagerecht vor dem Körper auszustrecken.
- Bitten Sie ihn nun, ca. 50 × gleichmäßig auf der Stelle zu treten (▶ Abb. 3.209).

Physiologische Reaktion. Der Patient steht nach ca. 50 Schritten noch an demselben Platz. Eine leichte Abweichung der Fußposition von maximal 45° zu einer Seite ist normal (▶ Abb. 3.210).

Pathologische Befunde:

- Der Patient vollzieht eine Drehbewegung von > 45° (▶ Abb. 3.210).
- Der Patient schwankt während des Tretens oder neigt zum Fallen.

Bewertung:

- Eine starke Abweichung der Fußposition kann auftreten, wenn die Nervenverbindungen zwischen Kleinhirn und Rückenmark gestört sind. Sie weist also auf eine

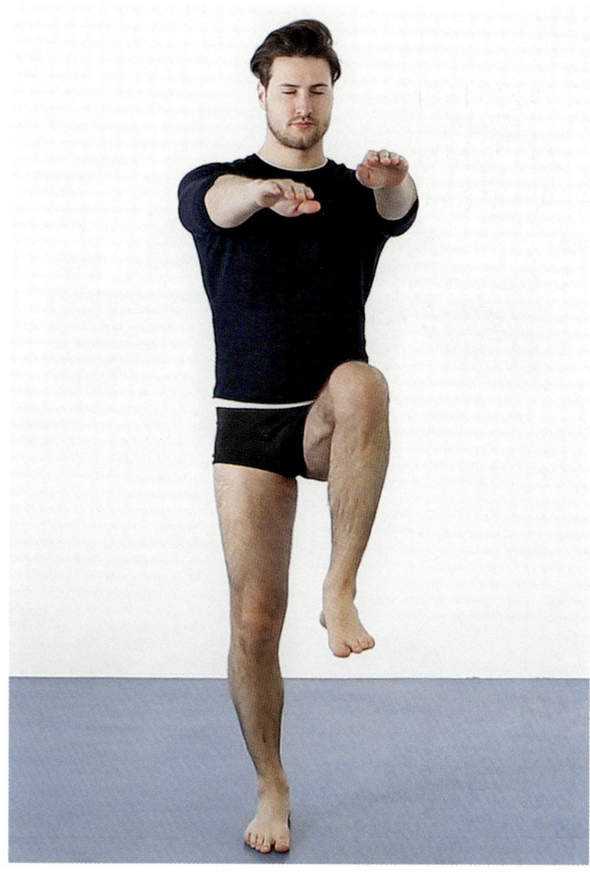

▶ **Abb. 3.209** Unterberger-Tretversuch.

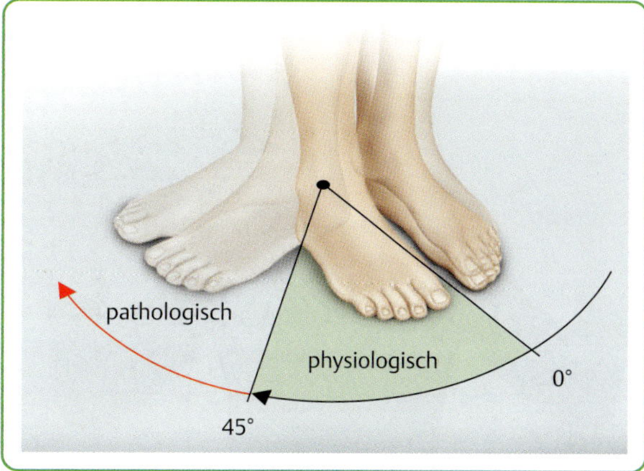

▶ **Abb. 3.210** Unterberger-Tretversuch: physiologischer und pathologischer Befund. (Quelle: Middeke M. Koordination. In: Füeßl H, Middeke M, Hrsg. Duale Reihe Anamnese und Klinische Untersuchung. 6., aktualisierte Auflage. Stuttgart: Thieme; 2018. doi:10.1055/b-006-149437)

Störung der vestibulospinalen Reflexe hin. Es kann aber auch ein Kleinhirnschaden vorliegen.

- Die zugrunde liegende Erkrankung bzw. Läsion ist häufig auf der Seite lokalisiert, zu der der Patient am stärksten abweicht.

Test der Diadochokinese

Diadochokinese beschreibt die Fertigkeit eines Menschen, schnelle aufeinanderfolgende, entgegengesetzte Bewegungen des Unterarms auszuführen – genau die Bewegungen, die beispielsweise zum Eindrehen einer Glühbirne notwendig sind (Pronation und Supination). Der Test wird daher häufig auch als „Glühbirnentest" bezeichnet. Diese Fähigkeit ist bei einigen neurologischen Störungen eingeschränkt oder fehlt vollständig.

Der Patient kann den Test im Stehen oder im Sitzen durchführen.

Durchführung

Im Stehen:

- Fordern Sie den Patienten auf, die Arme um 90° anzuwinkeln und die Ellenbogen bis maximal auf Schulterhöhe anzuheben.
- In dieser Position soll der Patient rasch und in schnellem Wechsel mit einer Hand eine Eindrehbewegung und gleichzeitig mit der anderen eine Auswärtsdrehung durchführen (▶ **Abb. 3.211**).
- Lassen Sie den Patienten die Bewegungen einige Male wiederholen und fordern Sie ihn dann auf, die Richtung der Drehbewegungen zu wechseln.

Im Sitzen:

- Fordern Sie den am Tisch oder an der Behandlungsliege sitzenden Patienten auf, mit dem Handrücken der einen und der Handfläche der anderen Hand auf die Tischplatte bzw. Liegenfläche zu klopfen.
- Lassen Sie dies den Patienten einige Male wiederholen.

Praxistipp

Vielen Menschen fällt es auch ohne neurologische Störung schwer, diesen Anweisungen Folge zu leisten. Geben Sie dem Patienten daher Zeit, sich darauf einzustellen. Fragen Sie ggf. nach Erfahrungen mit solchen Situationen.

Physiologische Reaktion. Der Patient führt die Bewegungen zielgerichtet und ohne nennenswerte Unterbrechungen aus.

Pathologischer Befund und Bewertung:

- Die motorische Koordinationsfähigkeit ist in beiden Fällen eingeschränkt, das Zusammenspiel der **antagonistischen Muskeln** gestört.
- Ist die Bewegungskoordination deutlich reduziert, spricht man von einer **Dysdiadochokinese**.
- Ist es dem Patienten nicht möglich, die vorgegebenen Bewegungen auszuführen, liegt eine **Adiadochokinese** vor.

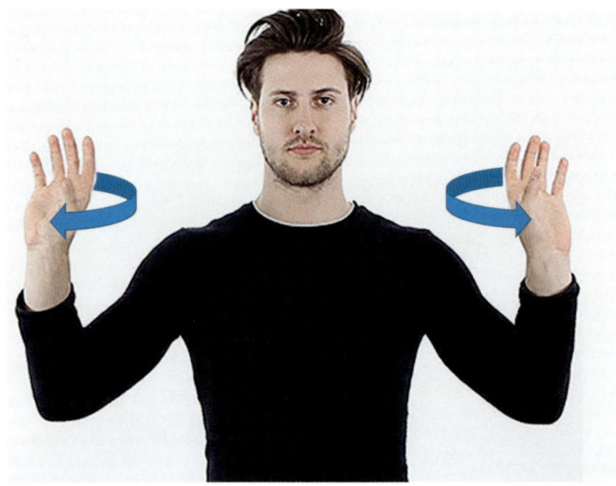

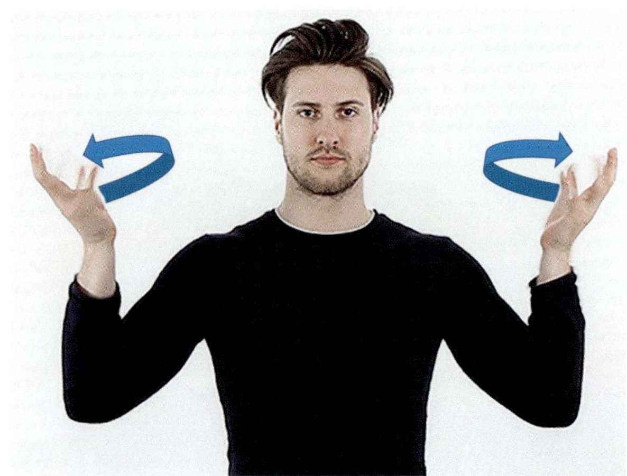

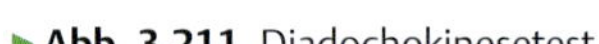

▶ **Abb. 3.211** Diadochokinesetest.

Bewertung. Ursachen können eine Kleinhirnstörung oder ein Parkinson-Syndrom, MS oder andere zentrale Störungen sein, beispielsweise ausgelöst durch eine TIA. Auch periphere Koordinationsstörungen kommen infrage, wenn zentrale ausgeschlossen sind.

Rebound- oder Rückstoßphänomen

Durchführung:

- Der Patient steht. Er sollte sich mit dem Rücken direkt an eine Wand stellen, damit er nicht nach hinten fallen kann.
- Bitten Sie ihn, die Arme waagerecht vor dem Körper auszustrecken.
- Legen Sie Ihre Hände auf die Hände des Patienten und drücken Sie sie mit moderater Kraft nach unten.
- Fordern Sie den Patienten auf, dem Druck standzuhalten, also gegen Ihre Hände zu drücken (▶ **Abb. 3.212**).
- Ziehen Sie nach einigen Sekunden ohne Ankündigung Ihre Hände weg, sodass der Gegendruck auf die Hände/Arme des Patienten plötzlich fehlt.

Physiologischer Befund. Die Arme des Patienten schnellen nach oben, er kann die Bewegung aber nahezu unmittelbar abfangen. Das Rebound-Phänomen ist beim gesunden Menschen physiologisch, d. h. angemessen stark ausgeprägt (▶ **Abb. 3.213**).

Pathologische Befunde: Die Arme des Patenten schnellen nach oben, ohne dass der Patient die Bewegung bremsen kann (▶ **Abb. 3.213**). Ebenso kann die Bewegung stocken.

Bewertung:

- Verliert der Patient zusätzlich seinen sicheren Stand, kommt es zu einer Ausgleichsbewegung. Das ist ein Hinweis auf eine **Kleinhirnläsion**.

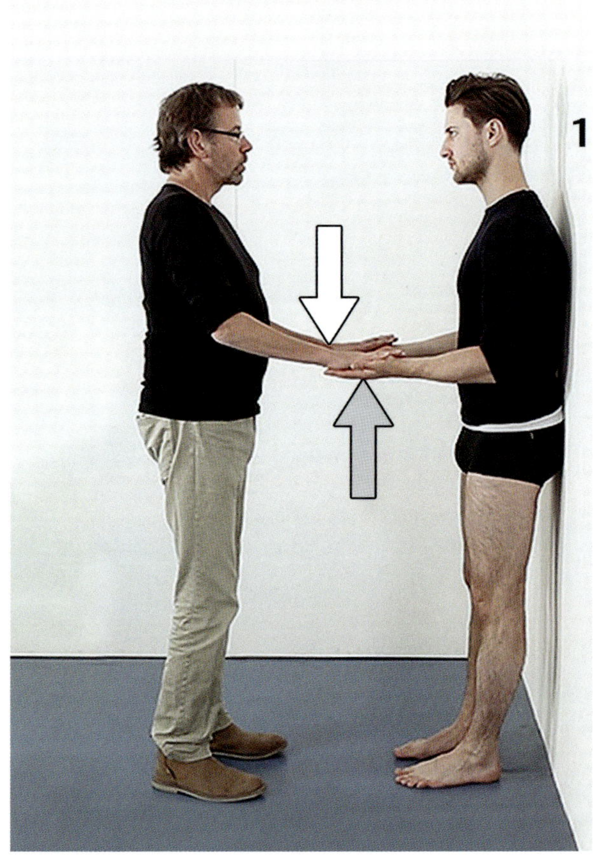

▶ **Abb. 3.212** Rebound-Phänomen: Ausgangsposition.

- Ein Stocken der Rebound-Bewegung ist v. a. auf zentrale neurologische Störungen wie beim **Morbus Parkinson** zurückzuführen. Der Rebound-Test wird für diesen Nachweise jedoch nicht eingesetzt.

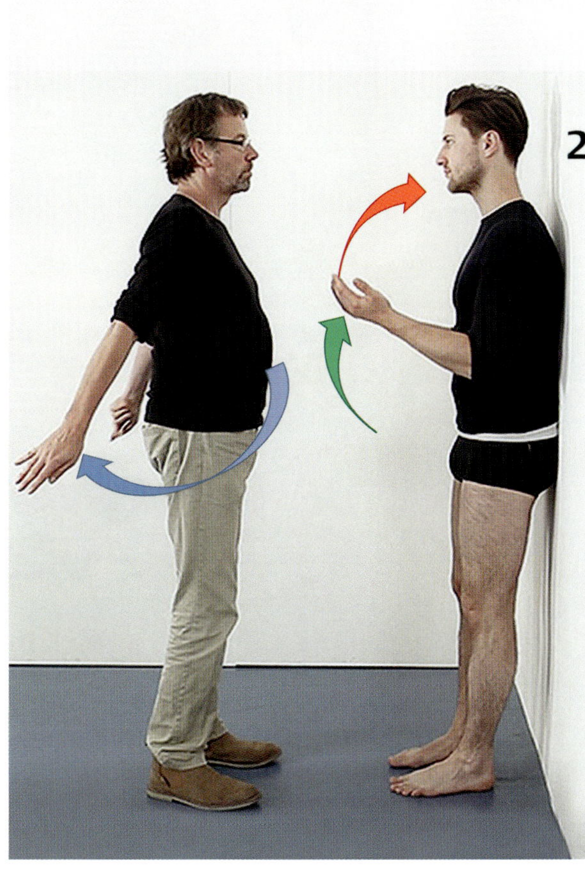

▶ **Abb. 3.213** Rebound-Phänomen: physiologischer (grüner Pfeil) und pathologischer Befund (roter Pfeil).

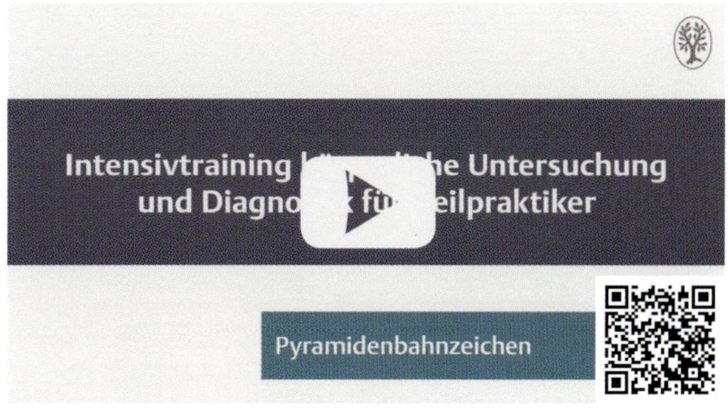

▶ **Video 3.25** Pyramidenbahnzeichen.

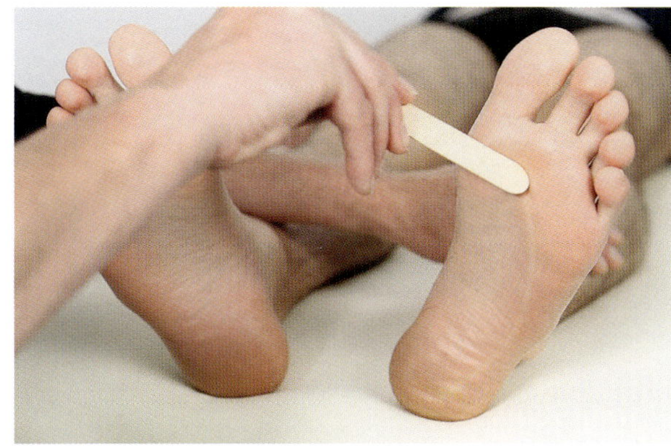

▶ **Abb. 3.214** Test des Babinski-Reflexes.

3.9.9 Pyramidenbahnzeichen

Indikationen. V.a. Schädigung der Pyramidenbahnen, Läsionen im Bereich des 1. Motoneurons, MS

Als Pyramidenbahnzeichen (▶ **Video 3.25**) werden bestimmte Reflexe bezeichnet, die auf Schädigungen des pyramidalen Systems hinweisen. Bestimmte Tests hierzu provozieren eine Reflexantwort, die beim Erwachsenen pathologisch, bei Kindern bis zum ca. 18. Lebensmonat aufgrund der Unreife der Rückenmarksbahnen aber physiologisch ist. Auch bei alten Menschen können Pyramidenbahnzeichen auslösbar sein, denen ebenfalls kein Krankheitswert zukommt.

Die wichtigsten und in der Praxis gängigen Tests hierzu sind die Überprüfungen der Babinski-, Oppenheim-, Chaddock- und Gordon-Reflexe. Alle 4 werden mitunter als **pathologische Reflexe der Babinski-Gruppe** bezeichnet. Es handelt sich um verschiedene Methoden zur Auslösung des Pyramidenbahnzeichens mit einem identischen Reflexmuster.

Der Trömner- oder Fingerbeugereflex wird nicht beschrieben, da er bei nur einseitiger Ausprägung ein unzuverlässiges Pyramidenbahnzeichen ist.

Babinski-Reflex bzw. -Zeichen

Durchführung:

- Der Patient hat die Beine entkleidet und liegt mit dem Rücken auf der Untersuchungsliege. Sie sitzen am Fußende.
- Streichen Sie mit einem Spatel oder dem Stielende eines Reflexhammers zügig in einem Bogen vom lateralen Rand der Ferse aus entlang des Fußballens in Richtung der großen Zehe (▶ **Abb. 3.214**).

Physiologische Reaktion: Der Patient beugt die Zehen.

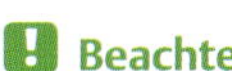
Beachte
Eine Plantarflexion aller Zehen ist etwa ab dem 2. Lebensjahr physiologisch.

Pathologischer Befund. Als pathologische Reaktion kommt es zu einer tonischen Dorsalflexion der Großzehe bei gleichzeitiger Flexion und Auffächerung der anderen Zehen. Das bedeutet: Die Großzehe streckt sich zum Fußrücken hin, während die anderen Zehen abgespreizt sind (▶ **Abb. 3.215**). Dies wird auch als **Fächerphänomen** bezeichnet.

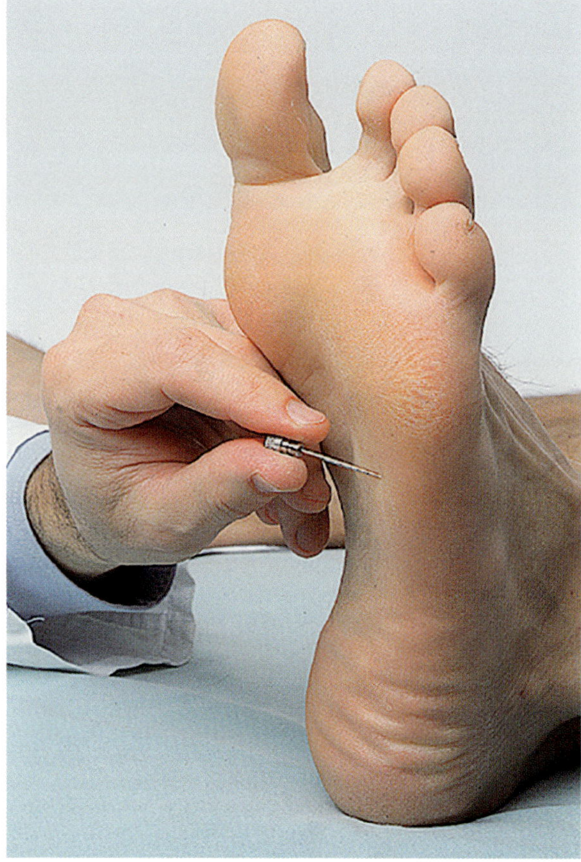

▶ **Abb. 3.215** Positiver Babinski-Reflex (Fächerphänomen). (Quelle: Middeke M. Pathologische Reflexe. In: Füeßl H, Middeke M, Hrsg. Duale Reihe Anamnese und Klinische Untersuchung. 6., aktualisierte Auflage. Stuttgart: Thieme; 2018. doi:10.1055/b-006-149437)

Bewertung. Ein positiver Babinski-Reflex kann Hinweis auf eine Schädigung der Pyramidenbahnen sein und als Folge von Apoplexie, Hirntumoren, MS oder Intoxikationen auftreten.

Oppenheim-Reflex

Durchführung:

- Der Patient hat die Beine entkleidet und liegt mit dem Rücken auf der Untersuchungsliege. Sie sitzen am Fußende.
- Streichen Sie mit einem Spatel oder dem Stielende eines Reflexhammers kräftig über die Tibiakante in Richtung Fußgelenk (▶ **Abb. 3.216**).

Befunde/Bewertung. Die dadurch ausgelöste physiologische bzw. pathologische Reaktion und Bewertung entsprechen denen des Babinski-Reflexes.

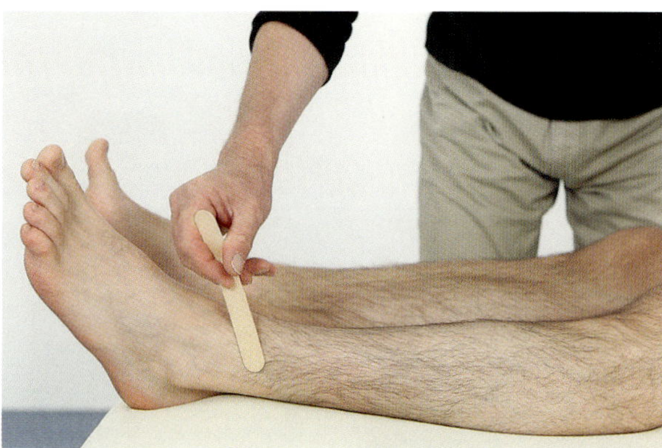

▶ **Abb. 3.216** Test des Oppenheim-Reflexes.

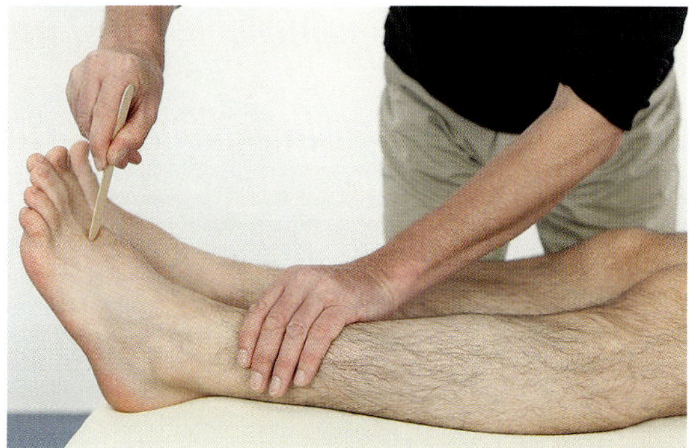

▶ **Abb. 3.217** Test des Chaddock-Reflexes.

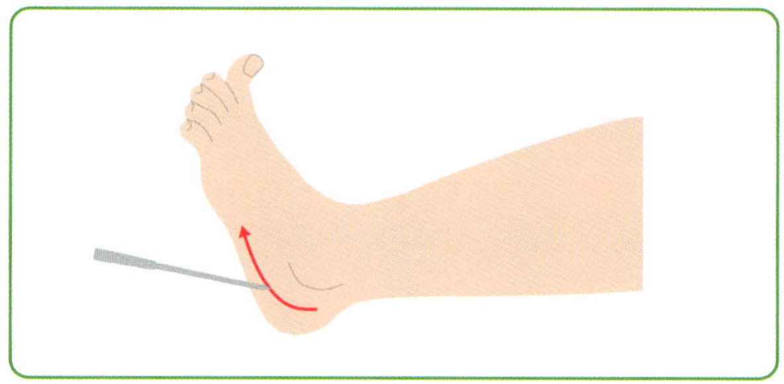

▶ **Abb. 3.218** Positiver Chaddock-Reflex.

Chaddock-Reflex

Durchführung:

- Der Patient hat die Beine entkleidet und liegt mit dem Rücken auf der Untersuchungsliege. Sie sitzen am Fußende.
- Streichen Sie mit einem Spatel oder dem Stielende eines Reflexhammers zügig über den lateralen Fußrücken in mediale Richtung – also von der Kleinzehenseite in Richtung Großzehe (▶ **Abb. 3.217**).

Befunde/Bewertung. Die dadurch ausgelöste physiologische bzw. pathologische Reaktion und Bewertung entsprechen denen des Babinski-Reflexes (▶ **Abb. 3.218**).

Gordon-Reflex/Gordon-Scharfer-Reflex

Durchführung:
- Der Patient hat die Beine entkleidet und liegt mit dem Rücken auf der Untersuchungsliege. Sie sitzen am Fußende.
- Kneten Sie mit den Händen kräftig die Waden des Patienten (▶ Abb. 3.219).

Befunde/Bewertung. Die dadurch ausgelöste physiologische bzw. pathologische Reaktion und Bewertung entsprechen denen des Babinski-Reflexes (▶ Abb. 3.220).

3.9.10 Sensibilitätsprüfung

Eine Sensibilitätsprüfung (▶ Video 3.26) führen Sie v. a. bei V. a. periphere und zentrale Nervenstörungen und/ oder eine PNP durch. Ischämien, Intoxikationen, Stoffwechselstörungen oder Traumen, aber auch eine Minderdurchblutung der Haut sowie psychiatrische Störungen kommen als Gründe ebenfalls infrage.

Grundlegende Hinweise. Hin und wieder wird empfohlen, im Rahmen der Sensibilitätsprüfung nur die Oberflächensensibilität, die Tiefensensibilität und das Vibrationsempfinden zu prüfen. Eine stärkere Differenzierung ermöglicht allerdings differenziertere Aussagen. Eine umfassende Testung sollte daher folgende Aspekte berücksichtigen:

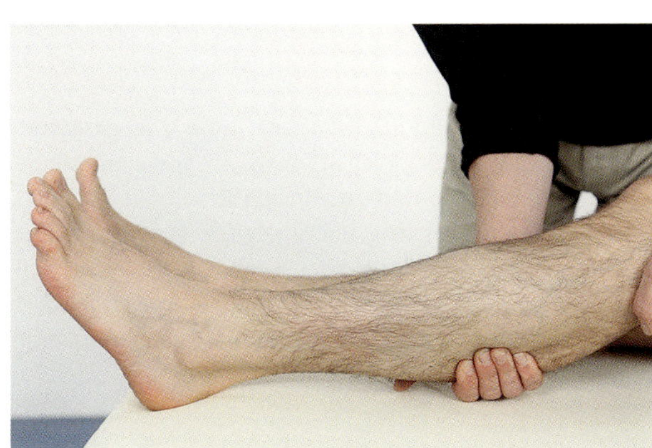

▶ **Abb. 3.219** Test des Gordon-Reflexes.

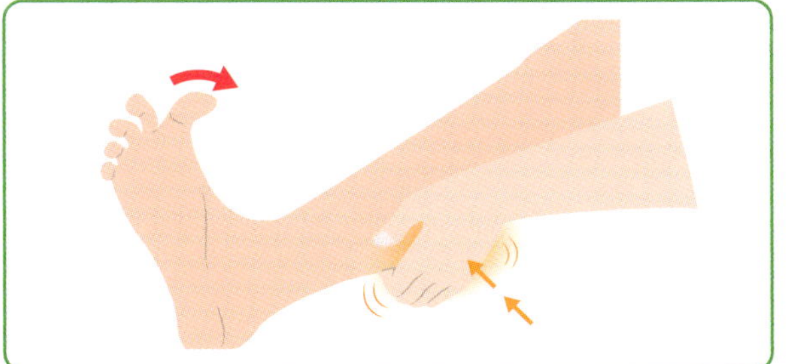

▶ **Abb. 3.220** Positiver Gordon-Reflex.

- Berührungsempfinden (Ästhesie)
- Schmerzempfinden (Algesie)
- Vibrationsempfinden
- Temperaturwahrnehmung
- Lage- bzw. Bewegungsempfinden
- räumliche Wahrnehmung
- Tasterkennen (Stereognosie)
- Schrifterkennung

Wir stellen Ihnen im Folgenden dafür geeignete Tests vor.

Indikationen/Bewertung. Bei der Sensibilitätsprüfung beobachten Sie, ob Empfindungen nicht, nur gering oder übermäßig stark auslösbar sind und ob sie dem gesetzten Reiz entsprechen oder der Patient sie fehlinterpretiert.

Beachte
Die Ergebnisse der Sensibilitätsprüfung sind teilweise stark abhängig von der Konzentration und der allgemeinen Empfindsamkeit des Patienten. Sie können daher unterschiedlich ausfallen und dürfen nicht überbewertet werden.

Prüfung des Berührungsempfindens

Durchführung:
- Der Patient sitzt auf einem Stuhl vor Ihnen oder liegt mit dem Rücken auf der Untersuchungsliege. Seine Arme und Beine sind entkleidet, die Augen hat er geschlossen.
- Hier wird die Untersuchung am sitzenden Patienten beschrieben.
- Bitten Sie den Patienten, die Hände flach auf den Tisch vor Ihnen zu legen.
- Getestet werden verschiedene Reizqualitäten:
  - Verwenden Sie zum Testen der **feinen** Berührungsempfindlichkeit einen runden Gegenstand wie das Griffende eines Reflexhammers, einen Pinsel (▶ Abb. 3.221), einen Wattebausch oder ein Monofilament (▶ Abb. 3.222).

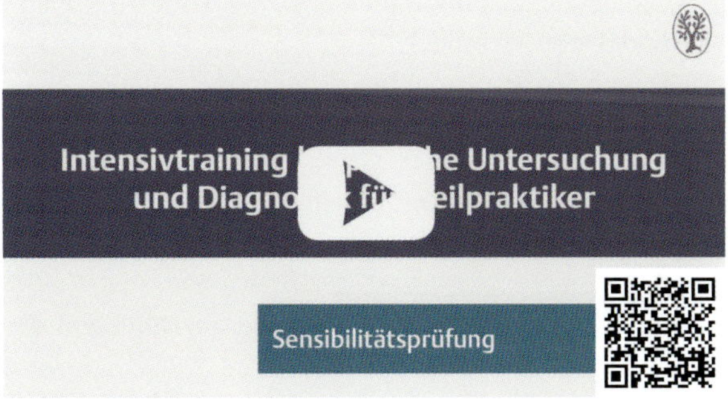

▶ **Video 3.26** Sensibilitätsprüfung.

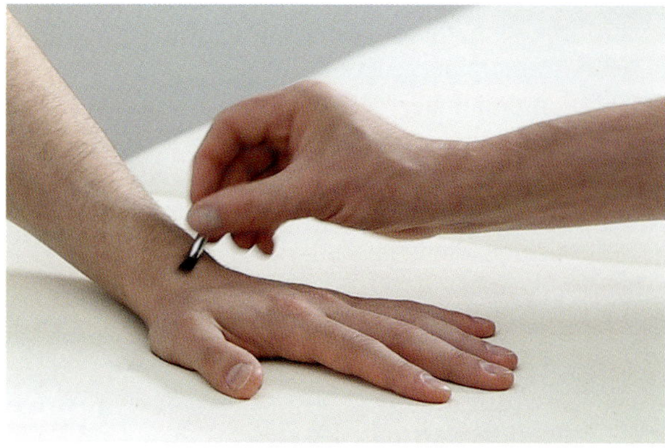

▶ **Abb. 3.221** Prüfung des Berührungsempfindens mit einem Pinsel.

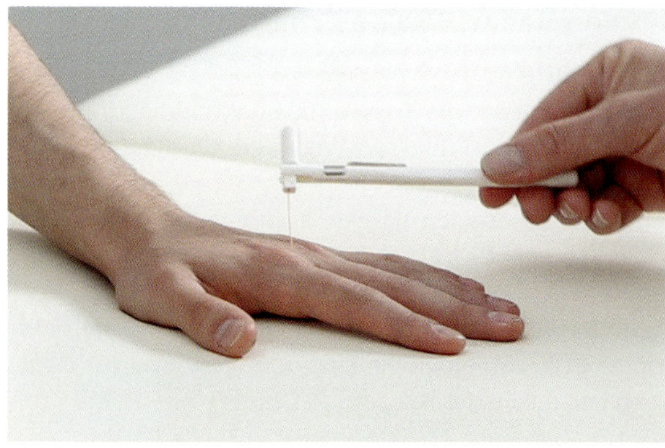

▶ **Abb. 3.222** Prüfung des Berührungsempfindens mit einem Monofilament.

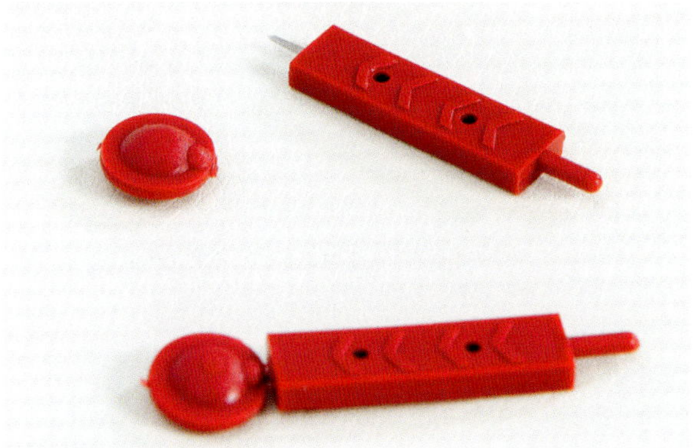

▶ **Abb. 3.223** Neurotips®.

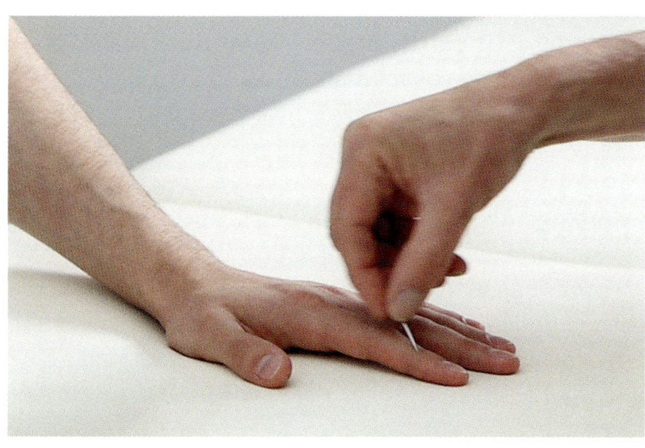

▶ **Abb. 3.224** Prüfung des Schmerzempfindens mit einer Untersuchungsnadel.

  - Zum Testen des Empfindens von **„spitz"** und **„stumpf"** verwenden Sie das entsprechende Ende einer Untersuchungsnadel oder spezielle Neurotips (▶ Abb. 3.223).
- Streichen Sie zunächst mit dem runden Gegenstand bzw. dem Pinsel/Wattebausch über das zu testende Hautareal:
  - Streichen Sie von **distal nach proximal** und immer **seitenvergleichend** an beiden Händen über das entsprechende Hautareal.
  - Berücksichtigen Sie **laterale und mediale** Areale. Fordern Sie den Patienten dazu nach einem ersten Durchgang auf, die Hände bzw. die Arme zu drehen, und testen Sie erneut.
  - Fragen Sie den Patienten dabei immer wieder, ob er die Berührung fühlt, und lassen Sie sich die Empfindung beschreiben.
- Testen Sie anschließend dieselben Hautareale mit beiden Enden der Untersuchungsnadel oder mit Neurotips.
- Testen Sie zunächst die oberen und anschließend die unteren Extremitäten.
- Vergleichen Sie die Ergebnisse beider Extremitäten (oben und unten) und der Extremitäten insgesamt.

Befunde/Bewertung. Der Patient muss alle gesetzten Reize komplett und gleich intensiv an allen getesteten Hautarealen spüren und zudem die Reizqualität („fein", „spitz", „stumpf") richtig identifizieren, ansonsten liegt eine Empfindungsstörung vor. Wenn Sie ein Monofilament benutzen und es so stark drücken, dass es sich biegt und der Patient dennoch nichts spürt, liegt sicher eine ausgeprägte Empfindungsstörung vor.

Prüfung des Schmerzempfindens

Durchführung:

- Testen Sie das Schmerzempfinden in derselben Weise.
- Kratzen Sie dazu mit der Untersuchungsnadel oder einem Zahnstocher in das zu testende Hautareal oder stechen Sie damit leicht hinein (▶ Abb. 3.224).

Befunde/Bewertung. Der Patient muss die gesetzten Schmerzreize an allen getesteten Hautarealen spüren, ansonsten liegt eine Empfindungsstörung vor.

Prüfung des Vibrationsempfindens

Zur Prüfung des Vibrationsempfindens können Sie eine graduierte Stimmgabel nach Rydel-Seiffer verwenden. Sie erlaubt das Ablesen der Vibrationsstärke und somit eine genauere Auswertung des Versuchs.

Durchführung:

- Der Patient sitzt auf einem Hocker vor Ihnen oder liegt mit dem Rücken auf der Untersuchungsliege. Seine Arme und Beine sind entkleidet, die Augen hat er geschlossen.
- Versetzen Sie die Stimmgabel durch Anknipsen in Schwingung.
- Setzen Sie den Sockel der Stimmgabel zunächst auf das Sternum des Patienten, sodass er spüren kann, wie sich die Vibration anfühlt.
- Beginnen Sie bei der Prüfung des Vibrationsempfindens mit den **unteren Extremitäten**: Setzen Sie hierzu den Sockel der Stimmgabel zunächst auf das Großzehengrundgelenk und anschließend auf den Innenknöchel desselben Fußes.
- Fragen Sie den Patient jeweils, ob er die Vibration wahrnimmt, und fordern Sie ihn auf, ein Zeichen zu geben, wenn er die abklingende Vibration nicht mehr spürt, beispielsweise durch Nicken.
- Führen Sie den Test anschließend am anderen Fuß durch und vergleichen Sie die Ergebnisse.
- Prüfen Sie anschließend das Vibrationsempfinden an den **oberen Extremitäten**: Setzen Sie dazu nacheinander an beiden Händen die Stimmgabel auf die Finger, das Handgelenk (▶ Abb. 3.225) und das Ellenbogengelenk.
- Vergleichen Sie auch hier die Empfindlichkeit beider Seiten.

Befunde/Bewertung. Der Patient muss alle Vibrationen komplett und an allen getesteten Hautarealen gleich intensiv spüren, ansonsten liegt eine Empfindungsstörung vor.

Prüfung des Temperaturempfindens

Durchführung:

- Die Testung des Kälte- und Wärmeempfindens kann mit folgenden Hilfsmitteln durchgeführt werden:
  - Verwenden Sie zum Testen des **Kälteempfindens** beispielsweise ein gekühltes Kühlpad, einen Twin-Tip® oder alternativ das Griffende eines Reflexhammers, das nicht durch Ihre Hand angewärmt ist.
  - Verwenden Sie zum Testen des **Wärmeempfindens** ein angewärmtes Wärmepad, den Twin-Tip® oder einfach das durch Ihre Hand angewärmte Griffende eines Reflexhammers.
- Der Patient sitzt auf einem Hocker vor Ihnen oder liegt mit dem Rücken auf der Untersuchungsliege.
- Die Arme und die Beine des Patienten sind entkleidet, die Augen hat er geschlossen.
- Berühren Sie zunächst mit dem Utensil, das Sie für die Testung des Kälteempfindens gewählt haben, das Sternum oder auch die Wange des Patienten, sodass er spüren kann, wie sich der Kältereiz anfühlt.
- Prüfen Sie zunächst das Kälteempfinden an den unteren Extremitäten. Platzieren Sie hierzu das Utensil zunächst auf dem Großzehengrundgelenk und anschließend auf dem Innenknöchel desselben Fußes.
- Fragen Sie den Patient jeweils, ob er den Kältereiz wahrnimmt.
- Führen Sie den Test anschließend am anderen Fuß durch und vergleichen Sie die Ergebnisse.
- Prüfen Sie danach das Kälteempfinden an den oberen Extremitäten. Platzieren Sie das Utensil hierzu nacheinander auf die Finger, auf das Handgelenk, den Handballen und anschließend auf den weiter distal gelegenen Bereich des Arms (▶ Abb. 3.226, ▶ Abb. 3.227).
- Vergleichen Sie auch hier die Empfindsamkeit beider Seiten.
- Führen Sie anschließend in derselben Weise die Testung des Wärmeempfindens durch.

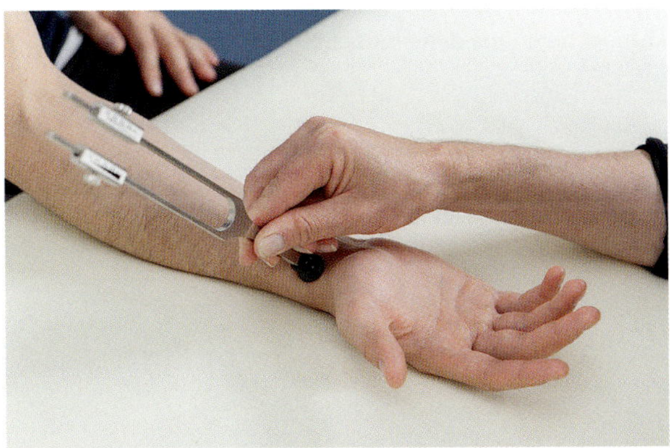

▶ **Abb. 3.225** Prüfung des Vibrationsempfindens mit einer Stimmgabel.

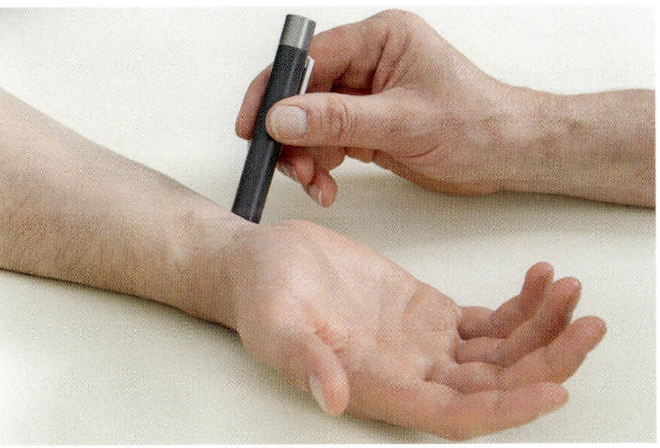

▶ **Abb. 3.226** Prüfung des Temperaturempfindens mit einem Twin-Tip® am Handgelenk.

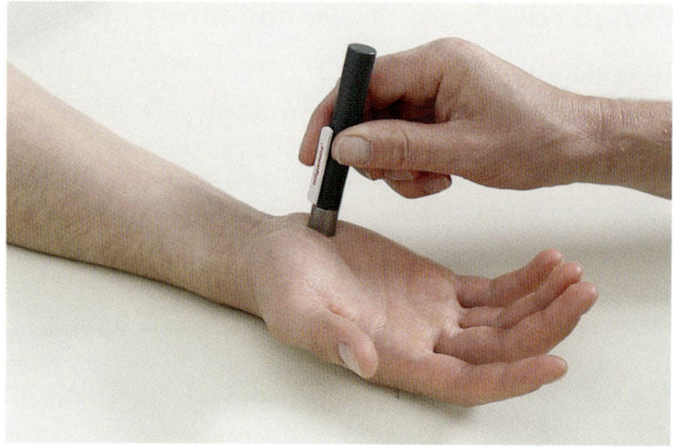

▶ Abb. 3.227 Prüfung des Temperaturempfindens mit einem Twin-Tip® auf der Handinnenfläche.

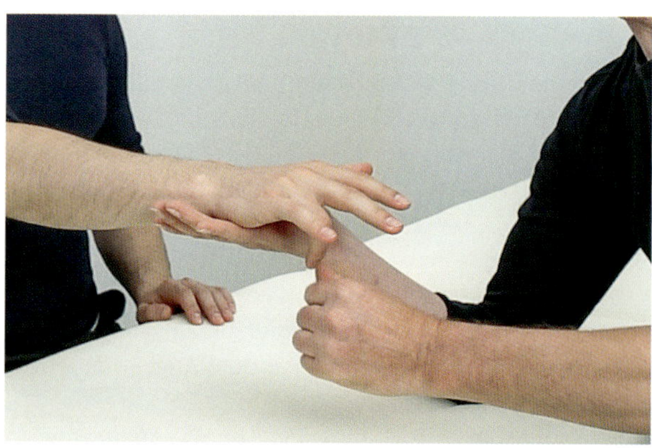

▶ Abb. 3.228 Prüfung des Lageempfindens, Testmethode 1.

Befunde/Bewertung. Der Patient muss sowohl Kälte als auch Wärme an allen getesteten Hautarealen gleich intensiv spüren und zudem die Reizqualität (warm/kalt) richtig identifizieren, ansonsten liegt eine Empfindungsstörung vor.

Prüfung des Lageempfindens

Mit diesem Test prüfen Sie, ob der Patient die Stellung seiner Gelenke wahrnimmt. Diese Sinneswahrnehmung ist wichtig, damit das Gleichgewicht und damit verbunden angemessene und koordinierte Bewegungsabläufe gewährleistet werden.

Das Lageempfinden wird mit den beiden folgenden Standardtestmethoden geprüft.

Testmethode 1

Durchführung:

- Der Patient sitzt auf einem Hocker oder einer Untersuchungsliege. Sie sitzen an seiner Seite.
- Bitten Sie den Patienten, Ihnen eine Hand entgegenzustrecken, die Finger leicht zu spreizen und die Augen zu schließen.
- Beugen oder strecken Sie nun mit Ihrem Daumen und Zeigefinger das Endglied eines Fingers der Patientenhand (▶ Abb. 3.228).
- Fragen Sie den Patienten, welchen Finger Sie in welche Richtung bewegt haben.
- Testen Sie nacheinander beide Hände.

Physiologischer Befund. Der Patient kann die Veränderungen der Fingerstellung korrekt benennen, also „nach oben" oder „nach unten".

Pathologischer Befund. Der Patient kann die Veränderung der Fingerstellung nicht korrekt benennen oder spürt sie nicht.

Testmethode 2

Die Testmethode 2 ist der sog. „Mirroring-Test" bzw. „Spiegeltest".

Durchführung:

- Der Patient sitzt auf einem Hocker oder einer Untersuchungsliege. Sie sitzen an seiner Seite.
- Bitten Sie den Patienten, Ihnen eine Hand entgegenzustrecken, die Finger zu spreizen und die Augen zu schließen.
- Beugen oder strecken Sie nun mit Ihrem Daumen und Zeigefinger das Endglied eines Fingers der Patientenhand.
- Fordern Sie den Patienten auf, mit seiner anderen Hand die veränderte Fingerstellung nachzuahmen.
- Führen Sie den Test in derselben Weise anschließend an der anderen Hand durch.

Physiologischer Befund. Der Patient kann die Veränderung der Fingerstellung korrekt nachahmen.

Pathologischer Befund. Der Patient kann die Veränderungen nicht korrekt nachahmen.

Bewertung. Kann der Patient die Veränderung der Fingerstellung weder korrekt identifizieren noch nachahmen, liegt eine Sensibilitätsstörung vor.

Prüfung der räumlichen Wahrnehmung

Die Raumwahrnehmung als Teilkomponente der Oberflächensensibilität testen Sie mit der sog. „Zweipunktdiskrimination". **Diskrimination** ist die Fähigkeit zur Unterscheidung. Sie prüfen, ob der Patient in der Lage ist, 2 oder mehr synchrone Hautstimulationen gleichzeitig wahrzunehmen.

Durchführung:

- Sie können den Test mit einem Zirkel, einer aufgebogenen Büroklammer, Pfeifenreinigern o.Ä. und auch mit 2 Fingerspitzen durchführen.
- Testen Sie auch wiederum von distal nach proximal an verschiedenen Hautarealen.
- Setzen Sie spürbar den 1. Reiz auf den zu testenden Bereich.
- Setzen Sie anschließend spürbar den 2. Reiz in der Nähe des ersten (▶ **Abb. 3.229**).
- Fordern Sie den Patienten auf, anzugeben, wenn er den 2. Hautreiz spürt. Fragen Sie ihn, ob er einen der beiden Reize stärker spürt.
- In welcher Entfernung zueinander Sie die beiden Punkte setzen sollten, hängt stark vom Hautareal ab, auf dem Sie den Test durchführen: An den Fingern ist eine Entfernung von 2–5 mm, an der Handfläche von ca. 10 mm, am Unterarm von ca. 40 mm und an der Wade von ca. 50 mm zu empfehlen.

Befunde/Bewertung. Der Patient muss beide gesetzten Reize an allen getesteten Hautarealen und gleich intensiv spüren, ansonsten liegt eine Empfindungsstörung vor. Liegt eine Störung der Raumwahrnehmung vor, kann eine Pathologie im sensorischen Kortex dafür verantwortlich sein.

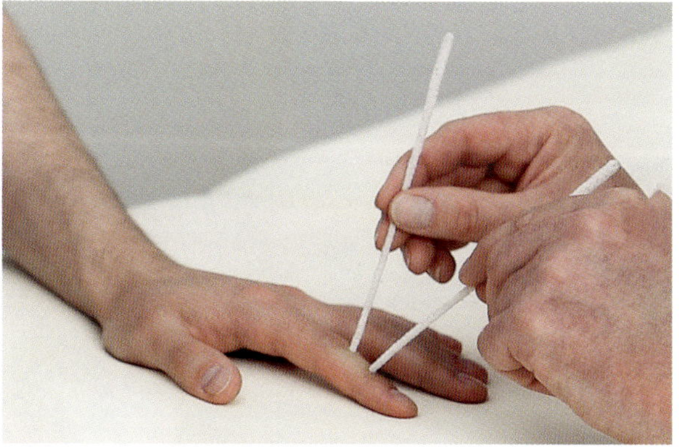

▶ **Abb. 3.229** Prüfung der Zweipunktdiskrimination.

Tasterkennen/Stereognosietest

Als **Stereognosie** bezeichnet man die Fähigkeit, durch Tasten einen bekannten Gegenstand zu erkennen bzw. 2 Gegenstände voneinander durch Tasten zu unterscheiden. Für den Test können Sie unterschiedliche Gegenstände verwenden.

Durchführung

Beispiel 1:

- Halten Sie einen kleinen Stoffbeutel bereit, in dem sich mehrere dem Patient bekannte Gegenstände befinden, beispielsweise ein Löffel, Murmeln, ein Gummiband, ein Radiergummi.
- Fordern Sie den Patienten auf, mit einer Hand die Gegenstände im Beutel nacheinander zunächst zu ertasten (▶ **Abb. 3.230**), anschließend zu benennen und erst danach aus dem Beutel zu nehmen.

Beispiel 2:

- Bitten Sie den Patienten, die Augen zu schließen und Ihnen die Hände mit nach oben zeigenden Handflächen entgegenzustrecken.
- Legen Sie 2 ähnliche, aber doch verschiedene Gegenstände in je eine Hand, beispielsweise
  - in die rechte eine Holzkugel und in die linke einen Holzwürfel,
  - einen Bleistift in die eine und einen Trinkhalm in die andere oder
  - einen Apfel in die eine und eine Mandarine in die andere.
- Bitten Sie den Patienten, die Gegenstände zu erstasten und zu benennen.
- Ist der Patient nicht in der Lage, die Gegenstände ausschließlich mittels Ertasten zu identifizieren, kann er sie zur Kontrolle betrachten und benennen.

Befunde/Bewertung:

- Kann der Patient die Gegenstände nicht durch Ertasten erkennen, kann das ein unspezifischer Hinweis auf eine PNP sein.

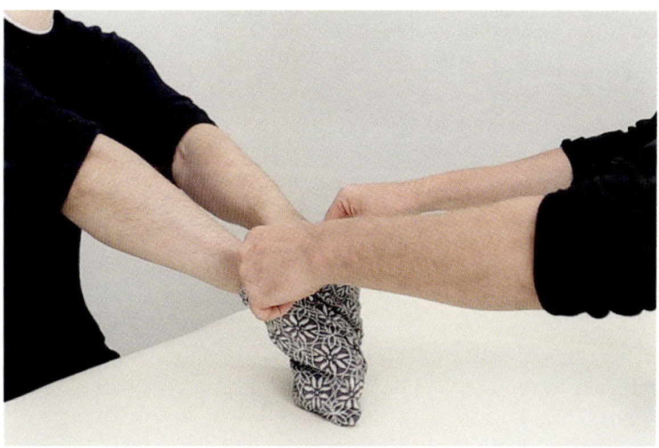

▶ **Abb. 3.230** Tasterkennen.

- Kann er sie nicht benennen, nachdem er sie betrachtet hat, kann das ein Hinweis auf eine Störung des partiellen Assoziationskortex sein.

Test der Graphästhesie

Schließlich können Sie auch ergänzend die **Graphästhesie** testen. Sie bezeichnet die Fähigkeit, mit Druck auf die Haut geschriebene Buchstaben oder Ziffern zu erkennen, ohne hinzusehen. Voraussetzung ist eine intakte, taktile Wahrnehmung, also Oberflächen- und Drucksensibilität.

Durchführung:

- Bitten Sie den Patienten, die Augen zu schließen und seine Hände mit der Handinnenfläche nach oben flach auf einen Tisch zu legen.
- Zeichnen Sie mit einem Holzstäbchen, Holzspatel o. Ä. oder auch mit einem Finger nacheinander verschiedene Zahlen, Buchstaben und Formen (Kreis, Rechteck oder Dreieck) an verschiedenen Fingern auf alle Fingerglieder sowie anschließend auf die weiter proximal gelegenen Bereiche des Arms (▸ **Abb. 3.231**) und fordern Sie den Patienten auf, diese Zahlen, Buchstaben und Formen zu benennen.
- Wiederholen Sie anschließend den Test auf dem Handrücken des Patienten.
- Wiederholen Sie den Test an der anderen Hand.
- Führen Sie den Test anschließend nacheinander an beiden Handinnenflächen und schließlich an den Füßen durch.

Befunde/Bewertung:

- Pathologisch ist sowohl eine Störung des Empfindens als auch des Erkennens. Ein vermindertes Schrift- oder Symbolerkennen bezeichnet man als **Graphhypästhesie**, die absolute Unfähigkeit des Erkennens als **Graphanästhesie**.
- Die Störung des Empfindens gilt als unspezifischer Hinweis auf eine PNP.
- Ist das Erkennen gestört, kann eine Störung des parietalen Assoziationskortex im Hirn vorliegen.

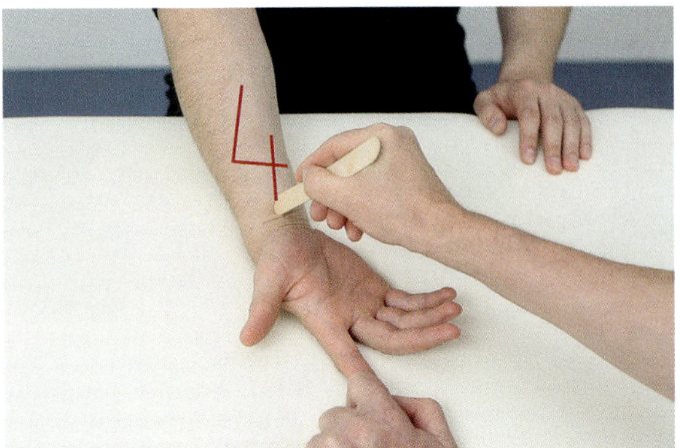

▸ **Abb. 3.231** Test der Graphästhesie.

3.9.11 Hirnnerventests: Test der sensiblen Funktionen

Allgemeine Hinweise. Hirnnerventests (▸ **Video 3.27**) führen Sie durch bei V. a. erhöhten Hirndruck, bei neurologischen Ausfällen (z. B. durch Tumoren, Ödeme oder eine zerebrale Ischämie), Sehstörungen, spezifischen Schmerzen im Versorgungsbereich der Hirnnerven, neurologischen Erkrankungen (z. B. MS, Nebenwirkungen von Medikamenten) oder SHT.

Wie bei jeder komplexen klinischen Untersuchung ist es hilfreich, nach einem **strukturierten Ablaufschema** vorzugehen. Sie stellen dadurch sicher, dass Sie die Untersuchung komplett, standardisiert und zügig vornehmen können.

Alle Hirnnerven haben nicht nur einen lateinischen und deutschen Namen, sondern auch eine numerische Bezeichnung. So ist beispielsweise der N. olfactorius (Riechnerv) der Hirnnerv I, der N. opticus (Sehnerv) der Hirnnerv II usw. Vielfach wird empfohlen, die Hirnnerven nacheinander zu testen, also zunächst den Hirnnerv I, dann II usw.

Abweichend von dieser Systematik fassen wir die Hirnnerven in 2 Gruppen zusammen und stellen auch die zugehörigen Tests in dem jeweiligen funktionellen Kontext vor (▸ **Abb. 3.232**):

- Zu der 1. Gruppe, die an dieser Stelle vorgestellt wird, gehören vornehmlich **sensible Hirnnerven** – also alle Hirnnerven, die für Sinneswahrnehmungen wie Hören, Sehen, Schmecken und Riechen zuständig sind.
- In der 2. Gruppe fassen wir die vorrangig **motorische Hirnnerven** zusammen – also alle Hirnnerven, die Bewegungen, z. B. der Augen, der Gesichtsmuskulatur, des Mund-, Hals- und Schulterbereichs, gewährleisten (Kap. 3.9.12).

Diese Aufteilung ist für die meisten, v. a. für noch lernende Heilpraktiker unserer Erfahrung nach nachvollziehbarer und logischer als das Abarbeiten einer rein numerischen Abfolge.

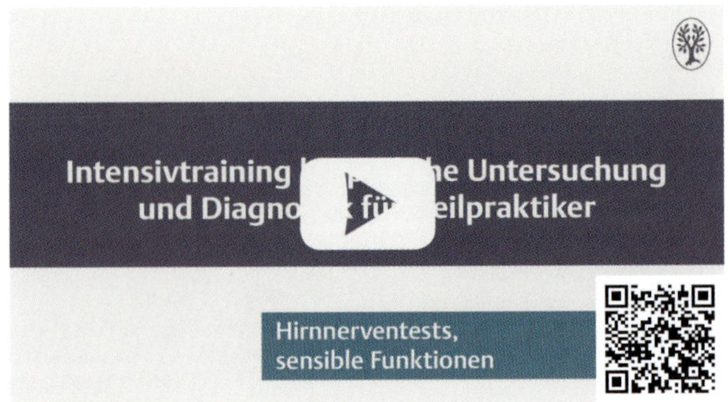

▸ **Video 3.27** Hirnnerventests, sensible Funktionen.

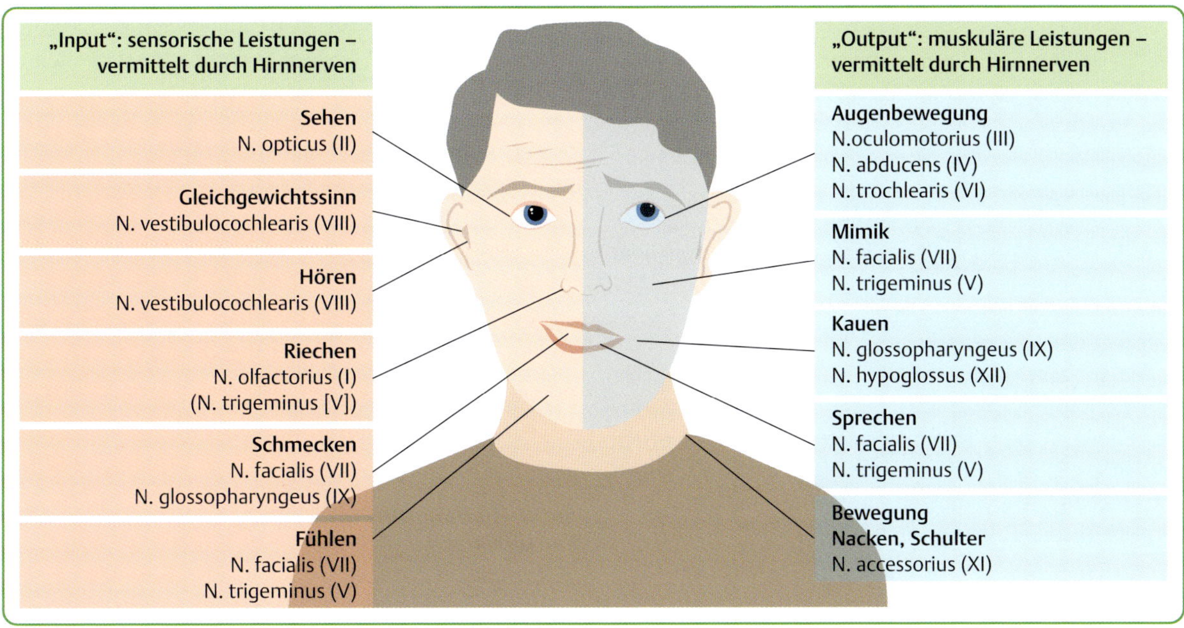

▸ **Abb. 3.232** Zuordnung der sensorischen und motorischen Hirnnerven.

Sensible Hirnnerven:

- **Hirnnerv I**, N. olfactorius (Riechnerv): Wie sich aus dem Name schließen lässt, ist er für das Riechen zuständig.
- **Hirnnerv II**, N. opticus (Sehnerv): Auch hier lässt der Name Rückschlüsse auf seine Funktion – das Sehen – zu.
- **Hirnnerv V**, N. trigeminus (Drillingsnerv) und **Hirnnerv VII**, N. facialis (Gesichtsnerv): Beide sind für das Empfindungsvermögen der Gesichtshaut zuständig.
- **Hirnnerv VIII**, N. vestibulocochlearis (Gleichgewichts- und Hörnerv): Er leitet u. a. Hörempfindungen an das Gehirn weiter.
- **Hirnnerv IX**, N. glossopharyngeus (Zungen-Rachen-Nerv): Er leitet Geschmacksreize weiter.

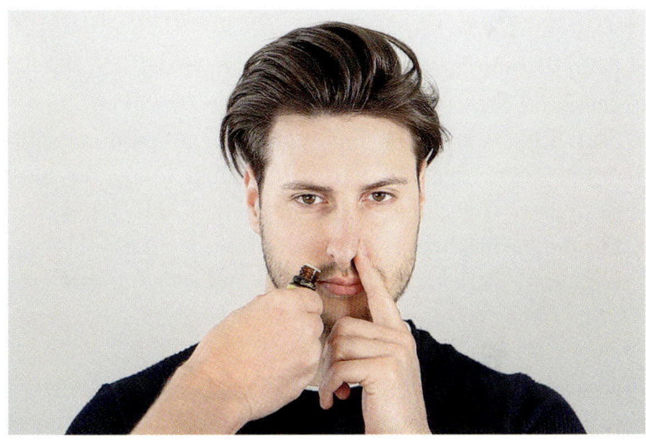

▸ **Abb. 3.233** Test des N. olfactorius (I).

Test des N. olfactorius (I)

Der N. olfactorius (I) übermittelt olfaktorische Reize von der Nasenschleimhaut über den Riechkolben in das Gehirn. Er zieht von den im Nasendach gelegenen Riechzellen zu seinem Kern im Großhirn.

Durchführung:

- Der Patient sitzt Ihnen gegenüber, die Augen hat er geschlossen.
- Bitten Sie ihn, mit einem Finger ein Nasenloch zu verschließen.
- Halten Sie unter das andere Nasenloch ein geöffnetes Fläschchen mit einem ihm bekannten Aroma, beispielsweise Vanille, Kamille o. Ä. (▸ **Abb. 3.233**).
- Fordern Sie den Patienten auf, an dem Fläschchen zu riechen und den Geruch zu benennen.
- Wiederholen Sie den Test am anderen Nasenloch mit einem anderen Aroma.

Beachte

Sehr starke Aromen, beispielsweise Ammoniak, sind nur als Leer- und Simulationsprobe zu empfehlen. Der von ihnen ausgehende Reiz ist so stark, dass er nicht nur über den N. olfactorius (I), sondern auch über den N. trigeminus (V) vermittelt wird.

Physiologischer Befund. Ein Gesunder kann die jeweils präsentierten Aromen wahrnehmen und zuordnen.

Pathologischer Befund. Der Patient kann das Aroma auf einer Seite oder auf beiden Seiten nicht wahrnehmen oder ordnet es falsch zu.

Test des N. opticus (II)

Der N. opticus (II) übermittelt optische Reize von der Netzhaut des Auges an das Gehirn, hat aber auch motorische Fasern, die die Pupillenstellung mit beeinflussen. Der Nerv zieht von der Retina über die Orbita zu seinem Kern im Großhirn.

Sie prüfen den N. opticus (II) mit einer Sehprobetafel, dem Perimetrietest (der Gesichtsfeldprüfung) und dem Pupillenreflextest.

Test mit der Visustafel

Fragen Sie den Patienten vor dem Test, ob er eine **Brille oder Kontaktlinsen** benötigt. Wenn ja, sollte er diese für die Untersuchung tragen. Fragen Sie ihn auch, ob er regelmäßig die Sehschärfe kontrollieren und seine Augen untersuchen lässt. Benutzen Sie für die Nah- und/oder Fernsichtprüfung eine Visustafel.

Durchführung:

- Bitten Sie den Patienten zur **Nahsichtprüfung**, die Tafel in der Hand eines ausgestreckten Arms zu halten, mit der anderen ein Auge zu bedecken und den Mustertext der Sehtafel laut vorzulesen bzw. die dort dargestellten Abbildungen zu benennen.
- Bitten Sie ihn anschließend, das andere Auge zu bedecken und den Test in derselben Weise zu wiederholen.
- Zum Schluss bitten Sie den Patienten, mit beiden geöffneten Augen den Mustertext vorzulesen bzw. die dargestellten Abbildungen zu benennen (▸ Abb. 3.234).
- Für die **Fernsichtprüfung** positionieren Sie die Tafel 5–6 m vom Patient entfernt. Der Untersuchungsablauf entspricht dem der Nahsichtprüfung.

Physiologischer Befund. Der Patient kann den Mustertext problemlos lesen bzw. die dargestellten Abbildungen ohne Schwierigkeiten erkennen.

Pathologischer Befund. Der Patient kann den Mustertext nicht oder nur erschwert lesen bzw. die dargestellten Abbildungen nicht oder nur erschwert erkennen, er sieht verschwommen, doppelt oder unscharf, sieht Fremdkörper im Blickfeld oder Fremdfarben; er kann ggf. Farben nicht differenzieren.

Beachte

Alle während der Untersuchung festgestellten Auffälligkeiten sollten unbedingt zeitnah augenärztlich abgeklärt werden. Bei akuten Sehausfällen – z. B. dem akuten Fehlen von Farben – oder akuten Einschränkungen des Gesichtsfelds müssen Sie den Patienten sofort an einen Neurologen überweisen.

Gesichtsfeldprüfung/Perimetrietest

Durchführung:

- Sie sitzen dem Patienten auf Augenhöhe und in einem Abstand von ca. 0,5 m gegenüber.
- Fordern Sie den Patienten auf, auf Ihre Nase zu schauen, um seinen Blick nach geradeaus zu fixieren.
- Führen Sie nacheinander in alle Quadranten des Gesichtsfelds des Patienten von peripher nach zentral einen Finger (▸ Abb. 3.235).
- Fordern Sie den Patienten auf, Sie zu informieren, sobald er den Finger wahrnimmt.
- Zur genaueren Überprüfung können Sie die Finger bewegen und den Patienten darum bitten, Ihnen mitzuteilen, wann er diese Bewegung wahrnimmt.

Physiologische Reaktion. Bei einem Gesunden hat das temporale Gesichtsfeld einen Seitenradius von bis zu 90°. Der Radius in die anderen Richtungen – nach oben und unten – beträgt jeweils ca. 70°. Der Patient muss also Ihren Finger in diesem Bereich erkennen.

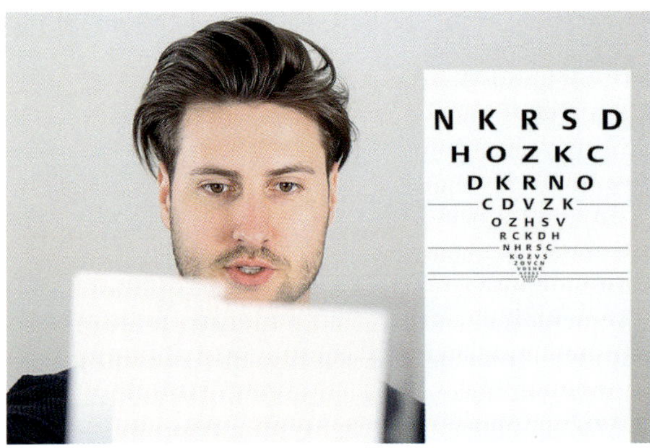

▸ **Abb. 3.234** Test des N. opticus (II) mit der Visustafel. (Foto: Kirsten Oborny, Thieme Group; Visustafel: Kellner U, Heimann H, Wachtlin J et al., Hrsg. Atlas des Augenhintergrundes. 2., vollständig überarbeitete Auflage. Stuttgart: Thieme; 2020)

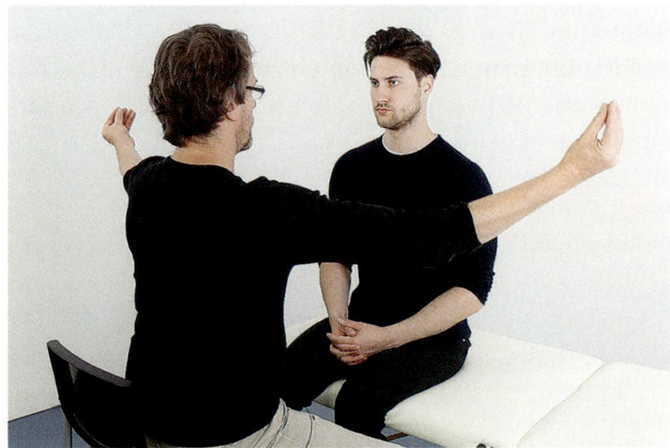

▸ **Abb. 3.235** Test des N. opticus (II): Gesichtsfeldprüfung.

Pathologische Reaktion. Ist der Patient dazu nicht in der Lage, liegt eine Gesichtsfeldeinschränkung bzw. ein Gesichtsfeldausfall vor, ein sog. „Skotom“. Man unterscheidet hierbei zwischen einem relativen Gesichtsfeldausfall mit einer Schwächung der Wahrnehmung und einem absoluten Ausfall. Dieser äußert sich entweder dadurch, dass der Patient den Finger überhaupt nicht wahrnimmt oder die Blickrichtung ändern muss, um ihn sehen zu können.

Bewertung:

- Teilweise und nicht symmetrische Einschränkungen können ein Hinweis auf Läsionen des Sehnervs oder der Sehbahnen sein.
- Sie können auch auftreten beim Glaukom, bei einer Makuladegeneration, bei einer Netzhautablösung, zerebralen Raumforderungen oder Durchblutungsstörungen (z. B. TIA oder Augenmigräne).
- Eine beidseitige temporale Einschränkung des Gesichtsfelds, das sog. „Scheuklappenphänomen“ oder „Chiasma-Syndrom“, weist auf eine Läsion im Bereich der Sehnervkreuzung hin. Bei einem Hypophysentumor tritt das Phänomen ebenfalls häufig auf.

Test der Lichtreaktion – Pupillenreflextest

Der N. opticus (II) hat auch Einfluss auf die Lichtreaktion der Pupille. Testen Sie daher auch die Reaktion der Pupillen auf einen Lichtreiz.

Durchführung:

- Sie sitzen dem Patienten auf Augenhöhe und in einer Entfernung von ca. 0,5 m gegenüber.
- Positionieren Sie Ihre freie Hand so über dem Nasenrücken des Patienten, dass Sie ein Auge abschirmen.
- Leuchten Sie mit einer Lichtquelle in die Pupille eines Auges (▶ Abb. 3.236).
- Testen Sie seitenvergleichend.

Physiologische Reaktion. Bei einem Gesunden kommt es sowohl zu einer Pupillenverengung im angeleuchteten Auge als auch zu einer indirekten, reflektorischen Verengung der nicht angeleuchteten Pupille.

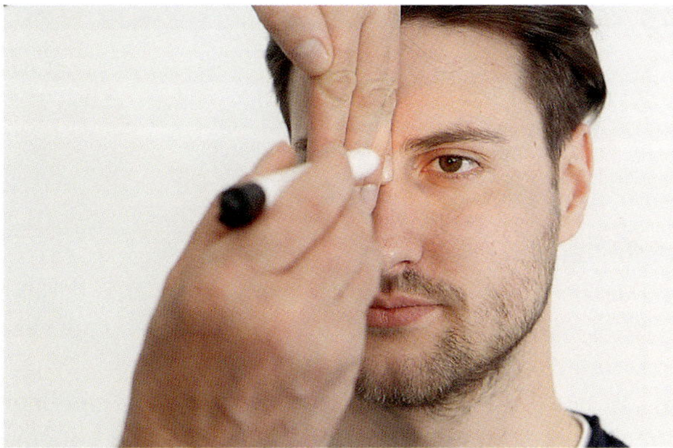

▶ **Abb. 3.236** Test des N. opticus (II): Pupillenreflextest.

Pathologische Reaktion. Eine oder beide Pupillen reagieren nur verzögert oder nicht auf den Lichteinfall, sie sind also lichtstarr.

Bewertung. Lichtstarre oder in ihrer Reaktion verzögerte Pupillen können durch verschiedene Medikamente oder Drogen verursacht sein. Sie können aber auch zusammen mit weiteren Hirndruckzeichen wie Hypertonie, Druckpuls, Schwindel, Übelkeit und Erbrechen, Wesensveränderungen oder zerebralem Fieber ein akutes Alarmsignal sein. Sie müssen dann umgehend einen Notruf absetzen.

Beachte

Sofern es sich nicht um eine Notfallsituation handelt und ein Notruf erfolgt, beispielsweise bei V. a. Blutung, Apoplex o. Ä., sollte bei einem pathologischen Befund eine Augenhintergrundspiegelung sowie ein Halssympathikustest durch einen Arzt erfolgen.

Test des N. trigeminus (V)

Der N. trigeminus (V) ist der Drillingsnerv, der aus dem N. ophthalmicus (V_1), dem N. maxillaris (V_2) und dem N. mandibularis (V_3) besteht. Neben seiner sensiblen Funktion übermittelt er Empfindungen der Gesichtshaut und ist für die Mimik, das Kauen und die Mundbewegung zuständig. Der N. trigeminus (V) zieht von mehreren Stellen des Gesichts aus zur Kernlokalisation am Pons im Stammhirn.

Sie prüfen zunächst die Sensibilität der Dermatome der Trigeminusäste (▶ Abb. 3.237) und anschließend die Schmerzempfindsamkeit.

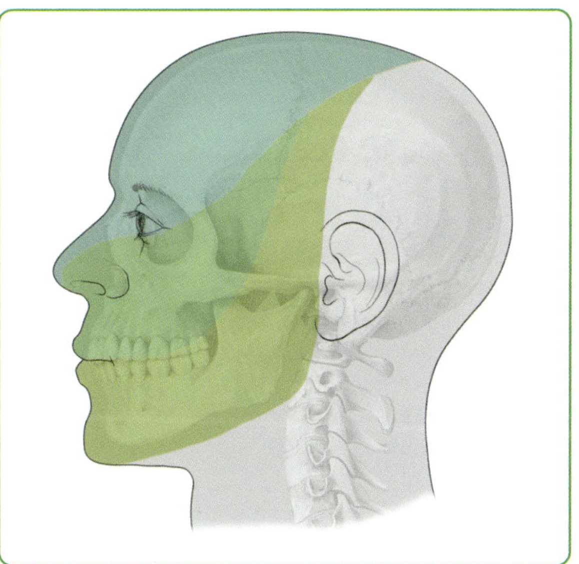

▶ **Abb. 3.237** Dermatome des N. trigeminus (V). (Quelle: Schünke M, Schulte E, Schumacher U et al., Hrsg. Prometheus LernAtlas - Kopf, Hals und Neuroanatomie. Illustrationen von M. Voll und K. Wesker. 5. Auflage. Stuttgart: Thieme; 2018. doi:10.1055/b-006-149644)

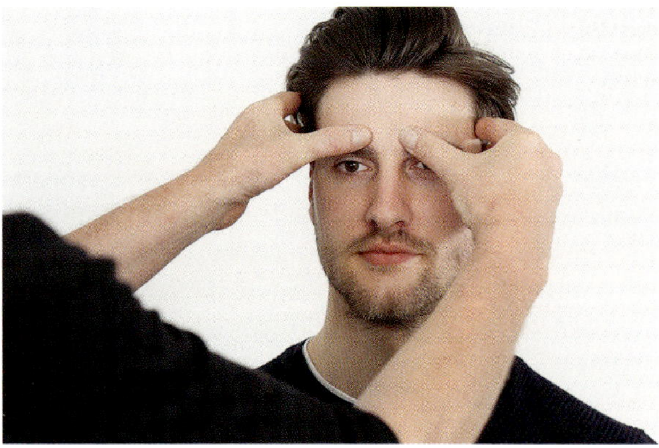

▶ **Abb. 3.238** Test des N. trigeminus (V): Palpation der Austrittspunkte des N. ophthalmicus (V_1).

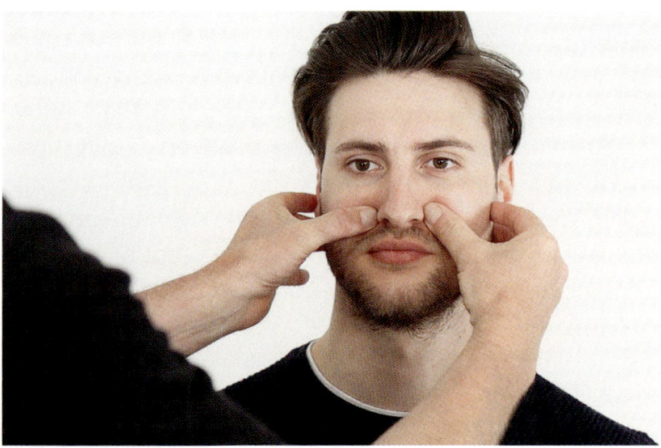

▶ **Abb. 3.239** Test des N. trigeminus (V): Palpation der Austrittspunkte des N. maxillaris (V_2).

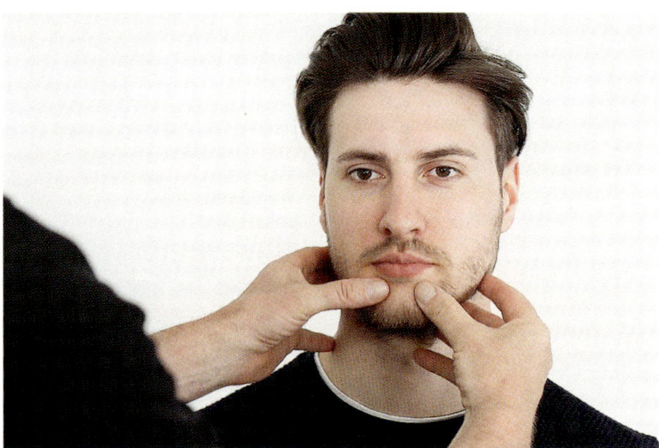

▶ **Abb. 3.240** Test des N. trigeminus (V): Palpation der Austrittspunkte des N. mandibularis (V_3).

Durchführung:

- Prüfen Sie zunächst die **Sensibilität der 3 Hauptäste** durch leichtes Bestreichen der entsprechenden Bereiche mit den Fingern oder einem Wattestäbchen. Fragen Sie den Patienten, ob er die Berührungen wahrnimmt.
- Prüfen Sie als Nächstes die Schmerzempfindlichkeit der **Nervenaustrittspunkte**. Testen Sie hierbei die 3 Hauptäste des Nervs einzeln und im Seitenvergleich. Drücken Sie dazu nacheinander mit einem Finger auf die Nervenaustrittspunkte:
  - V_1: Foramen supraorbitale bzw. Incisura supraorbitalis (im Bereich der Augenbrauen; ▶ Abb. 3.238)
  - V_2: Foramen infraorbitale (im Bereich der Wangen; ▶ Abb. 3.239)
  - V_3: Foramen mentale (im Unterkieferbereich; ▶ Abb. 3.240)
- Fragen Sie den Patienten, ob er den Druck – evtl. als schmerzhaft – wahrnimmt.

Physiologischer Befund. Ein Gesunder nimmt das Bestreichen der Gesichtshaut deutlich wahr und äußert bei Druck auf die Nervenaustrittspunkte ein nur leichtes Schmerzempfinden.

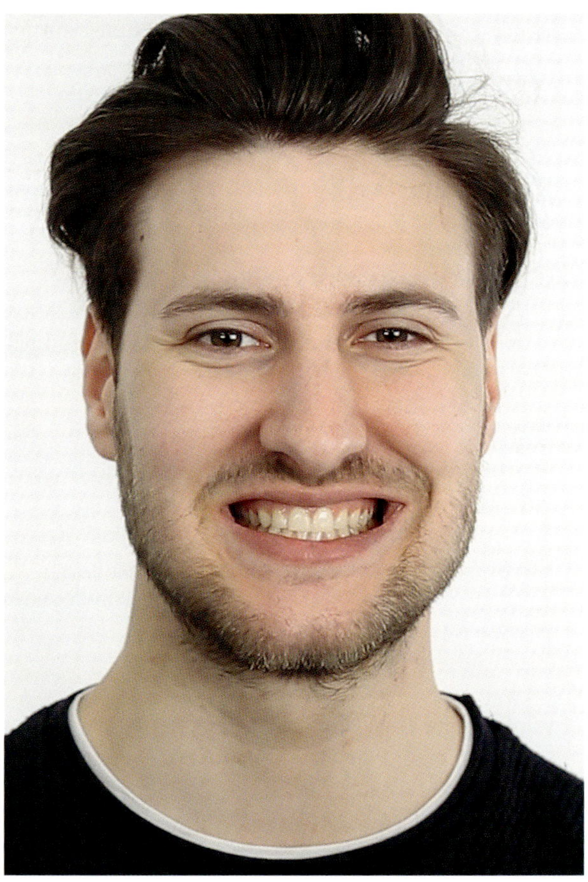

▶ **Abb. 3.241** Prüfung der motorischen Funktion der Kaumuskulatur.

Pathologischer Befund.

- Das Bestreichen der Gesichtshaut kann der Patient nicht oder nicht vollständig wahrnehmen, was auf eine Läsion des Nervs hindeutet.
- Löst der Druck auf die Nervenaustrittspunkte ein- oder beidseits Schmerzen aus, ist dies ein Hinweis auf eine Entzündung des Nervs.

Praxistipp

Zur Prüfung der motorischen Funktion der Kaumuskulatur bitten Sie den Patienten, kräftig die Zähne aufeinanderzubeißen (► **Abb. 3.241**).

Test des N. facialis (VII)

Der N. facialis (VII) übermittelt wie der N. trigeminus (V) auf die Gesichtshaut einwirkende Reize. Er ist aber auch für die Motorik der mimischen Muskulatur zuständig. Der N. facialis zieht vom Gesicht zur Kernlokalisation am Pons im Stammhirn.

Durchführung:

- Prüfen Sie die Sensibilität, indem Sie nacheinander mit den Fingern oder einem Wattestäbchen über verschiedene Bereiche im Gesicht des Patienten streichen (► **Abb. 3.242**, ► **Abb. 3.243**).
- Fragen Sie den Patienten, ob er die Berührungen wahrnimmt.

Physiologischer Befund. Ein Gesunder nimmt das Bestreichen der Gesichtshaut deutlich wahr.

Pathologischer Befund. Nimmt der Patient das Bestreichen auf einer oder beiden Seiten des Gesichtes nicht wahr, deutet das auf eine Läsion des Nervs hin.

Praxistipp

Die motorischen Leistungen des N. facialis testen Sie z. B., indem Sie den Patienten bitten, die Stirn zu runzeln, die Wangen aufzublasen und die Augen zusammenzukneifen und zu pfeifen. Ein Gesunder wird dem problemlos nachkommen können. Achten Sie auf Unterschiede an beiden Gesichtsseiten.

Kornealreflex

Den Kornealreflex bzw. Lidschlussreflex können Sie zusätzlich prüfen. Neben dem N. trigeminus sind an diesem Fremdreflex auch der N. facialis (als Efferenz) und der N. ophthalmicus (als Afferenz) beteiligt.

Die Durchführung und Befundung werden in Kap. 3.9.7 beschrieben.

Masseterreflex

Den Masseterreflex können Sie ebenfalls zusätzlich bei V. a. eine Läsion des N. trigeminus (V) prüfen.

Durchführung:

- Zur Testung des Masseterreflexes sitzen Sie dem Patienten in geringem Abstand gegenüber.
- Fordern Sie ihn auf, den Mund leicht zu öffnen und den Unterkiefer locker zu lassen.
- Legen Sie Ihren Daumen quer unterhalb der Unterlippe auf das Kinn.
- Klopfen Sie dann mit einem Reflexhammer kurz auf Ihren Finger und damit indirekt auf das Kinn (► **Abb. 3.244**).

Physiologischer Befund. Ein Gesunder schließt sofort nach dem Reiz den Mund (► **Abb. 3.245**). Es erfolgt also eine Adduktion im Kiefergelenk.

Pathologischer Befund. Eine Reaktion bleibt aus. Das kann ein Hinweis auf eine Trigeminuslähmung oder eine Pathologie im Hirnstamm sein.

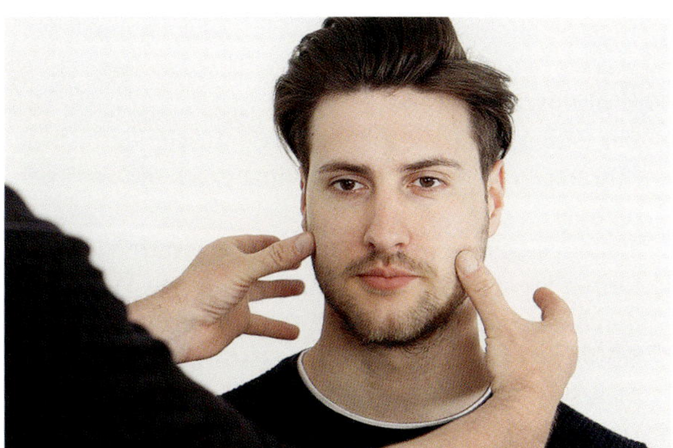

► **Abb. 3.242** Test des N. facialis (VII): Prüfung des Muskeltonus im Wangenbereich.

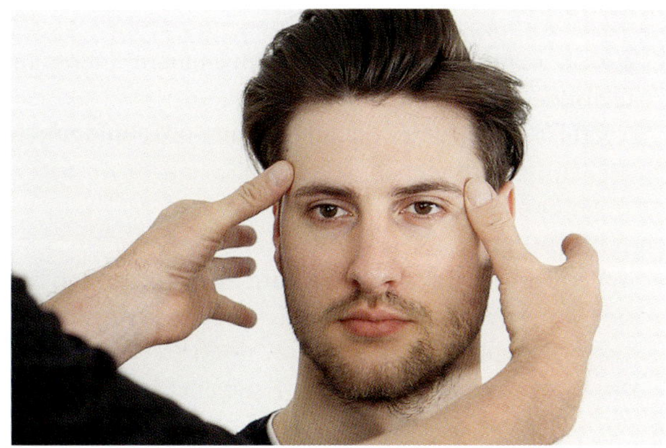

► **Abb. 3.243** Test des N. facialis (VII): Prüfung des Muskeltonus im Stirnbereich.

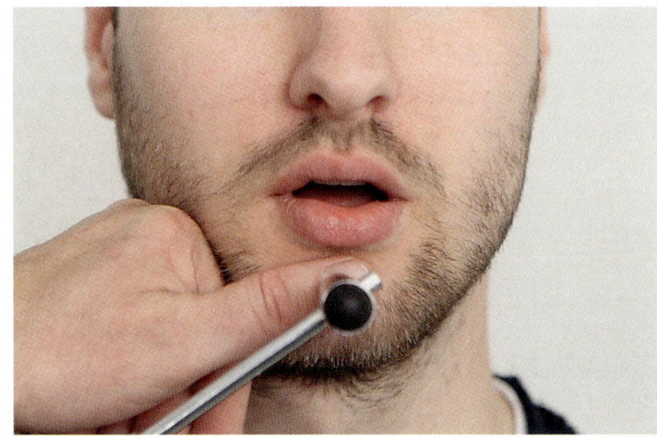

▶ **Abb. 3.244** Test des Masseterreflexes.

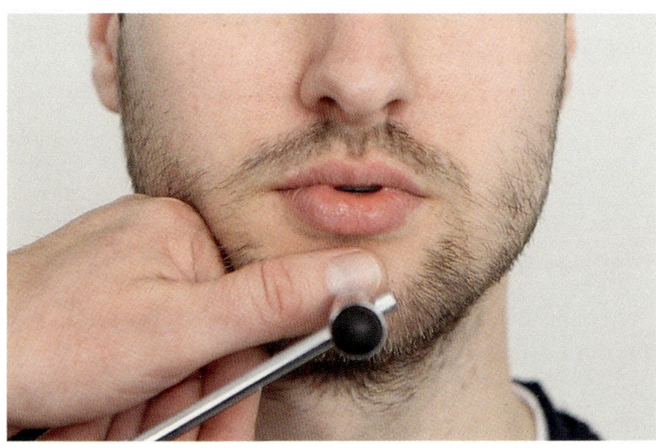

▶ **Abb. 3.245** Test des Masseterreflexes: physiologischer Befund.

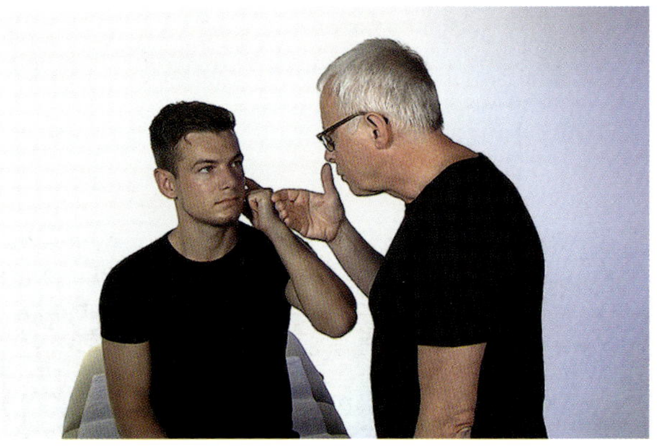

▶ **Abb. 3.246** Test des N. vestibulocochlearis (VIII): Flüstern.

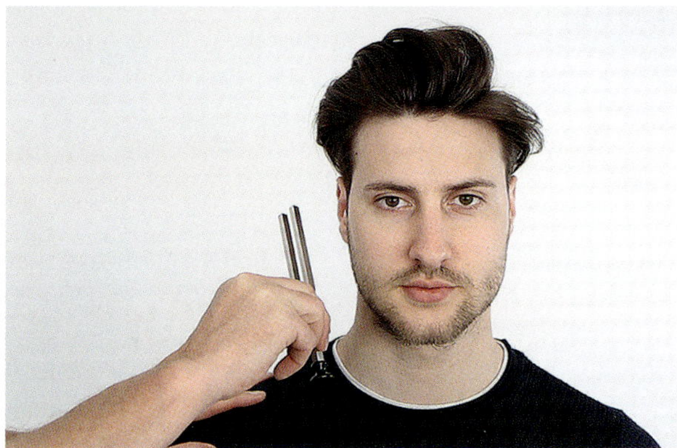

▶ **Abb. 3.247** Test des N. vestibulocochlearis (VIII): Prüfung des Hörvermögens mit einer Stimmgabel.

Test des N. vestibulocochlearis (VIII)

Der N. vestibulocochlearis (VIII) ist ein Doppelnerv – ein Zusammenschluss aus Nervenfasern, die aus der Hörschnecke im Innenohr (Cochlea) austreten, und Fasern, die aus dem Gleichgewichtsorgan (Vestibulum) ziehen. Er ist also gleichzeitig der Hör- und Gleichgewichtsnerv, weshalb ihm die Bezeichnung als Hörnerv nur halb gerecht wird. Der N. vestibulocochlearis wird gelegentlich auch als Vorhofschneckennerv bezeichnet, früher wurde er auch N. statoacusticus genannt. Er zieht vom Innenohr zur Kernlokalisation im Kleinhirn (Kap. 3.10).

Das Hörvermögen des Patienten können Sie mit einem einfachen Test prüfen:

Durchführung:

- Stellen Sie sich dazu vor den Patienten und halten Sie die Hand so vor Ihren Mund, dass der Patient nicht von Ihren Lippen lesen kann.
- Der Patient verschließt mit der Hand ein Ohr.
- Sie flüstern dann ein 2-silbiges Zahlwort (▶ **Abb. 3.246**), das er wiederholen muss. Alternativ können Sie leise mit den Fingern schnippen oder am nicht geschlossenen Ohr die Finger aneinanderreiben. Zur Prüfung des Hörvermögens eignet sich ebenfalls eine Stimmgabel (▶ **Abb. 3.247**).
- Fordern Sie den Patienten auf, Ihnen ein Zeichen zu geben, wenn er das Geräusch oder das Wort hört.
- Anschließend wiederholen Sie den Vorgang zur Prüfung des anderen Ohrs.

Physiologischer Befund. Der Patient kann die erzeugten Geräusche und das geflüsterte Wort wahrnehmen.

Pathologischer Befund:

- Der Patient kann die erzeugten Geräusche und das geflüsterte Wort nicht oder nur unzureichend wahrnehmen.
- Stellen Sie eine Einschränkung des Hörvermögens fest, führen Sie zusätzlich den Rinne- und den Weber-Test durch (Kap. 3.10.3), um eine Differenzierung zwischen Schallleitungs- und empfindungsstörungen vorzunehmen.
- Liegen Stand- und Bewegungsunsicherheiten vor, führen Sie außerdem mit verschiedenen Ataxietests eine vestibuläre Funktionsprüfung durch, beispielsweise mithilfe des Romberg-Steh- oder des Unterberger-Tretversuchs (Kap. 3.9.8).

Test des N. glossopharyngeus (IX)

Der N. glossopharyngeus (IX) leitet Geschmacksempfindungen vom hinteren Drittel der Zunge ins Gehirn weiter. Motorisch innerviert er die Rachenmuskulatur und die Ohrspeicheldrüse und ist somit für den Schluckakt wichtig. Er wird auch als Zungen-Rachen-Nerv bezeichnet. Aus pragmatischen Gründen werden die sensible und motorische Funktion zugleich getestet. Die Äste des Nervs ziehen von der Zunge zur Medulla oblongata bzw. von dort zu Hals und Rachen.

Bei der Überprüfung testen Sie gleichzeitig auch Funktionen des N. vagus (Kap. 3.9.12). Gemeinsam innervieren sie motorisch den Mund-Rachen-Bereich. Störungen nur eines Nervs sind sehr selten.

Indikationen. Eine Läsion des N. glossopharyngeus macht sich im Alltag bemerkbar durch rezidivierende Schluckschwierigkeiten. Berichtet der Patient davon, muss die Nervenprüfung erfolgen.

Durchführung:

- Sie sitzen dem Patienten in geringem Abstand auf Augenhöhe gegenüber.
- Fordern Sie den Patienten auf, „AAAA“ zu sagen.
- Beobachten die dabei die Uvula und die hintere Rachenwand.
- Lösen Sie mit einem Spatel oder Wattestäbchen auf beiden Seiten am weichen Gaumen die Hebung des Gaumensegels sowie einen Würgereflex aus (► **Abb. 3.260**).
- Tragen Sie mit einem Wattestäbchen ein bitteres Aroma, beispielsweise eine Schafgarben- oder Wermuttinktur o. Ä., auf den hinteren linken und hinteren rechten Teil der Zunge auf.
- Fragen Sie den Patienten, ob er das Aroma auf beiden Seiten wahrnimmt.

Physiologischer Befund. Bei einem Gesunden hebt sich das Gaumensegel auf der jeweiligen Seite und er beginnt zu würgen. Er kann zudem das Aroma auf beiden Seiten der Zunge gleichermaßen wahrnehmen.

Pathologische Befunde:

- Das Gaumensegel hängt auf der gelähmten Seite herunter und weicht zur gesunden Seite hin ab, ebenfalls das Zäpfchen (► **Abb. 3.261**). Man spricht vom „Kulissenphänomen“.
- Der Reiz führt nicht dazu, dass sich das Gaumensegel hebt oder der Patient würgt.
- Das bittere Aroma kann auf einer Seite der Zunge oder beiden nicht wahrgenommen werden.

Bewertung. Es liegt eine Läsion des N. glossopharyngeus (IX) und/oder des N. vagus (X) vor. Testen Sie deshalb ergänzend auch den N. vagus.

3.9.12 Hirnnerventests: Test der motorischen Funktionen

Der in Kap. 3.9.11 vorgestellten Systematik folgend stellen wir an dieser Stelle die 2. Gruppe der Hirnnerven vor, die vorrangig motorische Hirnnerven umfasst – also alle Hirnnerven, die Bewegungen, z. B. der Augen, der Gesichtsmuskulatur, des Mund-, Hals- und Schulterbereichs, gewährleisten.

Motorische Hirnnerven:

- **Hirnnerv III**, N. oculomotorius (Augenbewegungsnerv): Er ist, wie der Name schon sagt, für die Augenbewegungen zuständig.
- **Hirnnerv IV**, N. trochlearis (Augenrollnerv): Auch er innerviert die Augenmuskulatur.
- **Hirnnerv V**, N. trigeminus (Drillingsnerv): Er gewährleistet die Gesichtsmotorik wie die Mimik, das Kauen und die Mundbewegung.
- **Hirnnerv VI**, N. abducens (Augenabziehnerv): Er innerviert die Augenmuskeln für die Seitwärtsbewegung des Augapfels (Abduktion).
- **Hirnnerv VII**, N. facialis (Gesichtsnerv): Er ist für die Motorik der mimischen Muskulatur zuständig.
- **Hirnnerv IX**, N. glossopharyngeus (Zungen-Rachen-Nerv): Er ist für die Rachenmuskulatur und die Ohrspeicheldrüse zuständig.
- **Hirnnerv X**, N. vagus (herumschweifender Nerv): Er ist der wichtigste Nerv des parasympathischen Nervensystems und an der Regulation zahlreicher vegetativer Vorgänge beteiligt.
- **Hirnnerv XI**, N. accessorius (Zusatznerv): Er innerviert die für die Bewegung von Nacken und Schulter zuständige Muskulatur.
- **Hirnnerv XII**, N. hypoglossus (Unterzungennerv): Er steuert die für die Bewegung der Zunge verantwortliche Muskulatur und ist somit wichtig für das Schlucken oder Sprechen.

Test des N. oculomotorius (III), des N. trochlearis (IV) und des N. abducens (VI)

Der N. oculomotorius (III), der N. trochlearis (IV) und der N. abducens (VI) sind gemeinsam für die Koordination zielgerichteter Bewegungen des Augapfels zuständig. Die Nerven ziehen von der Augenhöhle (Orbita) zu ihren Kernlokalisationen im Stammhirn.

Diese Nerven werden mit folgenden Tests (► **Video 3.28**) geprüft.

Test der Blickrichtung

Mit diesem Test prüfen Sie neben dem N. oculomotorius (Augenbewegungsnerv) auch den N. trochlearis (Augenrollnerv) und den N. abducens (Augenabziehnerv). Diese 3 Nerven stellen die Blickrichtung ein und bewegen die Augenmuskeln bzw. den Augapfel.

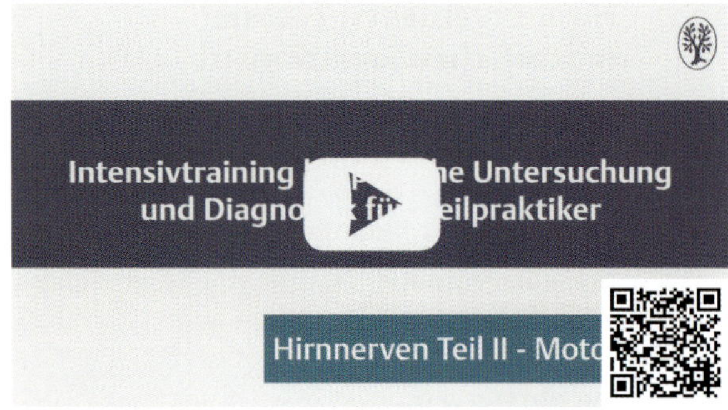

▶ **Video 3.28** Hirnnerventests, motorische Funktionen.

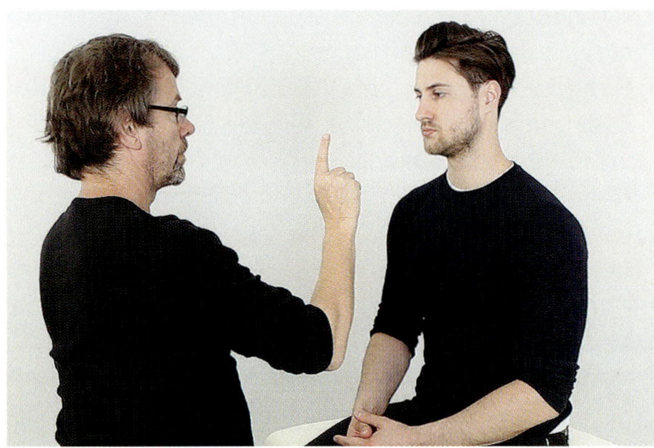

▶ **Abb. 3.248** Test der Blickrichtung.

Durchführung:

- Sie sitzen dem Patienten auf Augenhöhe in knapp 1 m Abstand gegenüber.
- Fordern Sie ihn auf, seinen Blick nach geradeaus zu richten und seinen Kopf dann für den Verlauf der Untersuchung ruhig zu halten.
- Halten Sie den Finger in kurzem Abstand vor sein Gesicht und fordern Sie ihn auf, auf Ihren Finger zu schauen (▶ **Abb. 3.248**).
- Bitten Sie den Patienten nun, den Bewegungen Ihres Fingers zu folgen, ohne den Kopf zu bewegen (▶ **Abb. 3.249**):
  - Führen Sie Ihren Finger in horizontale, vertikale und diagonale Richtung des Gesichtsfelds.
  - Führen Sie dann Ihren Finger nochmals zur Nasenspitze des Patienten, um auch die Konvergenzbewegung der Augen zu überprüfen.
- Bitten Sie den Patienten anschließend, mit den Augen zu rollen.

Physiologischer Befund. Ein Gesunder folgt dem Finger mühelos mit beiden Augen. Er kann die Bulbi hin- und herbewegen, ohne dass es zu Abdriftbewegungen eines oder beider Augen kommt.

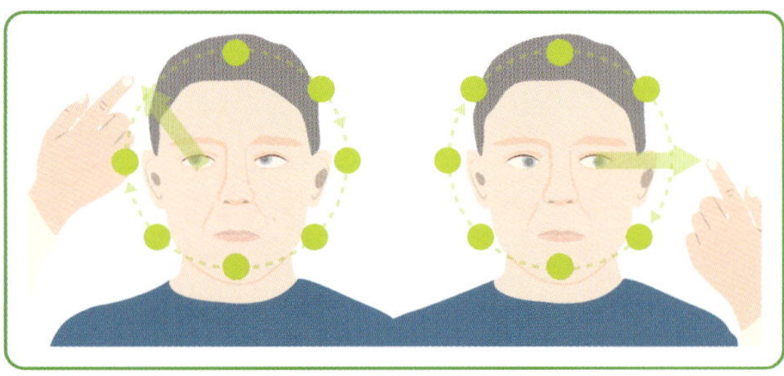

▶ **Abb. 3.249** Test der Blickrichtung: Schema.

Pathologischer Befund. Kann der Patient Ihrem Finger nicht folgen und beobachten Sie stattdessen eine kompensatorische Kopfneigung, ein Abdriften eines Augapfels oder beider Augäpfel oder einen Nystagmus, ist das ein pathologischer Befund.

Adduktorentest/Ab- und Aufdecktest (Cover-Uncover-Test)

Mit dem Adduktorentest können Sie latentes Schielen (Strabismus) befunden. Sie können diesen Test als Ergänzung zum Test der Blickrichtung durchführen.

Erläutert wird eine einfache Testvariante.

Durchführung:

- Für den Adduktorentest sitzen Sie dem Patienten in knapp 1 m Abstand gegenüber.
- Halten Sie einen Finger (oder einen Gegenstand) in ca. 50 cm Entfernung ausgestreckt auf Augenhöhe des Patienten. Bitten Sie den Patienten, den Finger (oder den Gegenstand) zu fixieren.
- Decken Sie dann mit einem passenden Gegenstand zunächst das linke Auge des Patienten ab (▶ **Abb. 3.250**).
- Beobachten Sie dabei das rechte Auge und achten Sie auf eine Einstellbewegung des Augenbulbus.
- Decken Sie das linke Auge wieder auf (▶ **Abb. 3.251**) und beobachten Sie währenddessen weiterhin das rechte Auge.
- Achten Sie wieder auf Einstellbewegung des rechten Auges.
- Decken Sie das linke Auge wieder ab und nach einem kurzen Moment wieder auf. Achten Sie jetzt bei diesem Auge auf die Stellung und Motorik des Bulbus.
- Führen Sie den Test am anderen Auge durch.

Physiologischer Befund. Ein Gesunder fixiert mit dem nicht bedeckten Auge den Finger. Beim Aufdecken erfolgt am zuvor abgedeckten Auge eine blitzschnelle minimale Einstellbewegung des Bulbus, der vorab abgedeckt war.

Pathologische Befunde:

- Einfacher Adduktorentest: Der Patient ist nicht in der Lage, mit beiden Augen den Finger oder einen nahen Gegenstand zu fixieren (▶ **Abb. 3.253**), ein Nystagmus ist zu beobachten.

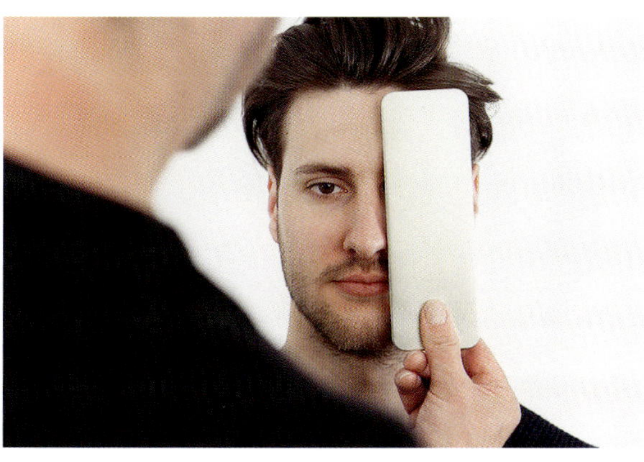

► **Abb. 3.250** Adduktorentest: Abdecken des Auges.

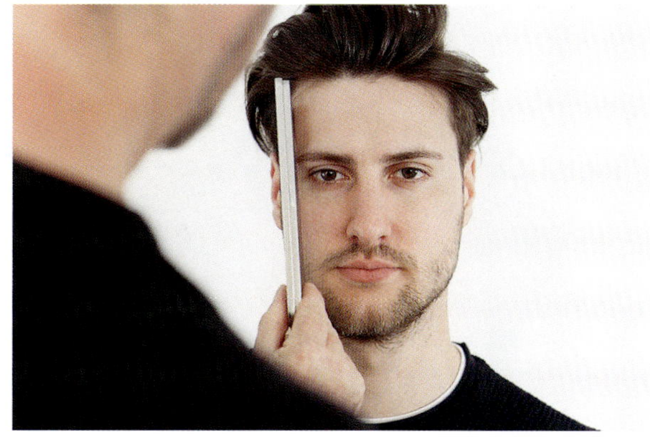

► **Abb. 3.251** Adduktorentest: Aufdecken des Auges.

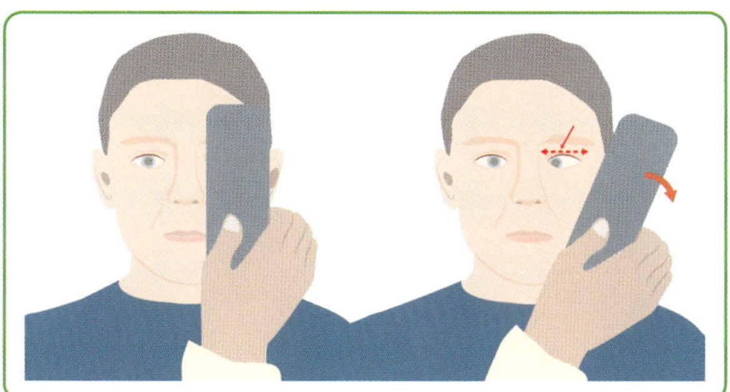

► **Abb. 3.252** Adduktorentest: fehlende Einstellbewegung des Bulbus.

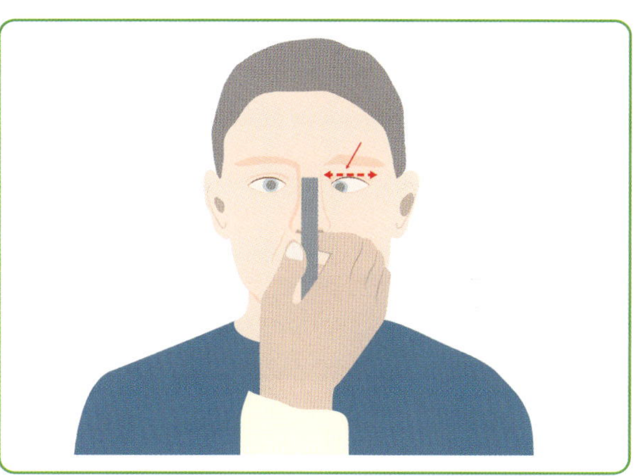

► **Abb. 3.253** Adduktorentest: Unfähigkeit zur Fixierung eines gesichtsnahen Objekts.

- Bei Abdeckung des Auges ist eine mehrfache und in der Wiederholung des Tests reproduzierbare Einstellbewegung des nicht bedeckten Auges zu beobachten, evtl. auch ein Abdriften des Bulbus (► **Abb. 3.252**). Dies deutet darauf hin, dass eine spontane korrekte Stellung des Auges erschwert ist. Dies ist ein Hinweis auf einen echten Strabismus.

Test des N. trigeminus (V)

Der N. trigeminus ist der Drillingsnerv, der aus N. ophthalmicus, N. maxillaris und N. mandibularis besteht. Die ► **Abb. 3.237** zeigt die Dermatome der 3 Äste.

Neben seiner sensiblen Funktion (er übermittelt Empfindungen der Gesichtshaut) ist er für Mimik, Kauen und die Mundbewegung zuständig. Er zieht von mehreren Stellen des Gesichts zu seiner Kernlokalisation am Pons im Stammhirn.

Sie testen die motorischen Funktionen des N. trigeminus mit dem **Kornealreflex** (Kap. 3.9.7) sowie dem **Masseterreflex** (Kap. 3.9.11).

Test des N. facialis (VII)

Der Gesichtsnerv übermittelt wie der N. trigeminus (V) auf die Gesichtshaut einwirkende sensible Reize. Er ist aber auch für die Motorik der mimischen Muskulatur zuständig. Zudem bestimmt er die Bewegung des vorderen Zungenbereichs. Der Nerv zieht vom Gesicht zur Kernlokalisation im Pons im Stammhirn.

Durchführung:

- Sie sitzen dem Patienten in geringem Abstand auf Augenhöhe gegenüber.
- Bitten Sie den Patienten,
  - die Stirn zu runzeln,
  - Ober- und Unterlippe nach oben zu ziehen und dadurch die Zähne zu zeigen (► **Abb. 3.254**),
  - die Wangen aufzublasen (► **Abb. 3.255**),
  - die Augenlider zusammenzukneifen,
  - zu pfeifen (► **Abb. 3.256**).
- Beobachten Sie dabei die mimische Symmetrie im Gesicht des Patienten bzw. die Muskelanspannung im Halsbereich. Achten Sie dabei auf Unterschiede an beiden Gesichtsseiten.

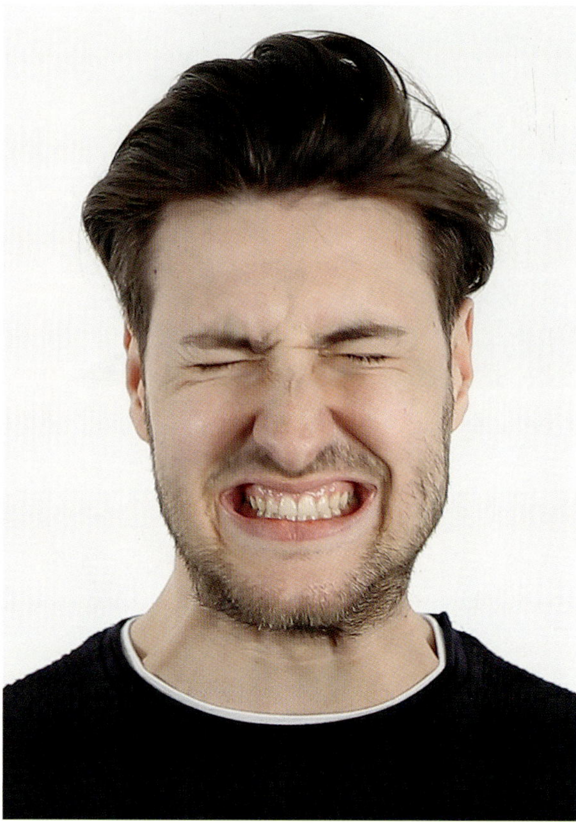

▶ **Abb. 3.254** Test des N. facialis (VII): „Grimassieren" (Anspannen verschiedener Gesichtsmuskeln).

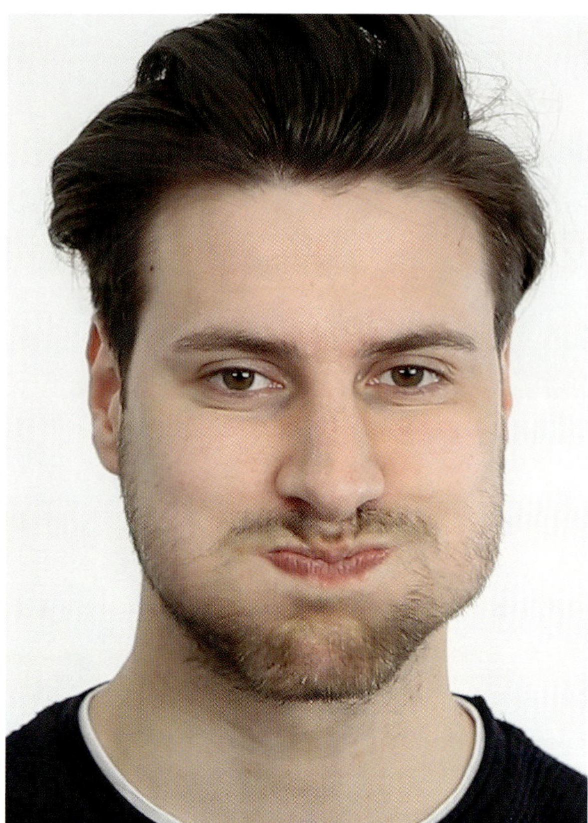

▶ **Abb. 3.255** Test des N. facialis (VII): Aufblasen der Wangen.

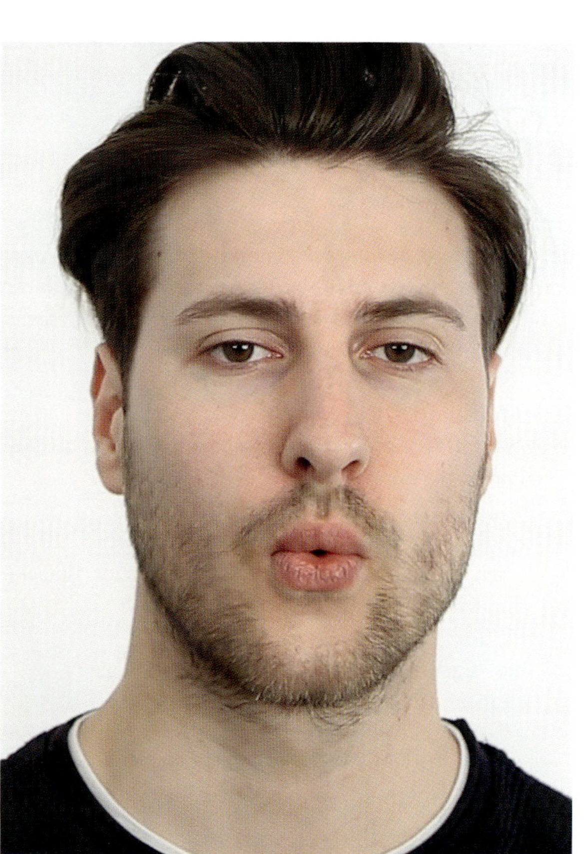

▶ **Abb. 3.256** Test des N. facialis (VII): Pfeifen.

- Prüfen Sie zusätzlich durch Palpation jeweils manuell beidseitig den Tonus der Muskulatur (▶ **Abb. 3.257**, ▶ **Abb. 3.258**).

Physiologischer Befund. Ein Gesunder kann alle motorischen Leistungen problemlos erbringen. Sie palpieren den erhöhten Tonus der jeweils angesprochenen Muskelpartien (▶ **Abb. 3.259**).

Pathologische Befunde:

- Der Patient hat Paresen, was sich evtl. in einer mimische Asymmetrie oder einem herabgesetzten Tonus der angesprochenen Muskelpartien zeigt (▶ **Abb. 3.259**).
- Sie beobachten das sog. „Bell-Phänomen": Es handelt sich um eine Drehbewegung des Augapfels nach kranial. Eine solche Drehbewegung erfolgt als Schutzmechanismus beim Lidschluss und ist daher physiologisch nicht zu erkennen. Erst wenn sich das Lid aufgrund einer Lähmung nicht mehr oder nur unvollständig schließt, ist diese Drehbewegung zu sehen.

Beachte

Bei einer zentralen Parese bleibt die Motorik von Augenlid und Stirnmuskulatur erhalten! Bei einer peripheren Parese können der Lidschluss und die Fähigkeit des Stirnrunzelns vollständig fehlen.

Ergänzend können Sie den Korneal- (Kap. 3.9.7) und den Masseterreflex (Kap. 3.9.11) prüfen.

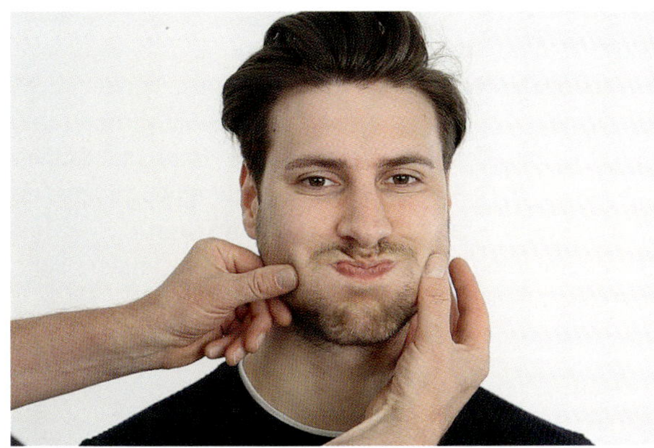

▶ **Abb. 3.257** Test des N. facialis (VII): Prüfen des Muskeltonus der Gesichtsmuskulatur im Wangenbereich.

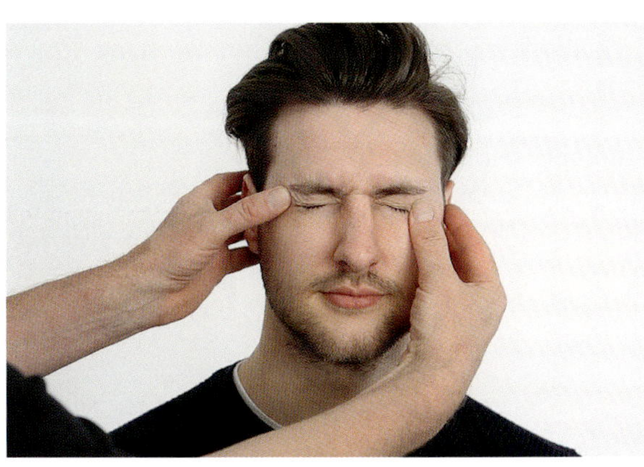

▶ **Abb. 3.258** Test des N. facialis (VII): Prüfen des Muskeltonus der Gesichtsmuskulatur im Schläfenbereich.

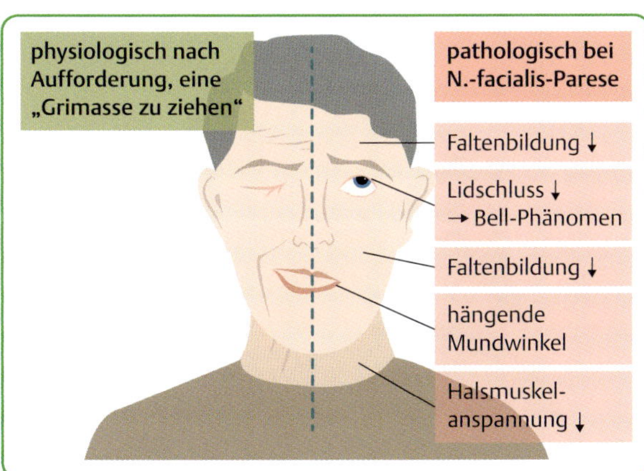

▶ **Abb. 3.259** Test des N. facialis (VII): physiologische und pathologische Befunde.

Test des N. glossopharyngeus (IX) und des N. vagus (X)

Der **N. glossopharyngeus (IX)** – der Zungen- und Rachennerv – hat sowohl eine sensible als auch eine motorische Funktion: Er leitet Geschmacksempfindungen vom hinteren Drittel der Zunge ins Gehirn weiter. Motorisch innerviert er die Rachenmuskulatur und die Ohrspeicheldrüse und ist somit für den Schluckakt wichtig. Die Äste des Nervs ziehen von der Zunge zur Medulla oblongata bzw. von dort zu Hals und Rachen.

Der **N. vagus (X)** ist einer der wichtigsten motorischen und sensiblen Nerven des parasympathischen Nervensystems. Er ist an der Regulation zahlreicher vegetativer Vorgänge beteiligt und wird auch als „vagabundierender oder herumschweifender Nerv“ bezeichnet. Er zeigt eine breite Verteilung der Äste im Körper; seine Kernlokalisation liegt im Bereich der Medulla oblongata.

Bei der Überprüfung des N. glossopharyngeus (IX) wird auch der N. vagus (X) angesprochen. Störungen nur eines Nervs sind sehr selten.

Durchführung:

- Sie sitzen dem Patienten in geringem Abstand auf Augenhöhe gegenüber.
- Fordern Sie den Patienten auf, „AAAA“ zu sagen.
- Beobachten die dabei die Uvula und die hintere Rachenwand.
- Lösen Sie mit einem Spatel oder einem Wattestäbchen auf beiden Seiten am weichen Gaumen die Hebung des Gaumensegels sowie einen Würgereflex aus (▶ **Abb. 3.260**).

Physiologischer Befund. Bei einem Gesunden hebt sich das Gaumensegel auf der jeweiligen Seite und er beginnt zu würgen.

Pathologischer Befund:

- Das Gaumensegel hängen auf der gelähmten Seite herunter und Segel und Zäpfchen weichen zur gesunden Seite hin ab. Man spricht vom „Kulissenphänomen“ (▶ **Abb. 3.261**).

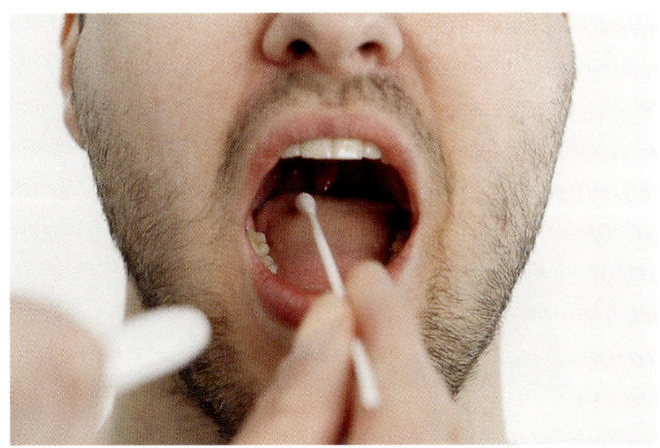

▶ **Abb. 3.260** Test des N. glossopharyngeus (IX) und des N. vagus (X).

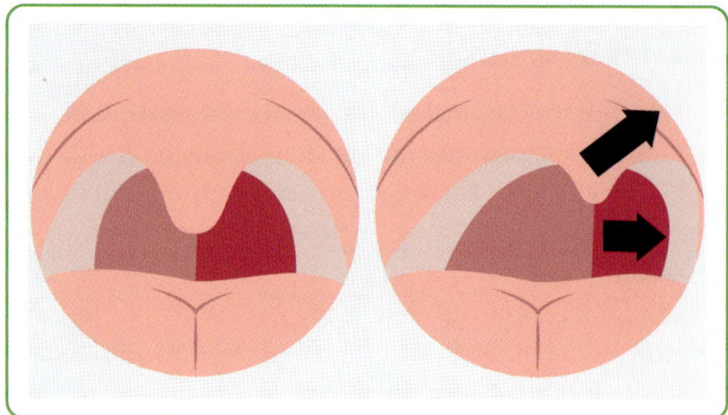

▶ **Abb. 3.261** Test des N. glossopharyngeus (IX) und des N. vagus (X): pathologischer Befund. (Quelle: Mattle H, Mumenthaler M, Schroth G. IX und X – N. glossopharyngeus und N. vagus. In: Mattle H, Mumenthaler M, Hrsg. Kurzlehrbuch Neurologie. 4., vollständig überarbeitete und aktualisierte Auflage. Stuttgart: 2015. doi:10.1055/b-003-120844)

- Pathologisch führt der Reiz nicht dazu, dass sich das Gaumensegel hebt oder der Patient würgt.
- Es liegt eine Läsion des N. glossopharyngeus und/oder des N. vagus vor.
- Differenzieren Sie dies durch weitere Untersuchungen.

Praxistipp
Häufig wird beim Test der motorischen auch die sensible Funktion mithilfe eines bitteren Aromas geprüft (Kap. 3.9.12).

Test des N. accessorius (XI)

Der sog. „zusätzliche Nerv“ innerviert die für die Bewegung von Nacken und Schulter zuständige Muskulatur, er spricht den Kopfwendermuskel (M. sternocleidomastoideus) und den Kapuzenmuskel (M. trapezius) an. Der Nerv zieht vom Schulter-Nacken-Bereich zur Medulla oblongata.

Durchführung:

- Sie stehen hinter dem Patienten. Alternativ können Sie dem Patienten in geringem Abstand auf Augenhöhe gegenübersitzen oder -stehen.
- Legen Sie beide Hände auf die Schultern des Patienten und geben Sie leichten Druck darauf.
- Fordern Sie ihn auf, die Schultern gegen den Widerstand Ihrer Hand nach oben zu ziehen (▶ **Abb. 3.262**). Achten Sie dabei auf einen möglichen unterschiedlichen Krafteinsatz auf beiden Seiten.
- Legen Sie als Nächstes Ihre rechte Hand gegen die rechte Schläfe des Patienten und fordern Sie ihn auf, den Kopf gegen den Widerstand Ihrer Hand zu drehen (▶ **Abb. 3.263**). Achten Sie wieder auf einen möglichen variierenden Krafteinsatz auf beiden Seiten.
- Wiederholen Sie den Test auf der linken Seite (▶ **Abb. 3.264**).

Praxistipp
Zusätzlich können Sie den Tonus des M. sternocleidomastoideus beim Hochziehen der Schulter sowie den Tonus des M. trapezius durch Palpation überprüfen (▶ **Abb. 3.265**).

Physiologischer Befund. Ein Gesunder wird die Schultern und den Kopf spürbar gegen den Widerstand richten können.

Pathologischer Befund:

- Bei einer Lähmung fehlt die Kraft, und der Patient kann Ihren Anweisungen auf der betroffenen Seite oder beiden Seiten nicht Folge leisten.
- Bei der Palpation fällt ein geringer Tonus der Muskulatur auf.

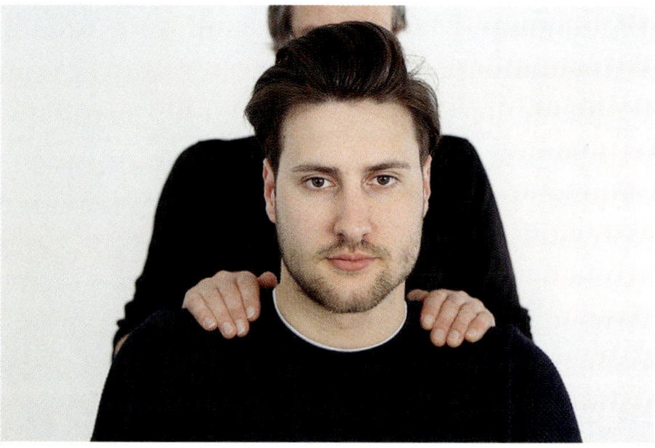

▶ **Abb. 3.262** Test des N. accessorius (XI): Hochziehen der Schultern gegen Widerstand.

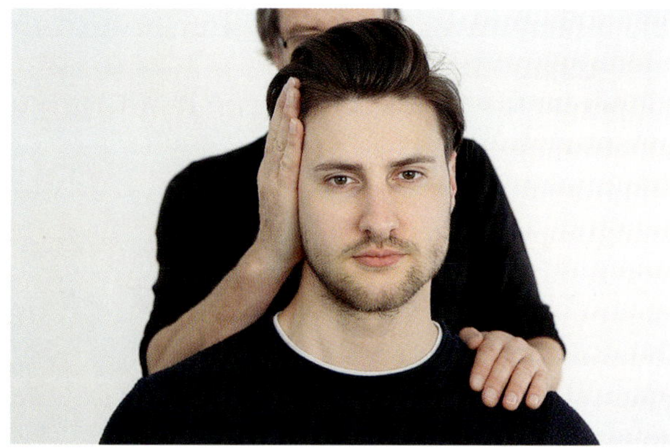

▶ **Abb. 3.263** Test des N. accessorius (XI): Kopfdrehung gegen Widerstand nach rechts.

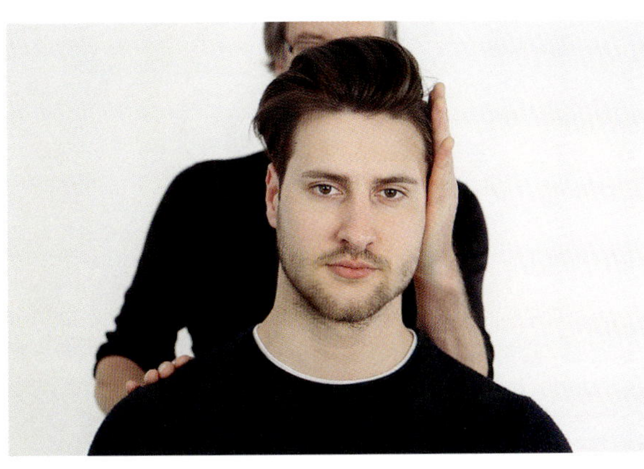

▶ **Abb. 3.264** Test des N. accessorius (XI): Kopfdrehung gegen Widerstand nach links.

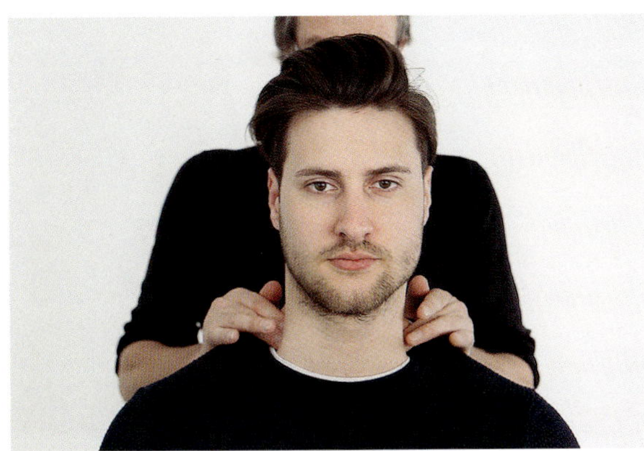

▶ **Abb. 3.265** Test des N. accessorius (XI): Prüfen des Muskeltonus des M. trapezius.

Test des N. hypoglossus (XII)

Der N. hypoglossus (Unterzungennerv) steuert die Muskulatur der Zunge. Der Nerv zieht vom Mund zur Medulla oblongata.

Durchführung:

- Fordern Sie den Patienten auf, die Zunge herauszustrecken.
- Achten Sie dabei auf die Symmetrie der Zungenstellung.
- Bitten Sie den Patienten, die Zunge nach links und rechts sowie nach oben und unten zu bewegen.
- Beobachten Sie den Patienten dabei.

Physiologischer Befund. Ein Gesunder wird die Zunge problemlos in der Mitte des Mundes, ohne dabei abzudriften, herausstrecken.

Pathologischer Befund. Bei einer Läsion des N. hypoglossus (XII) oder einer Halbseitenproblematik weicht die Zunge zur gesunden Seite ab und wird schräg herausgestreckt.

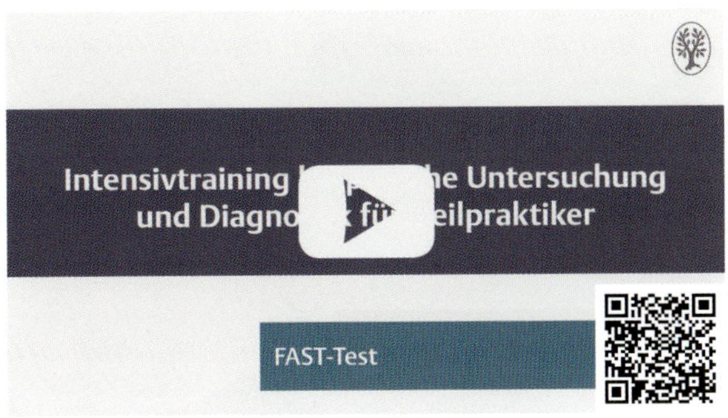

▶ **Video 3.29** FAST-Test.

3.9.13 FAST-Test

Der FAST-Test (▶ **Video 3.29**) ist ein standardisierter, einfacher Test, den Sie bei V. a. eine ischämische Attacke im Gehirn anwenden. Führen Sie ihn insbesondere durch, wenn Patienten mit Risiken wie Bluthochdruck, Arteriosklerose, höherem Alter, Zustand nach Herz- oder Hirninfarkt sowie mit arterieller Verschlusskrankheit über plötzlich einsetzende Kopfschmerzen, Sehstörungen und Schwindel klagen oder Verhaltensauffälligkeiten zeigen.

Die Bezeichnung „FAST" ist ein Akronym für

- face (Gesicht),
- arms (Arme),
- speech (Sprache),
- time (Zeit).

Bei einer TIA oder einem Apoplex zeigen sich die Symptome normalerweise zuerst im Gesicht, an den Armen und in der Sprache.

Die Nennung der Zeit spielt auf die Notwendigkeit an, bei einem begründeten Verdacht keine Zeit zu verlieren, sondern rasch zu handeln und einen Notarzt zu alarmieren.

Es gibt unterschiedliche Varianten des Tests, die aber allesamt auf dasselbe Ergebnis abzielen, nämlich akute typische motorische Einschränkungen (insbesondere Lähmungen) zu erkennen.

Durchführung

Schritt 1: Prüfung der Gesichtsmuskulatur (face):

- Bitten Sie den Patienten, eine Grimasse zu schneiden.
- Fordern Sie ihn auf, beide Wangen aufzublasen, die Zähne zusammenzubeißen, die geschlossenen Augen energisch zusammenzukneifen (▶ **Abb. 3.266**) und die Stirn zu runzeln.
- Beobachten Sie dabei den Patienten.
- Zeigen sich Asymmetrien zwischen der linken und rechten Gesichtshälfte, ist das ein Hinweis auf eine Lähmung.

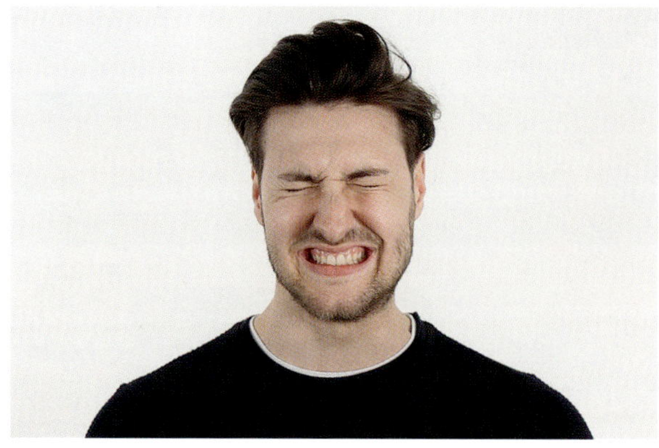

► **Abb. 3.266** FAST-Test: Prüfung der Gesichtsmuskulatur („Grimassieren“).

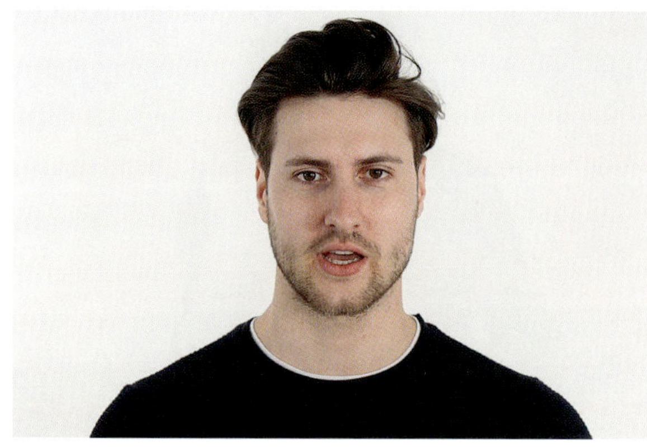

► **Abb. 3.268** FAST-Test: Prüfung der Sprache.

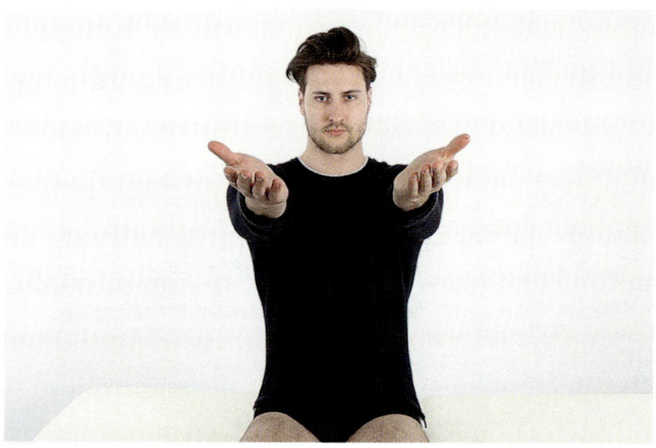

► **Abb. 3.267** FAST-Test: Prüfung der Extremitätenmuskulatur: Vorhaltetest.

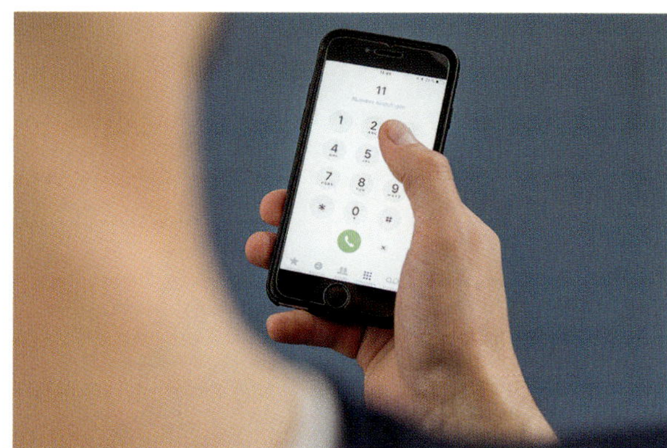

► **Abb. 3.269** FAST-Test: Notruf.

Schritt 2: Prüfung der Extremitätenmuskulatur (arms):

- Bitten Sie den Patienten als Nächstes, die Arme in einem Bogen über den Kopf zu führen und die Handflächen aneinanderzulegen.
- Sie können den Patienten auch bitten, beide Arme vor dem Körper auszustrecken, sodass dabei die Handinnenflächen nach oben zeigen (► Abb. 3.267).
- Beobachten Sie, ob er die Bewegung beidseitig gleich gut oder nur eingeschränkt ausführen kann.
- Fällt während der Bewegungsausführung ein Arm nach unten oder vornehmlich nach innen, ist das ein Hinweis auf eine Lähmung.

Schritt 3: Prüfung der Sprache (speech):

- Bitten Sie den Patienten, einen komplexen Satz nachzusprechen, den Sie ihm vorgeben (► Abb. 3.268).
- Beobachten Sie ihn dabei und hören Sie auf seine Sprache.
- Ist sie verwaschen, hängt ein Mundwinkel herab oder haben Sie den Eindruck, dass die Zunge nicht regelgerecht beweglich ist, ist dies ebenfalls ein Zeichen für eine Lähmung.

Cave

Auch wenn nur einer der 3 Tests auf eine Lähmung hinweist, müssen Sie bei vorhandenem Testanlass sofort den Notruf absetzen (► Abb. 3.269)!

3.10 Untersuchung der Ohren

3.10.1 Indikationen und Leitsymptome

Indikationen. Vorliegen der Leitsymptome, V. a. allgemeine Hirnnervenstörungen, Infektionen mit Beteiligung des Ohres (z. B. Otitis), Entwicklungsstörungen (z. B. der Sprachentwicklung) bei Kindern; Vorliegen einschlägiger Risikofaktoren (s. Anamnese)

Leitsymptome. Juckreiz in Gehörgang; Schmerzen, Fieber, Ausfluss; Tinnitus unterschiedlichen Charakters, Dumpfheit, Knacken und Druckgefühl; Hörstörungen, Schwindel

Anamnese. Auslöser: Kälte, Nässe, Infektion der oberen Atemwege, laute Geräusche, Traumata; Vorerkrankungen (Arteriosklerose, Hypertonie, Diabetes mellitus, allgemeine Infektanfälligkeit, Medikamente)

Untersuchungen, Tests und Funktionsprüfungen

Inspektion. Inspektion des Gehörgangs, Trommelfells, der Gaumen- und Rachenmandel (hier mittels Laryngoskop)

Auskultation. o. B.

Perkussion. evtl. klopfempfindlicher Proc. mastoideus

Palpation. evtl. druckdolenter Proc. mastoideus, Schmerzen auslösbar durch Druck auf den Tragus

Tests. Hörtest; neurologische Tests zur Differenzierung des Schwindels und der Schwerhörigkeit

Weiterführende Untersuchungen

Labor. ggf. Erregernachweis

Bildgebende Verfahren. Sonografie, MRT, CT

3.10.2 Otoskopie

Indikationen. Kopf-, Ohrenschmerzen, unklare Schmerzzustände bei Kindern, Infekte der Nasennebenhöhlen, Schwerhörigkeit

Die **Otoskopie** (▸ Video 3.30) ist eine Ohrenspiegelung – also die Betrachtung des Gehörgangs und des Trommelfells. Gerade bei Kindern ist die Otoskopie eine äußerst wichtige Untersuchung. Sie ist angezeigt bei Kopf-, Ohren-, aber auch anderen unklaren Schmerzzuständen im Kopfbereich sowie bei grippalen Infekten und Infekten der Nasennebenhöhlen.

Sie benötigen für die Untersuchung ein **Otoskop** (▸ Abb. 3.270). Das ist ein einfaches Handgerät, das aus einem Griff (mit darin enthaltenen Akkus oder Batterien) und einem Gerätekopf mit einem Ohrtrichter besteht. Der Ohrtrichter wird über eine Lichtquelle im Gerätekopf beleuchtet; dem Blickfeld ist eine starke Vergrößerungslinse (Lupe) vorgeschaltet.

Sie können mithilfe des Otoskops den äußeren Gehörgang und die nach außen weisende Seite des Trommelfells inspizieren. Eventuell erhalten Sie indirekte Einsicht in die hinter dem Trommelfell gelegene Paukenhöhle.

Durchführung:

- Für die Untersuchung sitzt der Patient. Sie sitzen oder stehen auf der Körperseite des Patienten, auf der Sie sein Ohr untersuchen möchten.
- Inspizieren Sie als Erstes die **Ohrmuschel** und den **Eingang des äußeren Gehörgangs**. Achten Sie dabei auf Entzündungszeichen, Deformationen, Sekretabsonderungen und Hautläsionen.
- Ziehen Sie die Ohrmuschel leicht nach oben und hinten, um den anatomisch gekrümmten Gehörgang etwas zu strecken und die nachfolgende Inspektion zu erleichtern.
- Führen Sie den Ohrtrichter nach vorn und leicht nach unten in den **äußeren Gehörgang** ein (▸ Abb. 3.271). Gehen Sie behutsam vor und vermeiden Sie ruckartige Bewegungen. Ist der Gehörgang entzündet, kann eine Untersuchung schmerzhaft sein.
- Achten Sie im Gehörgang auf Hautläsionen, Sekretabsonderungen, Entzündungszeichen und Fremdkörper (z. B. Fasern).

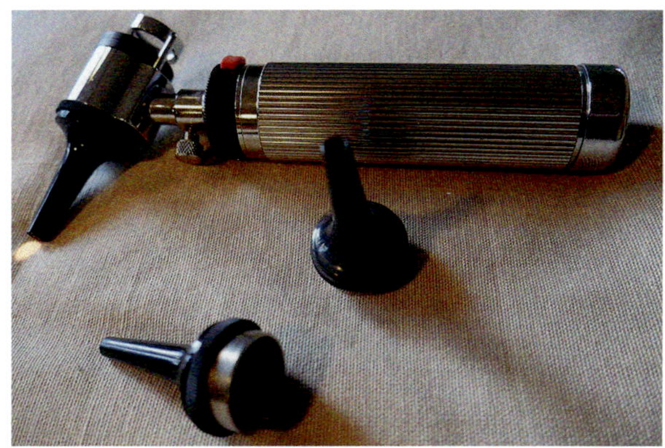

▸ **Abb. 3.270** Otoskop. (Quelle: Jürgen Sengebusch)

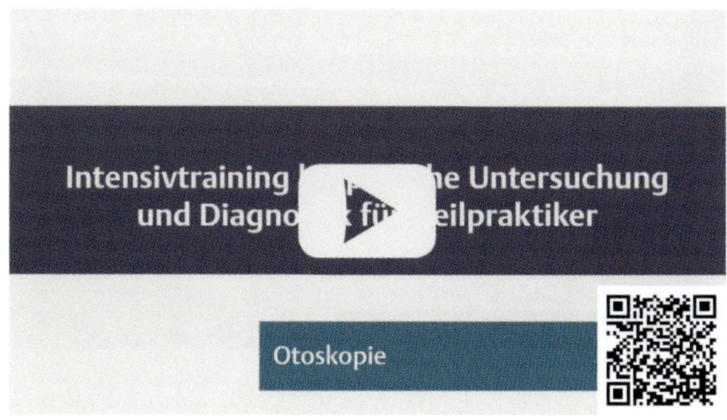

▸ **Video 3.30** Otoskopie. (Quelle: teamWerk, Stuttgart)

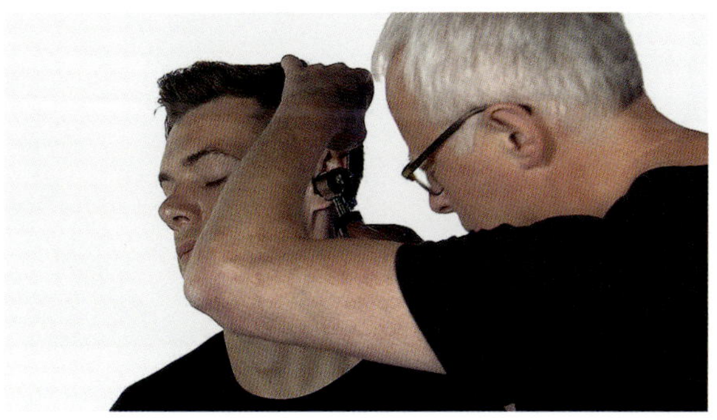

▸ **Abb. 3.271** Otoskopie. (Quelle: teamWerk, Stuttgart)

- Bei einigen Patienten zeigt sich sehr viel **Zerumen im Gehörgang**. Dieses kann einerseits ohne Krankheitswert sein, jedoch das Hörvermögen des Patienten sowie Ihre Sicht auf das Trommelfell beeinträchtigen. Manchmal kann es daher notwendig sein, dass vor der Otoskopie der Gehörgang behutsam gereinigt oder sogar eine Ohrspülung mit lauwarmem Wasser vorgenommen werden muss. Gegebenenfalls müssen Sie während der Ohrspiegelung auch einen verklebten Ohrtrichter gegen einen neuen auswechseln.
- Führen Sie den Trichter weiter in den Gehörgang ein, bis Sie das **Trommelfell** sehen. Es kann sein, dass Sie je nach Anatomie des Patienten den Haltewinkel des Otoskops ein wenig ändern müssen.
- Achten Sie, wenn Sie das Trommelfell sehen, auf die Farbe, die Glätte und den Glanz der Oberfläche, zudem darauf, ob der Lichtreflex aus dem Otoskop zu sehen ist, sowie auf den Hammer, der als Gehörknöchelchen aus der Paukenhöhle durchscheinen sollte. Achten Sie auch auf Rötungen, Ergüsse, Läsionen, Perforationen bzw. ein evtl. vorhandenes Paukenröhrchen.
- Ziehen Sie dann das Gerät wieder vorsichtig zurück und inspizieren Sie das andere Ohr in derselben Weise.
- Ergänzend wird eine Perkussion bzw. Palpation im Ohrenbereich vorgenommen (Kap. 3.10.4).

Physiologischer Befund. Das äußere Ohr ist inspektorisch unauffällig. In der Otoskopie zeigt sich ein freier Gehörgang (mit evtl. wenig Zerumen), das Trommelfell stellt sich als glatte, perlmuttfarbene und spiegelnde, leicht nach außen gewölbte Fläche dar ▸ Abb. 3.272b). Die Untersuchung ist für den Patienten schmerzlos.

Pathologische Befunde. An der Ohrmuschel zeigen sich Entzündungszeichen oder Deformationen, die Palpation und Perkussion sind schmerzhaft. Im Gehörgang finden Sie Sekretabsonderungen und Hautläsionen (z. B. Kratzspuren, Krusten), Parasitenbefall, starke Verschmutzungen, Fremdkörper oder übermäßig viel Zerumen. Im Bereich des Trommelfells sehen Sie Rötungen, dahinter Ergüsse oder am Trommelfell selbst Läsionen, Sklerosierung, Perforationen bzw. ein evtl. vorhandenes Paukenröhrchen; das Trommelfell erscheint stark nach außen gewölbt, vernarbt oder nicht spiegelnd (der Lichtreflex fehlt; ▸ Abb. 3.272a).

Beachte
Bei pathologischen Befunden muss eine weitere Abklärung durch den Facharzt erfolgen.

3.10.3 Rinne-Weber-Tests

Die Stimmgabelprüfungen nach Rinne und Weber (▸ Video 3.31) dienen der Unterscheidung von Schallleitungs- und Schallempfindungsstörungen.

Grundlegende Anmerkung. Normalerweise nehmen wir Schall über die Ohrmuschel auf, er gelangt dann durch den äußeren Gehörgang über das Mittelohr zum Innenohr, wo sich der eigentliche Hörapparat befindet. Halten wir uns das Ohr zu oder gibt es Hindernisse auf dem Weg zum Innenohr, ist es dennoch möglich, Schallwellen wahrzunehmen. Sie setzen die Schädelknochen in leichte Schwingung, sodass der Schall über sie in das Innenohr geleitet wird. Man bezeichnet dieses Phänomen als **Knochenleitung**. Die hier vorgestellten Tests basieren auf diesem Phänomen.

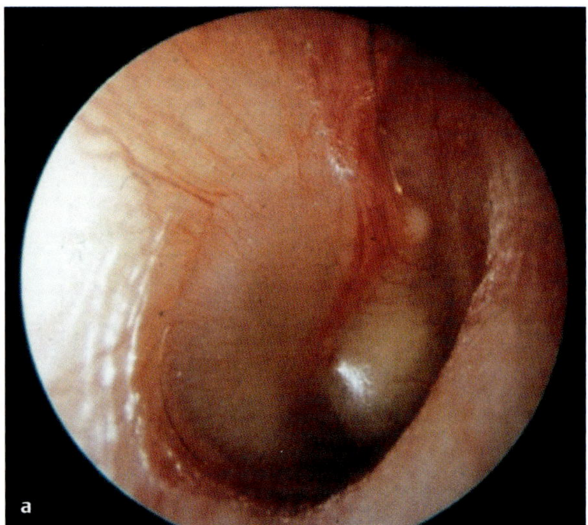

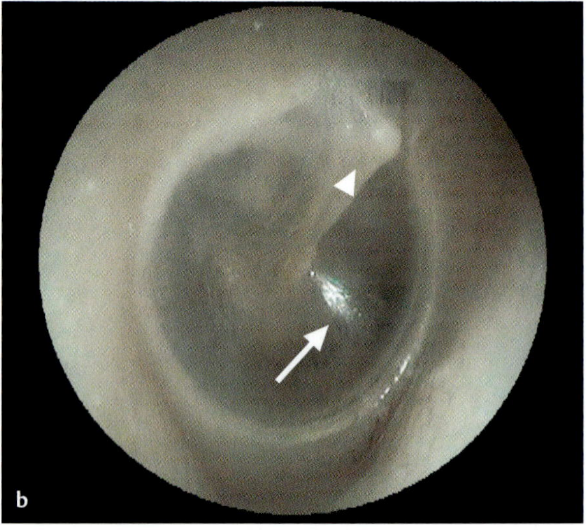

▸ **Abb. 3.272** Otoskopie: **a** pathologischer Befund bei Otitis media, **b** Normalbefund. (Quelle: Kaschke O. Otitis media purulenta. In: Behrbohm H, Kaschke O, Nawka T, Hrsg. Kurzlehrbuch Hals-Nasen-Ohren-Heilkunde. 2. korrigierte und aktualisierte Auflage. Stuttgart: 2012. doi:10.1055/b-002-37761)

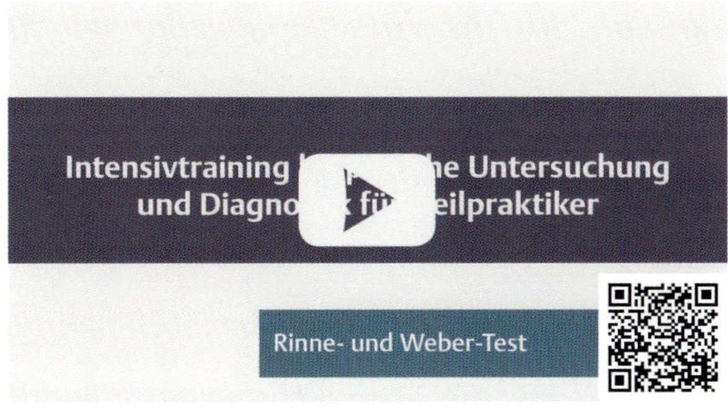

▶ **Video 3.31** Rinne-Weber-Tests. (Quelle: teamWerk, Stuttgart)

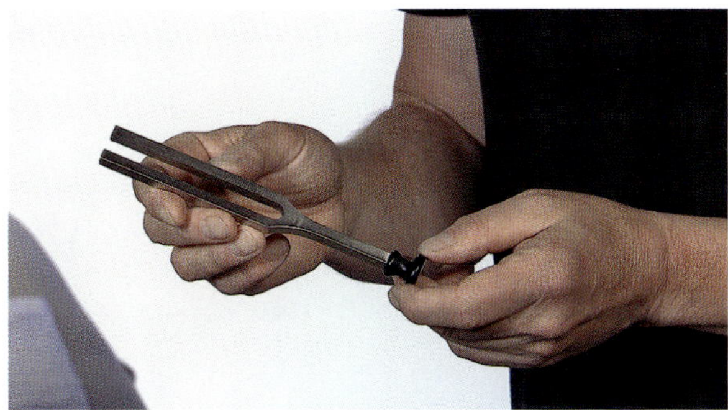

▶ **Abb. 3.273** Medizinische Stimmgabel. (Quelle: teamWerk, Stuttgart)

Zunächst erfolgt eine einfache **Prüfung des Hörvermögens**, bei der Sie versuchen, das Ohr ausfindig zu machen, auf dem der Patient schlecht hört. Die Durchführung wird in Kap. 3.9.11 zum Test des N. vestibulocochlearis (VIII) beschrieben.

Weber-Test

Mit dem Weber-Test können Sie sowohl eine **Schallempfindungsstörung**, z. B. bei einer Nervenläsion des Hörnervs oder einem Innenohrschaden, als auch eine **Schallleitungsstörung**, z. B. durch einen Paukenerguss oder zu viel Ohrenschmalz, diagnostizieren.

Durchführung:

- Für die Untersuchung sitzt der Patient auf einem Hocker oder einer Untersuchungsliege, Sie stehen oder sitzen daneben.
- Zur Untersuchung benutzen Sie eine Stimmgabel mit 512 oder 1 024 Hz (▶ **Abb. 3.273**). Sie erzeugt Schwingungen, die im Durchschnittsbereich der menschlichen Stimme liegen.
- Versetzen Sie die Stimmgabel durch Anschlagen oder Anstoßen mit den Fingern in Schwingung. Achten Sie darauf, dass Sie die Schwingungen nicht durch ein falsches Halten der Gabel bremsen.
- Setzen Sie die Basis der schwingenden Gabel fest oben auf die Mitte des Schädels auf (▶ **Abb. 3.274**, ▶ **Abb. 3.275**). Fragen Sie den Patienten, ob er den Schall auf beiden Seiten gleich laut oder evtl. gar nicht hört.
- Hört der Patient nichts, schlagen Sie die Stimmgabel erneut an und setzen Sie sie mit mehr Druck auf.

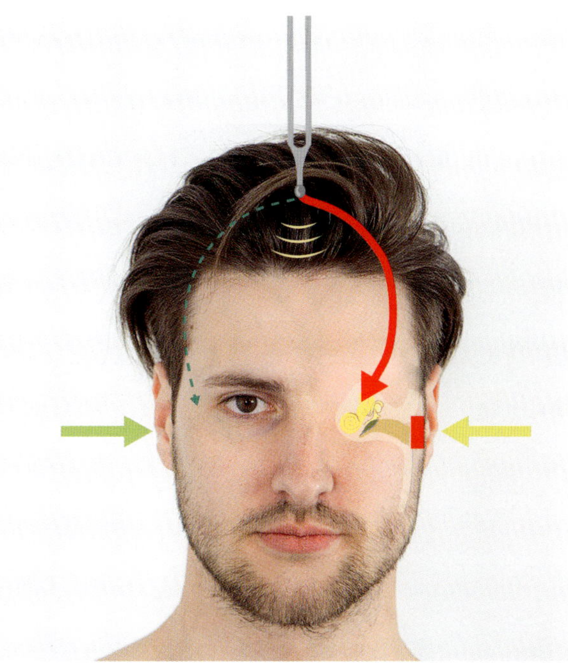

▶ **Abb. 3.274** Weber-Test: Schema.

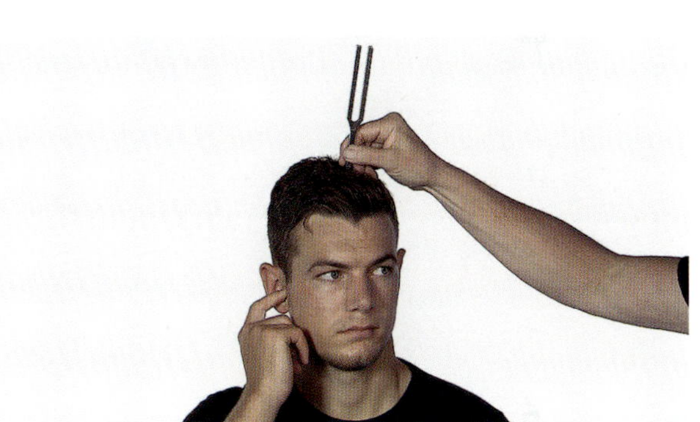

▶ **Abb. 3.275** Weber-Test. (Quelle: teamWerk, Stuttgart)

Physiologischer Befund. Der Ton der Stimmgabel wird auf beiden Ohren gleich laut gehört, sodass der Hörende das Gefühl hat, der Ton wird in der Mitte des Kopfes gehört (▶ **Abb. 3.276a**).

Pathologische Befunde:

- Gibt der Patient an, dass er den Ton auf dem gesunden Ohr stärker wahrnimmt, können Sie von einer Schallempfindungsstörung ausgehen. Er nimmt somit die Knochenleitung an dem schwerhörigen Ohr nicht entsprechend wahr (▶ **Abb. 3.276b**).
- Gibt der Patient an, dass er den Ton auf dem schwerhörigen Ohr stärker wahrnimmt, können Sie davon ausgehen, dass eine Schallleitungsstörung vorliegt (▶ **Abb. 3.276c**).

physiologisch:
seitengleiche Leitung über Gehörgang und Knochenleitung

pathologisch:
keine Hörwahrnehmung – weder über Gehörgang noch über Knochenleitung
→„Schallempfindungsstörung" (Innenohr, Nerven)

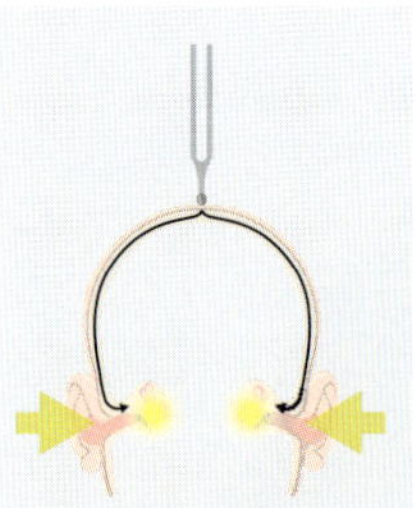

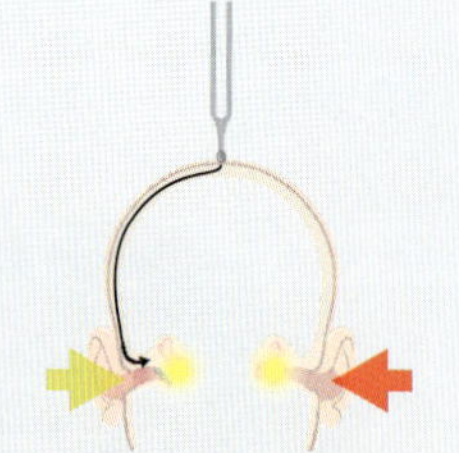

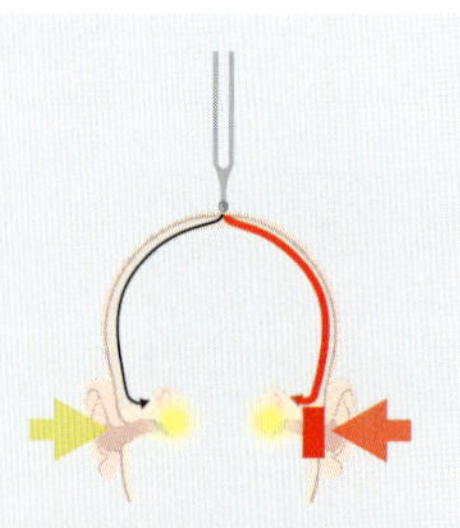

▶ **Abb. 3.276** Weber-Test: **a** physiologischer Befund, **b** Schallleitungs- und **c** Schallempfindungsstörung.

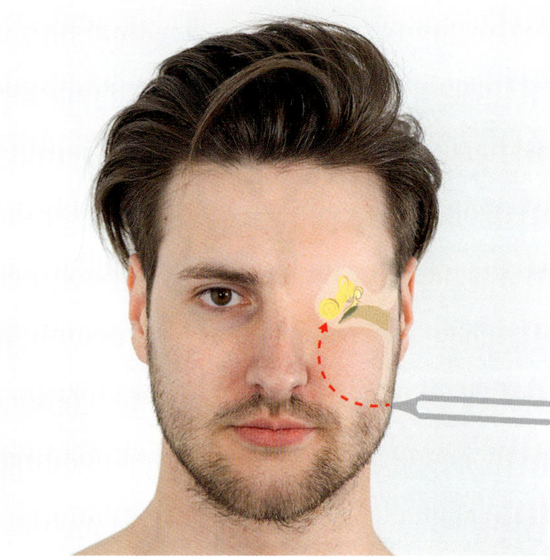

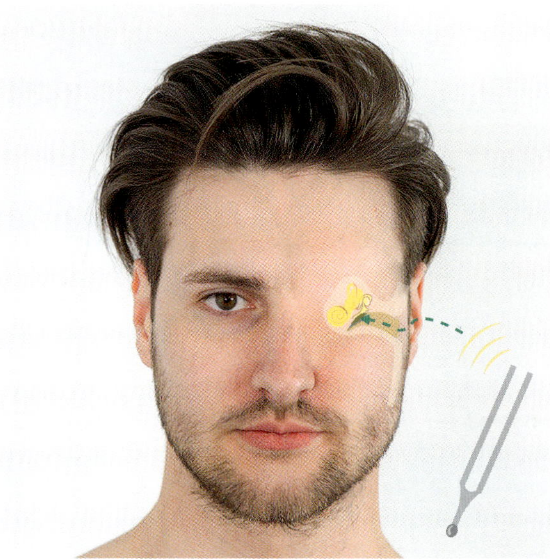

▶ **Abb. 3.277** Rinne-Test: **a** Schallleitung über den Knochen, **b** Schallleitung über die Luft.

Rinne-Test

Mit dem Rinne-Test können Sie eine **Schallleitungsstörung** diagnostizieren. Sie vergleichen dabei das Hörvermögen über die Luftleitung mit dem Hörvermögen über die Knochenleitung. Dieser Test ergänzt den Weber-Test.

Durchführung:

- Versetzen Sie die Stimmgabel in Schwingung und positionieren Sie die Basis auf dem Proc. mastoideus hinter dem Ohr (▶ **Abb. 3.277a**).
- Fragen Sie den Patienten, ob er den Ton wahrnimmt. Trifft das zu, hört er in diesem Fall über die Knochenleitung.
- Bitten Sie den Patienten, Ihnen ein Signal zu geben, sobald er den Ton nicht mehr hören kann.
- Halten Sie die Stimmgabel dann rasch vor den Gehörgang und bitten Sie den Patienten, Ihnen durch Kopfnicken ein Zeichen zu geben, wenn er den Ton wieder hört (▶ **Abb. 3.277b**).
- Führen Sie den Test auf beiden Seiten durch und vergleichen Sie die Ergebnisse.

Physiologischer Befund. Physiologisch werden akustische Signale über die Luftleitung viel länger wahrgenommen als über die Knochenleitung (▶ **Abb. 3.278a**).

Pathologische Befunde:

- Hört der Patient nur über die Knochenleitung, gehen wir von einer Schallleitungsstörung aus, deren Ursache im Gehörgang oder im Mittelohr, z. B. bei einer Trommelfellentzündung, liegt (▶ **Abb. 3.278b**).
- Nimmt der Patient den Ton bereits über die Knochenleitung nicht wahr, liegt möglicherweise eine Schallempfindungsstörung vor – also eine Problematik der Cochlea oder der weiterführenden Nervenbahnen (▶ **Abb. 3.278c**).

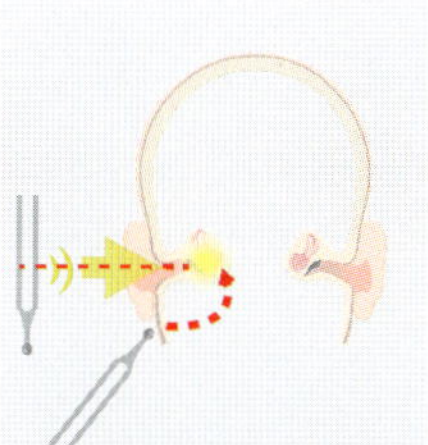

physiologisch:
stärkere Leitung über den Gehörgang

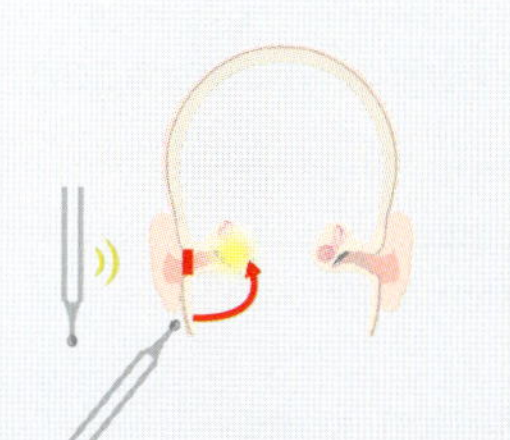

pathologisch:
stärkere Leitung über den Knochen bei Störung im Gehörgang/Mittelohr

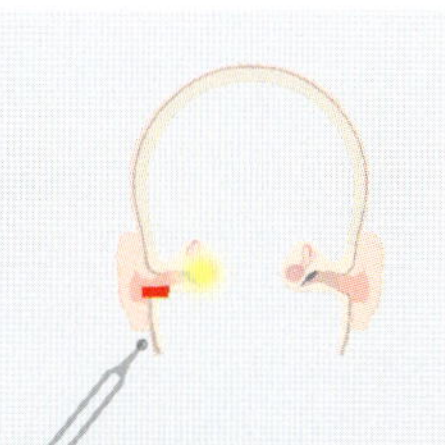

pathologisch:
keine Leitung über den Knochen bei Störung im Innenohr/zentral

▶ **Abb. 3.278** Rinne-Test: **a** physiologischer Befund, **b** und **c** pathologische Befunde.

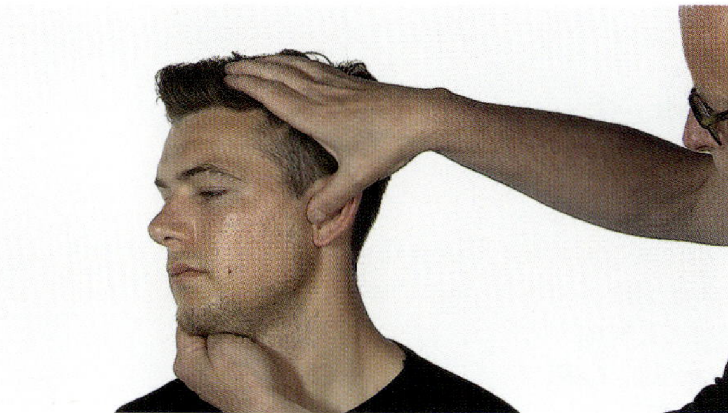

▶ **Abb. 3.279** Palpation des Tragus. (Quelle: teamWerk, Stuttgart)

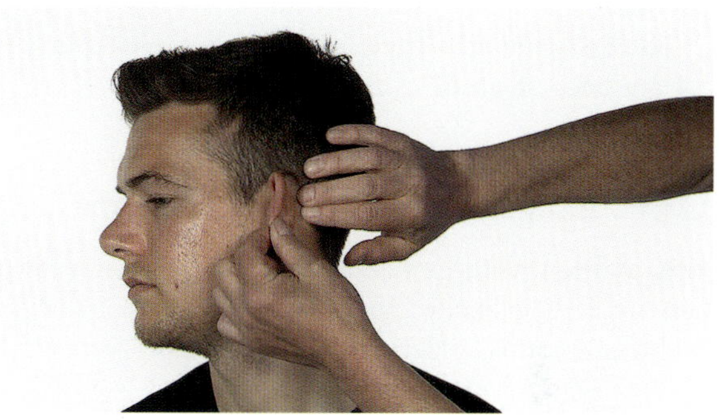

▶ **Abb. 3.280** Perkussion und Palpation des Proc. mastoideus. (Quelle: teamWerk, Stuttgart)

Beachte

Der Weber- und der Rinne-Test werden auch im Rahmen einer Überprüfung der Hirnnerven (Kap. 3.9.11) eingesetzt. Bei einer Schädigung des N. vestibulocochlearis sind Störungen des Schallempfindens typisch.

3.10.4 Perkussion und Palpation im Ohrenbereich

Ergänzend wird eine Perkussion bzw. Palpation im Ohrenbereich vorgenommen.

Durchführung:

- Perkutieren und palpieren Sie den Tragus (▶ **Abb. 3.279**) und den Proc. mastoideus (▶ **Abb. 3.280**) und tasten Sie die aurikulären Lymphknoten ab.
- Bei V. a. eine Schallempfindungsstörung schließen Sie eine neurologische Untersuchung an. Hier sind insbesondere Hirnnerventests und Hirndruckzeichen von Bedeutung.

Physiologischer Befund. Die Perkussion und Palpation verursachen keine Schmerzen.

Pathologische Befunde. Ein Druckschmerz bei der Perkussion oder noch deutlicher bei der Palpation kann auf folgende Geschehen hinweisen:

- Druckschmerz am Tragus:
  - bei Säugling und Kleinkind: V. a. Otitis media
  - beim Jugendlichen/Erwachsenen: V. a. auf Otitis externa oder Gehörgangsfurunkel
- Druckschmerz am Proc. mastoideus: V. a. (akute oder chronische) Otitis media

3.10.5 Weiterführende Diagnostik

Je nach Vorbefund erfolgen weitere Tests. Hierzu gehören Audiometrie- und Tympanometrieprüfungen (durch den HNO-Arzt); Hirnnerventests, Ataxie-/Kleinhirntests sowie die CT des Proc. mastoideus, zusätzlich ggf. eine MRT.

3.11
Untersuchung der Augen

Der V. a. Erkrankungen des Sehapparats lässt sich in der Praxis häufig auch ohne bildgebende Verfahren erhärten. Man muss dabei jedoch bedenken, dass hier sowohl primäre Problematiken des Auges als auch des PNS und des ZNS ineinandergreifen. Gegebenenfalls sind neurologische Untersuchungen zielführender. Zudem ist zwischen Erkrankungen des Auges selbst (Bulbus, Sklera, Iris, Pupille, Konjunktiva) und Beschwerden im Augenumfeld (äußere Konjunktiva, Lid, Augenhöhle) zu unterscheiden.

Beachte
Bei Erkrankungen des Auges ist in der Regel fachärztlicher Rat hinzuzuziehen.

3.11.1 Indikationen und Leitsymptome

Indikationen. Vorliegen der Leitsymptome, V. a. Infektionen mit Beteiligung des Auges (z. B. Konjunktivitis, Iridozyklitis, Keratitis, Skleritis), Autoimmunprozesse (z. B. rheumatische Erkrankungen)

Leitsymptome. Sehstörungen, Schmerzen, Kopfschmerzen

Anamnese. Vorerkrankungen (z. B. Diabetes mellitus, Hypertonie, Gerinnungsstörungen); familiäre Disposition

Untersuchungen, Tests und Funktionsprüfungen

Inspektion. Veränderungen an Skleren, Iris, Pupillen, Konjunktiven und Augenumfeld; Ophthalmoskopie (durch den Augenarzt)

Auskultation. keine

Perkussion. keine

Palpation. Augenbulbus

Tests. Tests der Hirnnerven I, III, IV und VI (Kap. 3.9.11 und Kap. 3.9.12)

Weiterführende Untersuchungen

Labor. keine

Bildgebende Verfahren und andere Tests. weitere augenärztliche Tests und Untersuchungen, Schirmer-Test; ggf. CT, MRT
▸ **Abb. 3.281**

3.11.2 Inspektion des Patienten

Bevor Sie mit weiteren Untersuchungen der Augen beginnen, nehmen Sie eine Inspektion vor. Achten Sie dabei besonders auf die in der ▸ **Tab. 3.10** aufgeführten Aspekte.

Notfälle Hör- und Sehapparat		
Hörsturz	• plötzliche Hörminderung bis Taubheit • evtl. vorangehend: Druckgeräuschgefühl • 30 % Schwindel (Morbus Menière) • ggf. Nystagmus	• Ruhe • Perfusion fördern, ggf. medikamentös
Glaukom-Anfall	• meist einseitig • Kopfschmerz/Trigeminusschmerz • Druckmydriasis • steinharter Bulbus • Farbensehen (Ringe um Licht) • Hyperämie der Bindehaut • Übelkeit und Erbrechen	• medikamentöse Therapie • ggf. OP
Netzhautablösung	• prodromale Flusen, Blitze • dann Schatten, Schleier • Gesichtsfeldausfall	• sofortige Einweisung in die Augenklinik (OP)
Amaurosia fugax	• vorübergehende Erblindung • v. a. TIA (vgl. Kap. 3.9.12)	• sofortige Einweisung in die Stroke Unit

▸ **Abb. 3.281** Notfälle Hör- und Sehapparat.

▶ **Tab. 3.10** Inspektionsbefunde am Auge und im Augenumfeld.

inspizierte Struktur	Befund		Vorkommen u. a. bei
Bulbus/Augenhöhlen/ äußere Augenmuskeln	Exophthalmus/Enophthalmus (ein- oder beidseitig); Abweichungen, Asymmetrien		endokrinen oder neurologischen Störungen, Entzündungen der Augenhöhle/-muskeln und des Auges (z. B. Morbus Basedow)
	Enophthalmus, beidseitiger		sehr ausgeprägten Mangelsyndromen (Kachexie), Fraktur des Orbitabodens
	Exophthalmus, einseitiger		Tumoren und Entzündungen der Augenhöhle
	Enophthalmus		Störung der Augenmuskeln, z. B. Horner-Syndrom
	Bell-Phänomen		TIA/Apoplex
	Störungen der Augenbewegung, Nystagmus		angeboren; neurologischer Störung, z. B. bei Multipler Sklerose, Läsion der Augenmuskeln (z. B. aufgrund orbitaler Raumforderungen), endokrinen Störungen, z. B. endokriner Orbitopathie, neurologischen Störungen, z. B. bei MS
	pathologisches Abdriften/Akkommodationsstörungen, Konvergenzschwäche, Divergenzschwäche, Bulbusparesen		Veränderungen des Linsenapparats, neurologischen Ausfällen, endokrinen Störungen, z. B. endokriner Orbitopathie bei Morbus Basedow
	nur durch zusätzliche Palpation ermittelbar: einseitig sehr hart		erhöhtem Augeninnendruck, Glaukom
	beidseits, nur durch zusätzliche Palpation ermittelbar: weich		Exsikkose (starker Wasserverlust, z. B. bei Durchfall, Erbrechen; Cave: entgleister Diabetes Typ 2 [Dehydrationskoma])
	„blaues Auge“ (Hämatom)		Verletzung, Nasen- oder Schädelbruch
Pupille und Linse	Mydriasis (▶ **Abb. 3.282b**)	einseitig Anisokorie)	angeboren; Migräne, Glaukom, Hirndruckzeichen, Hirnnervenläsion (Okulomotoriusparese), TIA/Apoplex
		beidseitig	Dunkelheit, vegetativer Erregung; Drogen (z. B. Kokain, LSD), Medikamentenkonsum (Mydriatika); angeborenem Glaukom, Mittelhirnläsionen
	Miosis (▶ **Abb. 3.282a**)	einseitig (Anisokorie)	angeboren; Horner-Syndrom, Hirndrucksteigerung, Hirnnervenläsion, TIA/Apoplex
		beidseitig	Licht, Ermüdung/Schlaf; Drogen (z. B. Heroin, Opium, Cannabis), Medikamentenkonsum (Miotika, Narkotika); Meningitis
	Lichtstarre, fehlende Lichtreflexe (s. u.)		neurologischen Störungen (Hirndruckzeichen, Hirnnervenläsion), Intoxikation, z. B. Drogen, Medikamente; Koma
	entrundete Pupillen		Alarmzeichen für zerebrale Raumforderung; Argyll-Robertson-Zeichen (Neurolues, Mittelhirnläsion)
Iriden	Iridozyklitis, Skleritis, Keratitis		rheumatischen Erkrankungen, Herpesinfektionen
	Linsentrübung		Katarakt
	Arcus lipoides/Arcus senilis (weißer Ring am äußeren Irisrand)		Fettstoffwechselstörung
Skleren/Hornhäute	Ikterus		Bilirubinstörungen (z. B. Leber-, Gallenwegs- oder Pankreaserkrankungen, Hämolyse; insbesondere bei Afrikanern, teilweise aufgrund angeborener Anämien)
	Kayser-Fleischer-Kornealring (brauner Ring am Limbus)		Morbus Wilson
	bläuliche Einfärbung		Osteomalazie, Osteogenesis imperfecta; physiologisch bei 20 % der Neugeborenen
	Einlagerungen		Tumoren, rheumatischen Erkrankungen
	Einblutungen, Gefäßzeichnungen		Trauma, Glaukom, Drucksteigerung (Pressen, Husten – z. B. bei Pertussis, Hypertonie), hämorrhagischer Diathese
	Trockenheit		Sicca-Syndrom, Sjögren-Syndrom

▶ **Tab. 3.10** Fortsetzung

inspizierte Struktur	Befund	Vorkommen u. a. bei
	Entzündung	endokriner Ophthalmopathie, Reiter-Syndrom; Herpes ophthalmicus
Augenlider, Tränensäcke, Augenumfeld	Schwellung, Ödeme	Allergie/Quincke-Ödem, lokalen Entzündungen, Schilddrüsenunterfunktion, Nierenerkrankungen (z. B. nephrotisches Syndrom), anderen Eiweißmangelsyndromen
	Ptosis (hängendes Lid), evtl. mit Fältelung	angeboren; Lähmungen (N. oculomotorius, sympathischer Grenzstrang/Horner-Syndrom), Muskelschwäche (Myasthenia gravis)
	Knoten (Xanthome) und weiche, gelbliche Fettablagerungen im inneren Lidwinkel (Xanthelasmen)	Fettstoffwechselstörung
	Verfärbung	oft ohne Krankheitswert, Übermüdung, Mangelzuständen
	Hämatome	Trauma, Blutungsneigung
	Geschwürbildung, Verklebungen	Entzündung des Tränenapparats
	umschriebene Lidschwellung (ohne Rötung, nicht schmerzhaft)	chronischer Liddrüsenentzündung = Hagelkorn, Lidtumor, chronischer Tränendrüsenentzündung
	umschriebene Lidschwellung (mit Rötung, schmerzhaft)	Liddrüsenentzündung = Gerstenkorn (an Unter- oder Oberlid); akuter Tränendrüsenentzündung (am Oberlid); Lidabszess (Rötung und Eiteransammlung);
	Unter- oder Oberlid nach innen gedreht, Bindehautrötung	Herpes ophthalmicus
	Unterlid nach außen gedreht, unvollständiger Lidschluss, trockenes Auge	Entropium (häufig bei älteren Menschen)
	seltener und/oder inkompletter Lidschluss: Graefe-, Stellwag-, Möbius-, Dalrymple-Zeichen	Basedow-Hyperthyreose, Exophthalmus
Konjunktiven an Auge und Lid	Blässe	Anämie
	Rötung	Polyglobulie (Erythrozytose), Polyzythämie, Hyposhagma; Hypertonie, Hustenanfällen (z. B. bei Pertussis), Pressen, hämorrhagischer Diathese
	Rötung mit Jucken, Schmerz	Entzündungen (z. B. an Skleren, Konjunktiven, Kornea, Uvea), u. a. als Teil des Reiter-Trias, bei Exophthalmus oder Sicca-Syndrom; z. B. Hagel- oder Gerstenkorn; Glaukomanfall, allergischer Reaktion oder durch Zugluft

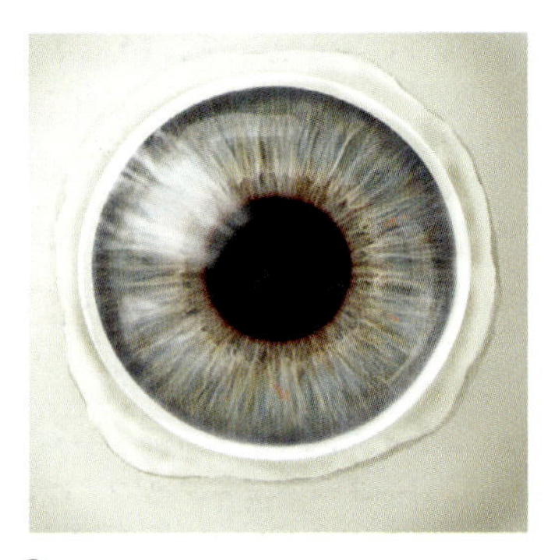
a

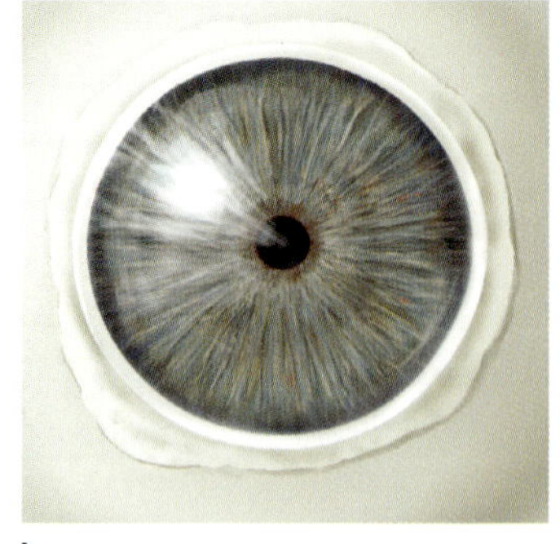
b

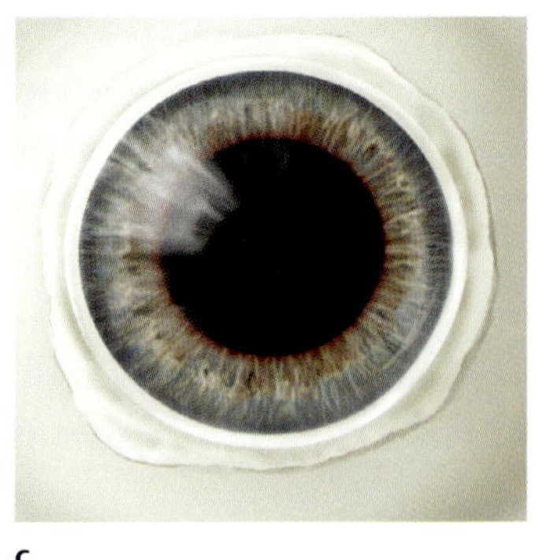
c

▶ **Abb. 3.282** **a** Physiologische Stellung, **b** Miosis, **c** Mydriasis. (Quelle: Schünke M, Schulte E, Schumacher U et al., Hrsg. Prometheus Lern-Atlas - Kopf, Hals und Neuroanatomie. Illustrationen von M. Voll und K. Wesker. 4. Auflage. Stuttgart: Thieme; 2015. doi:10.1055/b-004-129728)

3.11.3 Differenzierung von Sehstörungen

Patienten schildern hin und wieder lediglich, dass sie „schlecht sehen" könnten, ohne die Beschwerde genau beschreiben zu können. Sie müssen sich diese jedoch sehr genau beschreiben lassen (▶ **Tab. 3.11**, ▶ **Tab. 3.12**). Das gilt sowohl für aktuelle wie vorangegangen Auffälligkeiten. Nur so können Sie zu einer seriösen Diagnose gelangen. Sieht der Patient z. B. verschwommen oder Doppelbilder, nimmt er Fremdkörper oder Störfarben wahr, gibt es Ausfälle im Gesichtsfeld oder hat er gar einen kompletten (meist einseitigen) Sehausfall erlebt (Amaurosis fugax)? Letzteres ist ein Alarmzeichen, weil der Sehausfall typisch für einen Schlaganfall ist.

▶ **Tab. 3.11** Mögliche Hintergründe von Sehstörungen.

Sehstörung	möglicher Hintergrund
unscharfes Nah- oder Weitsehen	v. a. Bulbus- oder Linsenveränderungen (Weit-/Kurzsichtigkeit), Fehl- oder Überbelastung, Hypoglykämie
verzerrtes Sehen	Hornhautverkrümmung/-läsion, Netzhautablösung und -einblutungen
Nebel oder Schleier	Katarakt (grauer Star), Glaukom (grüner Star), Schäden der Sklera oder der Netzhaut (z. B. bei Diabetes mellitus); Drogen; Migräne, Arteriitis temporalis (unter Beteiligung der A. ophthalmica)
Newton-Ringe (Regenbogenfarben) um Lichtquellen	Glaukom
Doppelbilder	Fehlleistung der Augenmuskeln (z. B. durch orbitale Raumforderungen oder Störungen der beteiligten Hirnnerven, z. B. bei MS, Botulismus oder Myasthenia gravis); Drogen
Nystagmus	idiopathisch, vgl. Doppelbilder
beidseitige Gesichtsfeldeinschränkung („Scheuklappenphänomen")	v. a. Läsion der im Chiasma opticum kreuzenden Nervenbahnen (z. B. Hypophysentumor)
zentraler Gesichtsfeldausfall	Makuladegeneration
punktueller (nicht zentraler) Gesichtsfeldausfall	Läsionen der Netzhaut, u. a. durch Tumoren
(flüchtiger) einseitiger Totalausfall	TIA/Apoplex
Kulissen-, Vorhang- oder Mauerphänomen	flächige Netzhautablösung
Rußregen oder Bienenschwarm	diffuse Netzhautablösung
Blitze	akute Netzhautablösung

▶ **Tab. 3.12** Augenbeschwerden, evtl. ohne Sehstörungen.

Beschwerde	Mögliche Hintergründe
Jucken, Brennen des Auges	Reizung der Sklera und Kornea, z. B. allergisch; bei verminderter Tränenproduktion (Syndrom des trockenen Auges, z. B. Sjögren-/Sicca-Syndrom) oder verringertem Lidschluss (z. B. bei Exophthalmus)
Jucken, Brennen der Bindehäute	Konjunktivitis, Keratokonjunktivitis; allergisch
Schmerzen im oder am Auge	Fehl- oder Überbelastung, Entzündungen, Sehnervverkürzung, akuter Glaukomanfall, Störungen der äußeren Sehnerven, Sinusitis, Migräne, Arteriitis temporalis
Druck- und Spannungsgefühl am Auge	harter Bulbus = Glaukom
Fremdkörpergefühl am Auge	Hornhautreizung oder -verletzung (evtl. Fremdkörper), Keratokonjunktivitis
Fremdkörpergefühl am Augenlid	z. B. Hagel- oder Gerstenkorn, Konjunktivitis
Lichtscheu	meningeales Syndrom, Keratokonjunktivitis
trockenes Auge (Sicca-Syndrom)	trockene, reizstoffreiche Umluft, verminderter Lidschlag (z. B. durch Exophthalmus, periphere Fazialisparese, lange Bildschirmarbeit), Lidfehlstellungen, Binde- und Hornhautentzündungen, Sjögren-Syndrom, Vitamin-A-Mangel
Tränenfluss	teilweise ohne Krankheitswert; Fehlsichtigkeit, Überanstrengung, Reizung (z. B. allergisch, mechanisch), Lidfehlstellungen (v. a. Ektropium), Entzündung, Trigeminusneuralgie, Clusterkopfschmerz
Sekretfluss (wässrig, schleimig, eitrig)	Infektion
Schwellung(sgefühl) am Augenlid	Ödem, z. B. bei Niereninsuffizienz, allergisches Quincke-Ödem

3.11.4 Palpation der Augenbulbi

Indikationen. V.a. Veränderungen des Augeninnendrucks – Verminderung (v.a. bei Exsikkose oder perforierender Verletzung des Bulbus) oder Steigerung (v.a. bei Glaukom)

Die Augenbulbi sind mit Kammerwasser gefüllt. Das verleiht dem Augapfel eine stabile, aber elastische Konsistenz, die auch bei der Palpation spürbar ist. Veränderungen lassen sich durch Betasten feststellen.

Durchführung:

- Der Patient sitzt vor Ihnen und hält die Augen geschlossen.
- Legen Sie den Daumen Ihrer Palpationshand auf das geschlossene Lid des zu prüfenden Auges. Stützen Sie Ihre Hand dabei mit den anderen Fingern entweder an der Stirn oder der Schläfe ab.
- Üben Sie dann einen langsam steigenden Druck auf den Bulbus aus.

> **Praxistipp**
> Gehen Sie bei hartem Bulbus beherzt vor; Sie können den Augapfel nicht zerdrücken – er ist äußerst stabil. Durch Druck von außen zerstört man eher den spongiösen Knochen der Augenhöhle als den Bulbus.

- Bei vermindertem Druck brechen Sie ab, wenn der Patient über Schmerzen klagt. Fragen Sie ihn ggf. danach.
- Machen Sie einen Seitenvergleich durch denselben Test am anderen Auge des Patienten.
- Vergleichen Sie die Druckverhältnisse ggf. durch die Palpation Ihrer eigenen Augen.

Physiologischer Befund. Beide Bulbi lassen sich für den Patienten schmerzlos als prallelastische Struktur tasten.

Pathologische Befunde:

- Die Palpation eines Bulbus oder beider Bulbi ist für den Patienten schmerzhaft.
- Ein Bulbus oder beide lassen sich als weich oder steinhart tasten.

Bewertung. Ein- oder beidseitig harte Bulbi weisen auf eine Erhöhung des Augeninnendrucks (z.B. beim Glaukom), beidseits weiche Bulbi auf eine Druckabfall (z.B. bei Exsikkose), Schmerzen bei der Palpation v.a. auf entzündliche Prozesse am Auge oder im Augenumfeld hin.

3.11.5 Weiterführende Diagnostik

Einige weitere Untersuchungen kommen in der Heilpraktikerpraxis üblicherweise nicht zum Tragen; ihre Durchführung wird hier deshalb nicht erläutert, sondern nur kurz angesprochen.

Eine sehr wichtige augenärztliche Untersuchung ist die **Ophthalmoskopie** (Augenhintergrundspiegelung). Sie erlaubt v.a. Einschätzungen über die Beschaffenheit der **Retina** (z.B. Degenerationen, Einlagerungen, Einblutungen, Gefäßversorgung) und der **Sehnervpapille** (v.a. Stauung bei erhöhtem Hirndruck). Grundsätzlich dürfen Sie als Heilpraktiker diese Untersuchung vornehmen. Sie bedarf allerdings eines qualitativ hochwertigen Ophthalmoskops, v.a. der Übung und meistens des Einsatzes von (verschreibungspflichtigen) Mydriatika. Deshalb bitten Sie den Patienten, hierfür einen Augenarzt aufzusuchen.

Auch Untersuchungen der **Augenhornhaut** (Sklera) mit der **Handspaltlampe** und gezielte Betrachtungen von Hornhautspiegelungen fallen in das Tätigkeitsfeld des Augenarztes.

Zur Einschätzung einer verminderten Tränensekretion kann man den **Schirmer-Test** einsetzen. Er ist u.a. angezeigt bei V.a. ein Sicca-/Sjögren-Syndrom (Dry-Eyes-and-Mouth-Syndrom).

> **Beachte**
> **Beachten Sie bitte außerdem den Test des N. opticus (II), der im Kontext der Hirnnerventests vorgestellt wurde (Kap. 3.9.11).**

3.12 Untersuchung des Stütz- und Bewegungsapparats

3.12.1 Indikationen und Leitsymptome

Indikationen. Vorliegen der Leitsymptome, V.a. rheumatische oder andere systemische Erkrankungen mit potenzieller Beteiligung des Stütz- und Bewegungsapparats (z.B. Morbus Crohn, Psoriasis), Stoffwechsel- und Elektrolytstörungen (z.B. Erhöhung der Harnsäure), hormonelle Störungen (z.B. Hyperparathyreoidismus) u.a.

In der Praxis sind Störungen des Bewegungs- und Stützapparats durch zahlreiche Tests sehr gut zu befunden. Die Ursachen werden durch weiterführende orthopädische und neurologische Untersuchungen sowie spezifische Laborbefunde ergründet.

Leitsymptome. Arthralgien/Myalgien, Bewegungseinschränkungen

Anamnese. Die sehr uneinheitlichen Beschwerdebilder erfordern jeweils eine spezifische Anamnese.

Untersuchungen, Tests und Funktionsprüfungen

Inspektion. Verfärbungen und andere Effloreszenzen, Entzündungszeichen, Schon-, Fehlhaltung, pathologische Wirbelsäulenkrümmung, Asymmetrien, subkutane Knötchen, Konjunktivitis

Auskultation. keine

Perkussion. Klopfempfindlichkeit

Palpation. Druckschmerz, Überwärmung

Funktionsprüfungen/Tests:

- Neutral-Null-Methode; Reflexstatus, Sensibilitätsprüfungen
- Wirbelsäule: Ott-, Schober-Test, Flèche-Maß, Finger-Boden-Abstand
- Hüfte und Iliosakralgelenk: Mennell-Test, Lasègue-Test; Beinlängendifferenz
- Kniegelenk: tanzende Patella, Steinmann-Zeichen I und II, Payr-Zeichen, Apley-Grinding-Test, Schubladenphänomen

Weiterführende Untersuchungen

Labor:

- Antikörper gegen zyklisches zitrulliniertes Peptid (CCP-AK), Rheumafaktoren (RF), antinukleäre Antikörper (ANA), HLA (z. B. HLA-B27), AP, Parathormon (PTH)
- Entzündungszeichen: CRP, Blutsenkungsgeschwindigkeit (BSG)
- Anämielabor (unspezifisch)
- Mikronährstoffe (z. B. Kalzium, Vitamin D)
- ggf. Erregernachweise

Bildgebende Verfahren/apparative Diagnostik:

- CT, MRT, Röntgen
- Knochendichtemessung

3.12.2 Inspektion des Patienten

Bevor Sie mit weiteren Untersuchungen des Stütz- und Bewegungsapparats beginnen, nehmen Sie eine Inspektion vor. Achten Sie dabei besonders auf Folgendes:

- Auffälligkeiten der Haltung und des Bewegungsmusters des Patienten
- Formauffälligkeiten der Wirbelsäule (Achsenabweichungen, Hyperlordose und -kyphose, Skoliose), Beugung, Buckelhaltung
- ungleiche Schulterhöhe, schiefe Schulterstellung, asymmetrische Hals-Kopf-Stellung
- Absenkung des Beckens
- sog. „Tannenbaumphänomen" (schräg nach unten verlaufende Hautfalten am Rücken bei Osteoporose)
- Verminderung der bekannten Körpergröße des Patienten
- Fehlstellungen von Gelenken
- Rheumaknoten, Hauteffloreszenzen, die auf Gelenkentzündungen hinweisen können, subkutane Knoten

Orientierende Differenzierung der Beschwerden. Nicht selten äußern Patienten, dass ihnen „alle Knochen wehtun", sie „überall Muskelkater" haben oder ihnen z. B. „der ganze Arm schmerzt". Die Aussagen sind in den allermeisten Fällen wenig differenziert und eher vom subjektiven Empfinden bei mangelnden medizinischen Kenntnissen geprägt. Es gilt vielfach, dies möglichst genau zu differenzieren (▶ **Tab. 3.13**).

3.12.3 Wirbelsäulenuntersuchung und -tests

Inspektion der Wirbelsäule

- Beginnen Sie die Untersuchung der Wirbelsäule mit der Inspektion. Die Inspektion erfolgt sowohl von hinten als auch von den Seiten
- Achten Sie zunächst auf Veränderungen der Haut wie Verfärbungen, Faltenbildungen (z. B. sog. „Tannenbaumphänomen"), Einziehungen und Vorwölbungen, Narben, Verletzungen, Hautveränderung (z. B. bei Herpes zoster).
- Schauen Sie dabei nach Strukturveränderungen wie einer Abweichung von der Symmetrie, z. B. der Schulter oder des Beckens, nach Lordosen und Kyphosen und Schonhaltungen. Achten Sie auch auf eine veränderte Atemexkursion.

▶ **Tab. 3.13** Schmerzen, Beschwerden im Bewegungs- und Stützapparat.

Struktur	Beschwerde
Knochen	oft dumpfer Ruheschmerz, Erschütterungsschmerz
Gelenke	Bewegungsschmerz, sowohl bei aktiver (eigener) wie auch passiver (durch den Therapeuten durchgeführter) Bewegung, Ruheschmerz, sichtbare Entzündungszeichen
Muskeln	Palpationsschmerz, Bewegungsschmerz, Schwäche
Nerven	scharfer, ausstrahlender Schmerz
Bänder, Sehnen	Schmerz bei ausladenden Bewegungen

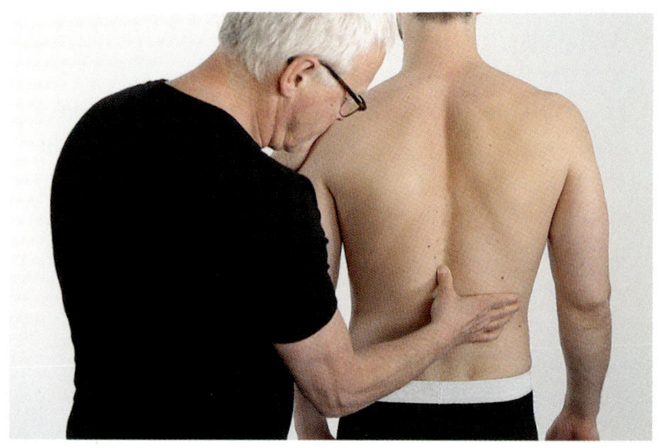

▶ **Abb. 3.283** Palpation der Wirbelsäule.

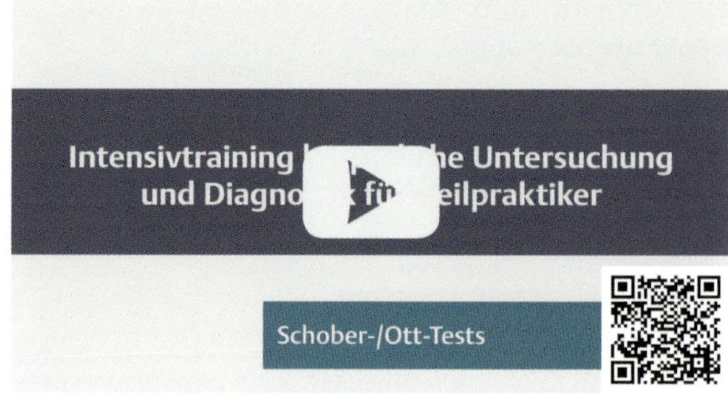

▶ **Video 3.32** Schober- und Ott-Test.

Palpation der Wirbelsäule

- Bei der Palpation untersuchen Sie zunächst die **paravertebrale Muskulatur**:
  - Palpieren Sie am besten mit dem Daumen, Sie können aber auch 2–3 Finger dazu benutzen.
  - Palpieren Sie zunächst sanft, bei Schmerzfreiheit testen Sie kräftiger.
  - Achten Sie auf Verspannungen und Verhärtungen, Myogelosen, Schmerzen und Überwärmungen.
- Anschließend erfolgt die Palpation der **Wirbelkörper**:
  - Hier können Sie Veränderungen des Proc. spinosus tasten.
  - Palpieren Sie wiederum zunächst nur mit leichtem Druck des Daumens (▶ **Abb. 3.283**), bei Schmerzfreiheit stärker.
  - Achten Sie dabei auf schmerzhafte Areale oder Veränderungen einzelner Wirbelkörper.
  - Die Untersuchung kann erleichtert werden, wenn der Oberkörper und die HWS leicht vorngebeugt werden.

Perkussion der Wirbelsäule

- Die Perkussion erfolgt paravertebral und zunächst mit den Fingern, nur bei Schmerzfreiheit mit der Faust oder mit einem Reflexhammer.
- Wenn der Patient keine Schmerzen äußert, perkutieren Sie die Wirbelkörper direkt.
- Verfahren Sie wie bei der Palpation der Wirbelsäule.
- Beachten Sie, dass die Schläge auf die einzelnen Wirbelkörper nicht zu stark sein dürfen, bei osteoporotischen Prozessen könnten sie ansonsten verletzt werden.
- Achten Sie auch hier auf Schmerzhaftigkeit.

Schober- und Ott-Test

Indikationen. V. a. Bewegungseinschränkungen der Wirbelsäule, insbesondere bei Morbus Bechterew

Mit dem Ott-Test prüfen Sie die Flexion der Brustwirbelsäule (BWS), mit dem Schober-Test die Dehnungsfähigkeit (Flexion und Extension) der LWS (▶ **Abb. 3.284**). Die Testergebnisse werden auch als Schober- bzw. Ott-Zeichen/-Maß bezeichnet.

Bevor Sie die beiden Tests (▶ **Video 3.32**) durchführen, betrachten Sie zunächst den Patienten genau. Möglicherweise erkennen Sie bereits Veränderungen, die ein Grund für eine eingeschränkte Beweglichkeit sein können. Achten Sie daher besonders auf die Körperhaltung, die Symmetrie des Schulter- und Beckenstands, eine Skoliose und eine Lordose.

Neben diesen beiden Tests werden ergänzend regelmäßig noch weitere Tests durchgeführt:

- Flèche-Maß (Hinterkopf-Wand-Abstand-Test)
- Kinn-Brust-Abstand-Test
- Finger-Boden-Abstand-Test

Ott-Test

Durchführung:

- Der Oberkörper des Patienten ist entkleidet. Der Patient steht aufrecht und ist barfuß, die Füße stehen parallel.
- Suchen Sie für den Test den Dornfortsatz des 7. Zervikalwirbels (C 7), den sog. „Prominenz“ (Vertebra prominens), auf. Er steht im Nacken weiter hervor als die anderen Dornfortsätze. Sie können ihn sehr gut tasten, wenn Sie die HWS des Patienten durch Beugen des Kopfes strecken und mit mehreren Fingern die HWS palpieren (▶ **Abb. 3.285**).
- Markieren Sie die Stelle mit einem Hautmarker, an der Sie den Dornfortsatz von C 7 tasten können.
- Messen Sie von dieser Stelle ab mit einem Maßband 30 cm entlang der Wirbelsäule nach kaudal. Markieren Sie den ermittelten Punkt ebenfalls mit einem Hautmarker.
- Bitten Sie den Patienten anschließend, sich so weit wie möglich vorzubeugen (▶ **Abb. 3.286**).

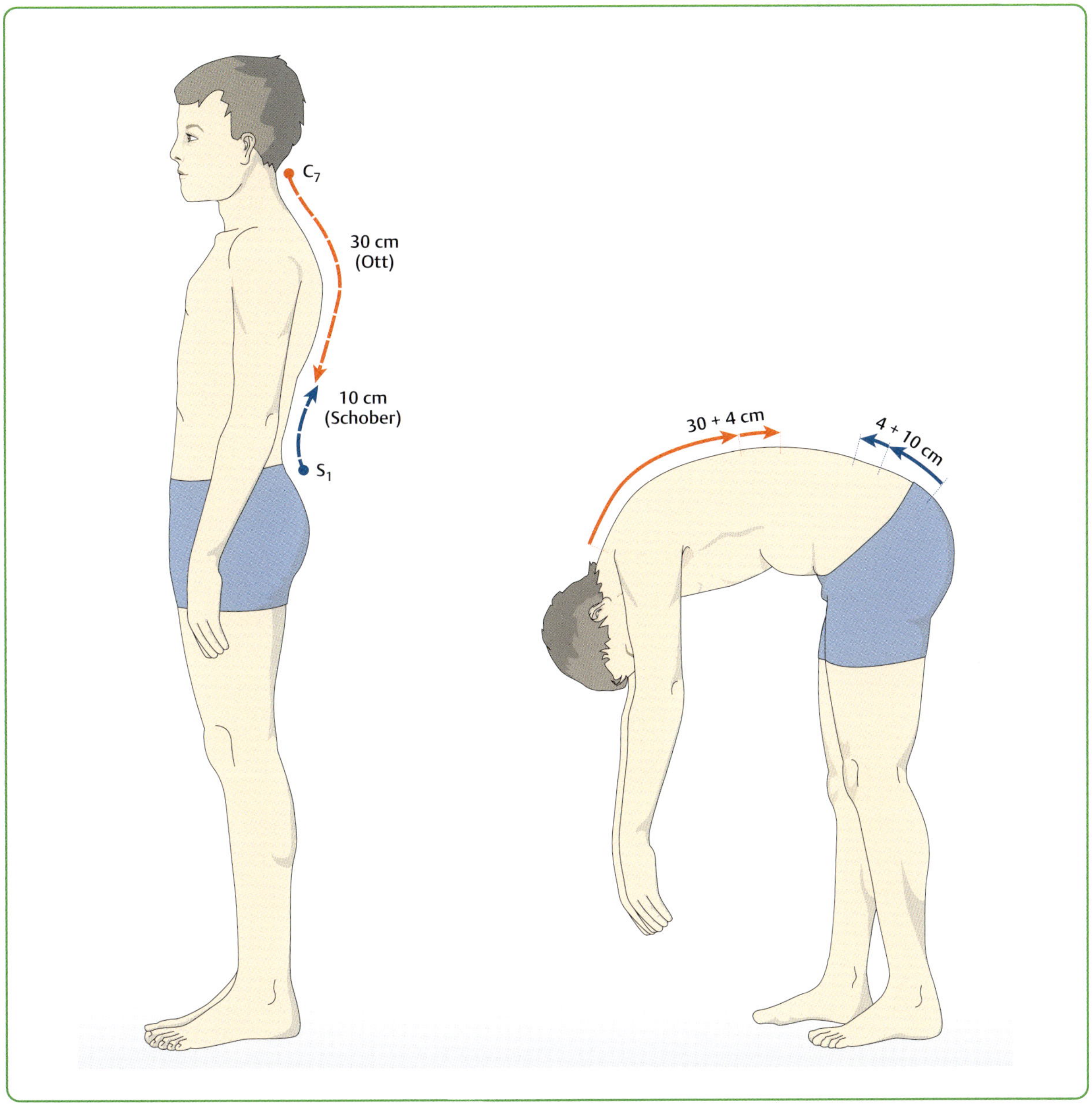

▸ **Abb. 3.284** Schober- und Ott-Test (FBA = Finger-Boden-Abstand). (Quelle: Diagnose kompakt. DHZ – Deutsche Heilpraktiker Zeitschrift, 2016; 1: 43–44)

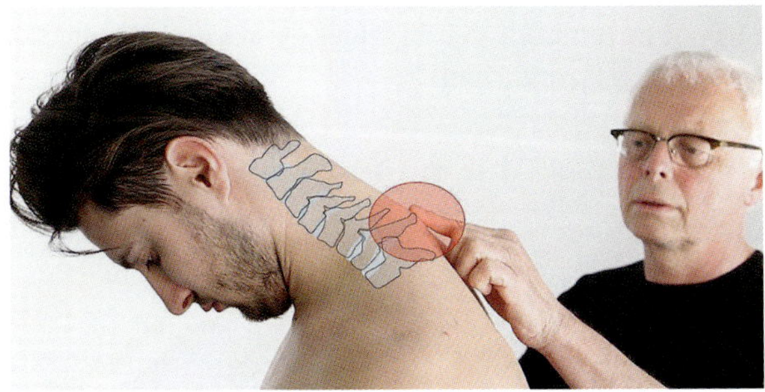

▸ **Abb. 3.285** Ott-Test: Aufsuchen des Dornfortsatzes des 7. Zervikalwirbels (C 7).

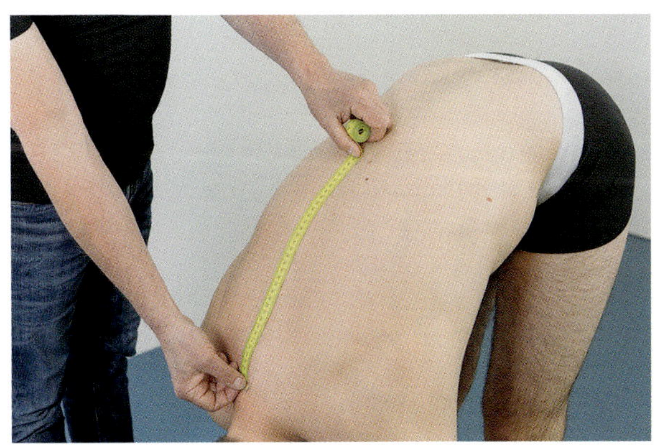

▸ **Abb. 3.286** Ott-Test.

- Messen Sie den Abstand zwischen den beiden markierten Punkten erneut.

Physiologischer Befund. Der Abstand zwischen den beiden ermittelten Punkten ist in gebeugter Körperhaltung um ca. 4 cm größer. Der Wert gilt für einen durchschnittlich proportionierten Erwachsenen.

Pathologischer Befund. Der Patient ist nicht in der Lage, sich so weit vorzubeugen, dass sich der Abstand zwischen den beiden ermittelten Punkten um mehr als 2 cm vergrößert. Es liegt dann ein positives Ott-Zeichen vor, d. h. eine eingeschränkte Beugefähigkeit der BWS.

Bewertung. Ursachen können ein Morbus Bechterew, ein Morbus Scheuermann, eine Skoliose oder eine Spondylose, aber auch starke Muskelverspannungen sein.

Schober-Test

Durchführung:

- Der Oberkörper des Patienten ist entkleidet. Der Patient steht aufrecht und ist barfuß, die Füße stehen parallel.
- Suchen Sie den Dornfortsatz des 1. Sakralwirbels (S 1) auf: Diesen Wirbel finden Sie, indem Sie die beiden Oberkanten der Darmbeinschaufeln mit einer gedachten Linie verbinden. Diese Verbindungslinie befindet sich auf Höhe des 4. Lendenwirbels (L 4). Tasten Sie von der Mitte dieser Verbindungslinie aus 2 Wirbelkörper nach kaudal – der 2. Wirbelkörper ist der S 1.
- Markieren Sie die Stelle mit einem Hautmarker, an der Sie den Wirbel tasten können.
- Messen Sie von diesem Punkt ab mit einem Maßband 10 cm entlang der Wirbelsäule nach kranial. Markieren Sie den gemessenen Punkt ebenfalls.
- Bitten Sie den Patienten anschließend, sich so weit wie möglich vorzubeugen.
- Messen Sie den Abstand zwischen den beiden markierten Punkten erneut.

Physiologischer Befund. Der Abstand zwischen den beiden ermittelten Punkten ist in gebeugter Körperhaltung um 4–5 cm größer.

Pathologischer Befund. Der Patient ist nicht in der Lage, sich so weit vorzubeugen, dass sich der Abstand zwischen den beiden ermittelten Punkten um mehr als 4 cm vergrößert. Es liegt dann ein positives Schober-Zeichen vor, eine eingeschränkte Beweglichkeit der LWS.

Bewertung. Ursachen können ein Morbus Bechterew, Spondylosen oder Wirbelgleiten im LWS-Bereich, Osteoporose, Bandscheibenprobleme, Arthrosen, aber auch starke Muskelverspannungen sein.

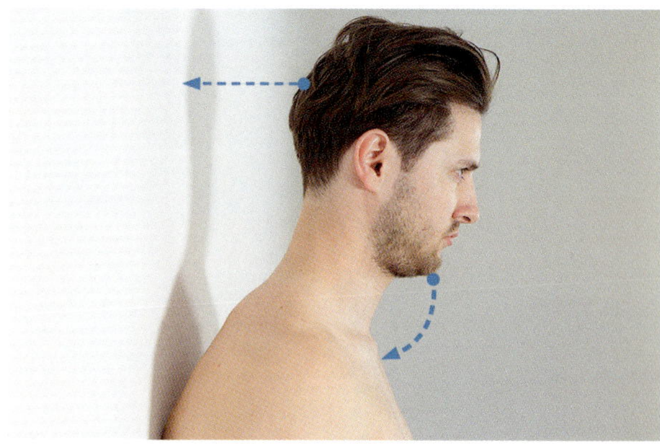

► **Abb. 3.287** Test des Hinterkopf-Wand- (Flèche-Maß) und Kinn-Brust-Abstands.

Test des Hinterkopf-Wand- (Flèche-Maß) und Kinn-Brust-Abstands

Durchführung:

- Der Patient steht aufrecht und lehnt sich mit dem Rücken an eine Wand.
- Dann versucht er, mit dem Hinterkopf die Wand zu berühren.
- Anschließend beugt der Patient den Kopf vor und versucht, das Kinn auf das Brustbein zu bringen.

Physiologischer Befund. Dem gesunden Menschen sollte es gelingen, beim Stehen an einer Wand den Hinterkopf durch Streckung der Wirbelsäule bis zur Wand zurückzuführen (Kopf-Wand-Abstand = 0 cm). Genauso sollte es möglich sein, den Kopf so weit vorzubeugen, bis das Kinn die Thoraxwand berührt (Kinn-Brust-Abstand = 0 cm).

Pathologischer Befund. Bei einer Versteifung der Wirbelsäule sind beide Bewegungen eingeschränkt, d. h., dass gemessene Distanzen steigen (► **Abb. 3.287**).

Bewertung. Da – wie angesprochen – bereits bei vielen Patienten eine Bewegungseinschränkung vor Krankheitsbeginn bzw. vor ihrer Vorstellung in der Praxis vorliegt, wird dieser Ausgangszustand für die Befundung zunächst nur notiert und mit den Ergebnissen nachfolgender Untersuchungen verglichen.

Finger-Boden-Abstand-Test

Durchführung:

- Der Patient steht aufrecht mit zur Seite hängenden Armen.
- Dann beugt er den Oberkörper maximal in Richtung Boden. Die Arme hängen locker herab.
- Es ist darauf zu achten, dass die Beine während der ganzen Zeit gestreckt bleiben.

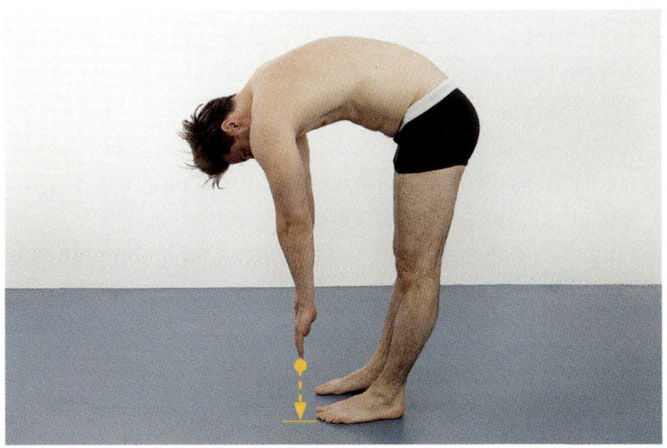

▸ **Abb. 3.288** Finger-Boden-Abstand.

Physiologischer Befund. Dem gesunden, gut beweglichen Menschen mit physiologischem Körperbau sollte es gelingen, beim Vorbeugen (ohne die Kniegelenke anzuwinkeln) mit den Fingerspitzen (fast) den Boden zu berühren.

Pathologischer Befund. Mit den Fingerspitzen den Boden zu berühren, gelingt nur wenigen Menschen (▸ **Abb. 3.288**). Häufig vorkommende Versteifungstendenzen, Verkürzungen von Bändern und Sehnen sowie Adipositas können der erfolgreichen Durchführung entgegenstehen.

Bewertung. Auch dieser Ausgangszustand wird zunächst nur notiert mit den Ergebnissen nachfolgender Untersuchungen verglichen.

3.12.4 Kniegelenk- und Meniskusuntersuchung und -tests

Schmerzen der Knie sind ein häufiges Symptom, das in der Praxis differenzialdiagnostisch abgeklärt werden muss. Besonders nach Traumen besteht u. a. der V. a. Läsionen der Menisken. Diese können durch entsprechende Tests (▸ **Video 3.33**) in der Praxis gut untersucht werden.

Inspektion der Kniegelenke

Zunächst erfolgt eine Inspektion.

Durchführung:

- Betrachte Sie seitenvergleichend die Kniegelenke des Patienten.
- Achten Sie zunächst v. a. auf
  - Fehlstellungen,
  - Narben (z. B. von Operationen oder Traumen), Verletzungen,
  - Entzündungszeichen (Rötung und Schwellung), zu prüfen ist in diesem Fall auch eine mögliche Überwärmung im Gelenkbereich,

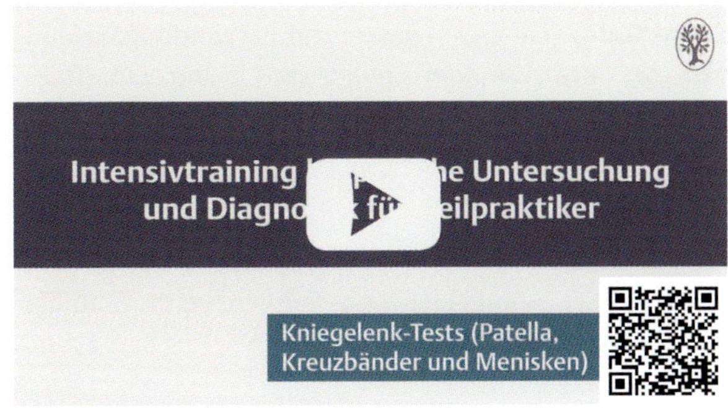

▸ **Video 3.33** Kniegelenk- und Meniskustests.

  - Vorwölbungen, z. B. als Hinweis auf Ergüsse und Zysten,
  - die Konturen und den Tonus der umliegenden Muskulatur, Muskelatrophien.

Palpation der Kniegelenke

Durchführung:

- Palpieren Sie nachfolgend seitenvergleichend die Kniegelenke des Patienten.
- Achten Sie dabei auf Schmerzen, Überwärmungen, Versteifungen, Unregelmäßigkeiten der Konturen.
- Palpieren Sie insbesondere die Patellaränder: Bestehen Unregelmäßigkeiten der Kontur, lassen sich Schmerzen provozieren?

Prüfung der Beweglichkeit der Kniescheibe

Anschließend prüfen Sie die Beweglichkeit bzw. Verschieblichkeit der Kniescheibe.

Durchführung:

- Der Patient liegt auf der Untersuchungsliege, sein Bein ist gestreckt.
- Prüfen Sie die Beweglichkeit nach medial und lateral:
  - Umgreifen Sie dazu den Ober- und Unterschenkel mit beiden Händen.
  - Bewegen Sie die Kniescheibe mit beiden Daumen nach medial bzw. mit beiden Zeigefingern nach lateral.
- Prüfen Sie die Beweglichkeit nach kaudal und kranial:
  - Legen Sie dazu den Unterarm unter das Kniegelenk und beugen Sie es dadurch leicht.
  - Schieben Sie die Patella mit dem Handballen nach kaudal und ziehen Sie sie gleichzeitig mit den Fingern nach kranial.

Physiologischer Befund. Physiologisch lässt sich die Patella leicht und schmerzfrei bewegen.

Pathologische Befunde. Pathologisch zeigt sich ein Schmerz oder Sie befunden eine übermäßige Verschieblichkeit bzw. Subluxation.

Bewertung. Schmerzen deuten auf Entzündung, Reizungen, eine Arthrose oder Chondropathie hin. Eine übermäßige Beweglichkeit ist ein Hinweis auf eine Schwäche des Bandapparats.

Schubladenphänomen

Mit dem sog. „Schubladen-Test" können Sie die Stabilität der Kreuzbänder im Kniegelenk prüfen.

Durchführung:

- Der Patient liegt auf dem Rücken. Die Beine sind entkleidet, die Kniegelenke sind um ca. 90° angewinkelt.
- Positionieren Sie sich so, dass Sie mit Ihrem Gesäß den Fuß des Patienten und somit die Beinstellung fixieren.
- Umfassen Sie mit beiden Händen das Kniegelenk des fixierten Beins so, dass Ihre Fingerkuppen in der Kniekehle und Ihre Daumen auf dem Knochenfortsatz der Schienbeinkante liegen.
- Ziehen Sie dann – zunächst vorsichtig – den Unter- vom Oberschenkel weg. Spürt der Patient bereits jetzt deutliche Schmerzen, brechen Sie den Test ab.
- Ansonsten ziehen Sie anschließend mit einer kräftigen Bewegung den Unterschenkel nach ventral vom Oberschenkel weg.
- Schieben Sie danach mit einem kräftigen Ruck den Unterschenkel des Patienten auf ihn zu – also nach kaudal.
- Achten Sie dabei auf die Beweglichkeit des Unterschenkels gegen den Oberschenkel.

Physiologischer Befund:

- Sowohl beim Zug weg vom Patienten als auch beim Schieben auf den Patienten zu ist nur wenig Beweglichkeit spürbar.
- Sie fühlen evtl. einen schmerzfreien festen Anschlag der Gelenkstrukturen – etwa so, als wenn Sie an einem festen, strammen Seil zögen.

Pathologischer Befunde:

- Können Sie den Unterschenkel ohne Anschlag deutlich zu sich ziehen, ist das ein Hinweis auf eine Ruptur des vorderen Kreuzbands.
- Können Sie den Unterschenkel deutlich auf den Patienten zubewegen, ist das ein Hinweis auf eine Läsion des hinteren Kreuzbands.

Steinmann-Zeichen I

Durchführung:

- Der Patient liegt mit dem Rücken auf der Behandlungsliege, die Beine sind entkleidet und ausgestreckt. Sie stehen seitlich an der Behandlungsliege.
- Umfassen Sie mit einer Hand dorsal das zu untersuchende Knie. Beugen Sie das Kniegelenk und fixieren Sie es.
- Umfassen Sie mit der anderen Hand den Knöchel desselben Beins und drehen Sie das Bein so weit wie möglich nach rechts und anschließend nach links. Bei dieser von Ihnen durchgeführten Innen- bzw. Außenrotation kommt es jeweils zu einer Zug- und Druckbelastung auf der kontralateralen Seite.
- Führen Sie den Test in verschiedenen Flexionspositionen durch, d. h. in unterschiedlichen Beugungsgraden des Kniegelenks.
- Fragen Sie den Patienten während der Untersuchung nach Schmerzen im Kniegelenk.
- Wiederholen Sie den Test ggf. am anderen Bein.

Physiologischer Befund. Der Patient spürt während der Untersuchung keine Schmerzen.

Pathologische Befunde:

- Schmerzen im Kniegelenk während der Innenrotation sind ein Hinweis auf eine mögliche Verletzung des Außenmeniskus. Differenzialdiagnostisch sind eine Ansatztendinitis mit zusätzlichem Druckschmerz sowie ein Hypertonus der beteiligten Muskeln auszuschließen.
- Schmerzen im Kniegelenk während der Außenrotation sind ein Hinweis eine mögliche Verletzung des Innenmeniskus. Der Patient spürt dann zumeist schon bei Palpation des Kniegelenks einen Druckschmerz.

Beachte

Eine Diagnose lässt sich nicht allein aufgrund eines Befunds durch diesen Test stellen. Er gibt nur erste Anhaltspunkte. Eine ausführliche weitere Diagnostik durch einen Facharzt ist notwendig.

Steinmann-Zeichen II

Durchführung:

- Der Patient liegt mit dem Rücken auf der Behandlungsliege, die Beine sind entkleidet und ausgestreckt. Sie stehen am Fußende der Behandlungsliege.
- Heben Sie das Bein zu untersuchende Bein an, indem Sie mit der einen Hand den Knöchel und der anderen das Knie umfassen. Bringen Sie das Bein dabei in eine halbgebeugte Position.
- Palpieren Sie mit Ihrem Daumen den lateralen und mit dem Zeigefinger den medialen Gelenkspalt. Achten Sie dabei auf schmerzhafte Druckpunkte.
- Bewegen Sie anschließend das Bein, indem Sie es mehrfach abwechselnd beugen und strecken.
- Fragen Sie den Patienten, ob er während der Bewegung einen „wandernden Schmerz" wahrnimmt.

Physiologischer Befund. Der Patient spürt weder während der Palpation noch während der Bewegung Schmerzen im Kniegelenke.

Pathologischer Befund. Der während der Beugung bzw. der Streckung des Kniegelenks wandernde Schmerz ist ein Hinweis auf eine mögliche Schädigung des Meniskus.

Payr-Zeichen

Durchführung:

- Der Patient sitzt mit entkleideten Beinen im Schneidersitz auf der Untersuchungsliege, Sie stehen seitlich davon.
- Drücken Sie mit Ihren flachen Händen von oben auf die gebeugten Kniegelenke. Üben Sie dabei insbesondere Druck auf den medialen Kniegelenkspalt aus.
- Fragen Sie den Patienten, ob er Schmerzen in einem oder beiden Kniegelenken spürt.

Physiologischer Befund. Der Patient spürt keine Schmerzen in den Kniegelenken.

Pathologischer Befund. Der Patient spürt Schmerzen im Kniegelenk. Dies ist ein Zeichen für eine mögliche Schädigung des Innenmeniskus.

> **Beachte**
> **Bei Patienten mit Problemen im Hüftgelenk können Sie diesen Test möglicherweise nicht durchführen, weil er zu Schmerzen in der Hüft- und Leistengegend führt und dadurch das Ergebnis nicht eindeutig ist.**

Apley-Test/Apley-Grinding-Test

Durchführung:

- Der Patient liegt auf der Untersuchungsliege auf dem Bauch. Sie stehen seitlich des zu untersuchenden Beins.
- Greifen Sie den Fuß des zu untersuchenden Beins und beugen Sie das Bein um ca. 90°.
- Verriegeln Sie anschließend das Ober- und Unterschenkelgelenk. Knien Sie sich dazu mit Ihrem Oberschenkel auf die Innenseite des angewinkelten, flach liegenden Oberschenkels des Patienten. Sie fixieren dadurch das Ober- und das Unterschenkelgelenk.
- Umfassen Sie mit einer Hand das Fußgelenk und mit der anderen den distalen Unterschenkel auf Höhe des Fußknöchels.
- Geben Sie mit der Hand einen kräftigen Druck auf die Fußsohle.
- Drehen Sie dabei den Unterschenkel so weit wie möglich zunächst nach links und anschließend nach rechts, bringen Sie ihn also nacheinander in eine Innen- und eine Außenrotation.
- Fragen Sie den Patienten währenddessen nach Schmerzen im Kniegelenk.

Physiologischer Befund. Der Patient spürt keine Schmerzen.

Pathologischer Befund. Spürt der Patient Schmerzen, ist das ein Hinweis auf eine mögliche Meniskusschädigung.

Stabilitätstests für die Seitenbänder: Varus- und Valgusstresstest

Mit dem Varus- und Valgusstresstest (Böhler-Test) prüfen Sie die Stabilität der Seitenbänder im Kniegelenk.

Als **Valgusstellung** bezeichnet man eine Gelenkfehlstellung, bei der die Gelenkachse nach medial verschoben ist. Bei der **Varusstellung** ist die Gelenkachse dagegen lateral abgeknickt, der betroffene Abschnitt der Extremität krümmt sich konvex weg von der Medianebene des Körpers.

Durchführung

Varusstresstest:

- Der Patient liegt mit entkleideten Beinen auf der Untersuchungsliege, das zu untersuchende Bein ist leicht gebeugt. Sie sitzen am Fußende der Untersuchungsliege.
- Umfassen Sie mit einer Hand den distalen Oberschenkel des Patienten und fixieren Sie so das Kniegelenk.
- Dehnen Sie das **Innenband des Knies**, indem Sie den Unterschenkel nach lateral gegen den Oberschenkel drücken.
- Komprimieren Sie den lateralen Meniskus, indem Sie den Unterschenkel in Abduktionsrichtung – also nach auswärts – drehen.
- Fragen Sie den Patienten währenddessen nach Schmerzen.

Varusstresstest:

- Dehnen Sie das **Außenband des Knies**, indem Sie den Unterschenkel nach medial gegen den Oberschenkel drücken.
- Komprimieren Sie den medialen Meniskus, indem Sie den Unterschenkel in Adduktionsrichtung – also einwärts – drehen.
- Fragen Sie den Patienten währenddessen nach Schmerzen.

Physiologischer Befund. Der Patient spürt keine Schmerzen. Es zeigt sich nur eine minimale Seitwärtsbewegung des Unterschenkels im Kniegelenk.

Pathologische Befunde:

- Eine erhöhte Seitwärtsbeweglichkeit des Kniegelenks, eine sog. „Aufklappbarkeit“ (oder auch ein Gapping), kann auf eine verringerte Straffheit der Seitenbänder – etwa nach Unfällen – hinweisen.
- Schmerzen während der Testung sind ein Hinweis auf einen möglichen Meniskusschaden.

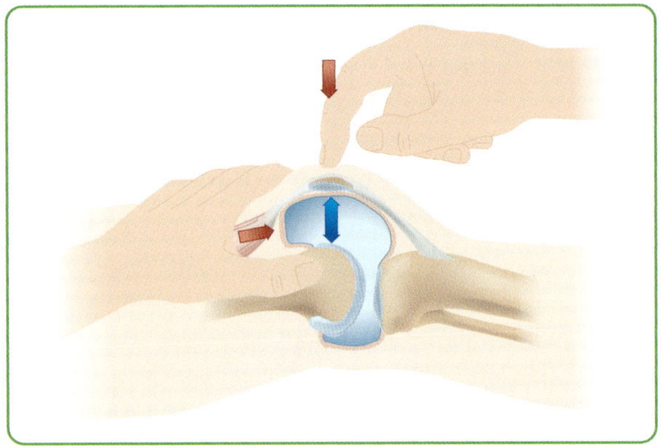

▶ **Abb. 3.289** Tanzende Patella: Schema. (Quelle: Wurzinger L. Gelenkkapsel und Gelenkhöhle. In: Aumüller G, Aust G, Conrad A et al., Hrsg. Duale Reihe Anatomie. 4., aktualisierte Auflage. Stuttgart: Thieme; 2017. doi:10.1055/b-005-143674)

Beachte
Ein laterales Gapping ist bei einer Ruptur zwar deutlich erkennbar, es muss aber nicht unbedingt schmerzhaft sein.

Tanzende Patella

Indikation. V. a. Kniegelenkerguss

Durchführung (▶ Video 3.34):

- Der Patient liegt mit dem Rücken auf der Untersuchungsliege. Er hat die Beine gestreckt. Sie stehen an der Liegenseite, dem Patienten zugewandt.
- Streichen Sie mit einer Hand den Recessus suprapatellaris von kranial nach kaudal aus – also den vermuteten Erguss zur Kniescheibe hin. Damit entleeren Sie evtl. im Schleimbeutel der Gelenkkapsel gespeicherte Flüssigkeit, die sonst einen Erguss kompensieren und unentdeckt lassen könnte.
- Drücken Sie dann mit der anderen Hand die Patella gegen die Trochlea femoris.
- Geübtere Untersucher schieben den Erguss mit beiden Händen zusammen und tippen dann mit dem Zeigefinger einer der beiden Hände auf die Patella (▶ Abb. 3.289, ▶ Abb. 3.290).

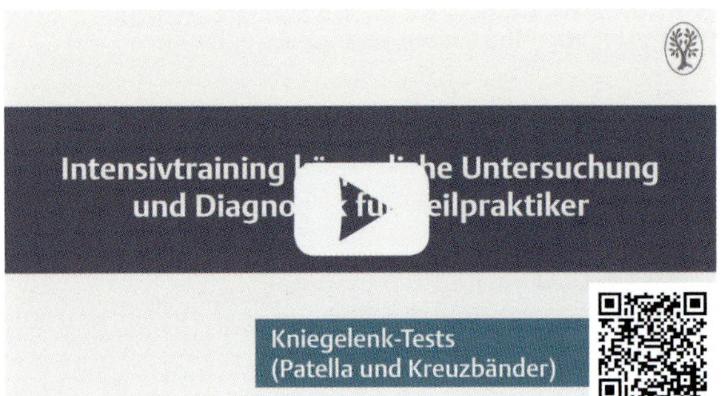

▶ **Video 3.34** Tanzende Patella.

▶ **Abb. 3.290** Prüfung: „Tanzende Patella".

Physiologischer Befund. Die Patella lässt sich nur minimal nach unten drücken und kaum nach lateral, dorsal oder ventral verschieben.

Pathologischer Befund:

- Bei Vorliegen eines Ergusses (über 10 ml) im Gelenk „tanzt" die Kniescheibe auf dem Flüssigkeitskissen, d. h., sie lässt sich im freien Spiel nach unten drücken. Sie spüren ein „Auftippen" der Patella auf ihr femorales Gleitlager.
- Beim einseitigen Schieben von proximal kann der Erguss evtl. als Wölbung auf der distalen Seite des Kniegelenks sichtbar werden. Dieses Phänomen wird auch als „bulge sign" bezeichnet.

3.12.5 Hüft- und Iliosakralgelenktests

Mennell-Test, Mennell'scher Handgriff

Indikationen. V. a. entzündliche oder degenerative Erkrankungen des Iliosakralgelenks

Beachte
Die beiden nachfolgenden Tests sind lediglich grobe Orientierungstests und erlauben keine detaillierte Interpretation.

Durchführung (▶ Video 3.35):

- Der Patient liegt mit ausgestreckten Beinen mit dem Bauch auf der Untersuchungsliege.
- Sie stehen seitlich am Ende der Untersuchungsliege auf der Seite gegenüber dem zu untersuchenden Bein. Es ist für die meisten Untersuchenden einfacher, aus dieser Position heraus zu testen, weil für die Untersuchung die Zugkraft des eigenen Arms nötig ist und Sie diese so besser einsetzen können.
- Heben Sie das zu untersuchende gestreckte Bein am distalen Oberschenkel an, fassen Sie es dazu mit einer Hand unter der Patella. Fixieren Sie gleichzeitig das Becken des Patienten, indem Sie mit der anderen Handfläche auf das Kreuzbein oberhalb des Beins drücken.

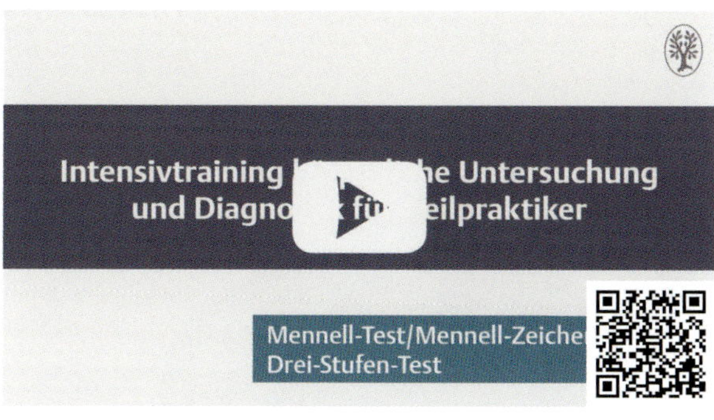

▶ **Video 3.35** Hüft- und Iliosakralgelenktests.

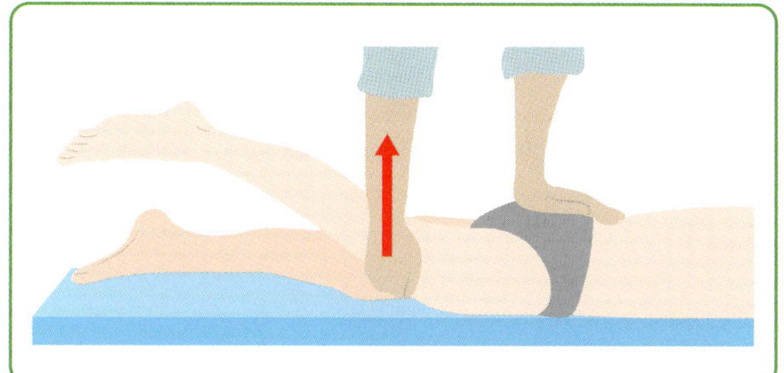

▶ **Abb. 3.291** Mennell-Test: Schema.

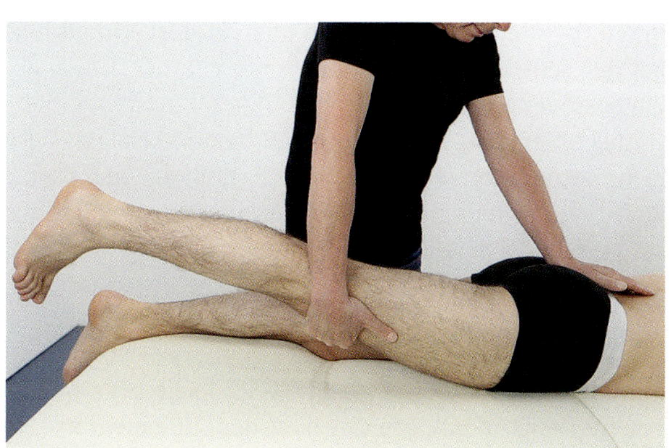

▶ **Abb. 3.292** Mennell-Test.

- Ziehen Sie das Bein anschließend ein wenig weiter nach oben, bringen Sie es also in die Hyperextension (▶ Abb. 3.291, ▶ Abb. 3.292).
- Fragen Sie den Patienten währenddessen nach Schmerzen.
- Führen Sie die Untersuchung anschließend am anderen Bein durch und vergleichen Sie die Untersuchungsergebnisse miteinander.

Physiologischer Befund. Der Patient spürt keine Schmerzen. Die Befunde sind seitengleich.

Pathologischer Befund. Spürt der Patient Schmerzen im Bereich des Iliosakralgelenks, gilt das als ein positives Mennell-Zeichen.

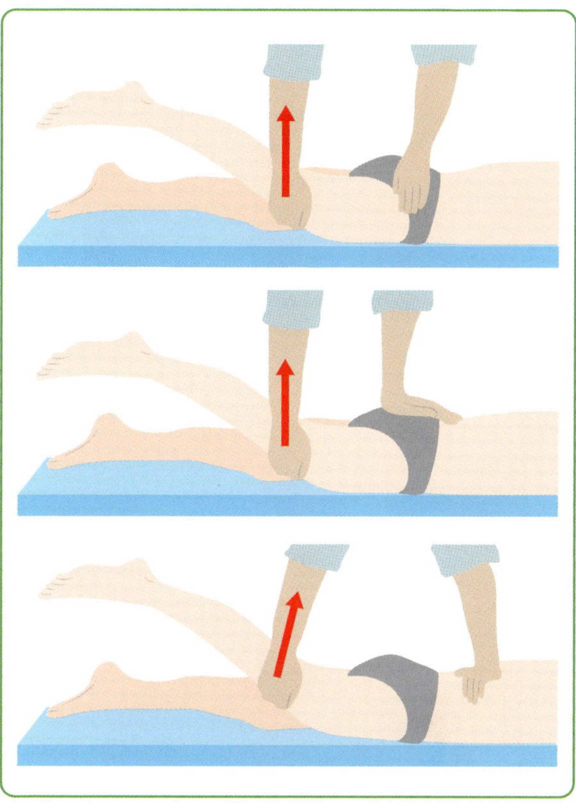

▶ **Abb. 3.293** 3-Stufen-Test: Schema, **a** Prüfung des Hüftgelenks (Stufe 1), **b** Prüfung des Iliosakralgelenks (Stufe 2) und **c** Prüfung der LWS (Stufe 3).

Ein negatives Mennell-Zeichen lässt keinen sicheren Rückschluss zu, dass die getesteten Strukturen unbeschadet sind. Zur weiteren Abklärung sind ggf. bildgebende Verfahren notwendig. Auch ein seitendifferenter Befund bedarf der weiteren Abklärung durch zusätzliche Untersuchungen und bildgebende Verfahren.

Drei-Stufen-Test

Indikationen. V. a. entzündliche oder degenerative Erkrankungen des Iliosakralgelenks

Sie können den Mennell-Test auch als 3-Stufen-Test durchführen und dadurch Beschwerden im Hüft- und Iliosakralgelenk sowie der Wirbelsäule voneinander abgrenzen. Sie prüfen diese 3 Strukturen nacheinander (▶ Abb. 3.293):

- Stufe 1: Hüftgelenk
- Stufe 2: Iliosakralgelenk
- Stufe 3: LWS

Durchführung:

- Der Patient liegt mit ausgestreckten Beinen auf dem Bauch. Sie stehen am Ende der Untersuchungsliege auf der Seite gegenüber dem zu untersuchenden Bein.
- **Stufe 1:** Prüfen Sie zunächst das **Hüftgelenk** (▶ Abb. 3.293a):

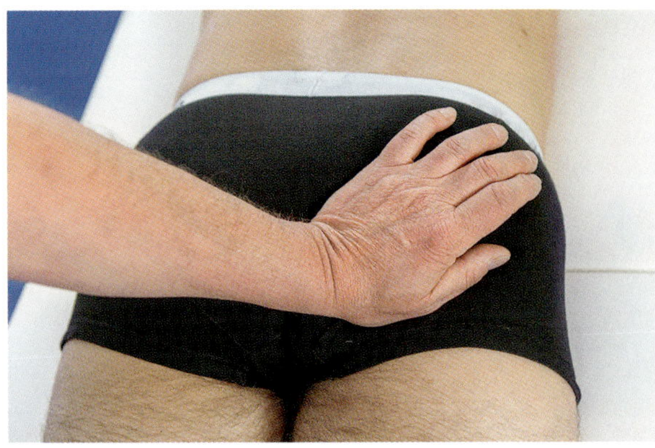

▶ **Abb. 3.294** Drei-Stufen-Test, Stufe 1: Fixierung des Hüftgelenks.

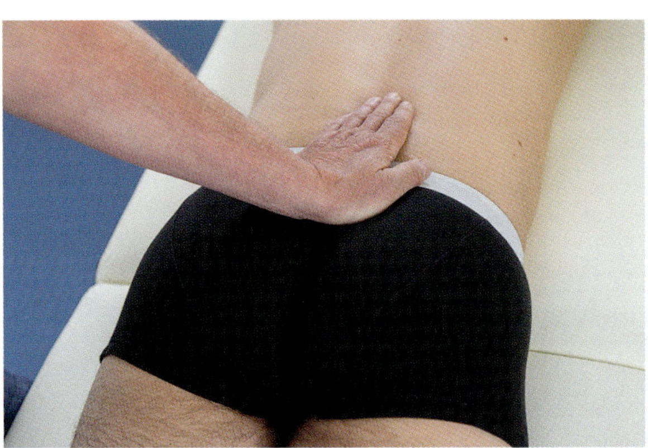

▶ **Abb. 3.295** Drei-Stufen-Test, Stufe 2: Fixierung des Iliosakralgelenks.

- Fixieren Sie dazu mit Ihrer flachen Hand die Hüftgelenkspfanne des Ihnen gegenüberliegenden Beins (▶ Abb. 3.294).
- Heben Sie das gestreckte Bein gleichzeitig am distalen Oberschenkel an, fassen Sie dazu mit einer Hand unter die Patella.
- Fragen Sie den Patienten währenddessen nach Schmerzen und achten Sie auf mögliche Bewegungseinschränkungen.

• **Stufe 2:** Prüfen Sie als Nächstes das **Iliosakralgelenk** (▶ Abb. 3.293**b**):
  - Fixieren Sie dazu mit Ihrer flachen Hand das Kreuzbein des Ihnen gegenüberliegenden Beins (▶ Abb. 3.295).
  - Heben Sie das gestreckte Bein gleichzeitig am distalen Oberschenkel an, fassen Sie dazu mit einer Hand unter die Patella.
  - Fragen Sie den Patienten währenddessen nach Schmerzen und achten Sie auf mögliche Bewegungseinschränkungen.
• **Stufe 3:** Prüfen Sie die **LWS** (▶ Abb. 3.293**c**):
  - Fixieren Sie dazu mit Ihrer flachen Hand oder der Faust die Wirbelsäule auf der Seite des zu untersuchenden Beins im Bereich Th 12/L 1 (▶ Abb. 3.296).

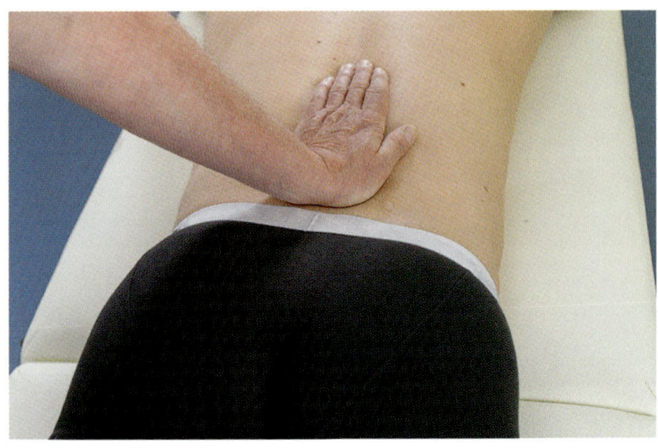

▶ **Abb. 3.296** Drei-Stufen-Test, Stufe 3: Fixierung der LWS.

  - Heben Sie das gestreckte Bein gleichzeitig am Kniegelenk an, fassen Sie dazu mit einer Hand unter den distalen Oberschenkel.
  - Fragen Sie den Patienten währenddessen nach Schmerzen.

Physiologischer Befund. Der Patient spürt keine Schmerzen.

Pathologischer Befund. Spürt der Patient Schmerzen im Hüft- oder Iliosakralgelenk oder in der Wirbelsäule auf der Seite des untersuchten Beins, gilt das jeweils als ein positives Mennell-Zeichen.

Auch hier gilt: Ein negatives Mennell-Zeichen lässt nicht sicher den Rückschluss zu, dass die getesteten Strukturen unbeschadet sind. Zur weiteren Abklärung sind ggf. bildgebende Verfahren notwendig.

3.12.6 Neutral-Null-Methode

Indikationen. pathologische Beweglichkeit oder Bewegungseinschränkung von Gelenken des Stützapparats

Die **Neutral-Null-Methode** (NNM) oder **Nulldurchgangsmethode** dient zur Einschätzung und standardisierten Dokumentation der Beweglichkeit der Gelenke des Stützapparats. Sie wird v. a. im Bereich der Orthopädie und Physiotherapie angewandt.

Ausgehend von der **neutralen Grundhaltung** des Patienten (▶ Abb. 3.297), messen Sie die maximale Bewegungsfreiheit jedes Gelenks. In der neutralen Grundhaltung steht der Patient aufrecht, seine Arme hängen entspannt nach unten, die Daumen sind nach vorn gerichtet und die Füße stehen parallel. Das bedeutet bei den meisten Menschen, dass die Ellenbogen und Kniegelenke nicht komplett gestreckt, sondern in der Regel ganz leicht gebeugt sind. Diese neutrale Grundhaltung wird als 0°-Stellung (Neutralstellung) der Gelenke bezeichnet und bildet die Ausgangslage für die Messung.

Die **Bewegungsfreiheit der Gelenke** wird mit einem Winkelmesser erfasst (▶ Abb. 3.298) und mit 3 Ziffern (Winkelangaben) dokumentiert:

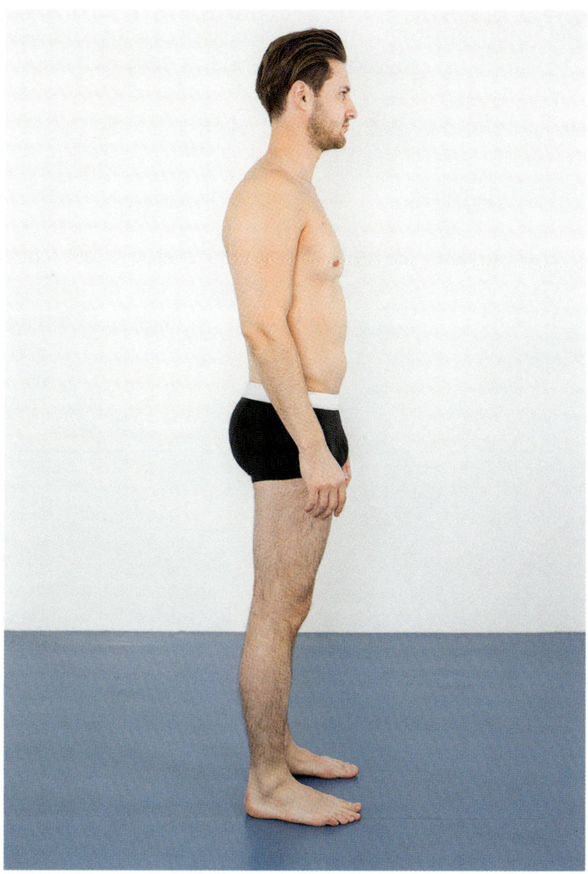

▶ **Abb. 3.297** Neutral-Null-Methode: neutrale Grundhaltung.

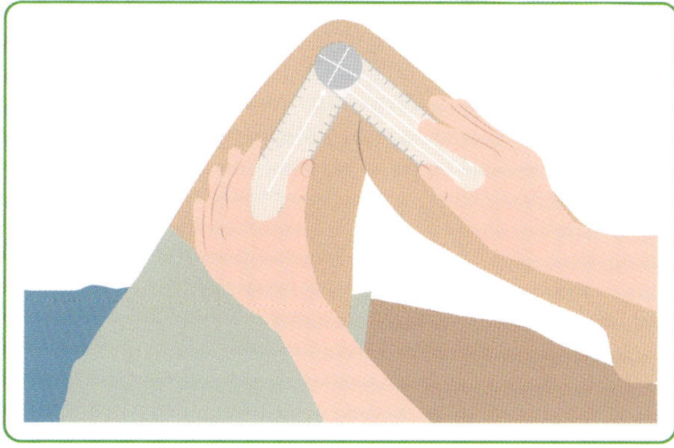

▶ **Abb. 3.298** Bestimmung mit dem Winkelmesser.

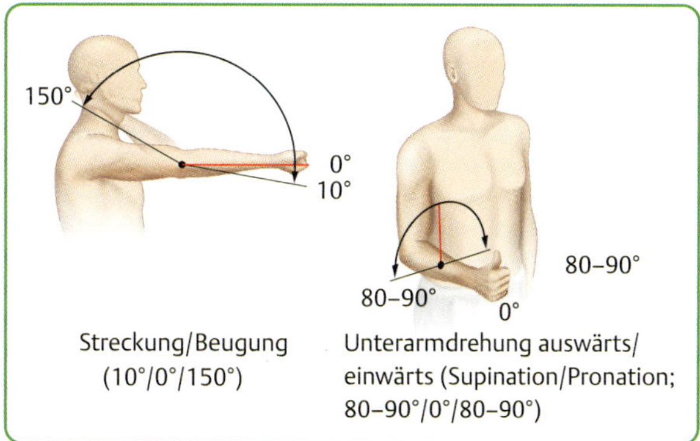

▶ **Abb. 3.299** Bewegungsumfang des Ellenbogengelenks. (Quelle: Füeßl H. Ellenbogengelenk. In: Füeßl H, Middeke M, Hrsg. Duale Reihe Anamnese und Klinische Untersuchung. 6., aktualisierte Auflage. Stuttgart: Thieme; 2018. doi:10.1055/b-006-149437)

- Die 1. Ziffer (Winkelangabe) beschreibt die Bewegung in die körperferne Richtung: je nach Gelenk in die Streckung (Extension), Auswärtsbewegung (Abduktion) oder Auswärtsdrehung (Außenrotation, Supination) usw.
- Die 2. Ziffer (Winkelangabe) beschreibt die Neutralstellung.
- Die 3. Ziffer (Winkelangabe) beschreibt die Auslenkung in die körpernahe Richtung: Beugung (Flexion), Einwärtsbewegung (Adduktion) oder Einwärtsdrehung (Innenrotation, Pronation).

Beispiele:

- Der physiologische Bewegungsumfang des Ellenbogengelenks beträgt in der Streckung (Extension) ca. 10° und in der Beugung (Flexion) ca. 150°. Diese Bewegungsfreiheit wird dokumentiert als 10–0-150 (▶ **Abb. 3.299**). Das Gradzeichen wird in der Regel nicht angeführt.
- Ist beispielsweise die Extension um 10° eingeschränkt, wird dies als 0–0-150 dokumentiert.
- Ist beispielsweise das Gelenk so verändert, dass die Grundhaltung um 15° in Richtung der Flexion verschoben ist, wird dies als 0–15–150 dokumentiert.

Bei dreidimensional beweglichen Gelenken wird für jede Achse ein gesonderter Datensatz angegeben. Für das Hüftgelenk lauten die Normalwerte in der Normal-Null-Methode beispielsweise:

- Streckung/Beugung: 10–0-120
- Abspreizen/Anführen: 45–0-30
- Außendrehung/Innendrehung: 50–0-40

Durchführung:

- Bitten Sie den Patienten, die Grundhaltung einzunehmen.
- Fordern Sie ihn anschließend auf, das zu untersuchende Gelenk zunächst in die für ihn machbare maximale Streckung (Extension), Auswärtsbewegung (Abduktion) oder Auswärtsdrehung (Außenrotation, Supination) usw. zu bringen.
- Messen Sie den Winkel mithilfe eines Winkelmessers und dokumentieren Sie die Bewegungsfreiheit.

- Fordern Sie ihn dann auf, das zu untersuchende Gelenk in die für ihn durchführbare Beugung (Flexion), Einwärtsbewegung (Adduktion) oder Einwärtsdrehung (Innenrotation, Pronation) zu bringen.
- Messen Sie den Winkel mithilfe eines Winkelmessers und dokumentieren Sie die Bewegungsfreiheit.
- Fragen Sie dabei nach Schmerzen und dokumentieren Sie ggf., welche Bewegungen schmerzhaft oder schmerzfrei zu leisten sind. Dokumentieren Sie dies bei Bedarf.

Zur Dokumentation und als Hilfestellung können Sie Dokumentationskarten einsetzen (▸ **Abb. 3.300**).

Physiologischer Befund. Der Patient kann alle Gelenke komplett und frei bewegen. Er erreicht die standardisierten Normalwerte.

Pathologischer Befund. Einer oder mehrere oder alle 3 Werte sind erhöht oder erniedrigt – das betreffende Gelenk ist zu wenig oder über das normale Maß hinaus beweglich.

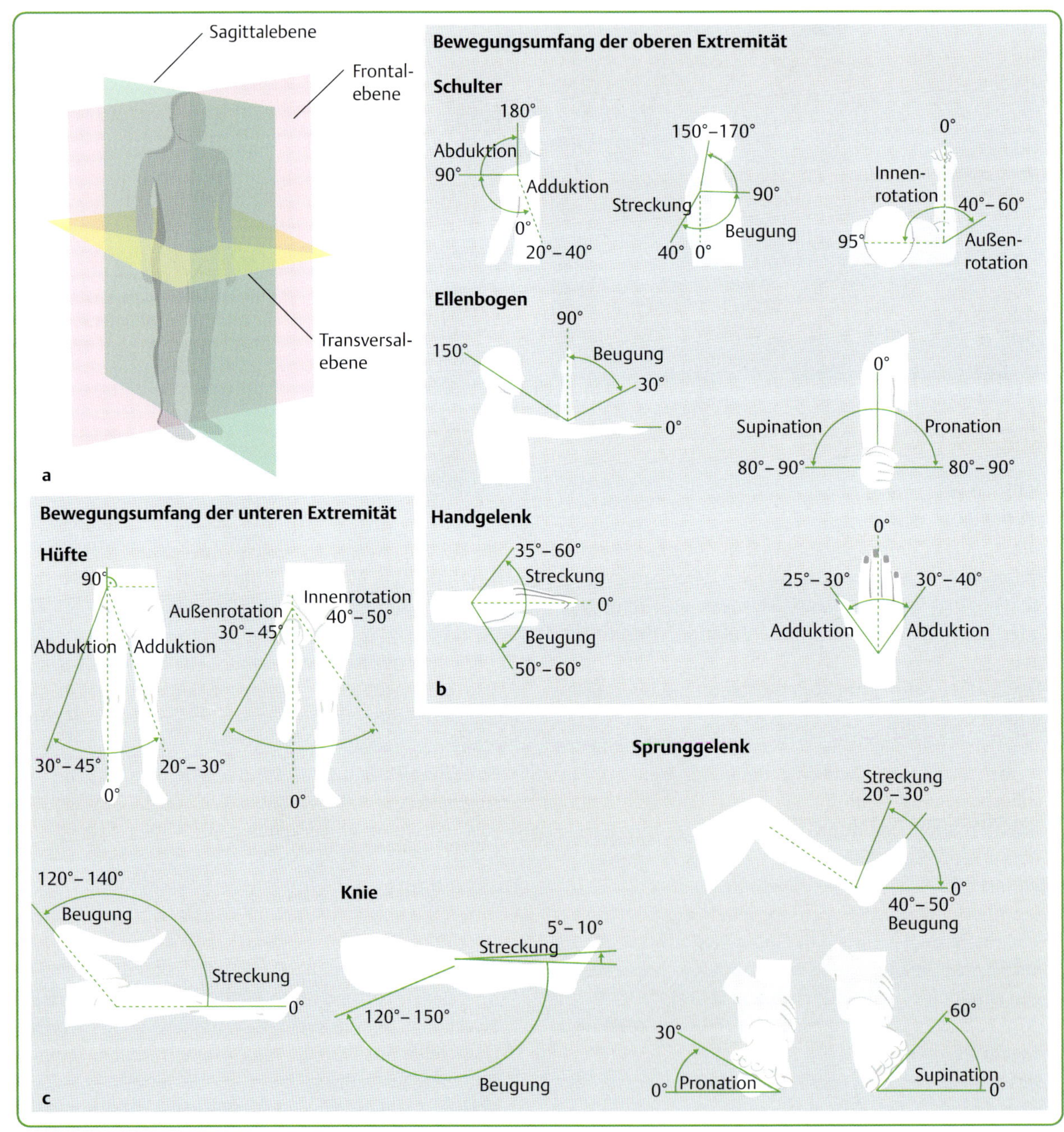

▸ **Abb. 3.300** Dokumentationskarten. (Quelle: Begutachtung. In: I care Krankheitslehre. 1. Auflage. Stuttgart: Thieme; 2015. doi:10.1055/b-003-125802)

Bewertung. Mögliche Hintergründe sind u. a. Frakturen, degenerative Gelenkveränderungen (Arthrose), entzündliche Gelenkveränderungen (Arthritis), Bewegungsbehinderungen bei muskulären oder neurologischen Störungen, Abrisse und andere Läsionen von Bändern und Sehnen, z. B. nach Traumen.

3.13 Untersuchung der Schilddrüse

3.13.1 Indikationen und Leitsymptome

Indikationen. Vorliegen der Leitsymptome und der Risikofaktoren (s. Anamnese)

Der V. a. Erkrankungen der Schilddrüse lässt sich aufgrund der zahlreichen Symptome und durch Untersuchungsbefunde in der Praxis häufig auch ohne bildgebende Verfahren erhärten. Die Diagnosesicherung erfolgt über Laborbefunde und bildgebende Verfahren (v. a. Sonografie, Szintigrafie).

Leitsymptome. Müdigkeit/Unruhe, Obstipation/Durchfall, Frieren/Schwitzen, Kälte-/Wärmeintoleranz, Gewichtszu-/abnahme

Anamnese. Risikoanamnese (z. B. Jodmangel, Strahlenexposition)

Untersuchungen, Tests und Funktionsprüfungen

Inspektion. Myxödem, feinschlägiger Fingerspitzentremor, strohige Haare, Haarausfall, Struma

Auskultation. Schwirren

Perkussion. keine

Palpation:
- Thyreoidea: Größe, Konsistenz, Knoten, Schluckverschieblichkeit
- Entzündungszeichen; Brady-/Tachykardie

Tests. Messung der Körpertemperatur, Blutdruck-/Pulsmessung

Weiterführende Untersuchungen

Labor:
- Thyreoidea-stimulierendes Hormon (TSH), freies Tri-/Tetrajodthyronin (fT 3/fT 4)
- Thyreoglobulin-Antikörper (TAK), Rezeptorantikörper des Thyreoidea-stimulierenden Hormons (TRAK), Anti-Thyreoperoxidase (Anti-TPO)

Klassischer Untersuchungsgang	
Indikation spezifische Symptome • Unruhe, feinschlägiger Fingerspitzentremor, Herzrasen • Durchfall • Schwitzen, Wärmeintoleranz	**meist obligatorische Untersuchung** **Inspektion/Anamnese:** • Gewichtsabnahme • strohige Haare, Haarausfall • Schwitzen, Wärmeintoleranz • Struma • evtl. prätibiales Myxödem **Labor:** • TSH, fT3/ft4 • TRAK, Anti-TPO
nach Befundlage weitere körperliche Untersuchungen	**Palpation:** • Thyreoidea: Konsistenz, Knoten, Schluckverschieblichkeit, Entzündungszeichen • regionäre Lymphknoten • Ödemdifferenzierung **Auskultation:** • Schwirren • Blutdruckmessung/Pulsmessung
nach Befundlage Erhärtung/Bestätigung durch bildgebende Verfahren	**bildgebende Verfahren:** • Sonografie • Szintigrafie • ggf. CT

▶ **Abb. 3.301** Klassischer Untersuchungsgang bei V. a. Schilddrüsenüberfunktion.

Klassischer Untersuchungsgang	
Indikation **spezifische Symptome** • Antriebsverlust, Müdigkeit, Vigilanzstörung	**meist obligatorische Untersuchung** **Inspektion/Anamnese:** • Gewichtszunahme • strohige Haare, Haarausfall • Frieren, Kälteintoleranz • Struma • generalisiertes Myxödem **Labor:** • TSH, fT3/ft4 • TRAK, Anti-TPO
nach Befundlage **weitere körperliche Untersuchungen**	**Palpation:** • Thyreoidea: Konsistenz, Knoten, Schluckverschieblichkeit, Entzündungszeichen • regionäre Lymphknoten • Ödemdifferenzierung • Blutdruckmessung/Pulsmessung
nach Befundlage **Erhärtung/Bestätigung durch bildgebende Verfahren**	**bildgebende Verfahren:** • Sonografie • Szintigrafie • ggf. CT

▶ **Abb. 3.302** Klassischer Untersuchungsgang bei V. a. Schilddrüsenunterfunktion.

Notfälle Schilddrüse		
thyreotoxische Krise	• Hyperthyreose-Zeichen • Tachykardie • Bluthochdruck mit großer Amplitude • Fieber • Durchfall und Erbrechen • Schlaflosigkeit, Erregung, übergehend in Somnolenz	• Gabe von Thyreostatika, ggf. Lithium, Elektrolyte durch den Arzt • ggf. OP
hypothyreotes Koma (Myxödemkoma)	• Hypothyreose-Zeichen • Hypothermie • Hypoventilation • Hypotonie • Bradykardie	• Gabe von Thyroxin, Kortison, ggf. Digitalis durch den Arzt

▶ **Abb. 3.303** Notfälle Schilddrüse.

Bildgebende Verfahren:
- Sonografie
- Szintigrafie
- ggf. CT

▶ Abb. 3.301, ▶ Abb. 3.302, ▶ Abb. 3.303

3.13.2 Inspektion, Palpation und Auskultation der Schilddrüse

Indikationen. V. a. Struma, Hyperthyreose, Hypothyreose und Thyreoiditis

Bei der Untersuchung der Schilddrüse (▶ **Video 3.36**) kommen die Inspektion, besonders aber die Palpation und nachrangig auch die Auskultation zum Tragen.

Der Untersuchung geht immer eine sorgfältige Anamnese voraus.

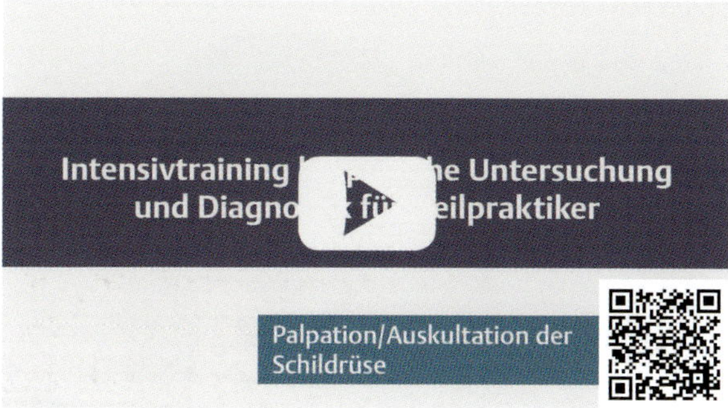

▶ **Video 3.36** Palpation und Auskultation der Schilddrüse. (Quelle: teamWerk, Stuttgart)

Inspektion der Schilddrüse

Durchführung:

- Der Patient sitzt während der Untersuchung auf einem Hocker oder einer Liege, der Hals ist entkleidet, Schmuck hat er abgelegt.
- Für die Inspektion der Schilddrüse können Sie sich vor den Patienten stellen.
- Betrachten Sie als Erstes den Bereich um die Schilddrüse (▶ **Abb. 3.304**). Normalerweise ist das Organ von außen **nicht** zu sehen, es sei denn, es liegt eine Struma III. Grads vor.
- Bitten Sie den Patienten, den Kopf leicht zu reklinieren, also nach hinten zu überstrecken – zunächst gerade zum Nacken hin, anschließend jeweils nach links und rechts (▶ **Abb. 3.305**). Eine evtl. vorhandene Schilddrüsenvergrößerung können Sie dann besser erkennen.
- Achten Sie auch auf Entzündungszeichen, einen evtl. auch nur einseitigen Halsvenenstau, auf eine Narbe durch Schilddrüsenoperation oder äußerlich sichtbare Knoten.

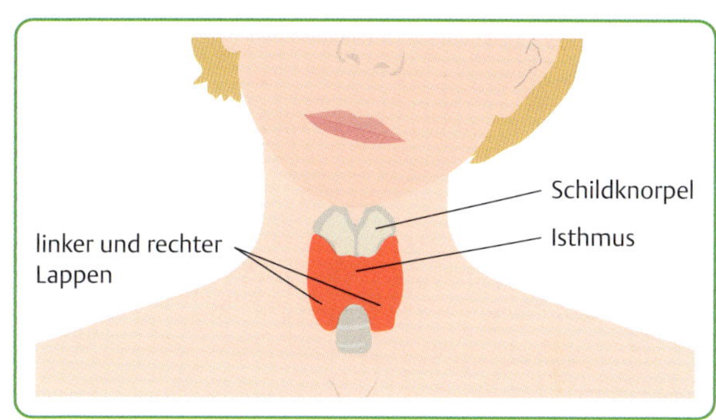

▶ **Abb. 3.304** Lage und Aufbau der Schilddrüse.

Physiologischer Befund. Die Schilddrüse ist nicht zu sehen.

Pathologischer Befund:

- Die Schilddrüse ist bei rekliniertem Hals zu erkennen (Struma Grad II).
- Die Schilddrüse ist auch ohne Reklination des Kopfes sichtbar (Struma Grad III).

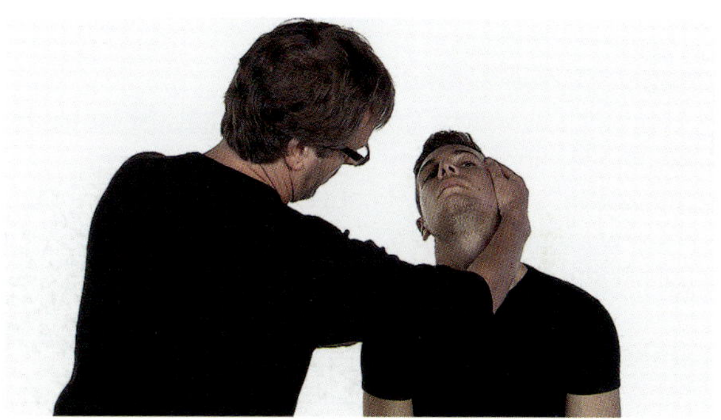

▶ **Abb. 3.305** Inspektion der Schilddrüse bei rekliniertem Kopf. (Quelle: teamWerk, Stuttgart)

Palpation der Schilddrüse

Durchführung:

- Palpieren Sie die Schilddrüse am besten von dorsal. Stellen Sie sich dazu hinter den Patienten.
- Legen Sie beide Hände locker so um seinen Hals, dass Ihre Fingerspitzen über den Schilddrüsenlappen liegen (▶ **Abb. 3.307**). Als Orientierung zum Auffinden der Schilddrüse kann Ihnen der Schildknorpel dienen. Seine typische Form ist meistens gut zu tasten (▶ **Abb. 3.306**).
- Versuchen Sie mit leicht kreisenden Bewegungen das Organ zu tasten. Physiologisch ist das weiche Gewebe der Schilddrüse häufig nicht oder nur sehr schwer palpabel.
- Zur Erleichterung der Palpation lassen Sie den Patienten den Kopf leicht nach vorn und zur Seite neigen und schieben Sie den Kehlkopf bzw. die Trachea in Richtung der gebeugten Seite (▶ **Abb. 3.308**). Palpieren Sie dann mit der anderen Hand das Gewebe. Wiederholen Sie dies auf der anderen Seite (▶ **Abb. 3.309**).
- Versuchen Sie danach, den Isthmus zu palpieren. Achten Sie auf Gewebeveränderungen wie Knoten oder Struma, auf Druckdolenzen oder eine Überwärmung als Zeichen für Entzündungen.
- Prüfen Sie dann die Schluckverschieblichkeit der Schilddrüse: Fordern Sie den Patienten zum Schlucken auf. Bieten Sie ihm dazu evtl. ein Glas Wasser an. Eine

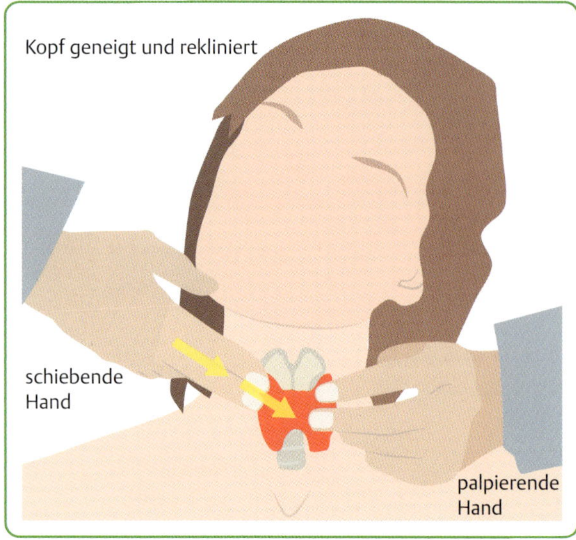

► **Abb. 3.306** Palpation der Schilddrüse: Schema.

fehlende Verschieblichkeit des gesamten Organs oder von Schilddrüsenknoten ist ein Hinweis auf Verwachsungen mit der Umgebung und somit auf möglicherweise bösartige Gewebeveränderungen.

- Palpieren Sie anschließend auch die übrigen Halsweichteile. Schmerzlos vergrößerte zervikale Lymphknoten können ein Hinweis sein auf ein Malignom, druckdolente Knoten auf eine Thyreoiditis.

Physiologischer Befund:

- Hinweis: Das weiche Gewebe der Schilddrüse ist häufig nicht oder nur sehr schwer palpabel.
- Es lassen sich keine knotigen Veränderungen oder Überwärmungen tasten.
- Die Schilddrüse ist schluckverschieblich.

Pathologischer Befund:

- Die Schilddrüse lässt sich als vergrößert tasten (Struma).
- Es sind Knoten palpabel.
- Eine Überwärmung ist palpabel.
- Beim Schlucken zeigt sich die Schilddrüse schluckunverschieblich.

Bewertung:

- Eine Struma an sich lässt noch keine Aussage über die Stoffwechsellage der Schilddrüse zu. Die Vergrößerung kann kompensatorisch bei einem Jodmangel auftreten (euthyreote Struma) oder auf einer Entzündung bzw. einem Adenom basieren (hypo- oder hyperthreote Struma).
- Knoten sind tumorverdächtig, können aber auch in Folge langjähriger Entzündungen sein. Sie sind unbedingt abklärungsbedürftig.
- Bei einer Überwärmung sollte an eine Thyreoiditis gedacht werden.

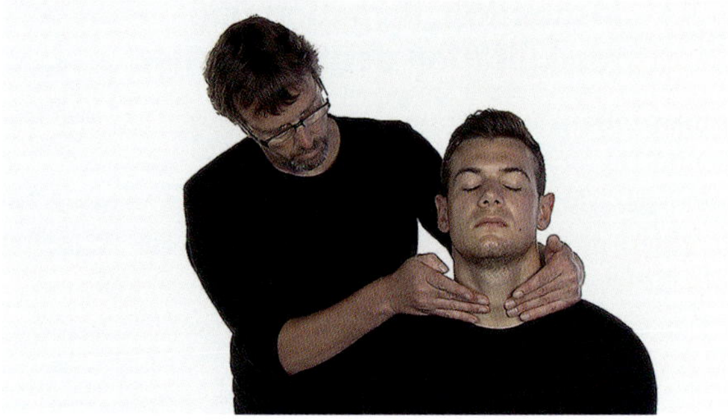

► **Abb. 3.307** Palpation der Schilddrüse. (Quelle: teamWerk, Stuttgart)

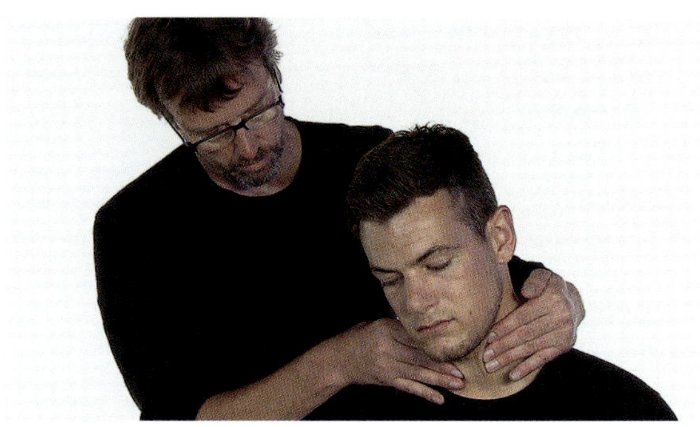

► **Abb. 3.308** Palpation des rechten Schilddrüsenlappens. (Quelle: teamWerk, Stuttgart)

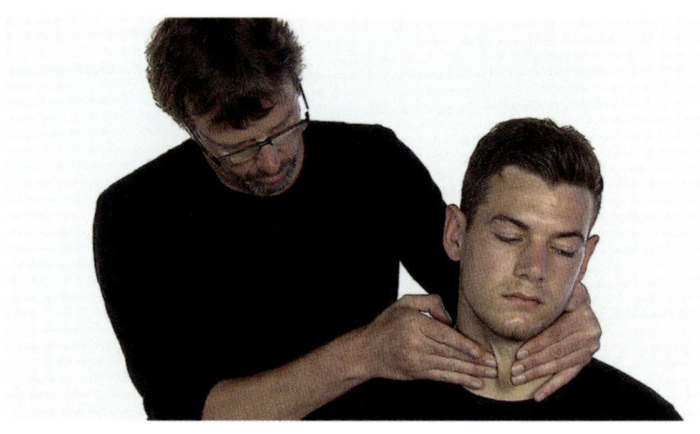

► **Abb. 3.309** Palpation des linken Schilddrüsenlappens. (Quelle: teamWerk, Stuttgart)

- Eine Schluckunverschieblichkeit entsteht durch Verwachsungen mit der Umgebung und ist tumorverdächtig.

Auskultation der Schilddrüse

Insbesondere bei V. a. eine gesteigerte Stoffwechselfunktion des Organs sollten Sie die Schilddrüse außerdem auskultieren.

Durchführung: Für die Auskultation setzen Sie Ihr Stethoskop direkt auf jeweils einen Lappen des Organs auf (► **Abb. 3.310**).

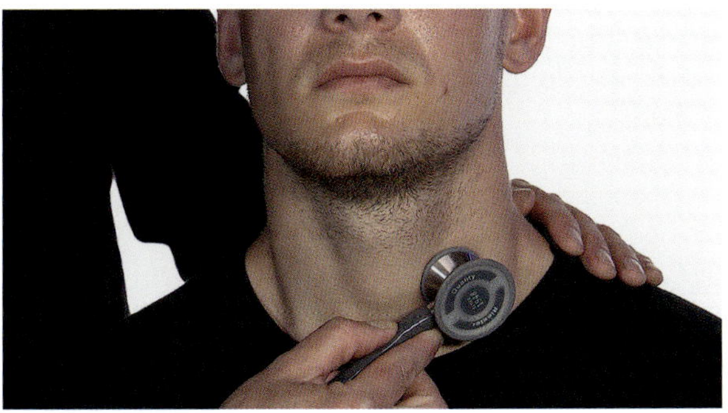

▶ **Abb. 3.310** Auskultation der Schilddrüse. (Quelle: teamWerk, Stuttgart)

Physiologischer Befund. Strömungsgeräusche sind nicht hörbar.

Pathologischer Befund. Eine verstärkte Durchblutung der Schilddrüse, z. B. bei einer ausgeprägten Überfunktion oder bei einer Entzündung, ist als Schwirren oder permanentes Rauschen der Gefäße (Strömungsgeräusch) hörbar.

3.14 Untersuchung der Haut

Die Untersuchung der Haut und der Hautanhangsgebilde (Nägel, Haare) unterscheidet sich grundlegend von der Diagnostik in den bislang betrachteten Bereichen. Techniken wie die Auskultation und die Perkussion kommen hier praktisch nicht zum Tragen. Effektive und zielführende Funktionsprüfungen und Testverfahren gibt es keine. Diagnosen erfolgen fast ausschließlich über die Inspektion und Anamnese.

3.14.1 Allgemeine Aspekte bei der Anamnese von Hauterkrankungen bzw. -erscheinungen

Es gibt eine Reihe von **Risikofaktoren** für Hauterkrankungen bzw. -erscheinungen, die anamnestisch zu erfassen sind:

- familiäre Dispositionen: z. B. atopische Konstitution, Psoriasis, Hauttumoren in der Familie, Neigung zur Fehlbildungen der Gefäße
- Lebensphasen hormoneller Umstellung (Säugling, Pubertät, Schwangerschaft, Menopause)
- gestörte Melaninbildung durch Vorerkrankungen:
  - erniedrigt bei Diabetes mellitus, Überfunktion der Nebenschilddrüsen; Lupus erythematodes; perniziöser Anämie; Schwangerschaft
  - erhöht durch Ovulationshemmer und diverse Kosmetika
- Reizungen der Haut durch Toxine, Noxen (Farben, Gase, Alkohol-, Tabakabusus etc.), Allergene (z. B. synthetische Kleidung, Kosmetika, Berufsnoxen, Windeln), physikalische, v. a. thermische Belastung (Sonnenbrand, Verbrennungen, Kälte, Strahlen; Licht), chemische Belastung (Laugen, Säuren etc.), Bakterien (z. B. Streptokokken), Medikamente (z. B. Glukokortikoide, Antiepileptika, NSAR, Lithium, β-Blocker)
- Stress, Bettlägerigkeit
- sehr häufiges Waschen bzw. mangelnde Hygiene
- Kontakt mit Risikogruppen (z. B. Arbeit im Kindergarten)

Ein wichtiger Aspekt ist, dass wohl die meisten Hauterscheinungen, mit denen Patienten in der Praxis vorstellig werden, keine primären dermatologischen Krankheiten widerspiegeln. Vielmehr finden wir häufiger

- äußerliche Erscheinungen einer **systemischen/inneren Erkrankung**, z. B. bei allen Exanthemen, bei hämorrhagischen Diathesen, systemischem Lupus erythematodes, HIV, Mitralstenose, venöser Insuffizienz oder Leukämien, Überreaktionen des Immunsystems, um nur einige, aber sehr verschiedene Prozesse zu nennen, sowie
- **Sekundäreffloreszenzen**, d. h. ein Bild, das nicht mehr die primäre Erscheinung zeigt, sondern bereits z. B. durch Kratzen, Auftragen von Cremes oder den Beginn eines Abheilungsprozesses verändert ist (Kap. 3.14.2).

In nur seltenen Fällen ist eine Erkrankung bereits allein durch das äußere Bild zweifelsfrei festzustellen.

Unter Umständen schildert der Patient auch eine flüchtige, bereits vergangene Hauterscheinung. Dies kann z. B. bei bestimmten Urtikariaformen oder beim Erythema migrans der Fall sein. Eine gute Anamnese ist in fast allen Fällen von größter Bedeutung.

Wir stellen nachfolgende wichtige Befundaspekte (teilweise mit Beispielen) vor.

3.14.2 Befundaspekte beim Vorliegen von Effloreszenzen

Eine Hauterscheinung darf nicht nur nach dem äußeren Bild beurteilt werden. Hinterfragen Sie weitere Aspekte oder prüfen Sie diese, wenn dies möglich ist (z. B. durch Palpation). Tragen Sie bei der Palpation zum Schutz vor einer Infektion Einmalhandschuhe. Benutzen Sie zur Untersuchung ggf. einen Glas- und einen Holzspatel sowie ggf. eine Lampe und eine Lupe (am besten ein Dermatoskop).

Inspizieren Sie die Effloreszenz v. a. in Bezug auf folgende Charakteristika:

- Färbung
- Abgrenzung (scharf oder diffus, symmetrisch oder unregelmäßig, mit oder ohne Hofbildung)
- Gefäßzeichnungen
- ggf. die Füllung von Bläschen (klar oder trub/pustulos)

Prüfen Sie die Konsistenz (hart, weich, gummiartig, unregelmäßig), die Eindrückbarkeit und die Verschieblichkeit, Überwärmung oder Kälte, Kontakt- und Druckschmerzhaftigkeit, Empfindungslosigkeit, Nässen oder Austritt von Eiter oder Blut bei Druck. Beachten Sie auch mögliche Schwellungen, Ödeme, vergrößerte, aber druckschmerzlose oder druckdolente Lymphknoten sowie erythematöse, druckschmerzhafte Lymphbahnen und Kratzeffloreszenzen im Umfeld der Hauterscheinung. Fragen Sie den Patienten nach diesen genannten Aspekten sowie nach Juckreiz, Schmerz und Parästhesien.

Primär- oder Sekundäreffloreszenz?

Wenn ein Patient eine Hauterscheinung präsentiert, muss man zwischen Primär- und Sekundäreffloreszenzen unterscheiden.

Insbesondere bei entzündlichen, schmerzenden oder juckenden Hauterscheinungen fällt es vielen Betroffenen schwer, die „Stelle in Ruhe zu lassen". Durch das Auftragen von Salben, Cremes o. Ä. kann sich z. B. eine Wunde farblich verändern, nässen oder Krusten bilden. Durch Kratzen können Blasen abgetragen oder bakteriell kontaminiert und dann zu Pusteln werden. Superinfektionen auf einer nicht mehr intakten Haut lassen möglicherweise die Primäreffloreszenz in den Hintergrund treten.

Bei langwierigen Prozessen kann es zu Ablagerungen, zur Fibrosierung, zu sekundären Keratosen und zu Pigmentveränderungen kommen. Einblutungen verändern ihre Farbe und sind letztlich eine flüchtige Hauterscheinung.

Einige Exantheme verändern sich typischerweise, z. B. wandert das Erythema migrans beim Vorliegen einer Borreliose, entwickelt sich das Windpockenexanthem oder die Borkenflechte vom Fleck über die Blase zur Kruste, konfluiert das Masernexanthem.

Sie müssen also die Entwicklung dessen, was Ihnen gezeigt wird, genau hinterfragen: In welcher Zeit hat sich die Hauterscheinung wie und ggf. unter welchem Einfluss verändert?

Isolierte Erscheinung oder typische Verteilung?

Bei einigen Hauterscheinungen kann man anhand der Verteilung über den Körper auf die Ursache schließen. Man findet Effloreszenzen

- isoliert, lokalisiert, regionär (z. B. bei Kontaktekzemen, Hauttumoren ohne Streuung, Erysipel, Ulcus durum),
- segmental ausgebreitet (z. B. beim Herpes zoster oder Gefäßentzündungen),
- disseminiert (über den ganzen Körper oder bestimmte Körperregionen gestreut; z. B. bei Exanthemen von Kindererkrankungen, Erythema nodosum),
- generalisiert (über den ganzen Körper ausgebreitet; z. B. bei Blutungsneigung oder Arzneimittelexanthemen),
- flächenhaft (z. B. bei Kontaktekzemen, von Sonnenlicht abhängigen Effloreszenzen).

Systematische Lokalisation

Gelegentlich können Sie aufgrund der Lokalisierung einer Effloreszenz auf den Auslöser schließen:

Kontakt- und Druckstellen. Einige Hauterscheinungen entstehen an Stellen, die den Kontakt mit einem Auslöser nahelegen. So sind besonders Hände, Arme und Gesicht häufiger von Kontaktekzemen betroffen, weil diese Bereiche eher mit Allergenen in Kontakt kommen. Ähnliches gilt für Stellen, wo Kleidung enger oder fester anliegt (z. B. Gürtel, Gummihalterungen) und allergische Reaktionen oder eine Druckurtikaria auslösen kann. Hier kommen auch Läsionen durch langes Liegen (Dekubitus) oder falsche Kleidung (z. B. zu enge Schuhe) in Betracht.

Eintrittspforten. Unbekleidete Haut oder Stellen (z. B. Bauchbereich zwischen Hose und Pullover) bilden mögliche Eintrittspforten für Bakterien oder Parasiten (z. B. Skabies, Flöhe).

Physikalische, mechanische oder chemische Einwirkungen. Bei einigen Hauterscheinungen muss eine Abhängigkeit von Sonnenlicht bedacht werden (z. B. bei Allergien vom Spättyp, Lupus erythematodes, Hauttumoren). Kälte oder Hitze können Gefäßveränderungen in der Haut bedingen (z. B. Spider naevi, Rhinophym, Morbus Raynaud). Mechanische Dauerbelastung (z. B. Knie bei Fließenlegern) können Hautveränderungen provozieren.

Körpermilieu. Einige Erkrankungen entstehen bevorzugt in bestimmten Milieus – beispielsweise in tendenziell warmen und feuchten Regionen wie dem Genital- und Anusbereich oder an schwitzenden Füße (z. B. Mykosen, Parasiten, Windeldermatosen).

Zeitlicher Aspekt

Akutes Auftreten. Bei akuten Hautveränderungen kommen Exantheme (z. B. bei Kinderkrankheiten oder Arzneimittelallergien), Kontaktekzeme und Infektionen (z. B. Erysipel, Impetigo contagiosa, Mykosen) oder Befall (z. B. Skabies, Flöhe, Läuse) in Betracht.

Chronisches Auftreten. Hier ist v. a. an chronische oder schubweise auftretende primäre Hauterkrankungen (z. B. Psoriasis, Neurodermitis), chronische Belastungen (z. B. durch Chemikalien wie Reinigungsmittel), progrediente

Erkrankungen (z. B. Leukämie mit Hautinfiltrationen) und Hauttumoren zu denken.

Rezidivierendes Auftreten. Schubweise auftretende oder unregelmäßig wiederkehrende Effloreszenzen treten auf bei Psoriasis, Neurodermitis, Allergiebereitschaft und Infektanfälligkeit (Mykosen, Herpes simplex und Zoster).

Cave
Bei Mykosen und Herpes ist immer eine zugrunde liegende Immunschwäche (z. B. bei Leukämien, Diabetes mellitus, Hyperkortisolismus, Tuberkulose oder Malignomen) abzuklären!

Patiententypus

Bedenken Sie, dass bestimmte Hauterscheinungen häufiger (aber nicht ausschließlich) bei bestimmten Patientengruppen auftreten:

- **Kinder und Jugendliche:** Infektionen wie Masern, (Ringel-)Röteln, Scharlach (IfSG beachten!), Windpocken, Dreitagefieber, Impetigo contagiosa, Skabies, Läuse, Mykosen; andere: Neurodermitis, Akne
- **Frauen:** Effloreszenzen bei rheumatischen Erkrankungen (Lupus erythematodes, Sklerodermie, Polyarthritis etc.), endokrin bedingte Hautveränderungen (z. B. Pigmentstörungen, Myxödem, Striae, Akne)
- **alte Menschen:** z. B. Tumoren, Pigmentflecken, Purpura senilis, Mykosen, Furunkulose, leukämisches Infiltrat
- **Atopiker:** z. B. Neurodermitis, Urtikaria, Psoriasis und Allergien/Kontaktekzeme

Allgemeine Begleitsymptome

Nur bei wenigen primären Hauterkrankungen liegen allgemeine Begleitsymptome wie Einschränkungen des Allgemeinzustands und Fieber vor. Bei einem Erysipel tritt jedoch typischerweise rasch hohes Fieber auf; die Patienten fühlen sich schnell stark beeinträchtigt. Zudem befundet man zumeist eine zeitnahe Beteiligung des Lymphsystems mit Lymphödem und Lymphangitis. Maligne Hauttumoren können mit einer B-Symptomatik einhergehen.

Häufiger ist eine Hauteffloreszenz das äußere Erscheinungsbild einer inneren oder systemischen Erkrankung. Dies ist besonders bei den sog. „Kinderkrankheiten" (Masern, [Ringel-]Röteln, Scharlach, Windpocken, Dreitagefieber) der Fall. Fragen Sie also immer auch nach weiteren Symptomen wie Fieber, Schmerzen (z. B. Gelenkschmerzen, die bei rheumatischem Fieber ein Erythema anulare begleiten können), Auffälligkeiten beim Wasser- und Stuhllassen etc.

Hauteffloreszenzen

Zur exakten Dokumentation und zur Bewertung vorliegender Befunde müssen Sie Hauteffloreszenzen nach Möglichkeit korrekt benennen und Bezeichnungen genau einordnen können. Vor diesem Hintergrund stellen wir kurz die wichtigsten Hauterscheinungen vor (▶ **Tab. 3.14**):

Makula (Macula/Fleck). Als Makula oder Fleck wird eine umschriebene Veränderung der Hautfarbe bezeichnet. In der Regel liegt eine Änderung der Pigmentierung oder der Durchblutung bzw. eine Einblutung vor. Die Effloreszenz ist an sich nicht erhaben. Die Hintergründe sind zahlreich.

Papel (Papula). Papeln oder Knötchen sind erhabene, klar umschriebene und bis zu 0,5 cm große Verdickungen der Haut. Ihre Substanz ist durch Ablagerungen oder die Zunahme von Zellen solide. Wenn Papeln herdförmig konfluieren, wird das entstehende Bild auch als Plaques bezeichnet. Abhängig von der Lokalisation innerhalb der Hautschichten können epidermale, kutane oder vermischte Papeln differenziert werden. Bei entzündlichen Veränderungen (z. B. durch Manipulation) können sich blasige Veränderungen (Pusteln) als Sekundäreffloreszenz entwickeln. Auslöser sind z. B. Hauttumoren, Warzen, Insektenstiche, seltener Einzeller, Parasiten, sekundäre Syphilis oder allergische Reaktionen.

Nodus/Knoten. Ein Nodus bezeichnet eine größere Papel, also eher unspezifisch eine umschriebene knotige Effloreszenz in der Haut, häufig eine Infiltration mit dichter Substanz. Der Nodulus ist ein kleiner Knoten mit einem Durchmesser von 0,5–1 cm. Eine klare Abgrenzung des Nodulus und der Papel voneinander ist nicht möglich. Beispiele sind das noduläre Basaliom und das Erythema nodosum.

Blase (Bläschen/Bullae/Vesikel). Vesiculae sind Bläschen. Sie bilden einen Hohlraum in der Haut und sind oft sichtbar mit Flüssigkeit gefüllt. Auslöser sind z. B. Windpocken, Herpes, Impetigo contagiosa, allergische Reaktionen, Verbrennungen, arterielle Minderperfusion etc. **Bullae** sind Blasen, die über die Größe des Vesikels hinausragen (> 0,5 cm). Auslöser sind z. B. Verbrennungen, bullöse Impetigo contagiosa, mechanische Reizung.

Pustel (Pustula). Als Pustula bezeichnet man eine oberflächliche Eiteransammlung in der Haut. Der gefüllte Hohlraum ist oft gut zu erkennen, der Inhalt keimfrei oder infektiös. Häufig sind Pusteln angesiedelt an den Ausführungsgängen der Hautdrüsen und Follikelöffnungen. Auslöser sind z. B. Akne, akneforme Erkrankungen, Herpes, Milzbrand, Follikulitis.

Quaddel. Quaddeln sind umschriebene, einzeln stehende oder multiple ödematöse Hauterhebungen. Meistens juckt die Effloreszenz und zeigt eine hellrote, bei ausgeprägter Schwellung auch weiße Farbe. Hintergrund der Entstehung ist die erhöhte Wandpermeabilität der Blutgefäße in der Haut, die durch Mediatoren (v. a. Histamin) ausgelöst wird. Die Folge ist eine Wassereinlagerung in der Lederhaut. Die Erscheinung ist normalerweise flüchtig, die rote Färbung (Makula) kann auch nach dem Abschwellen und dem Verschwinden des Pruritus länger Bestand haben. Auslöser sind z. B. Nesselsucht (Urtikaria, sehr typisch), Überempfindlichkeitsreaktionen, Kontaktallergien (z. B. Pflanzenkontakt).

Zyste. Zysten sind per definitionem zunächst durch Epithelgewebe abgeschlossene Hohlräume, die in der Regel mit flüssigem Inhalt (Gewebewasser, Blut, Eiter) gefüllt sind. Pseudozysten sind lediglich bindegewebig eingeschlossen. Als Hautzysten kommen Talgdrüsen-, Follikel- oder Epithelzysten vor. Auch das Atherom („Grützbeutel") gehört in diese Gruppe.

Naevus/Nävus. Der Begriff „Nävus" ist unspezifisch. Er ist eine eher allgemeine Bezeichnung für eine umschriebene, gutartige Fehlbildung der Haut oder Schleimhaut. Er wird gleichwohl im medizinischen Alltag häufig benutzt und gilt landläufig oft als Synonym für ein „Muttermal", das angeboren ist oder auch erst im späteren Lebensverlauf erscheint (Naevus tardus). Der Nävus beschreibt eine vermehrte, verminderte oder ungleichmäßig vorkommende Zell- oder Gewebeansammlung. Damit definiert der Begriff an sich noch nicht die Entstehung und genaue Formgebung der Effloreszenz. Hierzu bedient man sich zahlreicher Zusätze zum Begriff (z. B. Naevus flammeus, Naevus pigmentosus et papillomatosus, Pigmentnävus, Spider naevi).

Schuppe/Squama. Eine Hautschuppe ist eine Auflagerung aus abgelösten Hornzellenplättchen. Im Gegensatz zur permanenten Schuppung der Haut ist dieser Zellkomplex mit bloßem Auge sichtbar. Auslöser sind z. B. Schuppenflechte, Ichthyose, Exsikkose, chemische oder thermische Einwirkung, pathologisch beschleunigter Hautstoffwechsel oder seborrhoische Dermatitis (hier wirken die Hautschuppen fettig und sie sind mit Talg durchsetzt).

Kruste/Crusta/Borke. Die Kruste wird gebildet durch an der Hautoberfläche eingetrocknetes Sekret (seröse Kruste) oder blutiges Sekret (Blutkruste). Sie ist oft stark strukturiert und Folge einer vorangegangen Hautläsion. Teilweise wird der Begriff nicht scharf abgegrenzt zu Schorf und Borke. Auslöser sind z. B. Impetigo contagiosa (Borkenflechte), Windpocken.

Narbe (Cicatrix). Eine Narbe stellt den Endzustand einer Wundheilung dar, bei der nach Zerstörung des Hautgewebes ein funktionsärmeres, v. a. faserreiches Ersatzgewebe gebildet wurde. Im Narbengewebe sind die kollagenen Fasern weniger komplex verflochten und Hautanhangsgebilde (z. B. Talg- und Schweißdrüsen) fehlen meist ganz. Eine überschießende Narbenbildung bezeichnet man als Keloid.

Erosion. Eine Erosion bezeichnet den umschriebenen Verlust von einzelnen oder allen Epidermisschichten der Haut oder Schleimhaut. Da die Lederhaut (im Gegensatz zum Ulkus) unberührt bleibt, ist der Boden dieser Effloreszenz nicht blutend, evtl. aber nässend. Die Abheilung erfolgt narbenfrei. Auslöser sind z. B. abgetragene Blasen und Pusteln, mechanische Manipulationen, hautablösende Autoimmunerkrankungen, Schleimhautentzündungen.

Exkoriation/Excoriatio. Die Exkoriation kann als Sonderform der Erosion eingeordnet werden, wobei hier der Substanzdefekt bis an die Dermis reicht und mechanisch verursacht wird (z. B. durch Kratzen bei Pruritus oder traumatische Abschürfungen). Bei Intaktheit des Stratum basale kann der Hautschaden narbenlos verheilen.

Ulkus/Ulcus/Geschwür. Ein Ulkus zeigt einen massiven Substanzdefekt durch alle Hautschichten (im Gegensatz zur Erosion bzw. Exkoriation). Deshalb kann das Geschwür bluten und zeigt eine hohe Entzündungs- bei schlechter narbiger Heilungstendenz. Hintergrund sind in der Regel eine Infektion, eine Durchblutungsstörung oder Tumoren der Haut. Es gibt verschiedene Formen: Ulcus cruris, Ulcus pepticus, Strahlenulkus, Ulcus carcinomatosum, Ulcus rodens, Dekubitus, Ulcus durum, Ulcus molle, Aphthen etc.

Rhagade. Die Rhagade bezeichnet einen zumeist recht schmerzhaften Hauteinriss bis in die Dermisschichten. An Halbschleimhäuten wird er häufig als Fissur bezeichnet. Hintergrund ist die verminderte Elastizität belasteter Hautareale, z. B. durch Austrocknung, Kälte, Vitaminmangel (z. B. Vitamin B_{12}), vorausgegangene Entzündungen oder Mykosen oder Erkrankungen mit trockener Haut (v. a. Neurodermitis). Rhagaden können narbenfrei verheilen. Typische Lokalisationen sind die Lippen und die Mundwinkel, der Anus und die Perianalregion, Gelenkbeugen, der Bereich an oder zwischen Zehen und Fingern.

Lichen. Lichen sind flächige Vergröberungen der Haut, die durch eine vergrößerte Felderzeichnung charakterisiert sind. Zu einer Lichenifikation kommt es zumeist durch eine chronische mechanische, chemische oder entzündliche Reizung der Haut. Sie ist regelmäßig Folgesymptom chronischer Ekzeme (v. a. Neurodermitis).

▸ **Tab. 3.14** Primäre und sekundäre Effloreszenzen.

Bezeichnung	Merkmale/Beispiel	Befund
Makula (Fleck)	veränderte Hautfarbe, aber keine tastbaren Veränderungen **Beispiele:** Pigmentnävi (Muttermale), „Sommersprossen“	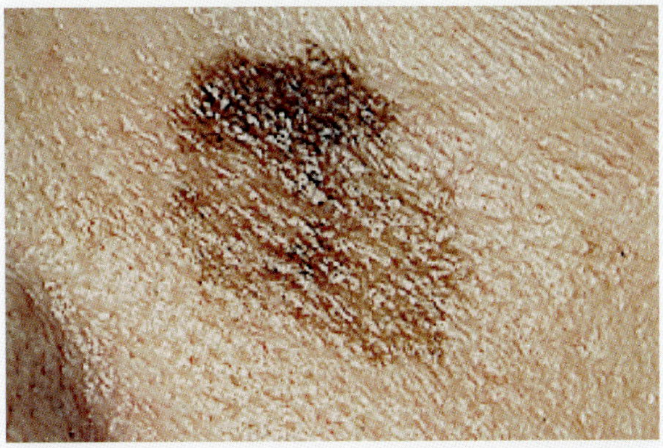
Papula (Papel, Knötchen, bis 5 mm) bzw. **Nodus** (Knoten, > 5 mm)	umschriebene Verdickung der Epidermis oder Dermis **Beispiele:** Warzen, malignes Melanom (schwarzer Hautkrebs)	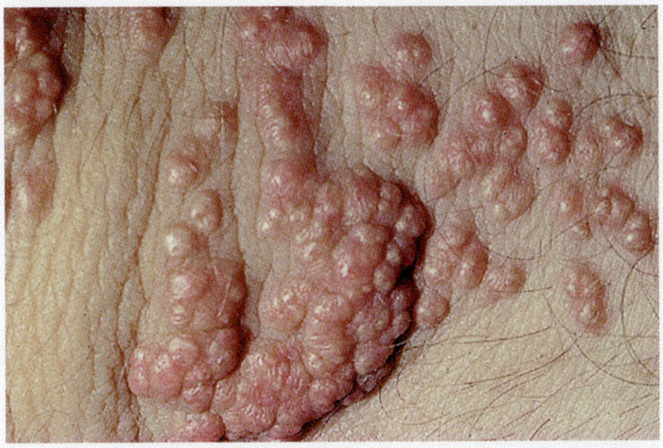
Plaque	großflächige Verdickung der Haut (aus zusammengeflossenen Papeln) **Beispiel:** Psoriasis (Schuppenflechte)	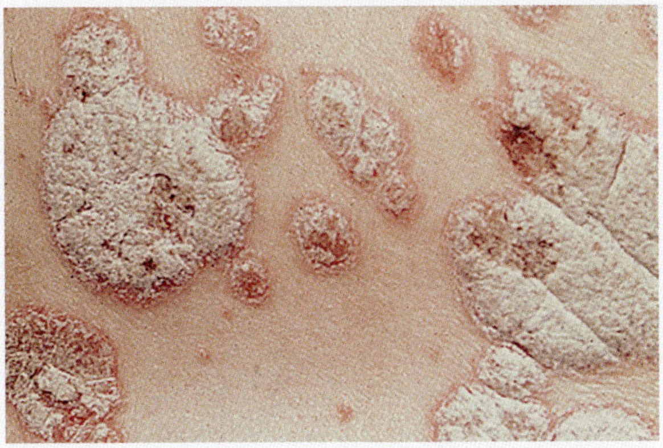

▸ **Tab. 3.14** Fortsetzung

Bezeichnung	Merkmale/Beispiel	Befund
Vesicula (Bläschen, bis 5 mm) bzw. **Bulla** (Blase, > 5 mm)	Hohlraum zwischen Epidermis und Dermis mit Ansammlung von Flüssigkeit (Blut oder seröse Flüssigkeit) **Beispiele:** Verbrennung, Windpocken, Erkrankungen der Pemphigusgruppe	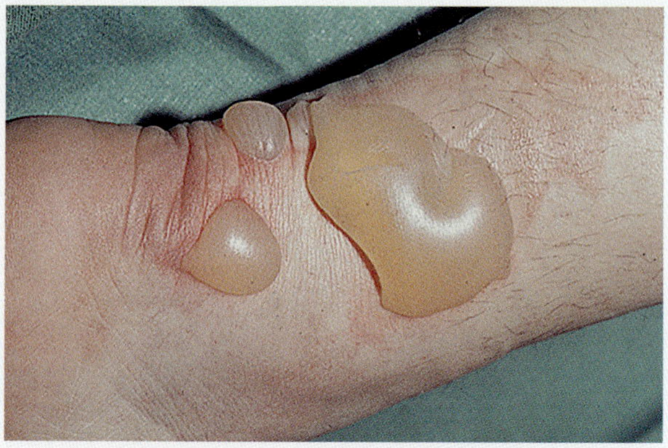
Pustula (Pustel)	Hohlraum mit Ansammlung von Eiter **Beispiel:** Akne	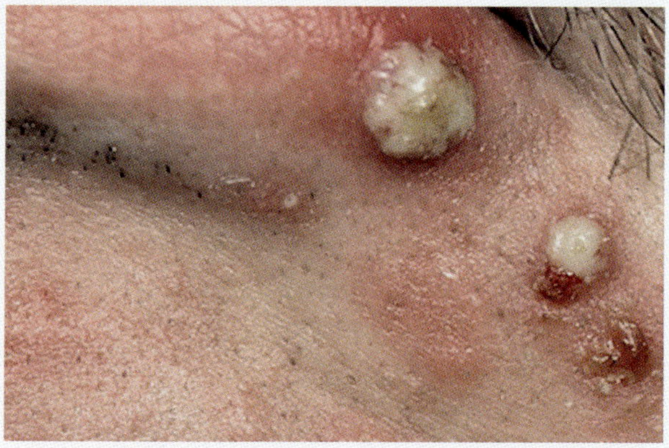
Urtika (Quaddel)	umschriebenes Ödem der oberen Dermis, typischerweise stark juckend und meist nur Minuten bis Stunden anhaltend **Beispiel:** allergisches Ekzem	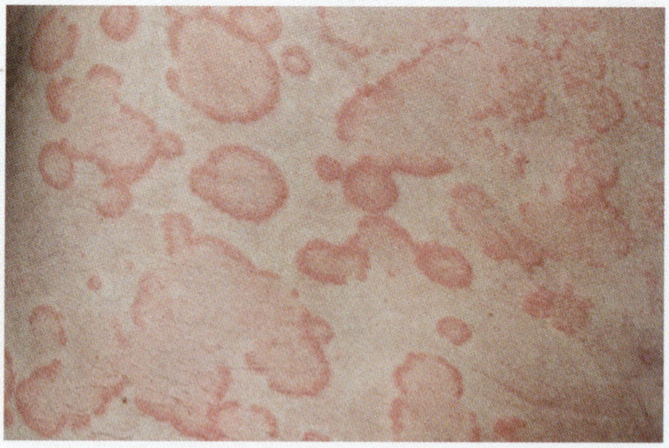

▶ **Tab. 3.14** Fortsetzung

Bezeichnung	Merkmale/Beispiel	Befund
Zyste	**Beispiel:** Talgdrüsen, Follikel- oder Epithelzysten, Aphthen	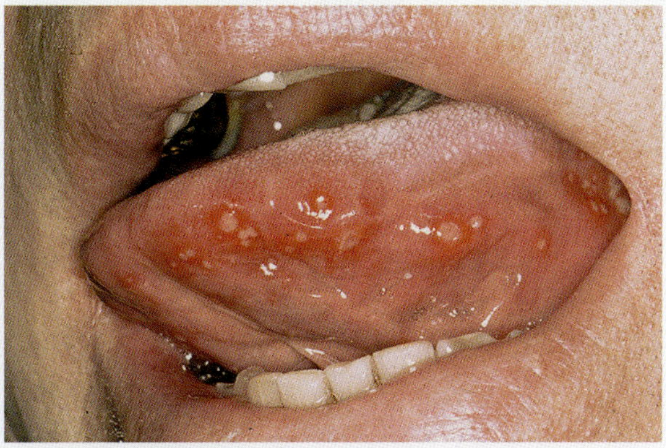
Schuppe	**Beispiel:** Schuppenflechte, Ichthyose, Exsikkose, chemische oder thermische Einwirkung, seborrhoische Dermatitis	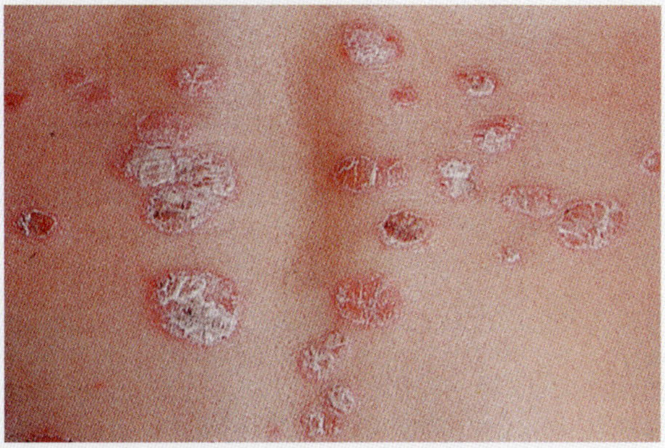
Kruste	**Beispiel:** Impetigo contagiosa (Borkenflechte)	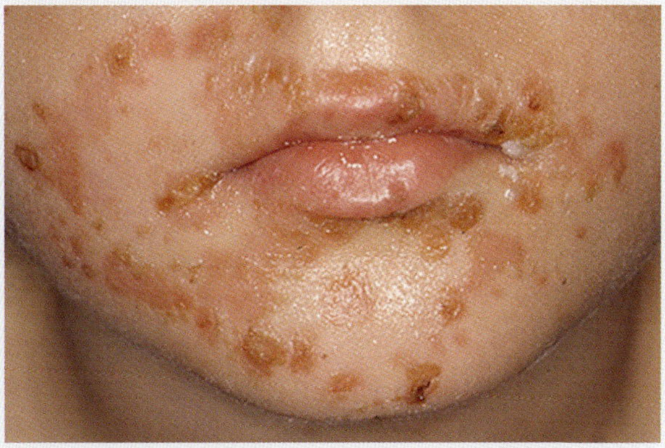

▸ **Tab. 3.14** Fortsetzung

Bezeichnung	Merkmale/Beispiel	Befund
Narbe	**Beispiel:** frische Narbe mit Hämatomen nach einer Operation	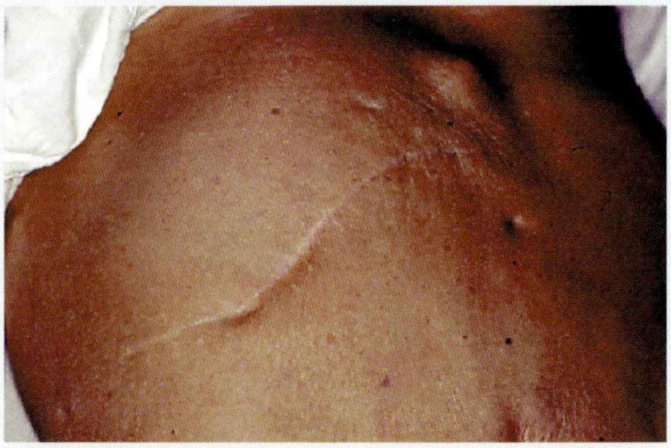
Erosion, Exkoration, Ulkus (Geschwür)	oberflächliche Hautabtragung, Abschürfung **Beispiel:** abgetragene Blasen und Pusteln, mechanische Manipulation; Exkoration an der Nase nach Windpockeninfektion	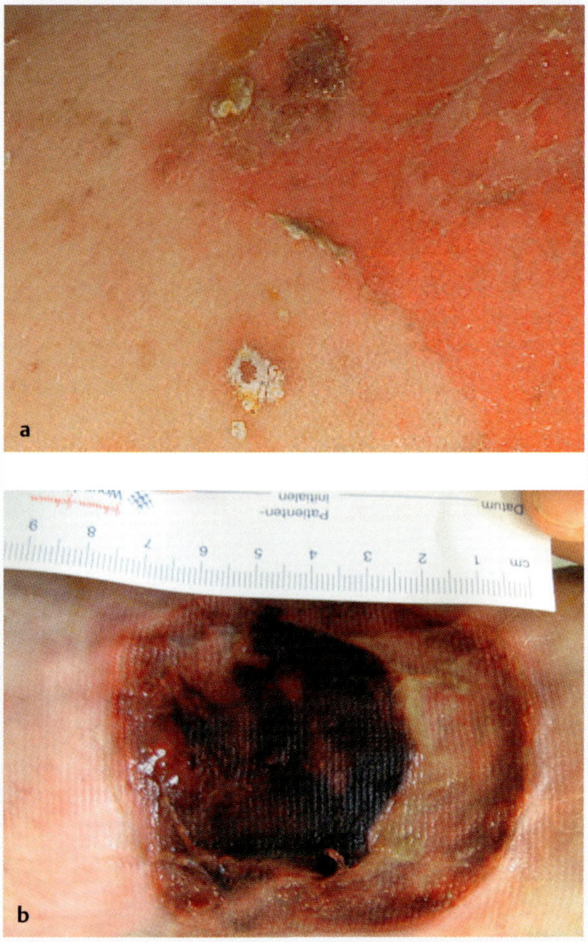 a b

▶ **Tab. 3.14** Fortsetzung

Bezeichnung	Merkmale/Beispiel	Befund
Rhagade, Schrunde, Fissur	**Beispiel:** Hautaustrocknung, Vitaminmangel, nach Entzündungen/Mykosen oder durch Erkrankungen mit trockener Haut (v. a. Neurodermitis)	
Lichen, Lichenifizierung (Lichenifikation)	**Beispiel:** Folge chronischer Ekzeme (v. a. Neurodermitis)	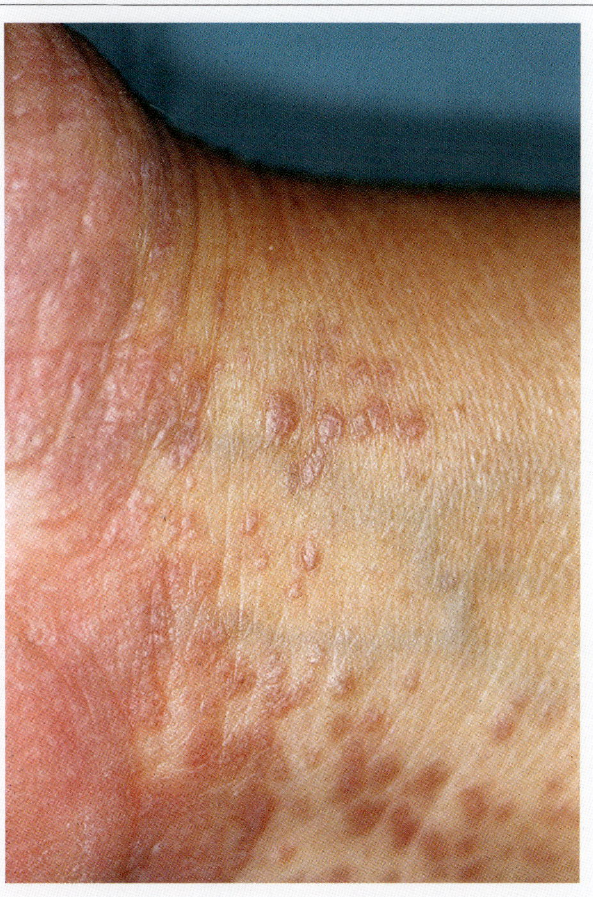

Abbildungsquellen:
Makula, Papula, Plaque, Vesicula, Pustula, Rhagade, Urtikaria, Zyste/Aphthe: Moll I, Hrsg. Duale Reihe Dermatologie. 8. vollständig überarbeitete Auflage. Stuttgart: Thieme; 2016. doi:10.1055/b-003–129293
Kruste (Impetigo contagiosa), Schuppen (Psoriasis): Czaika V, Sterry W. Grampositive Bakterien: Streptokokken. In: Sterry W, Burgdorf W, Worm M, Hrsg. Checkliste Dermatologie. 7. Auflage. Stuttgart: Thieme; 2014. doi:10.1055/b-003–125808
Narbe: Füeßl H. Inspektion. In: Füeßl H, Middeke M, Hrsg. Duale Reihe Anamnese und Klinische Untersuchung. 6., aktualisierte Auflage. Stuttgart: Thieme; 2018. doi:10.1055/b-006–149437
Erosion: Radtke M. Der Weg zur Diagnose. In: Moll I, Hrsg. Duale Reihe Dermatologie. 8. vollständig überarbeitete Auflage. Stuttgart: Thieme; 2016. doi:10.1055/b-003–129293
Lichen: Lautenschlager S. Farbe. In: Battegay E, Hrsg. Differenzialdiagnose Innerer Krankheiten. 21., vollständig überarbeitete und erweiterte Auflage. Stuttgart: Thieme; 2017. doi:10.1055/b-004–129980

3.14.3 Erhebung der Befunde

Allgemeine Befunde

Bereits in dem Moment, in dem der Patient die Praxis betritt, nehmen Sie sein Hautkolorit wahr (▶ **Tab. 3.15**). Möglicherweise lässt sich von diesem Befund bereits die Entscheidung über das weitere Vorgehen ableiten. Bei der Begrüßung per Handschlag erhalten Sie weitere Informationen über Temperatur (▶ **Tab. 3.16**), Hautturgor (▶ **Tab. 3.17**), Kraft, Tremor etc. Weitere Befunde ergeben sich bei der näheren Inspektion.

Eine Auswahl von Aspekten hierzu zeigen die ▶ **Tab. 3.15**, ▶ **Tab. 3.16**, ▶ **Tab. 3.17**, ▶ **Tab. 3.18**, ▶ **Tab. 3.19**, ▶ **Tab. 3.20**, ▶ **Tab. 3.21** und ▶ **Tab. 3.22** sowie für die Inspektion des Mund- und Rachenraums die ▶ **Tab. 3.1**.

▶ **Tab. 3.15** Farbe der Haut.

Färbung	Hinweis auf (Beispiele)
blass	generalisiert: Anämie; Hypothyreose; physiologische Konstitution
	lokal: Perfusionsstörung, Depigmentierung, Manipulation bei chronischem Pruritus, Vitiligo
ausgeprägte Blässe (kalkweiß)	Eisenmangelanämie
„schmutzig“, blass, „Café-au-lait-Kolorit“	Niereninsuffizienz, ausgeprägter Vitamin-B_{12}-Mangel; physiologische Konstitution
grau, blass	Gesicht: Herzinfarkt, starker Raucher
zyanostisch, blass (bläulich)	Hypoxie (z. B. Lungen- oder Herzerkrankung) Beachte: Die Lippen erscheinen oft eher violett.
rosig, blass	COPD, „Pink Puffer“
gelblich, blass	leichter Ikterus, Subikterus (oft nur als Sklerenikterus)
marmoriert, blass	Durchblutungsstörung (physiologisch bei Kälte), Schock
gelb, Ikterus	Störung des Bilirubinstoffwechsels (z. B. Hämolyse, Cholestase oder Lebererkrankung)
Rötung/Plethora	Polyglobulie, Polyzythämie, Hypertonie, Hyperkortisolismus/Morbus Cushing (Gesicht)
dunkle Färbung/Bronzefärbung	generalisiert: Hinweis auf Reise, Licht-, Sonnenexposition, Morbus Addison, Hämochromatose (Hämosiderose)
	lokal: malignes Melanom, Einblutungen, chronischer Pruritus, venöse Stauung etc.
Blässe der Schleimhäute (Konjunktiven, Mundschleimhaut)	Anämie
Rötung der Konjunktiven	Entzündung, Polyglobulie, Polyzythämie, Hyposphagma (Kap. 3.11.2)
dunkle Verfärbung der Schleimhäute	Morbus Addison, Hämochromatose

▶ **Tab. 3.16** Temperatur der Haut.

Befund	Hinweis auf (Beispiele)
kalt	generalisiert: Anämie, Hypothyreose
	lokal: Durchblutungsstörung
warm	generalisiert: Hyperthyreose, Fieber
	lokal: Entzündung
kaltschweißig	Adrenalinsymptomatik, häufig: hypovolämischer Schock
warmschweißig	septischer Schock, anaphylaktischer Schock

▶ **Tab. 3.17** Konsistenzveränderungen der Haut.

Befund	Hinweis auf (Beispiele)
„Geldscheinhaut“, atrophische Haut	generalisiert: Malabsorptionssyndrom, Leberzirrhose, Hyperkortisolismus (Kortisontherapie, Morbus Cushing); physiologisch bei alten Menschen
	lokal: Borreliose, Sklerodermie, chronische Vaskulitis, venöse Insuffizienz
trocken	Hypothyreose, Exsikkose, dyshidrotisches Ekzem
feucht	Hyperthyreose, Hyperhidrosis (Dyshidrose), vegetative Erregung
fettig, „Salbengesicht“	Morbus Parkinson
Hautfeldvergröberung	Manipulation bei chronischem Pruritus, Lichen

▶ **Tab. 3.18** Juckreiz (Pruritus).

Differenzierung	Hinweis auf (Beispiele)
generalisiert	Harnsäureretention bei Niereninsuffizienz, Gewebezerfall (z. B. bei Leukämien)
	Gallensäureretention bei Cholestase, Leberzirrhose
	Tumoren
systematisch lokalisiert	primäre Hauterkrankungen bzw. Hautreaktionen, z. B. Urtikaria, Kontakt- und allergische Ekzeme, Neurodermitis, Psoriasis, Impetigo contagiosa, Mykosen
	Exantheme, z. B. Windpocken, Scharlach, Masern (IfSG beachten!)
	Epizoonosen, z. B. Skabies, Flöhe, Läuse
	Verschiedenes: Sonnenbrand, Heilungsprozess
diffus, divers	habituell/psychiatrische Erkrankungen; Neuropathien, Diabetes mellitus, Hyperthyreose, Karzinoid

▶ **Tab. 3.19** Ödeme (s. auch Kap. 3.8).

Pathomechanismus		Differenzierung	Hinweis auf (Beispiele)
Hydrostase (Stauung)	verringerte kardiale Pumpleistung	v. a. abendlich, Knöchel, eindrückbar, beidseitig, in der Regel schmerzlos	Rechtsherzinsuffizienz
	venöser Gefäßschaden	v. a. Bein, evtl. schmerzhaft, ein- oder beidseitig, evtl. akut	Phlebothrombose; chronisch venöse Insuffizienz
	Verlegung der Lymphbahn	v. a. Extremitäten, bedingt eindrückbar, ein- oder beidseitig, inkl. Akren	Lymphödem
	portale Hypertonie	v. a. Bauch, wandernd, eindrückbar	v. a. Leberzirrhose
Eiweißmangel (führt zu Wassereinlagerungen)	reduzierte Aufnahme	–	Mangel- oder Fehlernährung, Anorexia nervosa, Bulimie
	Maldigestion, -resorption	mit gastrointestinalen Symptomen (v. a. Durchfall)	v. a. Pankreasinsuffizienz, CED
	gesteigerte Synthese	u. a. als Aszites	chronische Lebererkrankungen
	Verlust	zunächst als morgendliches Lidödem	Niereninsuffizienz, nephrotisches Syndrom
vaskulär (gesteigerte Kapillarpermeabilität, Mediatoren)	allergisch	gerötet, Gesicht, warm, rot, Ober- und Unterlid	Quincke-Ödem/Angioödem
		gerötet, lokal oder generalisiert; Pruritus, Quaddelbildung	allergisches Exanthem (z. B. durch Arzneimittel), Kontaktekzem
	entzündlich	gerötet, überwärmt, schmerzhaft	Erysipel, Thrombose, Trauma
	idiopathisch	–	exsudative Enteropathie
diverse	endokrin	prätibial, beidseitig, teigig, schmerzlos, nicht eindrückbar	Hyperthyreose (Myxödem)
		generalisiert, teigig, schmerzlos, nicht eindrückbar	Hypothyreose (Myxödem)
		–	Medikamente (Glukokortikoide, Östrogene, Gestagene etc.)
		–	prämenstruell
	idiopathisch	Beckengürtel/Oberschenkel; schmerzhaft	Lipödem (u. U. als Lipolymphödem)

► **Tab. 3.20** Veränderungen der Fingernägel/Fingerspitzen.

Nagelbefund	Charakteristika	Hinweis auf (Beispiele)
Tüpfelnägel (Grübchen-, Krümelnägel)	beidseitige Symptomatik an allen Fingern und Fußzehen; kraterförmige Vertiefungen in der Nagelplatte und im freien Rand des Nagels; Auflösung der Struktur bis zur (seltener) kompletten Nageldystrophie; beidseitig	Psoriasis
Ölfilmnägel	gelbbraune, diffus umschriebene oder scharf abgegrenzte Verfärbungen der Nagelplatte; Ablösung einer bröckeligen Hornmasse; beidseitig	
Löffelnägel	zunächst abgeplattete, dann konkav (muldenförmig) eingedellte Fingernägel mit erhöhter Brüchigkeit	Eisenmangel
Glanznägel	polierte Nagelflächen	Pruritus (z. B. bei ekzematösen Erkrankungen wie Neurodermitis)
Uhrglasnägel (mit Trommelschlägelfingern)	große, konvex gewölbte Nägel (Kolbenfinger); Auftreibung der Fingerendphalangen; beidseitig, auch an den Füßen	–
	mit zyanotisch verfärbten Nagelbetten	chronische Hypoxie (v. a. bei Herz- oder Lungenerkrankungen)
	mit Weißnägeln (s. dort)	Leberzirrhose
weiße Flecken in der Nagelplatte	diffuse „wölkchenartige" Flecken im Nagel; herauswachsend bei Verletzungen der Nagelplatte ohne Matrixbeteiligung	meist durch Läsionen (auch durch starkes Zurückschieben der Nagelhaut bei der Maniküre)
Weißnägel	Leukonychie, weiße Verfärbung der Nagelplatte	idiopathisch; Leberzirrhose; Schmermetallintoxikationen
brüchige, dystrophische und verdickte Nagelplatte	erst helle, dann oft bräunliche oder dunkelgelbe Verfärbung	Nagelpilz
brüchige, rissige, dünne Nägel	–	Mangelsyndrome
unspezifische Defekte	vereinzelte Abbrüche und Einrisse, unregelmäßiger bis fehlender freier Rand	Traumen (z. B. durch handwerkliche Tätigkeiten); psychiatrischer Hinweis
Osler-Splits/-Knötchen	kleine, auf Mikroembolien basierende petechiale Blutungen an den Akren, insbesondere unter den Kuppen der Finger- und Fußnägel; meist Bestand für 12–24 h; schmerzhaft; beidseitig	Endokarditis; hyperallergische Arteriolitis

▶ **Tab. 3.21** Veränderungen der Haare/des Haarbildes.

Befund	Differenzierung, Erläuterung	Hinweis auf (Beispiele)
Effluvium (Haarausfall)	generalisiert	Eisenmangel; Zink- und Vitaminmangel
		endokrine Gründe: Hypo-/Hyperthyreose, Schwangerschaft und in den ersten 3 Monaten nach der Geburt
		Sklerodermie, Lichen ruber
		mechanische Ursachen (z. B. häufiges Tragen eines Schutzhelms)
	diffus, Alopecia areata	lokale und begleitende Infektionen und Entzündungen der Kopfhaut (z. B. diskoider Lupus erythematodes, Trichophyten, Pyodermie)
		Menopause
		Nebenwirkung von Medikamenten (z. B. Zytostatika)
		Lues
		Stress, Autoimmunreaktionen
		Traumen (z. B. Verbrennungen, Verbrühungen)
		mechanische Ursachen (z. B. Traktionsalopezie bei straffen Frisuren)
	eng umschrieben, Alopecia areata	im Bartwuchs des Mannes meist physiologisch
		Hauttumoren (v. a. Spinaliom)
		selbstverletzendes Verhalten
	als Haartypveränderung: androgen (Entstehung von „Geheimratsecken“)	physiologisch bei älteren Männern; bei Frauen: Nebennierenrindenüberfunktion (Morbus Cushing), Medikamentennebenwirkung
	Verlust der androgenen Behaarung	Östrogenüberhang (z. B. durch Medikamente, Hormonpräparate, Leberzirrhose)
Hypotrichose	unspezifische Verminderung der Behaarung, angeboren, schütteres Haarbild	oft angeboren, konstitutionell; ohne Krankheitswert
Hirsutismus	Zunahme der androgenen Behaarung: z. B. Bartwuchs, Zunahme der Behaarung am Rumpf	bei Frauen: Androgenüberhang, z. B. bei Nebennierenrindenüberfunktion (Morbus Cushing), Medikamentennebenwirkung, Anabolika, adrenogenitales Syndrom
Hypertrichose	unspezifische Zunahme der Behaarung ohne Beeinflussung des androgenen Haartypus	idiopathisch; Fehlbildungen der Haut; Medikamentennebenwirkung
Veränderung der Konsistenz	dünn, brüchig, verformt	Schwermetallexposition (z. B. Blei, Arsen, Thallium)
		Hypo- und Hyperthyreose
umschriebene Entfärbung	–	ohne Krankheitswert

▶ **Tab. 3.22** Überblick über diverse Effloreszenzen und mögliche Ursachen.

Effloreszenz	Beschreibung	Vorkommen bei (Beispiele)
Blasen	mit seröser Flüssigkeit gefüllte Blase	Herpes simplex und Zoster, Windpocken, Verbrennungen, Kontakt- und anderen allergischen Ekzemen, Urtikaria, Hand-Mund-Fuß-Krankheit
Pustel	eitergefüllte Blase	(bullöser) Impetigo contagiosa, kontaminierter Blase
Quaddel (Urtika)	umschriebenes, flüchtiges Ödem der Oberhaut	Urtikaria, Allergie, Angioödem
Papel	kleine knotige Hautauftreibung, gruppiert als Plaques	Hauttumoren, Warzen
Nodus	Knoten, Knötchen	Hauttumoren, Tumoren unter der Haut, Hautmetastasen, Erythema nodosum, Lipomen, Xanthomen, Gichtknoten, Polyarthritis, Vaskulitiden
Petechien, Purpura, Hämatome	Einblutungen unterschiedlicher Ausbreitung	Vasopathien (auch senil), Gerinnungsstörungen (z. B. Thrombopathie, Hämorrhagie, Leukämie, Trauma
Rhagade/Schrunde	–	Vitamin-B_{12}-Mangel, Eisenmangel, Candida-Infekt, Exsikkose
Erosion	oberflächliche Hautabtragung, Abschürfung	Trauma, mechanische Überlastung; Kratzerosion (z. B. bei ekzematösen Erkrankungen wie Pilzbefall, abgetragene Blasen bei Impetigo contagiosa oder Windpocken)
Schorf, Borke, Kruste, Schuppen	–	Neurodermitis, Impetigo contagiosa, Psoriasis, Ichthyosis, Milchschorf, bakterieller Befall, Pilzbefall, Trauma (Wundheilung), Störung der Haarbalgdrüsen

Differenzierung von Hauttumoren

Hauttumoren werden anhand ihres Ausgangsgewebes differenziert (▶ Abb. 3.312):

- Das **Basaliom** (Basalzellkarzinom aus der Basalschicht der Haut) ist zu 80 % im zentrofazialen Bereich, zu ca. 15 % an anderen Stellen des Kopfes und nur zu rund 5 % an anderen Stellen des Körpers lokalisiert (▶ Abb. 3.311). Es ist häufig, tritt insbesondere bei alten Menschen auf und ist in seinem Erscheinungsbild sehr variantenreich. Zwar metastasiert es nicht, wächst aber destruierend und kann die Knochensubstanz und die Nerven etc. zerstören.

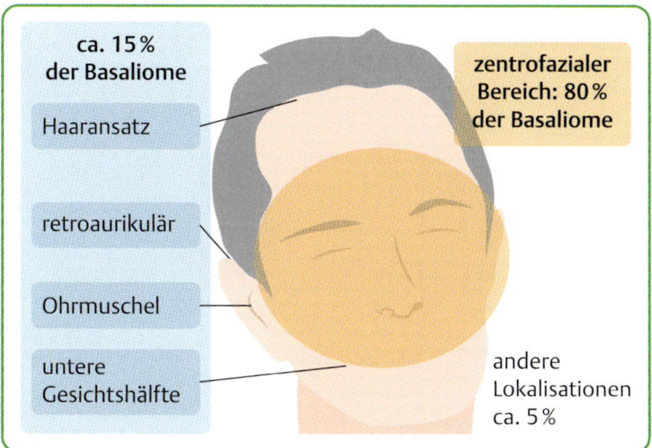

▶ **Abb. 3.311** Lokalisation von Basaliomen.

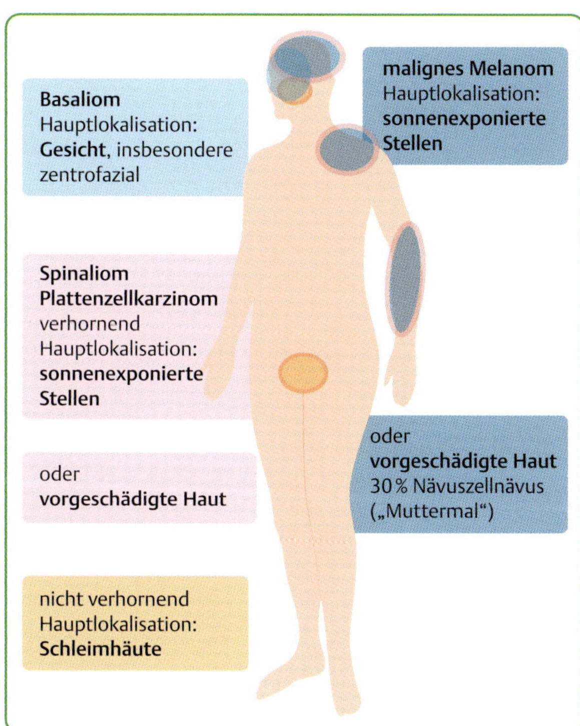

▶ **Abb. 3.312** Differenzierung von Hauttumoren: Basaliom, Spinaliom, malignes Melanom.

- Das **Spinaliom** (Plattenepithel- oder spinozelluläres Karzinom aus der Stachelzellschicht der Haut) entsteht entweder an Haut-Schleimhaut-Grenzen (z. B. Lippe, Auge oder Genitalien) oder als (oft verhornende) Effloreszenz auf vorgeschädigter Haut. Auch hier sind vornehmlich ältere Menschen betroffen, bei denen die Metastasierung aufgrund der altersbedingt verminderten Zellteilungsrate oft nicht dramatisch rasch verläuft.
- Das **maligne Melanom** (auch Melanoblastom aus den Melanozyten der Haut) ist ein oft frühzeitig und sehr aggressiv metastasierender Hauttumor, der auch jüngere Menschen (ab ca. dem 30. Lebensjahr) betreffen kann und ohne frühe erfolgreiche Behandlung tödlich verläuft. Es entsteht häufig bei hellhäutigen Menschen an stark sonnenexponierten Hautarealen oder auf vorgeschädigter Haut – zu rund einem Drittel auf dem Boden von Nävuszellnävi (Muttermalen). Das Melanom wird u. a. nach der ABCDE-Regel diagnostiziert (▶ Abb. 3.313).

Cave

Das maligne Melanom wird oft auch in Fachkreisen als „schwarzer Hautkrebs" bezeichnet. Dies ist irreführend, weil auch helle (amelanotische) Melanome vorkommen.

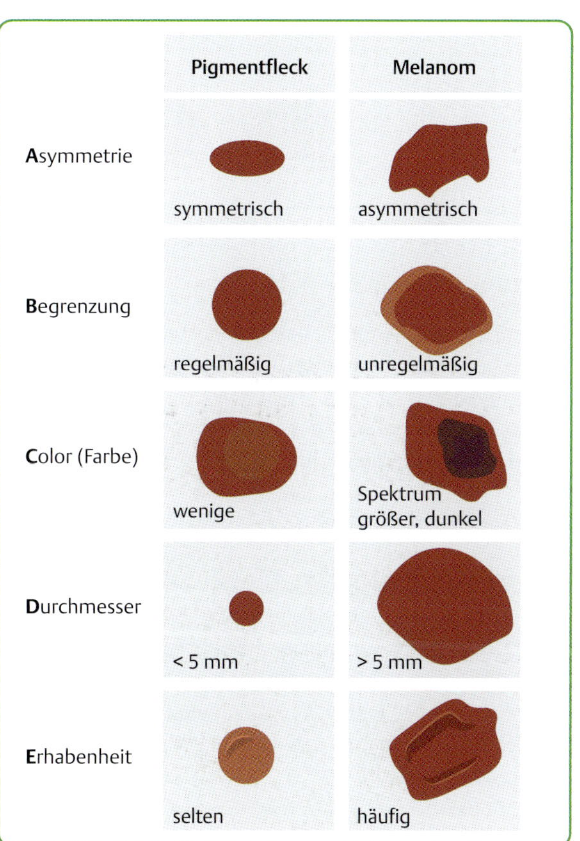

▶ **Abb. 3.313** Diagnose maligner Melanome nach der ABCDE-Regel.

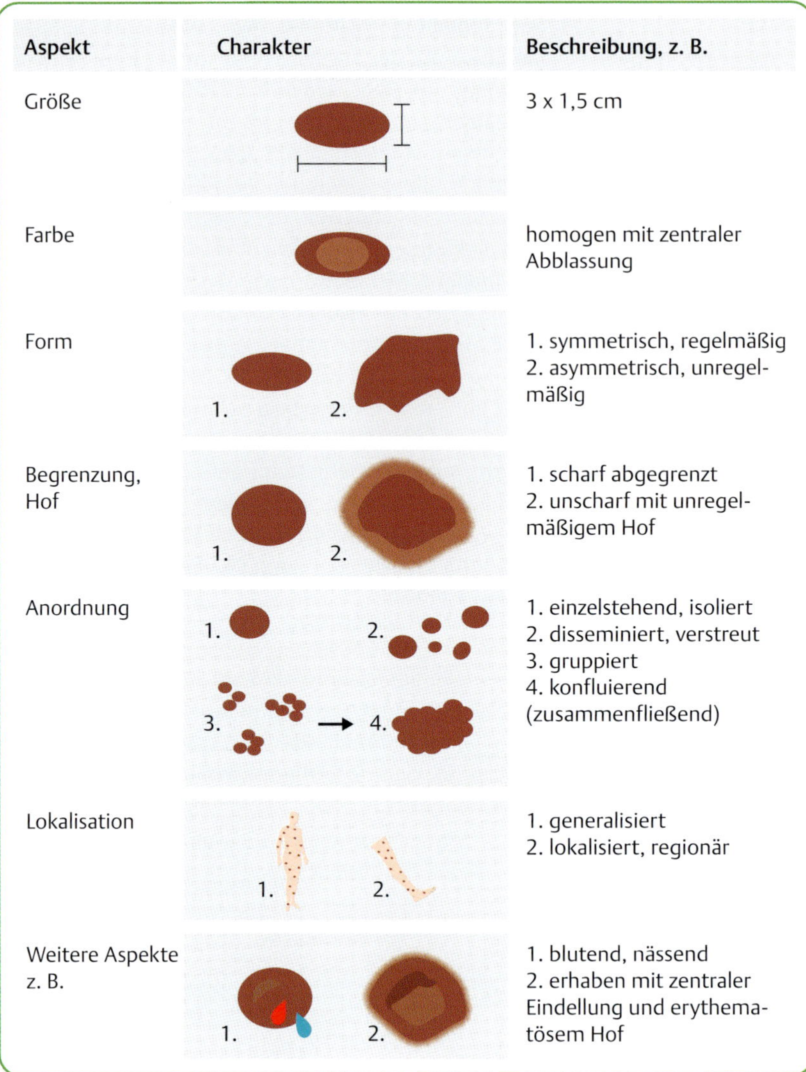

Aspekt	Charakter	Beschreibung, z. B.
Größe		3 x 1,5 cm
Farbe		homogen mit zentraler Abblassung
Form	1. 2.	1. symmetrisch, regelmäßig 2. asymmetrisch, unregelmäßig
Begrenzung, Hof	1. 2.	1. scharf abgegrenzt 2. unscharf mit unregelmäßigem Hof
Anordnung	1. 2. 3. → 4.	1. einzelstehend, isoliert 2. disseminiert, verstreut 3. gruppiert 4. konfluierend (zusammenfließend)
Lokalisation	1. 2.	1. generalisiert 2. lokalisiert, regionär
Weitere Aspekte z. B.	1. 2.	1. blutend, nässend 2. erhaben mit zentraler Eindellung und erythematösem Hof

▶ **Abb. 3.314** Dokumentation von Befunden bei der Inspektion von Hauteffloreszenzen.

Dokumentation der Befunde

Sie sollten Inspektionsbefunde möglichst genau dokumentieren – nicht zuletzt, um den Verlauf möglichst exakt gedanklich nachzeichnen zu können. Die ▶ **Abb. 3.314** stellt Aspekte dar, die in der Dokumentation berücksichtigt werden sollten.

3.15 Untersuchung der Genitalien

Wir stellen hier – unabhängig von bestimmten Krankheitsbildern – Aspekte vor, die auf eine Erkrankungen der männlichen bzw. weiblichen Genitalien hinweisen bzw. bei der Anamnese und der Untersuchung eine wichtige Rolle spielen können.

Die Aspekte Menstruation und Sexualfunktionen (v. a. Libido, Potenz) sollten in der Anamnese stets Berücksichtigung finden. Sie können hierbei möglicherweise auch wichtige Hinweise zu endokrinen, neurologischen und andere Erkrankungen ermitteln. Die körperliche Untersuchung der Genitalien ist nicht Teil der Routineuntersuchung und wird nur bei deutlichen Beschwerden und/ oder auf Wunsch des Patienten durchgeführt.

3.15.1 Erkrankungen der männlichen Genitalien

Anamnese.

- Risikofaktoren: Alter, mangelnde oder übertriebene Hygiene, intensive Promiskuität, riskante Sexualpraktiken, Stress, Partnerschaftsprobleme
- Vorerkrankungen: Immunsuppression, Fettstoffwechsel- und kardiovaskuläre Störungen (z. B. Hypertonie, Arteriosklerose, Koronarsklerose), Phimose, Nephrolithiasis, Diabetes mellitus
- veränderte Urodynamik (z. B. „Tröpfelharn")
- Hormonveränderungen und -störungen (z. B. Einnahme von Testosteronpräparaten, Leberzirrhose, Nebennierenrindenerkrankungen)

Symptome:
- Miktionsprobleme: Dysurie, Polyurie, Nykturie, Pollakisurie, Bauchpresse, Harnstottern, Abschwächung des Harnstrahls, unwillkürlicher Urinabgang
- Schmerzen, z. B. beim Geschlechtsverkehr und/oder bei der Onanie
- Probleme beim Stuhlgang: Spannungs- und Druckgefühl in der Dammregion, Stuhldrang, Schmerzen beim Stuhlgang
- (teilweise hohes) Fieber, Schüttelfrost, ausgeprägtes Krankheitsgefühl (bei Bakteriämie)
- Sterilität/unerfüllter Kinderwunsch
- Begleitsymptome von sexuell übertragbaren Krankheiten oder anderen zugrunde liegenden Erkrankungen: z. B. Schmerz, Juckreiz, Ausfluss

Inspektion:
- Brust: Gynäkomastie, Form-, Haut-, Proportionsveränderungen der Brüste, Einziehungen, Verwachsungen, (nicht) abgrenzbare/verschiebliche Resistenzen, Sekretionen (Blut, einseitig)
- Hodensack: Schwellung, Ödeme, Atrophie, Gefäßzeichen, z. B. Varikozele, Entzündungszeichen, Lageanomalie eines oder beider Hoden
- Penis: Ulzerationen (Ulcus molle, Ulcus durum), Infektionen, Mykosen, Kondylome, Herpes, andere Effloreszenzen (mechanische Läsionen), allergische Hautreaktionen (z. B. Latex)
- Präputium (Vorhaut): Entzündungszeichen, Hygieneaspekte (z. B. Smegmabesatz), Ödem), Fehlbildungen der Harnröhre (z. B. Hypospadie, Epispadie)
- Harnröhrenausgang: Verlegungen, Ausfluss („Bonjour-Tropfen“, Blut)
- Lymphknotenbefunde, sichtbare Hernien
- Parasitenbefall (z. B. Skabies, Filzläuse)
- Abdominalglatze, Leberzeichen

Palpation:
- Harnblase: Stand, Füllung, Schmerz
- Präputium (Vorhaut): Beweglichkeit, Ödem
- Hodensack: Resistenzen, fluktuierende Ödeme, Schmerzprovokation, z. B. durch Husten oder Palpation, Differenzierung Hoden/Nebenhoden (Prehn-Zeichen), Retention eines oder beider Hoden, Penisschaft (Indurationen der Schwellkörper)
- Brust und zugehörige Lymphknotenstationen: v. a. Schwellungen, Einziehungen (Kap. 3.15.6)
- Abdomen: Bruchstellen
- Leistenlymphknoten
- rektale Untersuchung zur Prostatapalpation (Kap. 3.15.5)

Weiterführende Untersuchungen

Labor. Hormonstatus, prostataspezifisches Antigen (PSA), Entzündungsparameter, Erregernachweise, Urinstatus, Urinkultur, Harnröhrenabstrich, evtl. Urogramm und Urethrozystoskopie sowie urodynamische Untersuchungen

Beachte
Erregernachweise dürfen gemäß IfSG teilweise nicht durch den Heilpraktiker veranlasst oder durchgeführt werden.

Bildgebende Verfahren. Sonografie (Hoden, Prostata, Brust), CT, MRT, Diaphanoskopie (Durchleuchtung) des Hodensacks, Laparoskopie, Darm- bzw. Blasenspiegelung

3.15.2 Erkrankungen der weiblichen Genitalien

Anamnese.
- Risikofaktoren: Alter, Hormonveränderungen und -störungen (z. B. Einnahme von Östrogenen und Gestagenen, zu hoher Östrogenspiegel/erhöhte Ansprechbarkeit des Brustgewebes durch Hormone); mechanische Verhütungsmittel (v. a. Intrauterinpessar); Schwangerschaften und Aborte; riskante Sexualpraktiken/intensive Promiskuität; mangelnde oder überzogene Hygiene; Zustand nach Entbindung, Milchstau, Brustentzündungen
- Vorerkrankungen: z. B. Bindegewebsschwächen, Schilddrüsenfunktionsstörung; Hypophysentumoren; Morbus Cushing, Anorexia nervosa, Bulimie; Depression, Diabetes mellitus
- Menstruationsstörungen
- Ausfluss
- unerfüllter Kinderwunsch
- Veränderungen der Libido
- weitere Anamnesefragen: s. Symptomatik

Symptomatik:
- Menstruationsstörungen: Dysmenorrhö, Hypo- oder Hypermenorrhö, verlängerte und azyklische Blutungen, Dauerblutungen, Amenorrhö, zusätzlicher Ausfluss
- Ausfluss: Beimengungen, Geruch, Konsistenz
- Auffälligkeiten beim Stuhlgang: Spannungs- und Druckgefühl in der Dammregion, Stuhldrang, Schmerzen beim Stuhlgang; ggf. zyklusabhängig
- Auffälligkeiten bei der Miktion: Dysurie, Polyurie, Pollakisurie; Hämaturie, Leukozyturie etc., unwillkürlicher Urinabgang, Druckgefühl, Harnstau
- Schmerzen: akute abdominelle Schmerzen; Menstruationsschmerz, Kreuzschmerzen und Schmerzen beim Geschlechtsverkehr, Dauerschmerzen bei Verwachsungen (z. B. bei Endometriose)

- Gewichtszunahme (z. B. als Hinweis auf massive Zysten)
- Symptome der Brust: Spannungsgefühl (Mastodynie), Druckschmerz; diffuse körnige oder grobknotige Veränderungen (in der Regel bis haselnussgroße Knötchen), selten spontane, häufig provozierbare Mamillensekretion, prämenstruelles Anschwellen der Mammae (ca. 1 Woche)
- Symptomatik der Menopause/klimakterisches Syndrom: prä- und postmenopausale vegetative Beschwerden wie Hitzewallungen, oft mit Schweißausbrüchen, Herzjagen, Schwindel, Schlafstörungen, Müdigkeit, allgemeinem Schwächegefühl, Migräne, Stimmungslabilität bis zur depressiven Verstimmung
- Symptome anderer Organstörungen:
  - prämenopausal: v. a. verstärkte, verlängerte Blutungen, azyklische Blutungen
  - postmenopausal: v. a. Osteoporose, Atrophie der Genitalorgane, ggf. Symptome von Harnwegsinfekten (z. B. hohes Fieber, Schüttelfrost, ausgeprägtes Krankheitsgefühl bei Bakteriämie)
- evtl. Begleitsymptome von zugrunde liegenden sexuell übertragbaren Krankheiten, evtl. B-Symptomatik bei malignen Erkrankungen oder Urogenitaltuberkulose

Inspektion:

- Brust: Form-, Haut-, Proportionsveränderungen, Einziehungen der Haut, sichtbare Knoten/Geschwülste, neue Einziehungen der Mamillen, Verwachsungen der Haut mit der Subkutis, „Orangenhaut"; Sekretionen (Blut, Eiter, v. a. einseitig), Entzündungszeichen
- Vulva/Scheidenbereich: Hautbeschaffenheit der Vulva; Effloreszenzen: Kondylome; Mykosen; Herpes genitalis; Ulcus molle, Ulcus durum, Pigmentierung, Spuren des Pruritus etc.; Ausfluss (evtl. als typischer „Bonjour-Tropfen"), Parasitenbefall (z. B. Skabies); Spekulumuntersuchung (durch Gynäkologen)

Palpation:

- Bauch, Unterleib: regionäre Lymphknoten, Abdomen (Druckschmerz, Stand der Harnblase; Kap. 3.1.7 und Kap. 3.3.5), bimanuelle und rektovaginale Palpation (Raumforderungen, Schmerzen, Konsistenzen; v. a. durch Gynäkologen)
- Brust: Knoten (knorpelhart, unregelmäßig und nicht klar abgrenzbar, nicht verschieblich; Kap. 3.15.6), Entzündungszeichen (Schmerz, Wärme), Sekretionen (Blut, Eiter, v. a. einseitig)
- axilläre Lymphknoten: Schwellung, Schmerz, Verschieblichkeit (Kap. 3.8.5)

Weiterführende Untersuchungen

Labor. Entzündungsparameter, Abstrich, Abrasio, Biopsie, Hormonstatus, Erregernachweis, humanes Choriongonadotropin (β-hCG; „Schwangerschaftstest"), Urinstatus, Urinkultur, evtl. Urogramm

Beachte

Erregernachweise dürfen gemäß IfSG teilweise nicht durch den Heilpraktiker veranlasst oder durchgeführt werden.

Bildgebende Verfahren. Sonografie (Eierstöcke, Gebärmutter), Mammografie, Galaktografie, Laparoskopie, Darm- bzw. Blasenspiegelung (bei Endometriose), Urethrozystoskopie, CT, MRT, Hysterosalpingografie, Hysteroskopie

In ▶ Tab. 3.23 sind einige typische Befunde bei häufigen Erkrankungen der weiblichen Genitalien aufgeführt.

▶ **Tab. 3.23** Typische Befunde bei häufigen Erkrankungen der weiblichen Genitalien (+ + + = sehr häufig, + + = häufig, + = gelegentlich, – = nicht vorhanden).

Erkrankung/ Symptom	Zyklusstörung	Ausfluss	weiteres Symptom	Schmerz
Adnexitis	+	grüngelb, übel riechend	Übelkeit, Erbrechen; bewegungsabhängiger Schmerz	+ + +
Eierstockzysten	+ + +	+	evtl. Gewichtszunahme, evtl. palpatorische Resistenz	+ + +
Ovarialkarzinom	+ + +	+	Fremdkörpergefühl; evtl. Lymphstau	+
Uterusmyom	+ + +	–	Harnprobleme; Rückenschmerzen; evtl. palpatorische harte Resistenz	+ +
Zervixkarzinom	+ + +	süßlich riechend; ggf. fleischwasserfarben	Kontaktblutung/-schmerz; Urämie (Metastasen)	+ +
Korpuskarzinom	+ + +	eitrig, blutig, fleischwasserfarben	–	+ +
Endometriose	+ + +	–	ggf. Dysurie	+ + je nach Lokalisation

▶ **Tab. 3.23** Fortsetzung

Erkrankung/ Symptom	Zyklusstörung	Ausfluss	weiteres Symptom	Schmerz
Endometritis	+	eitrig	Dysurie,Pollakisurie; Fieber	+ + + Loslassschmerz; hoch liegend
Uterussenkung und -prolaps	+	–	Druckgefühl, Harn-/Stuhlprobleme; Psyche	+

3.15.3 Palpation des Hodens

Indikation. V. a. Veränderungen des Hodens (Kap. 3.15.1)

Bei der Untersuchung der männlichen Genitalien kommt der Hodenpalpation besondere Bedeutung zu, weil Entzündungen des Hodens (Orchitis) und des Nebenhodens (Epididymitis) sowie der Hodenkrebs auch bereits bei jungen Männern keine seltenen Erkrankungen sind (▶ **Tab. 3.24**).

Zur Untersuchung tragen Sie Einmalhandschuhe. Der Raum darf nicht zu kalt sein, weil sich der Hoden ansonsten zurückzieht und eine Beurteilung erschwert wird.

Durchführung:

- Zur Inspektion und Palpation des Skrotums liegt der Patient zunächst. Zur Ermittlung von Hernien steht der Patient anschließend auf; achten Sie dabei auf Größenunterschiede des Hodensacks zwischen dem Liegen und dem Stehen. Eine Vergrößerung im Stehen weist auf eine Leistenhernie hin.
- Palpieren Sie die Hoden dann seitenvergleichend mit beiden Händen; eine Hand stützt und fixiert dabei den Hoden zwischen Daumen und Zeigefinger (▶ **Abb. 3.315**).
- Palpieren Sie beide Hoden vollständig, sodass Sie die gesamte Struktur erfassen.

Physiologischer Befund:

- Sie können beide Hoden palpieren. Die Konsistenz ist gummiartig, die Oberfläche glatt und die Palpation schmerzlos.
- Der linke Hoden ist etwas tiefer lokalisiert.
- Der Hodensack ist schlaff und schmerzlos palpabel.

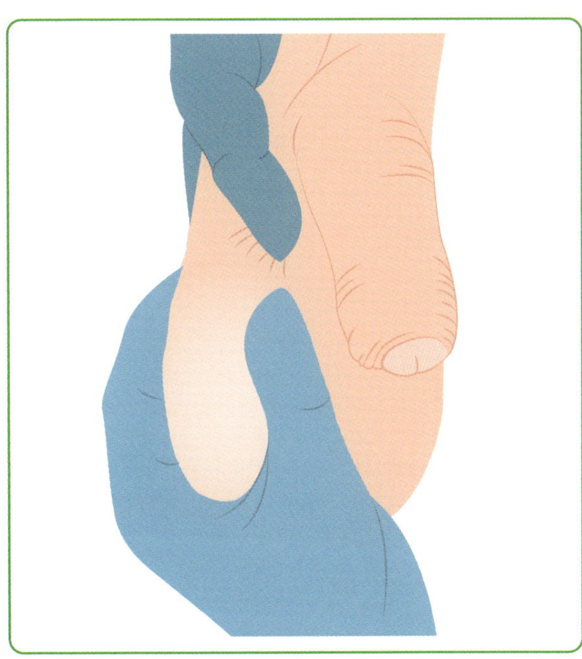

▶ **Abb. 3.315** Palpation des Hodens.

Pathologische Befunde:

- Ein oder beide Hoden befinden sich nicht in der richtigen Position.
- Die Palpation von Hoden und/oder Skrotum ist schmerzhaft.
- Sie befunden Knoten, Verhärtungen oder eine unregelmäßige Kontur des Hodens.
- Sie ermitteln ein Ödem im Hodensack

Beachte

Bei auffälligen Befunden sollte eine weitere Abklärung per Diaphanoskopie, Sonografie etc. in der Klinik oder durch einen Facharzt erfolgen.

▶ **Tab. 3.24** Differenzierung von Befunden am Hoden (+ + = sehr ausgeprägt, + = vorhanden, – = nicht vorhanden).

Verdachtsbefund	Schmerz/ Palpationsschmerz	Rötung (Skrotalerythem)	Diaphanoskopie (transluzent)	häufige Patientengruppe	Hinweis
Hodentorsion	+ +	+	–	Kleinkinder, junge Erwachsene	bei Kleinkindern evtl. schmerzarm, Notfall! Prehn-Zeichen negativ
Orchitis/ Epididymitis	+ +	+	–	jedes Alter	Prehn-Zeichen positiv
Hodentumor	–/ +	–	–	junge Erwachsene	–
Leistenhernie	–/ +	–	–	jedes Alter	inspektorische Differenz zwischen Liegen und Stehen
Varikozele	–	–	–	Erwachsene oder angeboren	Varikozele links: Raumforderung der Niere?
Hydrozele	–/ +	–	+	jedes Alter	60 % rechtsseitig
Spermatozele	–/ +	–	+	jedes Alter	

3.15.4 Prehn-Zeichen

Indikationen. Hodenschmerzen; Differenzierung zwischen Entzündung und Hodentorsion

Das Prehn-Zeichen dient zur Differenzierung des sog. „akuten Skrotums“. Es wird in der Regel bei Schmerzen ermittelt und dient dazu, eine nicht anamnestisch abklärbare Hodentorsion von einer Nebenhodenentzündung (Epididymitis) bzw. Hodenentzündung (Orchitis) abzugrenzen.

Durchführung:

- Der Patient steht oder liegt. Der Genitalbereich ist entkleidet oder auch durch eine Unterhose gut erreichbar.
- Sie tragen zur Untersuchung Einmalhandschuhe.
- Heben Sie behutsam den betroffenen Hoden an.

Bewertung:

- Lassen die Schmerzen beim Anheben des Skrotums nach, ist das Prehn-Zeichen **positiv**; dies spricht eher für eine **Entzündung**.
- Nehmen die Schmerzen beim Anheben des Skrotums zu oder bleiben sie unverändert, ist das Prehn-Zeichen **negativ**. Dies ist z. B. bei einer **Hodentorsion** der Fall. Bei einer Hodentorsion droht nach ca. 4–6 h eine Gewebenekrose mit konsekutivem Verlust des Hodens und somit drohender Unfruchtbarkeit.

Cave

Vorsicht ist geboten bei einer unklaren Befundlage und bei V. a. Hodentorsion. Es muss umgehend eine weitere Diagnostik (v. a. Dopplersonografie) in einer Klinik erfolgen, damit ggf. eine Reposition des Gewebes vorgenommen werden kann. Nach Beginn der Nekrose kann der Schmerz nachlassen!

3.15.5 Palpation der Prostata

Die Palpation der Prostata ist eine sehr wichtige und aufschlussreiche Untersuchung. Man geht davon aus, dass 80 % der knotigen Veränderungen durch die Palpation der Prostata erkannt werden können (▶ **Abb. 3.27**). Diese gäben dann Anlass zur weiteren Diagnostik, z. B. mittels Sonografie (v. a. über den Enddarm).

Da für diese Untersuchung sehr viel Erfahrung nötig ist, sollte sie stets von einem Urologen durchgeführt werden. Sie stellt kein probates Mittel für die Heilpraktikerpraxis dar, daher wird an dieser Stelle auf eine Beschreibung der Durchführung dieser Untersuchung verzichtet.

Beachte

Die Bestimmung des PSA-Wertes sollte stets vor der Palpation der Prostata erfolgen, da die Kompression der Prostata zu erhöhten Werten führen könnte.

3.15.6 Untersuchung der Brust der Frau und des Mannes

Indikationen. axilläre Lymphknotenveränderungen, evtl. mit Lymphödem, Auffälligkeiten an der Brust (Kap. 3.15.2)

Die Palpation der weiblichen Brust sollte zwar Teil einer regelmäßigen gynäkologischen Vorsorgeuntersuchung sein, eine Indikation zur orientierenden Befundung kann jedoch u. U. auch in der Heilpraktikerpraxis gegeben sein – wenn beispielsweise die normalerweise behandelnde Gynäkologin aktuell nicht zur Verfügung steht oder ein besonderes Vertrauensverhältnis zwischen Heilpraktiker und Patientin besteht. Zudem kann es sein, dass eine Anleitung zur Selbstuntersuchung gewünscht wird.

> **Praxistipp**
> Auch das Brustdrüsengewebe unterliegt Veränderungen im Zyklusverlauf. Als günstigster Zeitpunkt für eine Untersuchung gilt der Zeitraum unmittelbar nach der Menstruation.

Die Untersuchung sowohl der weiblichen wie auch der männlichen Brust umfasst die Inspektion (Kap. 3.15.1, Kap. 3.15.2), die Palpation der Brust (wie nachfolgend beschrieben) sowie die Palpation der axillären Lymphknoten (Kap. 3.8.4).

Wenn Sie als männlicher Heilpraktiker eine weibliche Brust inspizieren und/oder palpieren wollen, so versichern Sie sich des ausdrücklichen Einverständnisses der Patientin. Ziehen Sie mit Zustimmung der Patientin zu deren Gefühls- und Ihrer eigenen Rechtssicherheit möglichst eine Kollegin (z. B. Assistentin) hinzu.

Inspektion der Brust

- Achten Sie bei der Inspektion und Palpation der Brust darauf, diese respektvoll durchzuführen. Die Untersuchung kann im Stehen oder in Rückenlage durchgeführt werden.
- Bitten Sie dazu den Patienten/die Patientin, beide Hände hinter dem Kopf zu verschränken.
- Achten Sie bei der Inspektion auf Asymmetrien der rechten und linken Brust. Bedenken Sie dabei, dass die Abweichungen deutlich sein müssen, da kleine Abweichungen der Norm entsprechen.
- Fragen Sie ggf. den Patienten/die Patientin, ob evtl. vorliegende Asymmetrien auch ihm/ihr als **neu** aufgefallen sind.
- Achten Sie besonders auf Vorwölbungen, die auf Knoten hinweisen könnten, Hautveränderungen wie Rötungen und Läsionen und Veränderungen der Mamillen, hier auch auf unmotivierten Ausfluss, Milchfluss oder Blutungen aus der Mamille.

Palpation der Brust

Durchführung:

- Bitten Sie die Patientin, sich auf die Untersuchungsliege zu legen; der Oberkörper ist komplett entkleidet. Sie sitzen am Liegenrand.
- Führen Sie dann die Palpation durch. Benutzen Sie dazu stets 3 Finger, weil die tiefe Palpation mit einem Finger schmerzhaft sein kann.
- Teilen Sie die Brust gedanklich in 4 Quadranten (oben innen und außen/unten innen und außen; ▶ Abb. 3.316) und dokumentieren Sie Ihre Befunde entsprechend. Bedenken Sie, dass der ganz überwiegende Teil der Tumoren im oberen äußeren Quadranten lokalisiert ist und hier ganz besonders sorgfältig palpiert werden muss.

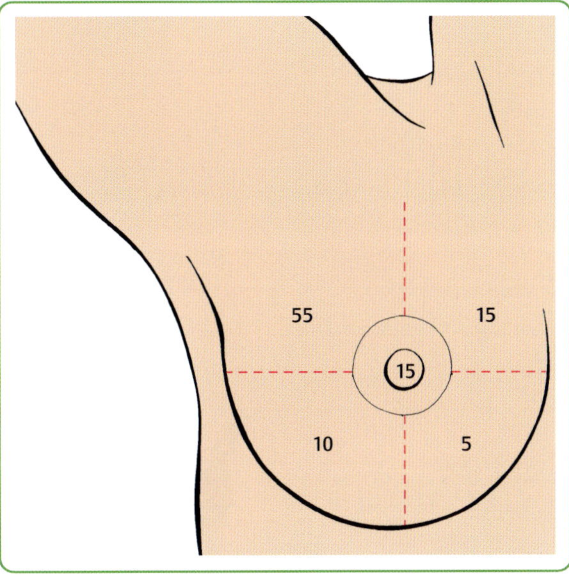

▶ **Abb. 3.316** Einteilung der Brust in Quadranten. Die Prozentangaben verdeutlichen die Verteilung/Häufigkeiten von Tumoren in den jeweiligen Arealen. (Quelle: Weyerstahl T, Günthner-Biller M. Lokalisation, Wachstum und Metastasierung. In: Weyerstahl T, Stauber M, Hrsg. Duale Reihe Gynäkologie und Geburtshilfe. 4. vollständig überarbeitete Auflage. Stuttgart: Thieme; 2013. doi:10.1055/b-002-94109)

- Die Palpation erfolgt in variierender Reihenfolge (▶ Abb. 3.317):
  1. in 3 Linien von oben nach unten
  2. in großen kreisenden Bewegungen von außen nach innen
  3. von außen nach innen an alle Quadranten mittels leichter Drehbewegungen der Finger
  4. von innen nach außen in allen 4 Quadranten mittels leichter Drehbewegungen der Finger
- Achten Sie auf Überwärmungen sowie lokale und die ganze Mamma betreffende Verhärtungen oder knotige Veränderungen sowie auf Schmerzen währen der Palpation.
- Ergänzen Sie die Palpation durch eine bimanuelle Tastung, bei der Sie Ihre Hände flach auf beide Seiten der untersuchten Brust legen und sie sanft zusammendrücken.
- Palpieren Sie anschließend die Brustwarzen durch leichte Kompression zwischen 2 Fingern. Achten Sie auf Schmerzen, Verhärtungen und Ausfluss.
- Führen Sie die Palpation in gleicher Weise an der anderen Brust durch.

Physiologischer Befund. Die Brust ist inspektorisch unauffällig, die Palpation ist für die Patientin/den Patienten schmerzlos und ergibt keine Auffälligkeiten wie Resistenzen, Verwachsungen oder Temperaturdifferenzen.

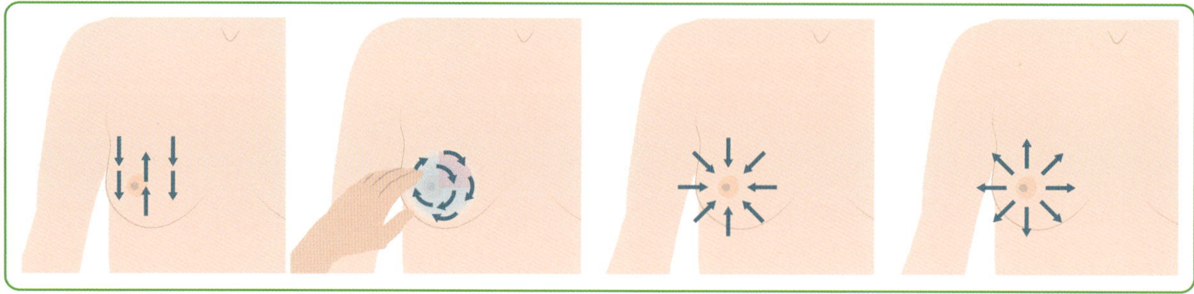

▶ **Abb. 3.317** Palpation der Brust.

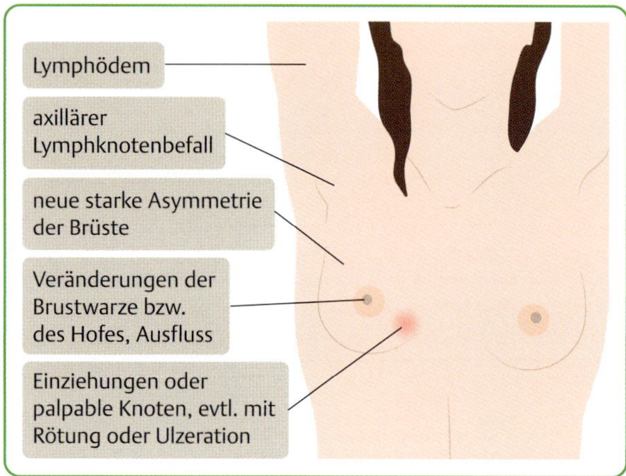

▶ **Abb. 3.318** Palpation der Brust der Frau und des Mannes: pathologische Befunde.

Pathologische Befunde/Bewertung: Pathologische Befunde, die auf ein **Mammakarzinom** hinweisen können (▶ **Abb. 3.318**):

- Knoten, v. a. > 3 cm
- unregelmäßig und nicht klar abgrenzbare Resistenzen
- knorpelharte Knoten
- nicht verschiebliche („verbackene") Resistenzen

Beachte
Bei jedem auffälligen Befund sollte eine umgehende gynäkologische bzw. klinische Abklärung durch bildgebende Verfahren erfolgen.

3.15.7 Palpation des Bauches

Die Palpation des Abdomens wird in Kap. 3.1.7 beschrieben.

3.16 Psychiatrische Befundung

Auf die Beachtung psychischer und psychiatrischer Aspekte in der allgemeinen Erstbefundung sind wir im Kapitel zur Anamnese bereits eingegangen (Kap. 1.2.3). An dieser Stelle legen wir den Schwerpunkt auf die Diagnostik von psychischen und psychiatrischen Erkrankungen im engeren Sinne.

3.16.1 Leitsymptome/Anamnese

Störungen:

- Bewusstseinsstörungen (Vigilanz, Verwirrtheit, Somnolenz)
- Orientierungsstörungen (Zeit, Raum, Situation)
- Merk- und Gedächtnisstörungen
- Antriebsstörungen (v. a. Antriebsverlust, Essstörungen)
- Affektstörungen (Labilität, Verminderung, Verstärkung)
- Halluzinationen (optisch, olfaktorisch, haptisch, akustisch etc.)
- formale und inhaltliche Denkstörungen
- selbstverletzendes Verhalten
- Zwangshandlungen (neurotisches Verhalten)
- Überlastungsempfinden, Schlafstörungen
- nicht organisch abklärbare Schmerzzustände
- nicht organisch abklärbare Seh-, Hör- und Gleichgewichtsstörungen
- abnorme, nicht organisch abklärbare Bewegungsabläufe (z. B. Katatonie, Katalepsie, hysterisches Gangbild, ausgeprägte Ticks, dyspraktische Bewegungsstereotypen, Hyperaktivität, Impulsivität)
- Logorrhö, Spracharmut
- zirkadiane und somatoforme Auffälligkeiten
- sozialer Rückzug

Risikofaktoren:

- geringeres Alter (z. B. Epilepsie, ADHS), höheres Alter (z. B. Demenz)
- zerebrale Perfusionsstörungen (z. B. bei Arteriosklerose, verminderter Flüssigkeitszufuhr, entzündlichen Gefäßerkrankungen)

- familiäre Disposition (z. B. Demenzerkrankungen, zerebrale Tumoren)
- Medikamente (z. B. Chlorpromazin, Metoclopramid, Flunarizin), Drogenabusus (einschließlich Alkoholabusus)
- Exposition gegenüber nerventoxischen Stoffen (Berufsanamnese)
- Mangelsyndrome (v. a. Thiaminmangel, z. B. nach Magenresektion, bei Leberinsuffizienz, CED)
- Vorerkrankungen (z. B. Leber- und Niereninsuffizienz [Urämie], neuroanatomische Anomalien, Meningoenzephalitis, Hypo- und Hyperthyreose, Morbus Cushing, SHT, ausgeprägte Anämie)

Untersuchungen, Tests und Funktionsprüfungen

Inspektion. sichtbare Verhaltens- und Bewegungsauffälligkeiten (s. o.)

Auskultation. keine

Perkussion. keine

Palpation. keine

Tests. neurologischer Status (Kap. 3.9.11 und Kap. 3.9.12), Tests zur Merkfähigkeit (z. B. Mini-Mental-Status-Test; Kap. 3.16.2), psychosoziale Anamnese (Kap. Wichtige Aspekte der Anamnese)

Weiterführende Untersuchungen

Labor. Hormonstoffwechsel, Untersuchung der evtl. zugrunde liegenden Organstörungen (z. B. Leberlabor)

Bildgebende Verfahren. EMG, EEG, MRT, CT
► **Abb. 3.319**

3.16.2 Demenztests

Mini-Mental-Status-Test

Indikationen. V. a. Demenz, diverse psychiatrische Erkrankungen

Der Mini-Mental-Status-Test kann zur Überprüfung der Orientierung genutzt werden. Er ist ein gängiger interviewgestützter Test, bei dem in erster Linie die zeitliche und räumliche Orientierung, die Merk- und Erinnerungsfähigkeit, die Aufmerksamkeit bzw. Konzentrationsfähigkeit, die Sprache und das Sprachverständnis geprüft werden. Zudem sind die Lese-, Schreib-, Zeichen- und Rechenfähigkeiten sowie feinmotorische Leistungen zu erfassen.

Durchführung. Der Patient soll innerhalb von ca. 11 min 11 einfache standardisierte Aufgaben (Beantworten von Fragen, Ausführen einfacher Handlungen) lösen. Sie stellen dem Patienten diese Aufgaben im Rahmen eines Gesprächs.

Der Vorteil des Tests liegt zum einen in seiner Standardisierung, die den Vergleich von Ergebnissen vereinfacht, sowie im geringen Zeitaufwand. Er wird in den meisten Fällen in der Demenzdiagnostik angewandt, zielt aber mit seinen Elementen v. a. auf eine Überprüfung der Orientierung sowie des Gedächtnisses und einfacher kognitiver Fähigkeiten ab.

Zu beachten ist unbedingt, dass der Test in einer störungs- und möglichst angstfreien Atmosphäre ohne die Beeinflussung von Dritten verlaufen muss. Mögliche Seh- und Hörstörungen müssen vorab erfragt und beim Test (z. B. durch Zuhilfenahme einer Sehhilfe oder eines Hörgeräts) berücksichtigt werden. Der Patient muss frei von Schmerzen oder anderen körperlichen Beschwerden sein, die den Testverlauf beeinträchtigen können.

Aufgabenkatalog:

1. Der Patient soll die Frage nach der aktuellen Zeit und – wenn nötig – ergänzend nach dem Jahr, Monat, (Wochen-)Tag, der Jahreszeit beantworten. Für jede richtige Antwort gibt es 1 Punkt.

Notfälle Psychiatrie		
Suizidalität		• Notruf bei der psychiatrischen Ambulanz/dem Notdienst, ggf. der Polizei, dem Ordnungsamt
Alkoholdelir (Delirium tremens)	• vegetative Unruhe • Kreislaufinstabilität • Vigilanzstörung • Halluzinationen • Konfabulation	• Substitution (u. U. Alkoholgabe) • somatische und Psychotherapie

► **Abb. 3.319** Notfälle Psychiatrie.

2. Frage nach dem aktuellen Aufenthaltsort (nicht dem Wohnort) und ergänzendes Nachfragen in Bezug auf das Bundesland, die Stadt oder den Landkreis, den Ort oder den Stadtteil, den Name des Krankenhauses, das Stockwerk oder die Station o. Ä. Für jede richtige Antwort wird 1 Punkt vergeben.
3. Der Patient soll sich 3 Begriffe („Apfel“, „Pfennig“, „Tisch“) merken und nachsprechen. Für jede richtige Antwort gibt es 1 Punkt.
4. Der Patient soll von 100 die Ziffer/Zahl 7 abziehen, ebenso vom Ergebnis usw., und zwar 5 ×. Für jedes richtige Zwischenergebnis gibt es 1 Punkt, auch wenn das vorhergehende Ergebnis falsch war, aber wiederum richtig 7 subtrahiert wurde (korrekte Ergebnisse: 93, 86, 79, 72, 65).
5. Der Patient soll die 3 gemerkten Begriffe der 3. Aufgabe erneut wiederholen. Für jeden Begriff erhält er 1 Punkt.
6. Der Patient soll einen Stift und eine Armbanduhr, die gezeigt werden, richtig benennen. Für jede richtige Benennung erhält er 1 Punkt.
7. Der Patient soll die Phrase „kein wenn und/oder aber“ richtig nachsprechen. Gelingt dies, erhält er 1 Punkt.
8. Der Patient soll folgende 3 Anweisungen richtig befolgen: Ein Blatt Papier nehmen, es falten, es auf den Boden legen. Für jede richtige Durchführung gibt es 1 Punkt.
9. Der Patient soll die Aufforderung „AUGEN ZU“ von einem Blatt ablesen und befolgen. Bei richtiger Ausführung erhält er 1 Punkt.
10. Der Patient soll irgendeinen Satz formulieren und aufschreiben. Richtige Orthografie und Grammatik sind nicht gefordert, jedoch muss der Satz mindestens ein Subjekt und ein Prädikat enthalten und ohne Vorgabe spontan erdacht werden. Bei richtiger Ausführung erhält er 1 Punkt.
11. Der Patient soll 2 Fünfecke zeichnen, die sich überschneiden. Eine Vorlage wird angeboten (► **Abb. 3.320**). Bei richtiger Ausführung erhält er 1 Punkt.

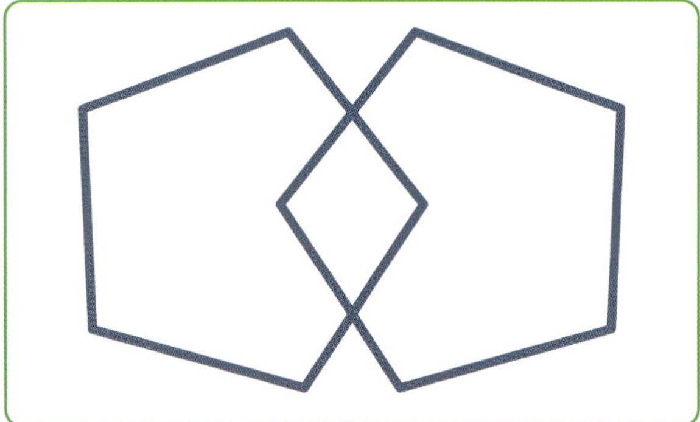

► **Abb. 3.320** Mini-Mental-Status-Test: Vorlage Fünfecke.

Auswertung. Für jede erfolgreich bewältigte Teilaufgabe oder Aufgabe erhält der Patient einen Punkt. Die insgesamt maximal erreichbare Punktzahl liegt bei 30 Punkten:

- 24–30 Punkte: normale bis uneingeschränkte Fähigkeiten
- 10–24 Punkte: leichte Demenz
- < 10 Punkten: schwere Demenz

Der Mini-Mental-Status-Test erlaubt lediglich eine grobe Einschätzung kognitiver Defizite und keine differenzierte Diagnose. Insbesondere sind Abgrenzungen von Psychosen, von der Depression und von organischen Psychosyndromen nicht möglich. Der Test kann aber bei der Verlaufskontrolle wertvoll sein.

Uhren-Zeichen-Test (Uhrentest)

Indikationen. V. a. Demenz (hier insbesondere Störungen der visuellen und Problemlösungsfähigkeiten), (V. a. auf parietale und frontale Störungen des Großhirns)

Der Uhren-Zeichen-Test ist ein sog. „psychometrischer Test“ zur Prüfung bestimmter Hirnfunktionen bei demenziellen Veränderungen (Prüfung der Visuokonstruktion). Er ist sehr einfach durchführbar und deshalb ein weitverbreitetes, schnell durchzuführendes Screeningverfahren. Der Test ist weitgehend unabhängig von den sprachlichen Fähigkeiten des Patienten und von kulturellen Erfahrungen.

Durchführung:

- Geben Sie dem Patienten ein Blatt Papier und einen Stift zum Schreiben.
- Bitten Sie ihn, auf das Blatt einen Kreis wie beim Zifferblatt einer Uhr zu zeichnen und die Ziffern 1–12 einzutragen. Alternativ können Sie das Blatt bereits mit einem Kreis vorbereiten und erklären, dass er eine Uhr darstellen soll.
- Fordern Sie ihn dann auf, eine bestimmte Zeigereinstellung (z. B. „11:45 Uhr“, „Viertel vor zwölf“) einzutragen. Geben Sie ihm dafür 2–5 min Zeit.
- Dokumentieren Sie das Vorgehen des Patienten (Reihenfolge des Vorgehens, Korrekturen, Zeitbedarf, evtl. Probleme bei der Darstellung und Problemmanagement).
- Notieren Sie nach der Durchführung den Namen des Betroffenen, das Datum und die erreichte Punktzahl (s. u.).

Auswertung. Das Lösen dieser Aufgabe gelingt dem Patienten nur, wenn er die dazu notwendigen Fähigkeiten (Erinnerung, Merkfähigkeit, visuelle Orientierung etc.) in ausreichender Weise besitzt.

Die Bewertung erfolgt standardisiert anhand der Auswertungsskala nach Shulman (s. u.) oder nach Sunderland (Punktzahl 1–10). Anhand von Abweichungen der

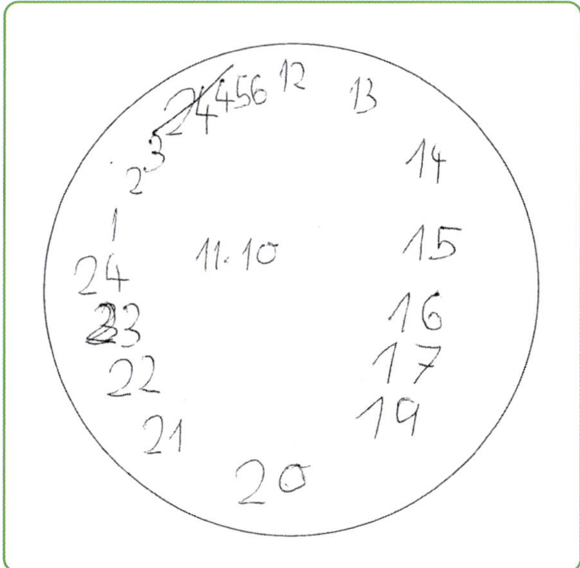

► **Abb. 3.321** Uhren-Zeichen-Test: Beispiel 1. (Quelle: Knels C. Gütekriterien und Zielgruppe. In: Knels C, Hrsg. Sprache und Ernährung bei Demenz. 1. Auflage. Stuttgart: Thieme; 2018. doi:10.1055/b-004-129974)

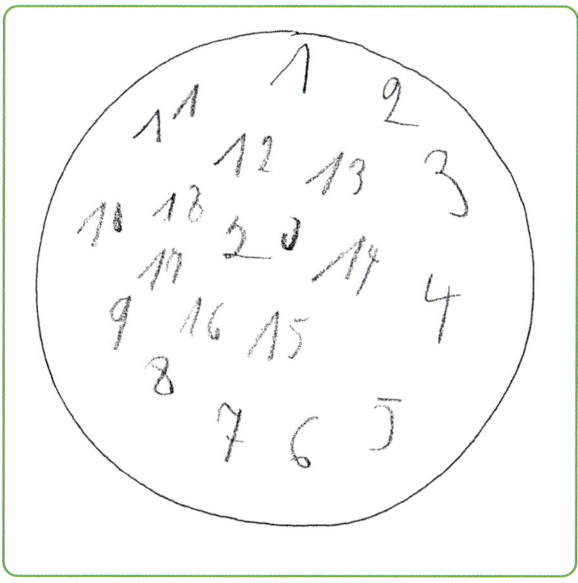

► **Abb. 3.322** Uhren-Zeichen-Test: Beispiel 2. (Quelle: Knels C. Gütekriterien und Zielgruppe. In: Knels C, Hrsg. Sprache und Ernährung bei Demenz. 1. Auflage. Stuttgart: Thieme; 2018. doi:10.1055/b-004-129974)

Darstellung von der „Normalleistung" wird das Ausmaß der Hirnfunktionsstörung beurteilt. Dabei werden je nach Abweichung 1–6 Punkte vergeben:

- **Score 1:** Die Zeichnung ist **korrekt** (die Ziffern 1–12 sind an der richtigen Stelle, die Zeiger für die vorgegebenen Uhrzeit richtig eingezeichnet).
- **Score 2:** Es zeigen sich **leichte visuell-räumliche Fehler** (z. B. sind die Abstände zwischen den Ziffern ungleichmäßig, die Ziffern befinden sich außerhalb des Zifferblatts oder stehen auf dem Kopf, es werden Linien zur Orientierung benutzt oder das Zifferblatt ist verdreht).
- **Score 3:** Die Zeichnung zeigt **deutliche Fehler** (z. B. ist nur ein Zeiger eingezeichnet, die Uhrzeit als Text eingegeben oder sie fehlt ganz).
- **Score 4:** Die Zeichnung zeigt **gravierende Fehler** (z. B. sehr große Unregelmäßigkeiten, es sind nicht alle oder keine Ziffern eingetragen oder sie fehlen ganz, der Uhrzeigersinn ist verdreht).
- **Score 5:** Die Zeichnung weist **weitere schwerwiegende Fehler** auf (wie oben; mehrere Kreise werden zusätzlich eingetragen).
- **Score 6:** Die Darstellung der **Uhr fehlt** ganz.

Bewertung. Eine Punktzahl von 3 oder weniger gilt als Hinweis auf eine demenzielle Erkrankung. Die ► **Abb. 3.321** und die ► **Abb. 3.322** sind Beispiele für einen Score 4.

4 Untersuchung des (Klein-)Kindes

Grundsätzlich ist davon auszugehen, dass die Untersuchung des Neugeborenen, des Säuglings und des jungen Kleinkindes normalerweise nicht in den Tätigkeitsbereich des Heilpraktikers fällt – die Früherkennungsuntersuchungen U1–U9, die vom Kinderarzt durchgeführt werden (müssen), stehen im Vordergrund.

Die klinische Untersuchung ist bei Säuglingen und (Klein-)Kindern besonders wichtig, weil sie sich sprachlich und gestisch kaum oder nicht eindeutig artikulieren können. Zudem unterscheidet sich die Körperwahrnehmung von Kleinkindern von der Erwachsener: Sie differenzieren meist nicht zwischen Thorax und Abdomen – „alles ist Bauch“. Zuordnungen sind also wesentlich schwieriger ad hoc vorzunehmen, der gewöhnliche Sprachduktus ist bei der Anamnese normalerweise nicht anwendbar.

Zudem kann die körperliche Untersuchung besondere Anforderungen stellen: Säuglinge und Kinder können den Sinn einer Untersuchung (meistens) nicht erfassen und Aspekte wie Unsicherheit, Angst und Fremdeln nicht rational zurückdrängen. Hier ist in ganz besonderer Weise auf eine ruhige und dem Kind möglichst entsprechende Atmosphäre zu achten. Invasive Untersuchungen, der Einsatz von Geräten (z. B. Otoskop), Lagerungen in ungewohnten Positionen oder eine Trennung von den Bezugspersonen zur Durchführung einer Maßnahme sollten möglichst in der Abfolge der Untersuchungsschritte hintangestellt werden. Eine spielerische Durchführung mit kindgemäßen Erläuterungen kann hilfreich sein.

4.1 Anamnese

Die Anamnese muss sich sehr auf die Aussagen der Eltern oder betreuenden Erwachsenen stützen. Hierbei ist zu bedenken, dass die Schilderungen evtl. sehr subjektiv sind und ggf. relativiert bzw. durch Nachfragen verifiziert werden müssen. Wichtige Fragen sind hier:

- Trinkt der Säugling genug?
- Erbricht er nach dem Trinken?
- Hat er Stuhlgang?
- Gedeiht das Kind gut oder wirkt es lethargisch, schläfrig?
- Krümmt oder überstreckt sich das Kind?
- Schreit es ohne von außen erkennbaren Anlass?
- Ist das Kind außergewöhnlich schreckhaft?
- Kann es den Kopf und den Körper altersgemäß halten?

Impfungen. Häufig kommen Eltern mit Fragen zur Impfung in die Praxis. Das Thema ist zunehmend heikel, weil sich die Positionen von Impfbefürworten und -gegnern oftmals auseinanderentwickeln. Der Heilpraktiker sitzt hier nicht selten zwischen den Stühlen: Einerseits erwarten Eltern oft eine kritische Position, andererseits sind viele Impfungen mehr als empfehlenswert. Wir raten hier, auf die Informationen der Ständigen Impfkommission (STIKO) des Robert-Koch-Instituts (RKI) zurückzugreifen (https://www.rki.de/).

4.2 Körperliche Untersuchung

Bei der körperlichen Untersuchung stehen folgende Schritte im Vordergrund (jeweils mit häufigen kindlichen Erkrankungen/Geschehen):

- Fiebermessung (bei V. a. Infektion oder Entzündung)
- Otoskopie (bei unklaren Schmerzzuständen, wenn sich das Kind ans Ohr fasst; V. a. Otitis media)
- Inspektion der Mundhöhle (z. B. Beläge der Tonsillen, Aphthen); Inspektion des Körpers (Exantheme bei Kinderkrankheiten, Hämatome bei V. a. Trauma, z. B. Sturz von der Wickelkommode oder der Schaukel)
- Kontrolle der Atmung/Auskultation (bei V. a. Aspiration, Infekt der Atemwege wie Pseudokrupp, Epiglottitis)
- komplette Bauchuntersuchung (Pulsationen, Abwehrspannung, Blähungen, Peristaltik; V. a. Koliken, Ileus, Pylorusstenose)
- einfacher neurologischer Status (V. a. schlaffe oder spastische Paresen oder Schonhaltungen, z. B. bei Intoxikationen, Stoffwechselstörungen, Trauma, Meningismus)
- Auskultation von Herz und Lunge (V. a. angeborene Herzfehler, bronchopulmonale Infektionen)

! Beachte

Zu beachten ist, dass Kinder und Säuglingen andere Puls- und Blutdruckwerte zeigen als Erwachsene:

- **Säuglinge: RR: 80–90/50 mmHg, Puls: 140 Schläge/min**
- **Kinder: RR: 90/60 mmHg, Puls: 100–120 Schläge/min**

4.2.1 Körpergewicht

- **Geburtsgewicht:** Gesunde Neugeborene wiegen durchschnittlich zwischen 3300 und 3500 g. Die physiologische Spanne liegt zwischen 2800 und 4200 g. Ein sehr niedriges Geburtsgewicht muss dringend Beachtung finden – es ist ein Risikofaktor für einen plötzlichen Kindstod und kann ein Hinweis auf vorgeburtliche Schädigungen sein!

▶ **Tab. 4.1** Körpergewicht des Kleinkindes/Kindes (ungefähre Datenspanne).

Alter	Mädchen	Junge
2. Lebensjahr	9–14 kg	10–15 kg
3. Lebensjahr	11–18 kg	11–18 kg
4. Lebensjahr	12–21 kg	13–21 kg
5. Lebensjahr	14–24 kg	14–24 kg
6. Lebensjahr	15–27 kg	16–27 kg
7. Lebensjahr	17–31 kg	18–30 kg
8. Lebensjahr	19–35 kg	21–38 kg
9. Lebensjahr	21–40 kg	23–44 kg

- Nach **6 Monaten** hat ein gesundes Kind sein Geburtsgewicht verdoppelt.
- Nach **1 Jahr** hat ein gesundes Kind sein Geburtsgewicht verdreifacht.
- Die weiteren ungefähren Referenzwerte für das Körpergewicht von Kleinkindern und Kindern sind der ▶ **Tab. 4.1** zu entnehmen.

4.2.2 Körpergröße

- **Geburtsgröße:** Gesunde Neugeborene sind zwischen 46 und 54 cm (Durchschnitt: 51 cm) groß.
- In den ersten **6 Monaten** wächst ein gesundes Kinder ca. 15 cm.
- Nach **1 Jahr** erreichen die meisten gesunden Kinder eine Größe von ca. 75 cm.
- Die weiteren ungefähren Referenzwerte für die Körpergröße von Kleinkindern und Kindern sind der ▶ **Tab. 4.2** zu entnehmen.

▶ **Tab. 4.2** Körpergröße des Kleinkindes/Kindes (ungefähre Datenspanne).

Alter	Mädchen	Junge
2. Lebensjahr	79–91 cm	81–92 cm
3. Lebensjahr	88–102 cm	89–103 cm
4. Lebensjahr	95–110 cm	65–111 cm
5. Lebensjahr	100–118 cm	101–118 cm
6. Lebensjahr	105–125 cm	106–125 cm
7. Lebensjahr	110–131 cm	111–131 cm
8. Lebensjahr	115–137 cm	116–138 cm
9. Lebensjahr	127–151 cm	125–150 cm
11. Lebensjahr	132–157 cm	130–156 cm
12. Lebensjahr	138–164 cm	135–162 cm

4.2.3 Kopfumfang

Der physiologische Kopfumfang eines Neugeborenen beträgt 33–37 cm. Nach 1 Jahr misst er rund 47 cm.

4.2.4 Stuhlgang

Der Stuhlgang von Neugeborenen ist für viele (besonders unerfahrene) Eltern immer wieder eine Überraschung. Bezüglich seiner Farbe, Konsistenz und Geruch ist er mit dem Stuhl von Erwachsenen überhaupt nicht vergleichbar. Hintergründe sind v. a. die Art der Ernährung (insbesondere, wenn das Kind ausschließlich oder hauptsächlich gestillt wird), die noch nicht voll funktionsfähige Leber und die Ausscheidung von organischen Stoffen, die sich vor der Geburt im Verdauungstrakt des Ungeborenen angesammelt haben.

Zumeist am 1. Tag nach der Geburt scheidet das Neugeborene das **Mekonium** (landläufig: „Kindspech") aus. Der Stuhl ist schwarz, zäh und teerartig. Er beinhaltet ein Gemisch aus eingedickter Galle, Haut- und Haarzellen sowie Fruchtwasser.

Beachte
Der Mekoniumileus ist der Darmverschluss durch ein zu zähes, nicht auszuscheidendes Mekonium und eine wichtige Komplikation. Er ist typisch bei Mukoviszidose (zystischer Fibrose).

Anschließend ist der Stuhl über sehr lange Zeit hell- bis senfgelb und weich, manchmal erbsbreiartig, wässriggrün oder sogar schaumig. Ausschließlich gestillte Babys setzen mehr Stuhlgänge ab. Gestillte Kinder präsentieren physiologisch fast stets einen hellen, weichen und senfgelblich-grünbräunlichen Stuhl. Der Geruch ist süßlichfruchtig.

Es dauert lange, bis Kinder einen geformten Stuhl absetzen – bei Kleinkindern ca. bis zum 5. Lebensjahr, je nach Ernährung, Bewegung und individueller Konstitution.

4.2.5 Motorik

Sobald ein Kind hierfür bereit ist, bringt es sich Kriechen, Sitzen, Aufstehen und Gehen selbst bei. Dabei können sich von Kind zu Kind **enorme Unterschiede** zeigen.

Beachte
Jedes Kind entwickelt seine Beweglichkeit anders – Hilfestellung, Anreize und Vorbilder zur Nachahmung können den Lernprozess fördern.

Viele Kinder **rollen** sich schon sehr früh auf die Seite und in eine andere Lage, andere tun dies erst gegen Ende des 1. Lebensjahres. Und nicht nur das: Viele Kinder durchlaufen innerhalb weniger Monate mehrere Entwicklungsschritte der Körpermotorik fast nebeneinander, andere tun dies wohlgeordnet Schritt für Schritt.

Halten, Krabbeln, Stehen

Die meisten Kleinkinder können im Alter von 2 Monaten ihren Kopf in Bauchlage kurz anheben und einen Monat später bereits halten. Die Haltezeit verlängert sich dann zusehends. Im 4. Monat ist zu erwarten, dass ein gesundes Kind seinen Kopf ruhig halten, den Kopf sicher drehen und beim Ziehen in die Sitzposition mit anheben kann. Dies sind zunächst wichtige Voraussetzungen für Krabbeln und Sitzen.

Frei sitzen und mit Unterstützung **stehen** können Kinder normalerweise erst ab dem 10. Lebensmonat. Was den Zeitpunkt betrifft, zeigen sich deutliche Unterschiede: Manche Kinder beginnen schon zeitig mit dem freien Sitzen, andere erst sehr viel später.

Im Alter von ca. 9–18 Monaten kann ein normal entwickeltes Kind mit Festhalten an den Händen und entlang von Wänden oder Möbeln **frei gehen**. Dabei können sich von Kind zu Kind ebenfalls große Unterschiede zeigen. Die meisten Kinder lernen das freie Gehen über Krabbeln, Robben, Kriechen und indem sie auf allen vieren laufen. Andere lassen diese Zwischenstufen einfach aus, und einige Kinder entwickeln ihre ganz eigene Art der Fortbewegung: Sie schlängeln sich, rutschen oder rollen über den Boden, bevor sie gehen lernen.

Ab ungefähr dem 3. Lebensjahr kann das gesunde Kind beidbeinig von einer kleinen Erhöhung hinunterhüpfen, ohne aus dem Gleichgewicht zu geraten, und erst ab einem Alter von ungefähr 6 Jahren können die meisten Kinder länger als 5 s auf einem Bein stehen.

Greifen

Kleinkinder entwickeln ihre Greiffähigkeit in etwa analog zur Entwicklung der Sehfähigkeit. In den ersten beiden Lebensmonaten entwickelt sich zunächst der unbewusste **Greifreflex**. Diese instinktive Bewegung soll den Halt an einer Bezugsperson sichern.

Nach 2–3 Monaten verliert sich der Reflex zumeist nach und nach zugunsten gezielterer Bewegungen, weil das Baby Dinge genauer erkennen und fokussieren kann.

Erst mit ungefähr 1 Jahr gelingt es den meisten Kleinkindern, Gegenstände gezielt zu bewegen. Ein Kind im Alter von 8 Monaten sollte gezielt greifen können.

4.2.6 Sprechen

Kleinkinder entwickeln ihre sprachlichen Fähigkeiten aus eigenem Antrieb.

In welchem Alter ein Kind zu sprechen beginnt, wie schnell es seinen Wortschatz erweitert und wann es wie gut Sätze bilden und Wörter richtig aussprechen kann, ist von Kind zu Kind ganz verschieden: Die Mehrheit der Kinder spricht zwischen **1 und 1,5 Jahren** die ersten Wörter – meist „Mama“, „Papa“. Manche Kinder sprechen bereits mit 9 oder 12 Monaten ihr erstes Wort. Wenige sind in der Entwicklung schneller und selten verzögert sich das Sprechen des ersten Wortes bis zum Alter von 2 Jahren. Mädchen sind dabei häufig schneller und tun sich leichter als Jungen.

Man geht davon aus, dass die Phasen der Sprachentwicklung und deren Abfolge bei allen Kindern grundlegend gleich sind.

4.2.7 Milchzahn- und Wechselgebiss

Das Milchzahngebiss eines Kindes umfasst in der Regel 20 Zähne. Es besteht (in jeweils jedem Gebissquadranten) aus 2 Schneidezähnen, 1 Eckzahn und 2 Milchmahlzähnen. Die ersten Milchzähne, die sichtbar werden, sind die mittleren Schneidezähne. Sie bilden sich zwischen dem 6. und 8. Lebensmonat. Das Gebiss wird bis zum 30. Lebensmonat durch die hinteren Mahlzähne komplettiert.

Zwischen dem 5. und 8. Lebensjahr stoßen bei den meisten Kindern die bleibenden Zähne durch. Sie bewirken, dass die Milchzähne nach und nach ausfallen. Meistens ist erst mit dem 14. Lebensjahr der komplette Austausch beendet (Ausnahme sind die sog. „Weisheitszähne“, die noch bis zum 40. Lebensjahr durchbrechen können). Das komplette bleibende Gebiss umfasst 32 Zähne.

5 Blutentnahme, Injektion und Infusion

5.1 Grundlegendes

Aus der medizinischen Diagnostik ist die Blutanalyse kaum wegzudenken. Sie bietet vielfach die einzige Möglichkeit eines sicheren Befunds. Vor diesem Hintergrund darf die Anleitung zur Blutentnahme in diesem Buch nicht fehlen. Sie wird außerdem ergänzt um die Beschreibungen der Injektions- und Infusionstechniken.

Die hygienischen und rechtlichen Grundlagen bei der Blutentnahme und den Injektions- bzw. Infusionstherapien sind in weiten Teilen deckungsgleich.

5.1.1 Rechtliche Aspekte

Grundsätzlich sollten Sie jedem Patienten bei allen Maßnahmen zumindest in groben Zügen erläutern, was Sie tun und warum Sie es tun. Bei der Blutentnahme und der Injektionen/Infusion gilt dies in besonderem Maße: Die notwendige Venenpunktion ist ein mit Risiken verbundener Eingriff in die körperliche Unversehrtheit des Patienten. Es handelt sich – rein rechtlich betrachtet – also um eine Körperverletzung, der der Patient nach einer sorgfältigen Anamnese und Aufklärung zustimmen muss. Es werden zudem besondere Anforderung an Ihr sorgfältiges hygienisches Arbeiten gestellt.

Die **Aufklärung** des Patienten umfasst folgende Punkte:

- Damit der Patient der Maßnahme sicher zustimmen kann, müssen Sie ihn vorab sorgfältig über die **Notwendigkeit** und das **Vorgehen** bei der Blutentnahme und die dafür notwendige Venenpunktion aufklären.
- Sie müssen ihm die damit verbundenen **Risiken** benennen.
- Sie müssen den Patienten über **Alternativen** unterrichten und auch über die **Folgen**, die es haben kann, wenn er die vorgeschlagene Maßnahme verweigert.
- Sie müssen **dokumentieren**, dass Sie ihn aufgeklärt haben und er der Maßnahme zugestimmt oder diese abgelehnt hat. Dasselbe gilt für die therapeutischen Maßnahmen, die mit Punktionen einhergehen.

Beobachten Sie während der Venenpunktion und Blutentnahme besonders aufmerksam, ob der Patient **unerwünschte vegetative Reaktionen** wie Blässe, Unruhe oder Schweißbildung zeigt. Fragen Sie ihn, wenn Sie eine Komplikation vermuten, nach seinem Befinden.

Beachte

Zu bedenken ist, dass Sie kein Blut entnehmen dürfen, wenn Sie damit eine Erkrankung nachweisen möchten, die Sie als Heilpraktiker nicht behandeln dürfen, also alle im IfSG genannten Erkrankungen.

5.1.2 Besondere Anforderungen bei der Venenpunktion und venösen Blutentnahme

Zur **Wahrung der Sorgfaltspflicht** bei der venösen Punktion müssen Sie

- bei der Auswahl des zu punktierenden Gefäßes über die entsprechenden anatomischen Kenntnisse verfügen.
- ausreichende Kenntnis der richtigen Venenpunktionstechniken haben.
- Vorgaben und Empfehlungen zur Hygiene der KRINKO, der TRBA 250 und ggf. weitere gesetzliche Verordnungen kennen und einhalten. Dazu müssen Sie die notwendigen Rahmenbedingungen und Materialien bereitstellen können.
- im Fall von Injektionen und Infusionen das Medizinproduktegesetz, das Arzneimittelgesetz und ggf. Anzeigepflichten gegenüber der Bezirksregierung oder des zuständigen Gesundheitsamts beachten.
- Sorge tragen, dass keine weiteren Personen (z. B. andere Patienten, Mitarbeiter) gefährdet werden, beispielsweise dadurch, dass sie mit kontaminiertem Blut oder spitzen Utensilien in Berührung kommen.
- wissen, zu welchen Komplikationen es kommen kann und wie Sie sich dann richtig zu verhalten haben.
- Ihrem Patienten ggf. zuvor mitteilen, dass er zur Blutentnahme nüchtern sein muss und/oder davor bestimmte Medikamente nicht einnehmen darf.

Folgende **Komplikationen** sind bei einer Venenpunktion möglich:

- Sie können die Vene bei der Punktion durchstoßen, was zu Hämatomen führen kann.
- Sie können durch eine falsche Punktion Nerven verletzen.
- Sie können eine Arterie statt einer Vene punktieren.
- Eine Fehlpunktion kann zudem zu Schmerzen führen.
- Durch die Punktion können Keime in den Körper gelangen, die zu Infektionen führen.

5.1.3 Für die Punktion geeignete Venen

Für die intravenöse Injektion punktieren Sie bei Erwachsenen und Kindern in der Regel die Venen an den Ellenbeugen (V. cephalica, V. mediana cubiti), an den Unterarmen (V. mediana basilica, V. cephalica) oder an den Handrücken (▶ **Abb. 5.1**). Die Venen der Fußrücken werden nur in Ausnahmen punktiert.

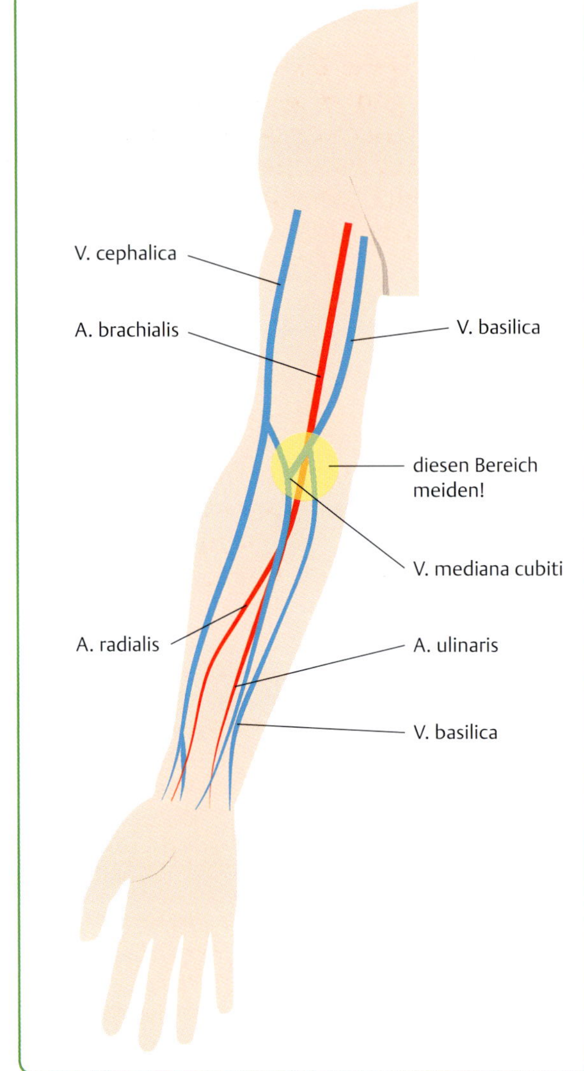

▶ **Abb. 5.1** Für die Punktion geeignete Venen.

Um die Venenfüllung zu verbessern, können Sie den Unterarm des Patienten unmittelbar vor der Punktion von distal nach proximal ausstreichen oder leicht mit Ihrem Handteller beklopfen.

Beachte

Vermeiden Sie es, die Venendarstellung zu verbessern, indem der Patient mehrmals hintereinander die Hände zu Fäusten schließt. Die Muskelkontraktion kann dazu führen, dass die Magnesium- und Kalium-Serumwerte verfälscht werden! Achten Sie auch darauf, insgesamt nicht länger als 1 min zu stauen! Eine zu lange Stauung kann zur Verfälschung von Blutwerten (z. B. Kalium, LDH) und zu einer Hämolyse führen.

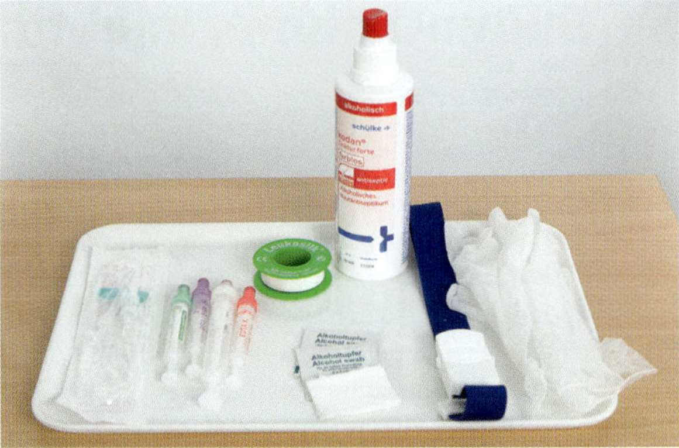

▶ **Abb. 5.2** Für die Venenpunktion zur Blutentnahme benötigte Materialien.

5.1.4 Für die Venenpunktion zur Blutentnahme benötigte Materialien

Für die Venenpunktion und die anschließende Blutentnahme bereiten Sie ein Tablett mit allen benötigten Utensilien vor. Tragen Sie hierbei Handschuhe.

Bevor Sie das Spritzentablett zusammenstellen, desinfizieren Sie mit einem dafür zugelassenen **Flächendesinfektionsmittel** die Arbeitsfläche, auf der Sie die benötigten Utensilien ggf. ablegen, sowie das Tablett. Beachten Sie die vom Hersteller angegebene Einwirkzeit des Desinfektionsmittels.

Stellen Sie auf dem Tablett folgende Materialien bereit (▶ **Abb. 5.2**):

- passende latex- und puderfreie Einmalhandschuhe
- die für die gewünschten Laboruntersuchungen notwendigen Blutentnahmeröhrchen
- eine Blutentnahmekanüle oder einen Butterfly mit passendem Adapter
- ein VAH-gelistetes Haut- und Händedesinfektionsmittel
- einen Stauschlauch
- sterilisierte Tupfer oder sterile (Einweg-)Alkoholtupfer
- Materialien für einen Kompressionsverband
- einen Spritzenabwurfbehälter und eine Nierenschale zur Ablage für Verpackungen und gebrauchte Materialien
- ein Lagerungskissen

Halten Sie die Unterlagen für die Dokumentation bereit und vergewissern Sie sich, dass Sie im Anschluss an die Maßnahme alle Materialien umgehend sachgerecht entsorgen bzw. säubern können.

5.1.5 Materialkunde

▶ **Tab. 5.1** gibt eine Übersicht über Blutröhrchen, ▶ **Tab. 5.2** über Verweilkanülen.

▶ **Tab. 5.1 Übersicht der am häufigsten verwendeten Blutröhrchen und deren Anwendung** (Quelle: Ulbricht M. Blutentnahme. In: I care Pflege, 1. Auflage. Stuttgart: Thieme: 2015).

Vacutainer	Monovette	Anwendungsgebiete und Zusätze	Was wird untersucht? Beispiele	Schwenken der Röhrchen
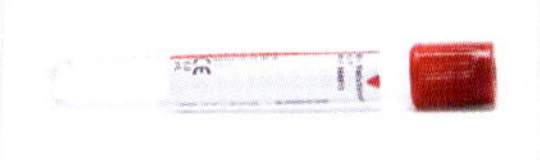		Serum (Gerinnungsaktivator), Parameter der klinischen Chemie	Blutgruppenserologie, Antikörpersuchtest Hormone, Schilddrüsenhormone, Leber- und Nierenwerte, Herzenzyme, Pankreasenzyme, Tumormarker, Lipidstoffwechsel, Elektrolyte u. a.	5- bis 6-mal
	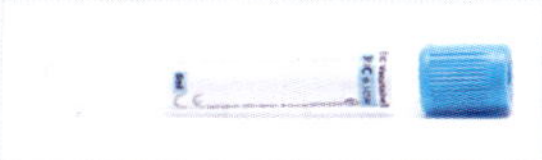	Serum-Gel (Gerinnungsaktivator, mit Trenngel), Parameter der klinischen Chemie	Hormone, Schilddrüsenhormone, Leber- und Nierenwerte, Herzenzyme, Pankreasenzyme, Tumormarker, Lipidstoffwechsel, Elektrolyte u. a.	5- bis 6-mal
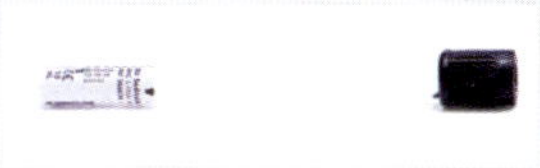	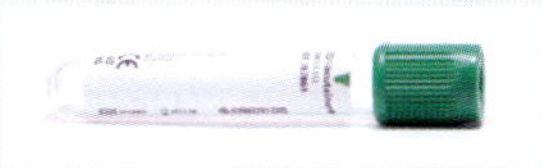	Hämatologie (Kalium-EDTA)	kleines und großes Blutbild, HbA_{1c}	8- bis 10-mal
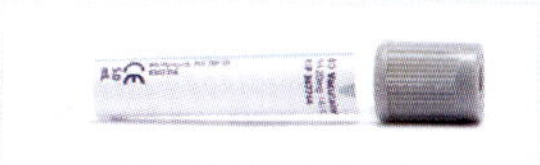	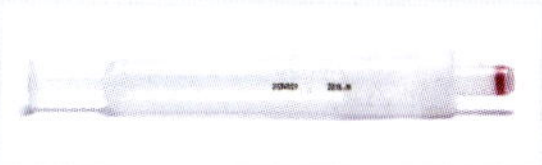	Gerinnungsanalytik (Natrium-Citrat)	Gerinnungsfaktoren: Quickwert, D-Dimere, Fibrinogen, Thrombinzeit, PTT	3- bis 4-mal
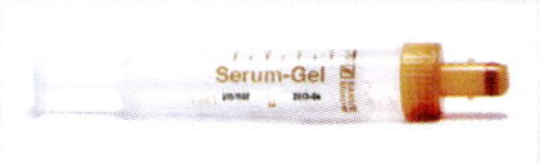	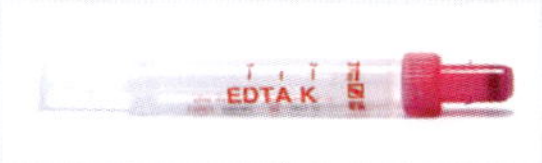	Blutsenkung (Natrium-Citrat)	Blutkörperchensenkungsgeschwindigkeit (BSG)	8- bis 10-mal
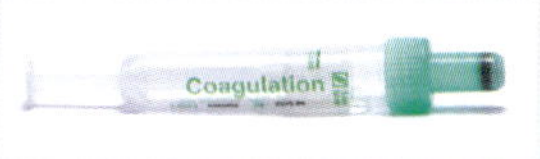	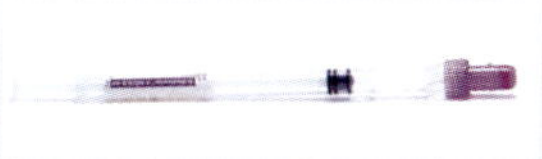	Plasmaanalyse (Lithium-Heparin), Parameter der klinischen Chemie	Hormone, Schilddrüsenhormone, Leber- und Nierenwerte, Herzenzyme, Pankreasenzyme, Tumormarker, Lipidstoffwechsel, Elektrolyte u. a.	8- bis 10-mal
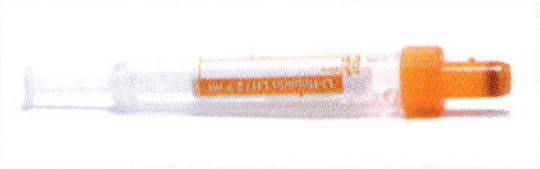	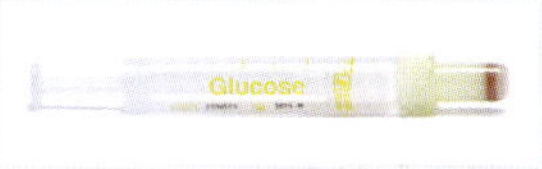	Glukosebestimmung (Fluorid)	Glukose, Laktat	8- bis 10-mal

Ob zur Analyse der Parameter der klinischen Chemie Serum oder Plasma verwendet werden, ist von Klinik zu Klinik unterschiedlich. Erkundigen Sie sich, was an Ihrer Klinik verwendet wird.
Werden mehrere Blutröhrchen abgenommen, sollte die Reihenfolge der Blutröhrchen wie folgt sein:

1. Blutkulturen
2. Serum-Röhrchen
3. Citrat-Röhrchen
4. Heparin-Röhrchen
5. EDTA-Röhrchen

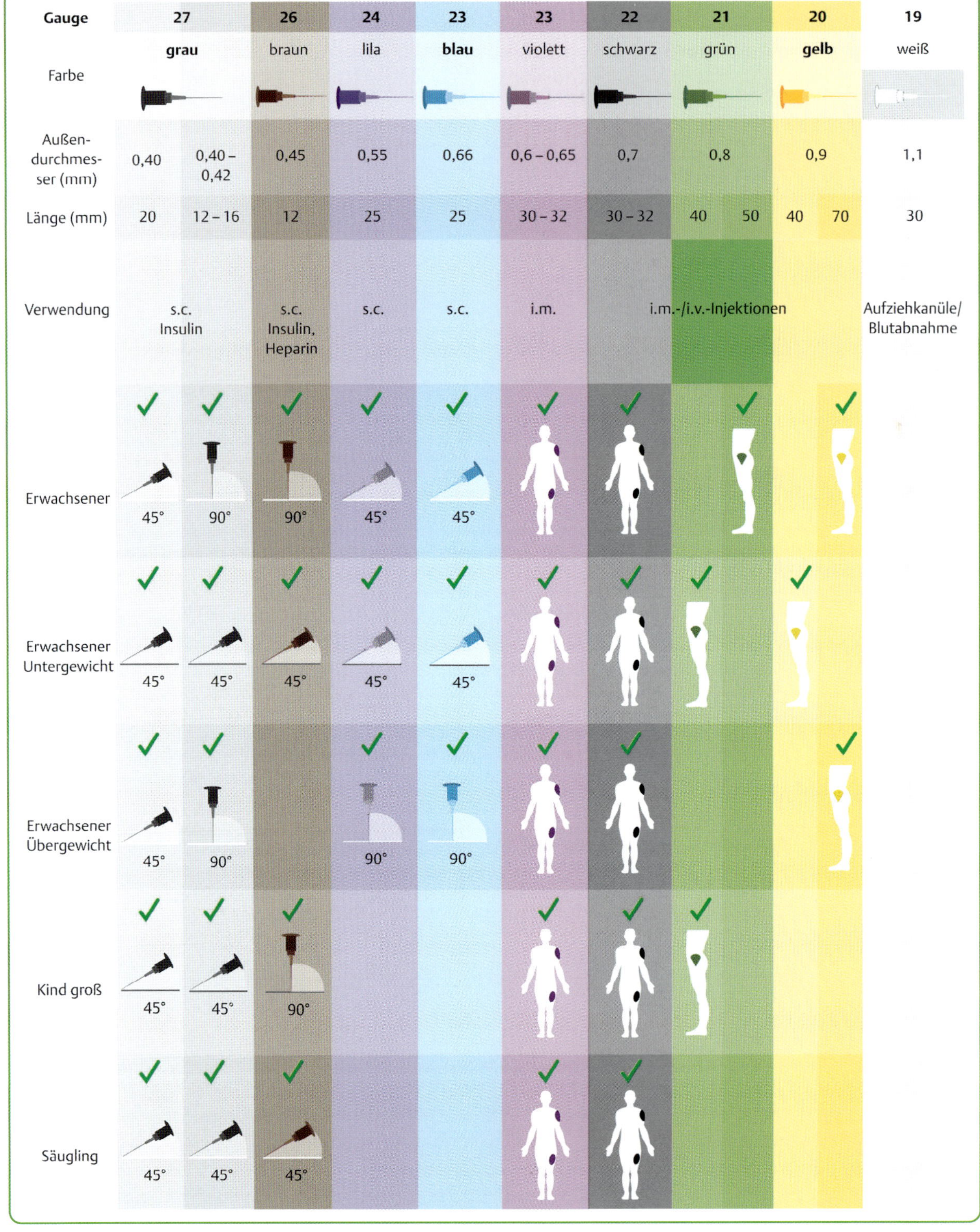

Gauge	27		26	24	23	23	22	21		20		19
Farbe	**grau**		braun	lila	**blau**	violett	schwarz	grün		**gelb**		weiß
Außen-durchmesser (mm)	0,40	0,40–0,42	0,45	0,55	0,66	0,6–0,65	0,7	0,8		0,9		1,1
Länge (mm)	20	12–16	12	25	25	30–32	30–32	40	50	40	70	30
Verwendung	s.c. Insulin		s.c. Insulin, Heparin	s.c.	s.c.	i.m.	i.m.-/i.v.-Injektionen					Aufziehkanüle/ Blutabnahme
Erwachsener	✓ 45°	✓ 90°	✓ 90°	✓ 45°	✓ 45°	✓	✓		✓		✓	
Erwachsener Untergewicht	✓ 45°	✓ 45°	✓ 45°	✓ 45°	✓ 45°	✓	✓	✓		✓		
Erwachsener Übergewicht	✓ 45°	✓ 90°		✓ 90°	✓ 90°	✓	✓				✓	
Kind groß	✓ 45°	✓ 45°	✓ 90°			✓	✓	✓				
Säugling	✓ 45°	✓ 45°	✓ 45°			✓	✓					

► **Abb. 5.3** Injektionskanülen und deren Verwendung. (Quelle: Käding H. Injektionen. In: I care Pflege, 1. Auflage. Stuttgart: Thieme: 2015)

▶ Tab. 5.2 Die verschiedenen Größen und Farbcodierung von Verweilkanülen und deren Anwendung
(Quelle: Käding H. Periphervenöse Gefäßzugänge. In: I care Pflege, 1. Auflage. Stuttgart: Thieme: 2015).

Venenverweilkanüle Größe in Gauge	Außendurchmesser	Innendurchmesser	Stichlänge	Anwendung
24	0,7 mm	0,4 mm	19 mm	Säuglinge und Kinder
22	0,9 mm	0,6 mm	25 mm	
20	1,1 mm	0,8 mm	33 mm	Kinder, Erwachsene mit schlechten Venenverhältnissen
18	1,3 mm	1,0 mm	33 mm	zur Infusionstherapie bei Erwachsenen
17	1,5 mm	1,1 mm	45 mm	
16	1,7 mm	1,3 mm	50 mm	zur hohen Volumengabe in kürzester Zeit, z. B. Polytrauma, zur Gabe von Elektrolytkonzentraten
14	2,2 mm	1,7 mm	50 mm	

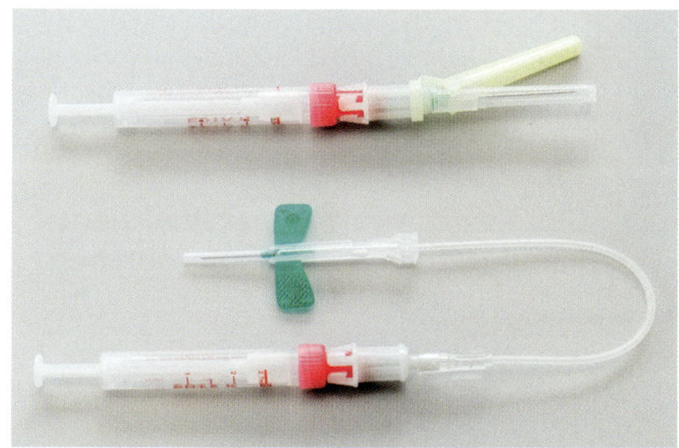

▶ Abb. 5.4 Kanülen zur Blutentnahme. (Quelle: Ulbricht M. Blutentnahme. In: I care Pflege, 1. Auflage. Stuttgart: Thieme: 2015)

▶ Abb. 5.3 zeigt Injektionskanülen und deren Verwendung, **▶ Abb. 5.4** zeigt Kanülen zur Blutentnahme.

5.2 Venenpunktion und Blutentnahme

In **▶ Video 5.1** stellen wir nachfolgend verschiedene Möglichkeiten der Entnahme vor.

5.2.1 Vorbereiten der venösen Punktion (mit einer Punktionskanüle)

Nehmen Sie eine **hygienische Händedesinfektion** (Kap. 1.4.4) vor, bevor Sie steriles Material auspacken.

Vorbereitung der Blutentnahme:

- Öffnen Sie die Verpackung der **Punktionskanüle, hier Flügelkanüle (Butterfly-Kanüle)**. Öffnen Sie Verpackungen grundsätzlich an der dafür vorgesehenen Stelle und in der vorgesehenen Art, drücken Sie sie also niemals durch den Blister.
- Entnehmen Sie die Kanüle der Packung und verbinden Sie sie über den Adapter mit dem Probeentnahmesystem, dem **Blutentnahmeröhrchen**. Belassen Sie die Schutzkappe in jedem Fall auf der Kanüle!

Lokalisation der Punktionsstelle:

- Inspizieren Sie die Arme des Patienten hinsichtlich möglicher **Kontraindikationen** für eine Venenpunktion. Dazu zählen ein Lymphödem, ein Shunt für die Dialyse, Lähmungen, Spasmen sowie sichtbare Hautveränderungen (Entzündungen, Ödeme, Ekzeme etc.).
- Legen Sie unter den für die Punktion gewählten Arm ein **Lagerungs- oder Venenkissen** (▶ Abb. 5.5).
- Legen Sie am Oberarm des Punktionsarms einen **Stauschlauch** an. Achten Sie darauf, dass die Zugvorrichtung und der Verschlussmechanismus am Stauschlauch möglichst nach lateral zeigen (▶ **Abb. 5.6**).Das erleichtert Ihnen die Handhabung und ist für den Patienten angenehmer.

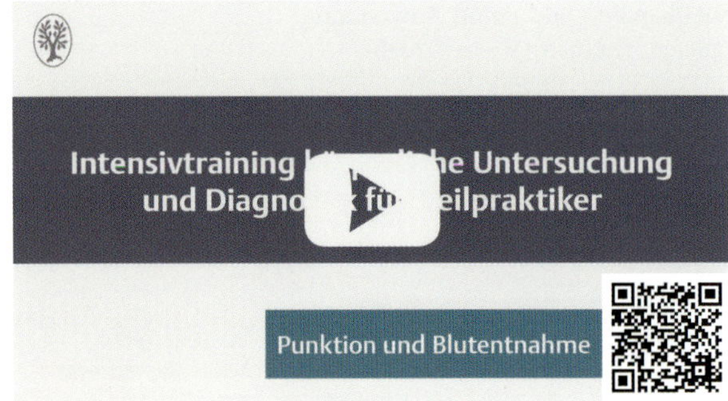

▶ **Video 5.1** Venöse Punktion und Blutentnahme.

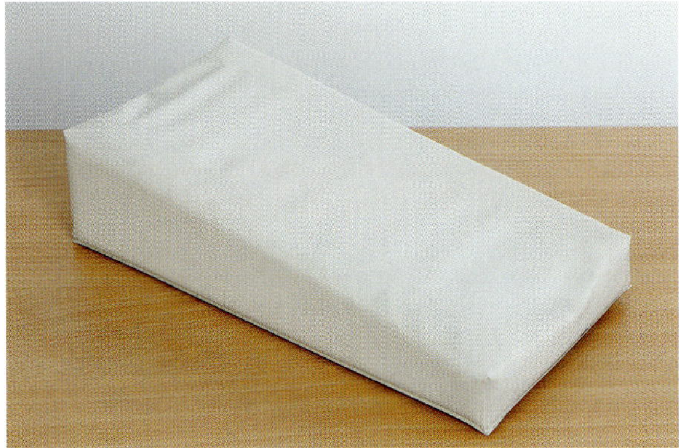

▶ **Abb. 5.5** Vorbereiten der venösen Punktion: Lagerungs- oder Venenkissen.

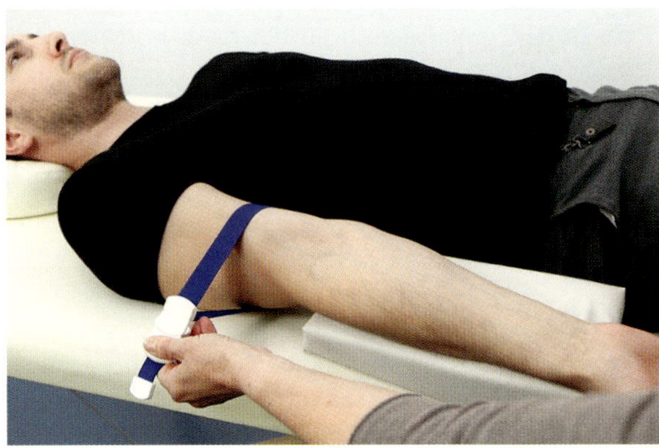

▶ **Abb. 5.6** Vorbereiten der venösen Punktion: Anlegen des Stauschlauchs.

- **Stauen** Sie das Blut, indem Sie die Zugvorrichtung anziehen und dadurch die Venen komprimieren. Achten Sie darauf, keine Hautfalten einzuklemmen. Legen Sie dazu einen Finger zwischen den Stauschlauch und den Arm des Patienten, während Sie den Stauschlauch anziehen.
- Fühlen Sie den **Radialispuls**. Ist er tastbar, haben Sie die Venen gestaut. Ist er nicht tastbar, ist die Kompression zu stark und Sie haben zusätzlich die Arterie komprimiert. Lockern Sie den Stauschlauch in diesem Fall, bis der Puls wieder tastbar ist.
- **Inspizieren** Sie nun die Arme des Patienten. Achten Sie auf gut sichtbare Venen am Unterarm und am Handrücken.
- Die Venen an Arm und Hand zeichnen sich durch die Stauung deutlich unter der Haut ab. Bestimmen Sie durch Sichtbefund und Palpation die am stärksten gefüllte Vene. Sie ist die für eine Punktion am besten geeignete. Im Zweifelsfall ist es wichtiger, eine Vene gut tasten zu können. Dies ist zuverlässiger als der Sichtbefund. Merken Sie sich die **Punktionsstelle**.
- Lockern Sie den Stauschlauch.

Desinfektion:
- Führen Sie dann die hygienische Händedesinfektion (Kap. 1.4.4) durch.
- **Desinfizieren** Sie die Haut über der Punktionsstelle großflächig. Empfohlen wird dazu der Gebrauch von sterilen Einmal-Alkoholtupfern.
- Achten Sie darauf, die Haut nach der Desinfektion nicht mehr zu berühren. Die Haut darf auch nicht durch Berührung mit dem Stauschlauch oder einem Kleidungsstück kontaminiert werden; Sie müssten die Hautdesinfektion ansonsten wiederholen.

5.2.2 Blutentnahme mit einer Punktionskanüle und Blutentnahmeröhrchen

Vorbereitung:
- Bereiten Sie die Blutentnahme wie beschrieben vor (Kap. 5.1.4). Wenn Sie mehrere Blutentnahmeröhrchen befüllen möchten, legen Sie alle griffbereit.
- Bereiten Sie die venöse Punktion wie beschrieben vor (Kap. 5.2.1).
- Ziehen Sie jetzt Einmalhandschuhe an.
- Ziehen Sie erneut den Stauschlauch an.
- Nehmen Sie das vorbereitete **Blutentnahmeröhrchen** mit der verbundenen **Kanüle** in die Hand, mit der Sie punktieren möchten. Entfernen die Schutzkappe der Kanüle mit der anderen Hand.

Punktieren der Vene:
- Punktieren Sie die Vene zügig in Richtung des Venenverlaufs.
- Stechen Sie mit der Kanüle mit nach oben zeigendem Anschliff in einem Winkel von ca. 30° in die Haut.
- Schieben Sie die Kanüle vorsichtig in die Vene.
- Ziehen Sie den Kolben des Blutentnahmeröhrchens leicht zurück. Aspirieren Sie dabei dunkles Blut, ist das ein Zeichen dafür, dass die Kanüle richtig in der Vene liegt.
- **Aspirieren** Sie die gewünschte Blutmenge **langsam**. Durch zu schnelles Aspirieren können Erythrozyten platzen.

Wechsel des Blutentnahmeröhrchens:

- Für den Wechsel des Blutentnahmeröhrchens halten Sie mit einer Hand den Adapter am Ansatzstück fest.
- Drehen Sie das Röhrchen gegen den Uhrzeigersinn und lösen Sie es damit aus dem Ansatzstück heraus.
- Setzen Sie das nachfolgende Blutentnahmeröhrchen auf und verbinden Sie es mit dem Ansatzstück, indem Sie es im Uhrzeigersinn eindrehen.
- Öffnen Sie den Stauschlauch erst, wenn Sie mit der Blutentnahme fertig sind.

Entfernen der Butterfly-Kanüle:

- Legen Sie zum Entfernen der Butterfly-Kanüle eine Kompresse auf die Punktionsstelle und ziehen Sie die Kanüle rasch aus der Vene.
- **Entsorgen Sie die Kanüle** sachgemäß in einem Kanülenabwurfbehälter.
- Drücken Sie einen Tupfer kräftig für ca. 2 min auf die Punktionsstelle und stoppen Sie so die Blutung.
- Wenn die Blutung steht, kleben Sie einen **Kompressionsverband** auf die Punktionsstelle.

Beachte

Stecken Sie die Schutzkappe nicht wieder auf die Kanüle, Sie könnten sich dabei verletzen! Recapping ist verboten!

- **Entsorgen** Sie gebrauchte Verpackungen und Materialien im Praxismüll.
- Denken Sie daran, alle Vorgänge zu **dokumentieren**.

5.3 Venenpunktion und intravenöse Injektion

Bei der intravenösen Injektion (▶ **Video 5.3**) spritzen Sie einen Wirkstoff in eine Vene und bringen ihn so unter Umgehung des Verdauungstrakts direkt in den Blutkreislauf ein. Das hat den Vorteil, dass er durch Verdauung und Stoffwechselprozesse nicht verändert wird. Zudem kann er fast unmittelbar resorbiert werden, sodass die Wirkung sehr schnell einsetzt.

Beachte

Beachten Sie alle o. g. rechtliche und hygienischen Hinweise sowie die grundsätzlichen Anmerkungen zur Auswahl des zu punktierenden Gefäßes (Kap. 5.1).

Für die Venenpunktion und Injektion benötigte Materialien. Tragen Sie zur Vorbereitung Handschuhe. Für die Venenpunktion und die anschließende Injektion bereits Sie sich ein Tablett mit den benötigten Utensilien vor.

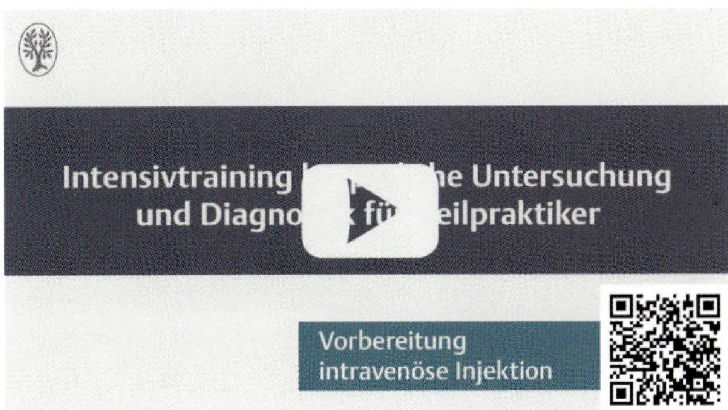

▶ **Video 5.2** Vorbereitung einer intravenösen Injektion.

Bevor Sie das tun, desinfizieren Sie mit einem dafür zugelassenen **Flächendesinfektionsmittel** die Arbeitsfläche, auf der Sie die benötigten Utensilien ggf. ablegen, sowie das Tablett. Beachten Sie die vom Hersteller angegebene Einwirkzeit des Desinfektionsmittels.

Stellen Sie auf dem Tablett folgende Materialien bereit:

- passende latex- und puderfreie Einmalhandschuhe
- eine geeignete Spritze mit ausreichendem Fassungsvermögen
- eine großlumige Aufziehkanüle und eine für die intravenöse Injektion geeignete Punktionskanüle, hier Butterfly-Kanüle
- ein VAH-gelistetes Haut- und ein entsprechendes Händedesinfektionsmittel
- einen Stauschlauch
- sterilisierte Tupfer oder sterile (Einweg-)Alkoholtupfer
- Materialien für einen Kompressionsverband
- das für die Injektion vorgesehene Medikament
- einen Abwurfbehälter und eine Nierenschale zur Ablage von Verpackungen und gebrauchte Materialien
- ein Lagerungskissen für den Arm

5.3.1 Vorbereiten einer intravenösen Injektion

Durchführung:

- Öffnen Sie die Verpackungen der Spritze und Kanülen (▶ **Abb. 5.7**). Öffnen Sie Verpackungen grundsätzlich an der dafür vorgesehenen Stelle und in der vorgesehenen Art, drücken Sie sie also niemals durch den Blister.
- Belassen Sie die Schutzkappen der Kanülen in jedem Fall auf der Nadel.
- Sie benötigen eine Kanüle für das **Aufziehen** des Ampullenpräparats und eine weitere für die **Injektion**.
- Achten Sie beim Wechseln der Kanülen sorgfältig darauf, dass Sie den Spritzenkonus und den Kanülenansatz nicht mit den Fingern berühren oder dass diese Stellen nicht anderweitig kontaminiert werden.
- Setzen Sie als Nächstes die **Aufziehkanüle** auf die Spritze, ohne die Schutzhülle zu entfernen.
- Legen Sie anschließend die vorbereitete Spritze mit der Kanüle zurück auf das Spritzentablett.

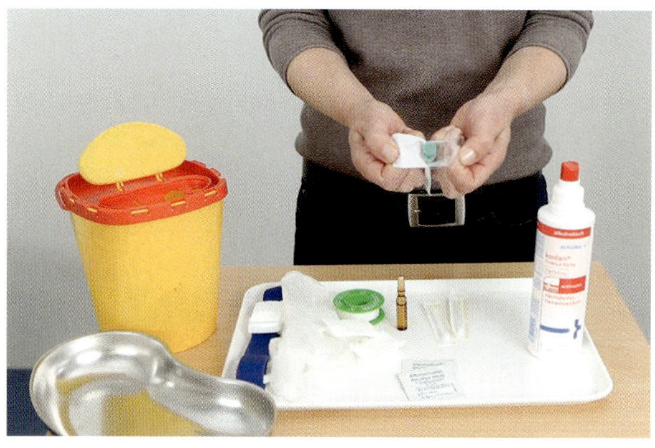

▶ **Abb. 5.7** Vorbereiten einer intravenösen Injektion: Öffnen der Verpackung der Spritze.

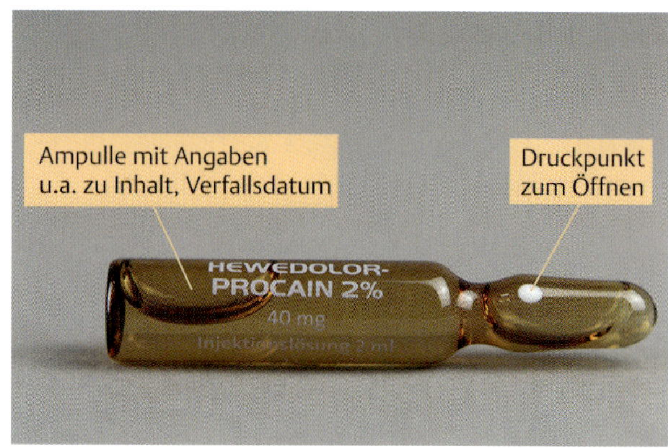

▶ **Abb. 5.8** Vorbereiten des Ampullenpräparats: Überprüfung von Medikament und Ampulle.

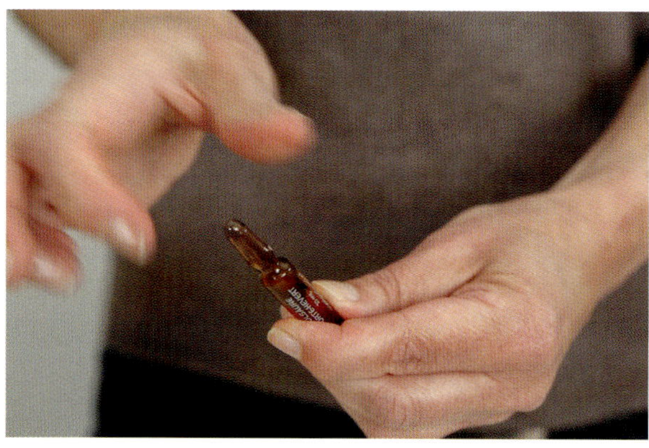

▶ **Abb. 5.9** Vorbereiten des Ampullenpräparats: Leeren des Ampullenkopfes.

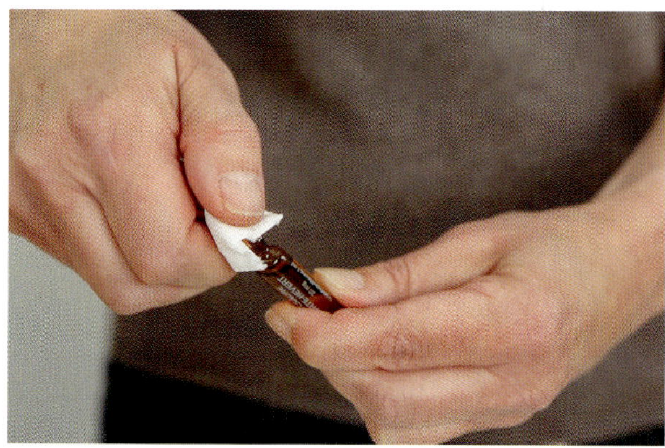

▶ **Abb. 5.10** Vorbereiten des Ampullenpräparats: Abbrechen des Ampullenkopfes.

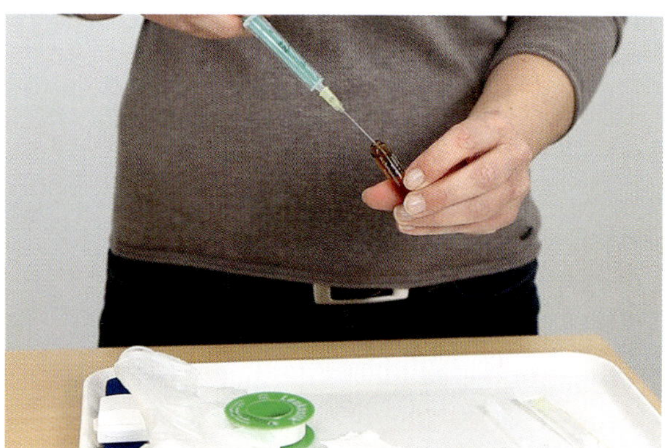

▶ **Abb. 5.11** Einführen der Aufziehkanüle in die Ampulle.

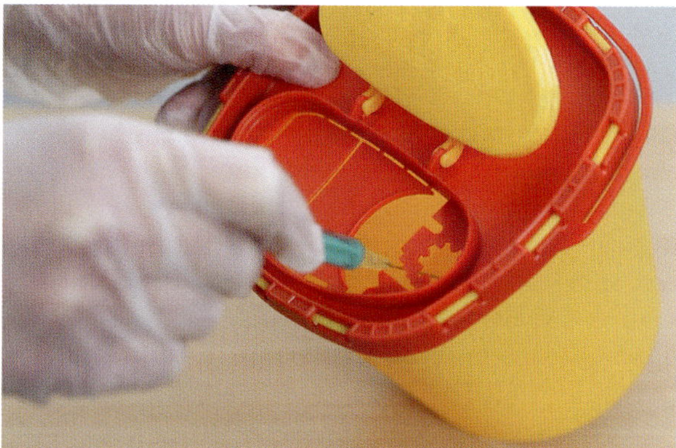

▶ **Abb. 5.12** Entsorgen der Aufziehkanüle.

5.3.2 Vorbereiten des Ampullenpräparats

Überprüfung von Medikament und Ampulle:

- Achten Sie beim Überprüfen des Medikaments und der Ampulle auf das richtige Medikament, die korrekte Applikationsart und Aufbereitung, die Unversehrtheit der Ampulle und des Medikaments sowie das Haltbarkeits- bzw. Verfallsdatum (▶ Abb. 5.8).
- Achten Sie darauf, dass sich keine Injektionsflüssigkeit im Ampullenkopf befindet. Sie können diese durch leichtes Beklopfen des Ampullenkopfes entfernen (▶ Abb. 5.9).
- Brechen Sie die Ampulle am Brechring oder dafür vorgesehenen Markierungspunkt mit einem sterilisierten Zellstofftupfer auf (▶ Abb. 5.10).

Aufziehen des Ampullenpräparats:

- Denken Sie daran, das Ampullenpräparat erst **unmittelbar** vor dem Gebrauch aufzuziehen.
- Entfernen Sie dazu die Schutzhülle der Aufziehkanüle.
- Achten Sie beim **Einführen der Aufziehkanüle** in die Ampulle darauf, dass Sie mit der Kanüle nicht versehentlich die Außenwand der Ampulle, den Ampullenhals oder Ihre Finger berühren (▶ Abb. 5.11). Der Ampulleninhalt würde dadurch unsteril werden und Sie müssten die Ampulle und die Spritze verwerfen.
- Aspirieren Sie die **Injektionslösung**.

Entfernen der Aufziehkanüle:

- Entfernen Sie die Aufziehkanüle, indem Sie sie mit einem sterilen Tupfer vom Spritzenkonus abnehmen.
- Werfen Sie die Kanüle in einen Kanülenabwurfbehälter, ohne diesen zu berühren (▶ Abb. 5.12).

Cave

Streifen Sie die Aufziehkanüle nie an der Öffnung des Kanülenabwurfbehälters ab. Es besteht die Gefahr einer Kontaminierung des Spritzenkonus und damit des Spritzeninhalts!

Vorbereitung der Spritze für die Injektion:

- Setzen Sie nun die **Punktionskanüle** auf den Spritzenkonus. Achten Sie wiederum darauf, den Spritzenkonus bzw. den Kanülenansatz nicht zu berühren.
- **Entfernen** Sie evtl. in der Spritze befindliche **Luft**, indem Sie den Spritzeninhalt bis zum Rand des Spritzenkonus drücken. Achten Sie darauf, dass keine Injektionslösung aus der Kanüle in die Luft gelangt.
- Die Spritze ist jetzt fertig für die Injektion und kann verabreicht werden.

Wenn Sie nicht unmittelbar injizieren und die Spritze deshalb zurück auf das Spritzentablett legen, müssen Sie die **leere Ampulle** dazulegen. Nur so können Sie später oder kann derjenige, der die Injektion verabreicht, wissen, welches Medikament sich in der Spritze befindet.

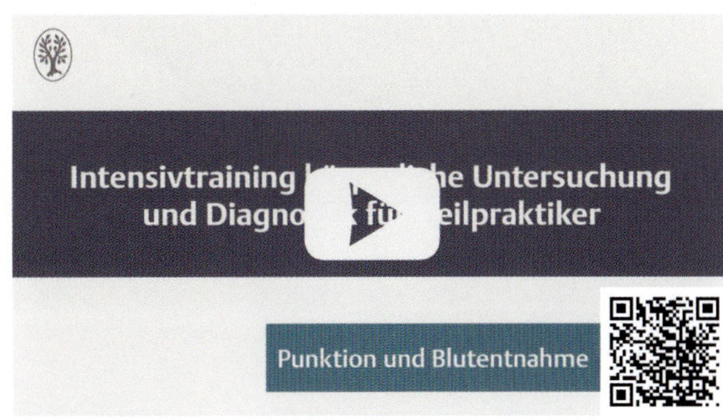

▶ **Video 5.3** Venenpunktion und intravenöse Injektion.

5.3.3 Durchführung einer venösen Punktion und intravenösen Injektion

Vorbereitung:

- Bereiten Sie die intravenöse Injektion wie beschrieben vor (Kap. 5.3.1).
- Bereiten Sie das Ampullenpräparat wie beschrieben vor (Kap. 5.3.2).
- Lokalisieren Sie dann die Punktionsstelle (Kap. 5.2.1).

Desinfektion:

- Führen Sie dann die hygienische Händedesinfektion (Kap. 1.4.4) durch.
- **Desinfizieren** Sie die Haut über der Punktionsstelle großflächig.
- Empfohlen wird dazu der Gebrauch von sterilen (Einmal-)Alkoholtupfern.
- Achten Sie darauf, die Haut nach der Desinfektion nicht mehr zu berühren. Die Haut darf auch nicht durch Berührung mit dem Stauschlauch oder einem Kleidungsstück kontaminiert werden. Sie müssten die Hautdesinfektion ansonsten wiederholen.

Punktion und intravenöse Injektion:

- Führen Sie dann eine hygienische Händedesinfektion durch.
- Tragen Sie Einmalhandschuhe.
- Stauen Sie erneut.
- Nehmen Sie die mit dem Ampullenpräparat **gefüllte Spritze** in die Hand, mit der Sie punktieren möchten.
- Entfernen die Schutzkappe der Punktionskanüle mit der anderen Hand.
- **Punktieren der Vene:**
  - Punktieren Sie die Vene zügig in Richtung des Venenverlaufs.
  - Stechen Sie dazu die Kanüle mit nach oben zeigendem Anschliff in einem Winkel von ca. 30° in die Haut.
  - Schieben Sie die Kanüle vorsichtig in die Vene.

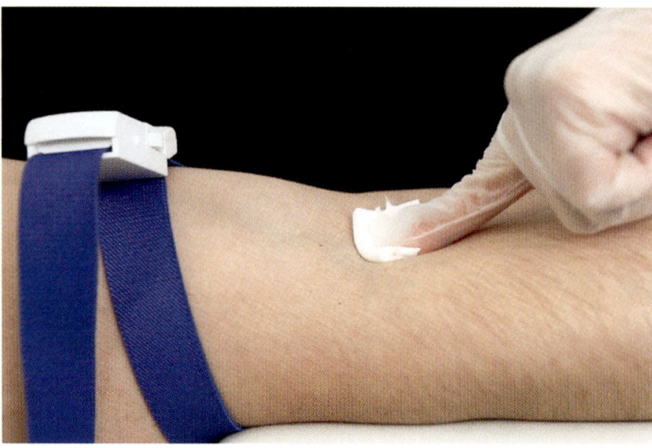

▶ **Abb. 5.13** Durchführung einer venösen Punktion und intravenösen Injektion: Stillen der Blutung mit einer sterilen Kompresse.

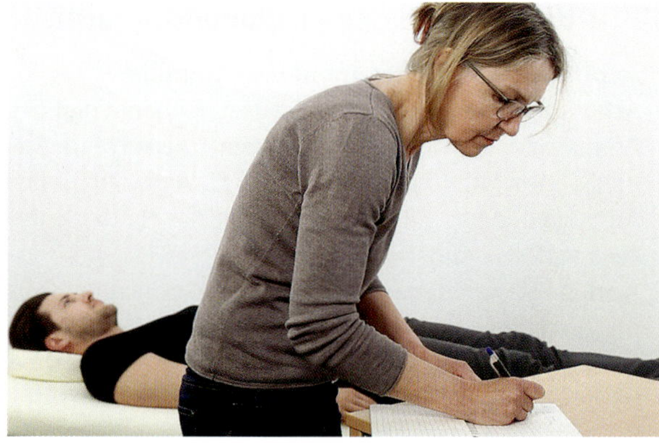

▶ **Abb. 5.14** Durchführung einer venösen Punktion und intravenösen Injektion: Dokumentation des Vorgangs.

  - Ziehen Sie den Kolben der Spritze ein wenig zurück, sodass Sie Blut aspirieren. Aspirieren Sie dunkles Blut, ist das ein Zeichen dafür, dass die Kanüle in der Vene liegt. Aspirieren Sie helles Blut, kann das ein Hinweis sein, dass Sie eine Arterie punktiert haben.

Cave

Sollten Sie eine Arterie punktiert haben, ziehen Sie die Kanüle heraus und drücken Sie mehrere Minuten mit einem sterilen Tupfer fest auf die Einstichstelle, bis die Blutung steht. Injizieren Sie auf keinen Fall, das könnte zu Spasmen in der Arterie führen!

- Öffnen Sie jetzt den Stauschlauch.
- Injizieren Sie das Medikament langsam.
- **Entfernen Sie nach der Injektion die Kanüle**:
  - Legen Sie dazu eine sterile Kompresse auf die Punktionsstelle (▶ Abb. 5.13) und ziehen Sie die Kanüle rasch aus der Vene.
  - Legen Sie die Spritze mit der Kanüle in eine dafür bereitgestellte Nierenschale.
- **Entsorgen Sie die Kanüle** sachgemäß in einem Kanülenabwurfbehälter.

Beachte

Stecken Sie die Schutzkappe nicht wieder auf die Kanüle, Sie könnten sich dabei verletzen! Recapping ist verboten!

- Drücken Sie den Tupfer kräftig für ca. 2 min auf die Punktionsstelle und stoppen Sie so die Blutung.
- Wenn die Blutung steht, kleben Sie einen Pflasterstreifen über den Tupfer oder versorgen Sie die Punktionsstelle mit einem Wundschnellverband.
- **Entsorgen** Sie den Abfall im Praxismüll.
- **Dokumentieren** Sie den Vorgang (▶ Abb. 5.14).

5.4 Subkutane, intrakutane und intramuskuläre Injektion

Siehe ▶ Video 5.4 und ▶ Abb. 5.15.

5.4.1 Für die subkutane, intrakutane und intramuskuläre Injektion benötigte Materialien

Bereiten Sie ein Tablett mit den benötigten Utensilien vor. Bevor Sie das tun, desinfizieren Sie mit einem dafür zugelassenen Flächendesinfektionsmittel die Arbeitsfläche, auf der Sie die benötigten Utensilien ggf. ablegen, sowie das Spritzentablett. Beachten Sie die vom Hersteller angegebene Einwirkzeit des Desinfektionsmittels und tragen Sie zur Desinfektion Handschuhe.

Stellen Sie auf dem Tablett folgende Materialien bereit:

- passende latex- und puderfreie Einmalhandschuhe
- eine für die subkutane, intrakutane oder intramuskuläre Injektion geeignete Spritze mit ausreichendem Fassungsvermögen
- eine geeignete Kanüle der Größe 20 für die Injektion und eine großlumige Aufziehkanüle der Größe 1
- ein VAH-gelistetes Haut- und ein entsprechendes Händedesinfektionsmittel
- einen Stauschlauch
- sterilisierte Tupfer oder sterile (Einweg-)Alkoholtupfer
- Materialien für einen Kompressionsverband
- das für die Injektion vorgesehene Medikament
- einen Abwurfbehälter und eine Nierenschale zur Ablage von Verpackungen und gebrauchte Materialien
- ein Lagerungskissen für den Arm

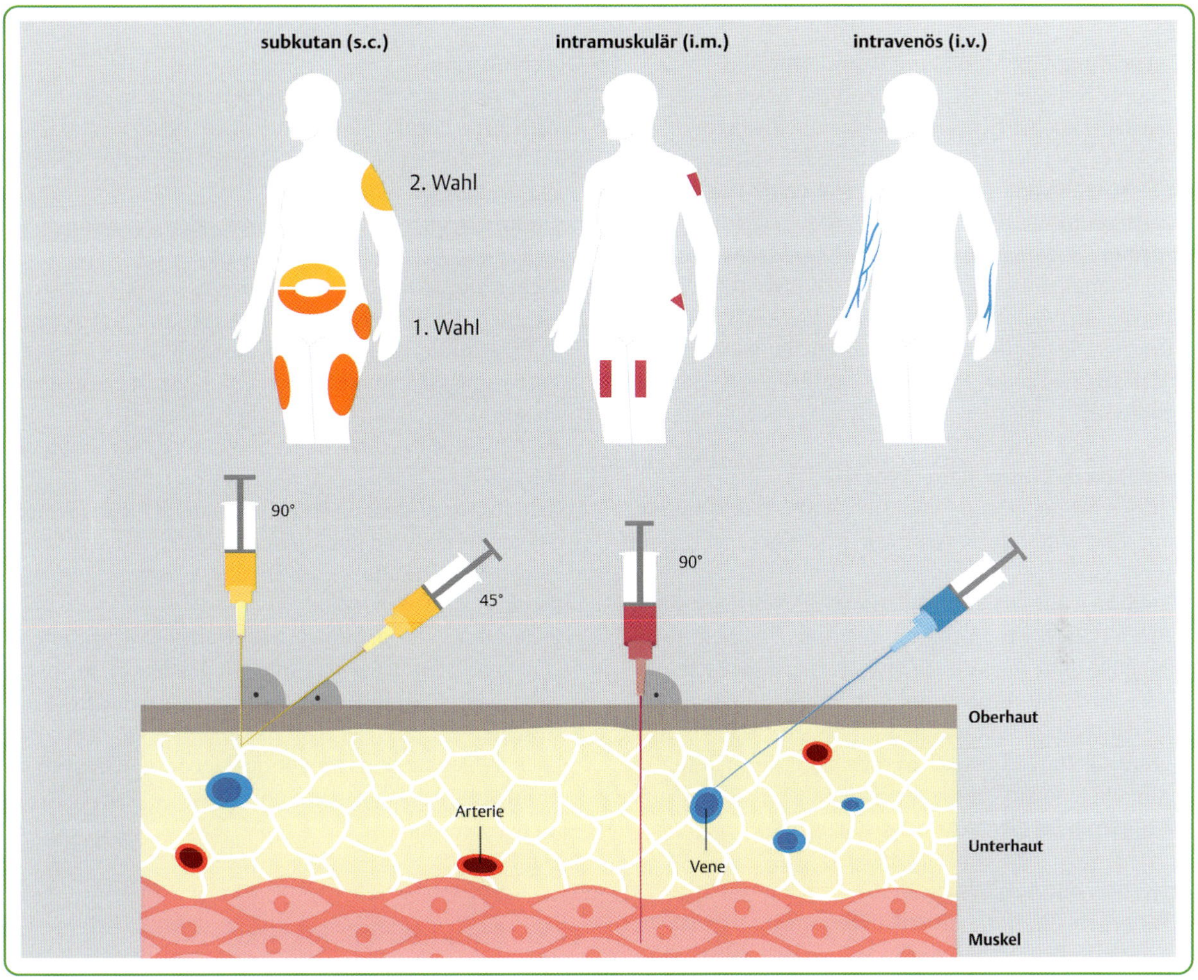

▶ **Abb. 5.15** Injektionsarten und deren Injektionsbereiche, Injektionstiefe und Injektionswinkel. (Quelle: Käding H. Injektionen. In: I care Pflege, 1. Auflage. Stuttgart: Thieme: 2015)

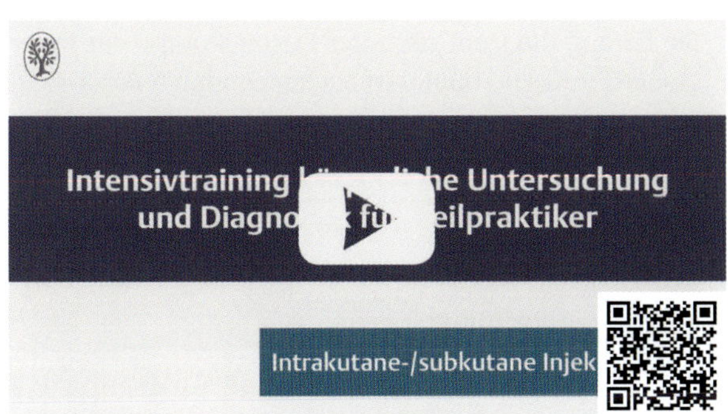

▶ **Video 5.4** Sub- und intrakutane Injektion.

5.4.2 Vorbereiten einer intrakutanen Injektion

Durchführung:

- Öffnen Sie die Verpackungen der Spritze und der Aufziehkanüle. Öffnen Sie Verpackungen grundsätzlich an der dafür vorgesehenen Stelle und in der vorgesehenen Art, drücken Sie sie also niemals durch den Blister.
- Belassen Sie die Schutzkappen der Kanülen in jedem Fall auf der Nadel.
- Sie benötigen eine Kanüle für das Aufziehen des Ampullenpräparats und eine weitere für die Injektion. Achten Sie beim Wechseln sorgfältig darauf, dass Sie den Spritzenkonus und den Kanülenansatz nicht mit den Fingern berühren oder diese Stellen anderweitig kontaminiert werden.
- Setzen Sie als Nächstes die Aufziehkanüle auf die Spritze, ohne die Schutzhülle zu entfernen.
- Legen Sie anschließend die vorbereitete Spritze mit der Kanüle zurück auf das Spritzentablett.

5.4.3 Vorbereiten des Ampullenpräparats

Überprüfung von Medikament und Ampulle:

- Überprüfen Sie Medikament und die Ampulle. Achten Sie dabei auf das richtige Medikament, die korrekte Applikationsart und ggf. Aufbereitung, die Unversehrtheit der Ampulle und des Medikaments sowie das Haltbarkeitsdatum.
- Achten Sie darauf, dass sich keine Injektionsflüssigkeit im Ampullenkopf befindet. Sie können diese durch leichtes Beklopfen des Ampullenkopfes entfernen.
- Brechen Sie die Ampulle an dem dafür vorgesehenen Markierungspunkt mit einem sterilisierten Zellstofftupfer auf.

Aufziehen des Ampullenpräparats:

- Ziehen Sie im nächsten Schritt das Ampullenpräparat auf. Das sollte unmittelbar vor dem Gebrauch passieren.
- Entfernen Sie dazu die Schutzhülle der Aufziehkanüle.
- Achten Sie beim Einführen der Aufziehkanüle in die Ampulle darauf, dass Sie mit der Kanüle nicht versehentlich die Außenwand der Ampulle, den Ampullenhals oder Ihre Finger berühren. Der Ampulleninhalt würde dadurch unsteril werden und Sie müssten die Ampulle und die Spritze verwerfen.
- Aspirieren Sie die Injektionslösung.

Entfernen der Aufziehkanüle:

- Entfernen Sie die Aufziehkanüle, indem Sie sie mit einem sterilen Tupfer vom Spritzenkonus abnehmen.
- Werfen Sie die Kanüle in einen Kanülenabwurfbehälter (▶ Abb. 5.12).

Cave

Streifen Sie die Aufziehkanüle nie an der Öffnung des Kanülenabwurfbehälters ab. Es besteht die Gefahr einer Kontaminierung des Spritzenkonus und damit des Spritzeninhalts!

Vorbereitung der Spritze für die Injektion:

- Öffnen Sie die Verpackung der **Injektionskanüle** regelgerecht und setzen Sie die Injektionskanüle auf den Spritzenkonus. Achten Sie wiederum darauf, den Spritzenkonus bzw. den Kanülenansatz nicht zu berühren.
- **Entfernen** Sie evtl. in der Spritze befindliche **Luft**, indem Sie den Spritzeninhalt bis zum Rand des Spritzenkonus drücken. Achten Sie darauf, dass keine Injektionslösung aus der Kanüle in die Luft gelangt.
- Die Spritze ist jetzt fertig für die Injektion und kann nun verabreicht werden.

Wenn Sie nicht unmittelbar injizieren und die Spritze deshalb zurück auf das Spritzentablett legen, müssen Sie die leere Ampulle dazulegen. Nur so kann man bei späterer Injektion wissen, welches Medikament sich in der Spritze befindet.

5.4.4 Intrakutane Injektion

Durchführung:

- Inspizieren Sie zunächst die Haut. Injizieren Sie nie in defekte (z. B. ekzematöse oder ödematöse) Hautareale.
- Führen Sie dann die hygienische Händedesinfektion durch (Kap. 1.4.4).
- **Desinfizieren** Sie die Haut über der Punktionsstelle wie zuvor beschrieben (Kap. 5.2.1).
- Ziehen Sie Einweghandschuh an.
- Nehmen Sie die mit dem Ampullenpräparat gefüllte Spritze in die Hand, mit der Sie punktieren möchten. Entfernen die Schutzkappe der Kanüle mit der anderen Hand.
- Drehen Sie die Spritze danach so, dass der Anschliff der Kanüle nach oben zeigt, und stechen Sie die Kanüle dann so **tangential** wie möglich in die Haut ein. Achten Sie darauf, dass Sie nur kurz einstechen.
- Heben Sie die Kanüle kurz an, um sicherzustellen, dass sie sich intrakutan befindet.
- Sie brauchen nach dem Einstechen nicht zu aspirieren.
- Nun applizieren Sie das Injektionspräparat so in die Haut, dass eine ca. 2 mm große Quaddel entsteht.
- Beachten Sie, dass die Haut der Injektion einen erheblichen Widerstand entgegenbringt, sodass Sie mit etwas erhöhtem Druck injizieren müssen.
- Ziehen Sie danach die Kanüle jeweils zügig aus der Haut zurück.

5.4.5 Subkutane Injektion

Siehe auch ▶ Abb. 5.16.

Durchführung:

- **Desinfizieren** Sie die Haut über der Punktionsstelle großflächig mit sterilen Einmal-Alkoholtupfern. Achten Sie darauf, die Haut nach der Desinfektion nicht mehr zu berühren. Die Haut darf auch nicht durch Berührung

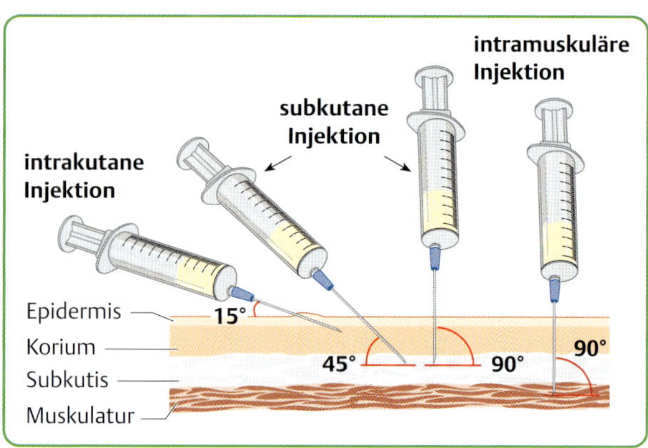

▶ **Abb. 5.16** Verschiedene Injektionsarten. (Quelle: Hensel M. Injektionsarten. In: Hoehl M, Kullick P, Hrsg. Gesundheits- und Kinderkrankenpflege. 5., aktualisierte Auflage. Stuttgart: Thieme; 2019. doi:10.1055/b-006-163248)

mit Kleidungsstücken o. Ä. kontaminiert werden. Sie müssten die Hautdesinfektion ansonsten wiederholen.

- Nehmen Sie eine Hautfalte zwischen Daumen und Zeigefinger.
- Stechen Sie die Kanüle dann im **90°-Winkel**, also senkrecht zur Oberfläche, so tief in die Hautfalte ein, dass Sie das subkutane Gewebe erreichen. Die Injektionstiefe kann je nach Konstitution des Patienten unterschiedlich sein. Bei hageren Patienten wählen Sie bei der Injektion einen **45°-Winkel**.
- Sie brauchen nach dem Einstechen nicht zu aspirieren.
- Injizieren Sie nun langsam das Injektionspräparat.
- Anschließend ziehen Sie die Kanüle zügig aus der Haut.
- Verfahren Sie bei der Entsorgung der Materialien und bei der Dokumentation wie oben geschildert (Kap. 5.2.2).

5.4.6 Intramuskuläre Injektion

Bei der intramuskulären Injektion spritzen Sie einen Wirkstoff in eine Vene und bringen ihn so unter Umgehung des Verdauungstrakts direkt in den Blutkreislauf ein. Das hat den Vorteil, dass er durch Verdauung und Stoffwechselprozesse nicht verändert wird. Zudem kann er fast unmittelbar resorbiert werden, sodass die Wirkung sehr schnell einsetzt.

Beachte

Die Länge der Injektionskanüle ist abhängig von der Dicke des Fettgewebes, das durchdrungen werden muss. Normalerweise ist eine 5 cm lange Kanüle ausreichend. Bei sehr adipösen Patienten kann diese 7–12 cm lang sein. Zu kurze Nadeln führen zu einer nicht beabsichtigten subkutanen Injektion, die je nach Medikament zu Komplikationen führen kann, z. B. zur Bildung eines Abzesses.

Für die Punktion geeignete Stellen. Für die intramuskuläre Injektion eignen sich folgende Punkte:

- M. gluteus medius (Gesäß): Hier erfolgt das Auffinden der ventroglutealen Injektionsstelle nach der Methode von Hochstetter oder nach Sachtleben (auch Crista-Methode genannt).
- M. vastus lateralis (Oberschenkel): Hier erfolgt das Auffinden der Injektionsstelle nach der Methode von Hochstetter.
- M. deltoideus (Oberarm)

Auffinden der Injektionsstelle nach von Hochstetter. Der Injektionspunkt liegt hierbei im oberen Bereich eines Dreiecks zwischen dem vorderen oberen Darmbeinstachel, Darmbeinkamm und großem Rollhügel (▶ Abb. 5.17):

- Sind Sie Rechtshänder, liegt der Patient möglichst entspannt auf der linken Seite. Sie stehen hinter dem Patienten.

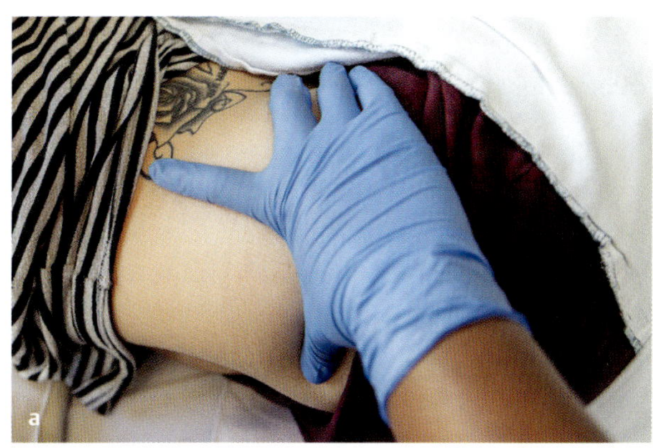

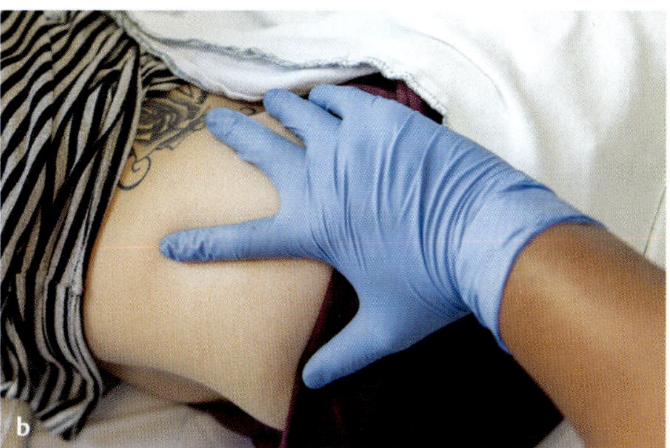

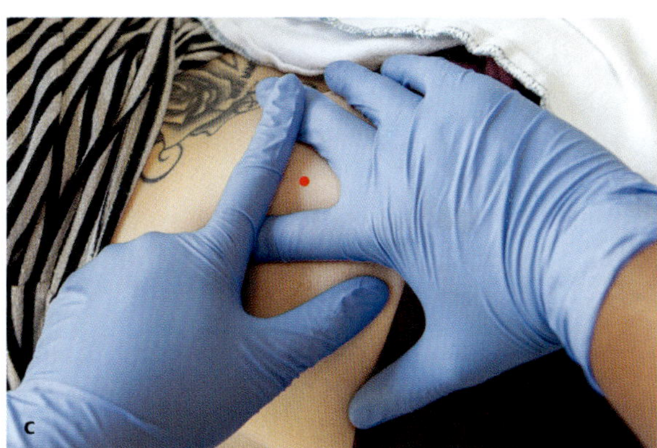

▶ **Abb. 5.17** Ventrogluteale intramuskuläre Injektion nach von Hochstetter. Die Bestimmung der Markierungspunkte zur intramuskulären Injektion erfolgt in der Bildserie mit der rechten Hand, ebenso die Durchführung der Injektion. Der Patient liegt auf der linken Seite. Sie stehen hinter dem Patienten.

a Mit dem Mittelfinger den Darmbeinstachel tasten. Zeigefinger maximal abspreizen und entlang des Darmbeinkamms nach oben tasten. (Foto: Kirsten Oborny, Thieme Group. Quelle: Käding H. Injektionen. In: I care Pflege, 1. Auflage. Stuttgart: Thieme: 2015)

b Zeigefinger ca. 2 cm in Richtung der Oberschenkelvorderseite verschieben. Dadurch kommt der Handteller auf dem großen Rollhügel zu liegen. Der Mittelfinger bleibt dabei auf dem Darmbeinstachel liegen. (Foto: Kirsten Oborny, Thieme Group. Quelle: Käding H. Injektionen. In: I care Pflege, 1. Auflage. Stuttgart: Thieme: 2015)

c Die Injektionsstelle befindet sich im unteren Drittel zwischen Mittel- und Zeigefinger. Injektionsstelle mit Schutzkappe der Kanüle markieren. (Foto: Kirsten Oborny, Thieme Group. Quelle: Käding H. Injektionen. In: I care Pflege, 1. Auflage. Stuttgart: Thieme: 2015)

- Legen Sie die Zeigefingerkuppe Ihrer linken Hand auf die Spina iliaca anterior superior.
- Spreizen Sie Ihren Mittelfinger der linken Hand maximal entlang des Beckenkamms nach dorsal. Die Mittelfingerkuppe soll den Beckenrand tasten können.
- Lassen Sie Ihren Handteller mit einer leichten Drehung der Hand auf den Trochanter major gleiten.
- Ihr Zeigefinger bleibt dabei fest an der Spina iliaca anterior superior, dadurch wandert der Mittelfinger unter den Darmbeinkamm.
- Der Einstich erfolgt im unteren Drittel des durch Zeige- und Mittelfinger aufgespannten Dreiecks. Markieren Sie die Injektionsstelle z. B. durch Druck mit der Kanülenschutzkappe oder Ihrem Fingernagel.
- Der Behandler benutzt auf der rechten Gesäßhälfte die linke Hand und umgekehrt.

Auffinden der Injektionsstelle nach Sachtleben (Crista-Methode). Der Injektionspunkt liegt hierbei auf dem M. gluteus medius. Diese Methode wird v. a. bei Säuglingen und Kindern angewandt, weil deren Gesäßmuskulatur nicht eindeutig identifizierbar und damit für die Methode nach von Hochstetter ungeeignet ist:

- Der Patient liegt in Linksseitenlage mit zum Therapeuten gewandten Rücken.
- Legen Sie Ihre linke Hand so auf, dass der Zeigefinger am Beckenkamm (Crista iliaca) aufliegt (▶ **Abb. 5.18a**).
- Die Einstichstelle liegt 1–3 Querfinger kaudal des Beckenkamms in Verlängerung einer gedachten Linie zwischen Eminentia cristae iliaca und Trochanter major:
  - bei kleinen Kindern (Körpergröße bis ca. 75 cm): 1 Fingerbreit (ca. 2,5 cm) unterhalb des Beckenkamms
  - bei Kindern (Körpergröße bis 1,25 m): 2 Fingerbreit (ca. 5 cm) unterhalb des Beckenkamms
  - bei Erwachsenen: 3 Fingerbreit (ca. 7,5 cm) unterhalb des Beckenkamms
- Bei einem Erwachsenen werden 3 Querfinger der rechten Hand über dem Trochanter major angelegt und der kleine Finger abgespreizt. Die Injektionsstelle befindet sich zwischen dem kleinen Finger und dem Ringfinger (▶ **Abb. 5.18b**). Markieren Sie die Injektionsstelle z. B. durch Druck mit der Kanülenschutzkappe oder mit Ihrem Fingernagel.

Auffinden der Injektionsstelle am Oberschenkel: Der Injektionspunkt liegt hierbei auf dem M. gluteus medius. Diese Methode wird v. a. bei Säuglingen und Kindern angewandt, weil deren Gesäßmuskulatur nicht eindeutig identifizierbar und damit für die Methode nach von Hochstetter ungeeignet ist:

- Die Kleinfingergrundgelenke liegen auf der Kniescheibe und dem Trochanter major.
- Die Daumen ertasten die untere Begrenzung des M. vastus lateralis (▶ **Abb. 5.19**).

Auffinden der Injektionsstellen am Oberarm:

- Der Patient sitzt. Sein Arm muss entspannt sein und darf sich nicht in Rotation befinden.
- Die Injektion erfolgt an der höchsten Stelle der Muskelwölbung (beim Erwachsenen ca. 3 Fingerbreit unterhalb des Akromions; ▶ **Abb. 5.20**).

Durchführung der intramuskulären Injektion:

- **Desinfizieren** Sie die Haut über der Punktionsstelle großflächig mit sterilen Einmal-Alkoholtupfern. Achten Sie darauf, die Haut nach der Desinfektion nicht mehr zu berühren.
- Nehmen Sie die mit dem Ampullenpräparat gefüllte Spritze in die Hand, mit der Sie punktieren möchten. Entfernen Sie die Schutzkappe der Kanüle mit der anderen Hand.

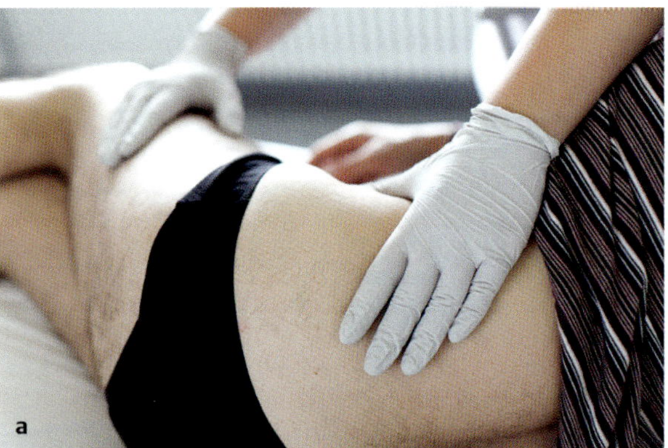

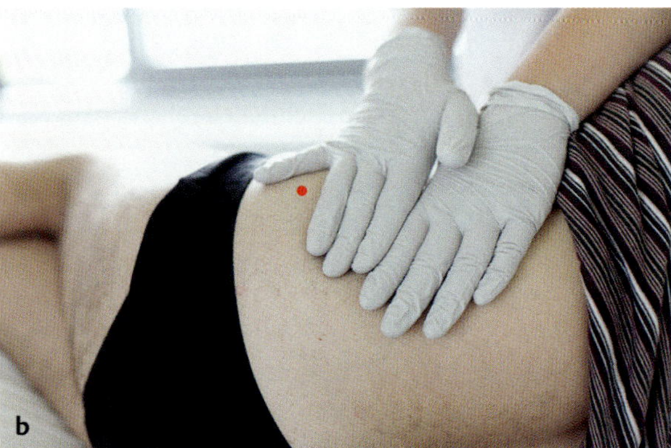

▶ **Abb. 5.18** Ventrogluteale Injektion nach Sachtleben (Crista-Methode).
a Die linke Hand wird so in die Flanke des Patienten gelegt, dass der Zeigefinger am Darmbeinkamm (Crista iliaca) liegt. (Quelle: Käding H. Injektionen. In: I care Pflege, 1. Auflage. Stuttgart: Thieme: 2015)
b Bei einem Erwachsenen werden 3 Querfinger der rechten Hand über dem Trochanter major angelegt und der kleine Finger abgespreizt. Die Injektionsstelle befindet sich zwischen kleinem Finger und Ringfinger. (Quelle: Käding H. Injektionen. In: I care Pflege, 1. Auflage. Stuttgart: Thieme: 2015)

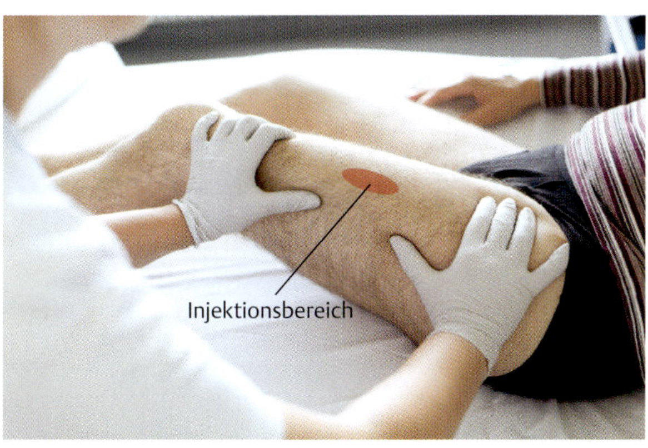

▶ **Abb. 5.19** Auffinden des Injektionsbereichs am Oberschenkel. (Foto: Alexander Fischer, Thieme. Quelle: Käding H. Injektionen. In: I care Pflege, 1. Auflage. Stuttgart: Thieme: 2015)

- Stechen Sie die Kanüle dann zügig im **90°-Winkel**, also senkrecht zur Oberfläche, so tief in die Haut ein, bis die Kanülenspitze sicher intramuskulär liegt. Ein zögerliches Punktieren kann eine muskuläre Abwehrspannung provozieren und Schmerzen hervorrufen. Eventuell stechen Sie in 2 Schüben.
- Falls die Kanüle auf dem Darmbeinknochen aufkommt, ziehen Sie diese um ca. 1 cm zurück.
- Achten Sie auf einen Sicherheitsabstand von ca. 1 cm zwischen Haut und Kanülenkonus, damit bei einem möglichen Kanülenbruch die Nadel manuell entfernt werden kann.
- Aspirieren Sie, indem Sie den Spritzenstempel leicht zurückziehen. Aspirieren Sie Blut, haben Sie versehentlich ein Gefäß getroffen und müssen die Maßnahme an diesem Injektionspunkt abbrechen! Eventuell muss das Medikament erneut aufgezogen werden. Aspirieren Sie in 2 Ebenen – drehen Sie die Kanüle dazu um 180° und aspirieren Sie erneut.
- Injizieren Sie dann langsam das Medikament – mit einer Menge von ca. 2 ml pro min, damit die Lösung optimal und schmerzfrei aufgenommen werden kann.
- Ziehen Sie anschließend die Kanüle rasch aus dem Muskel und entsorgen Sie diese lege artis (Kap. 5.2.2).

Cave

In das Gesäß und den Oberschenkel dürfen maximal 5 ml, in den Oberarm max. 2 ml Lösung injiziert werden!

5.5 Venenpunktion mit einer Venenverweilkanüle

Wenn Sie mehrere intravenöse Injektionen nacheinander oder eine Infusion verabreichen möchten, sollten Sie eine Venenverweilkanüle (▶ **Video 5.6**) verwenden. Eine Venenverweilkanüle (auch kurz: Verweilkanüle) kann bis zu mehreren Tagen in einer Vene verbleiben. Für dauerhafte Zugänge zum Blutkreislauf werden z. B. sogenannte zentrale Venenkatheter verwendet.

Gängige Bezeichnungen für die Venenverweilkanüle sind auch:

- peripherer Venenkatheter (kurz PVK)
- peripher-venöser Katheter
- peripher-venöser Zugang
- peripherer Venenverweilkatheter
- Venüle

Häufig wird die Venenverweilkanüle im Praxis- oder Klinikalltag „Braunüle" genannt. „Braunüle" ist ein geläufiger Markenname der Venenverweilkanüle, je nach Hersteller heißen Venenverweilkanülen auch „Abbokath", „Flexüle", „Venflon" oder auch „Viggo".

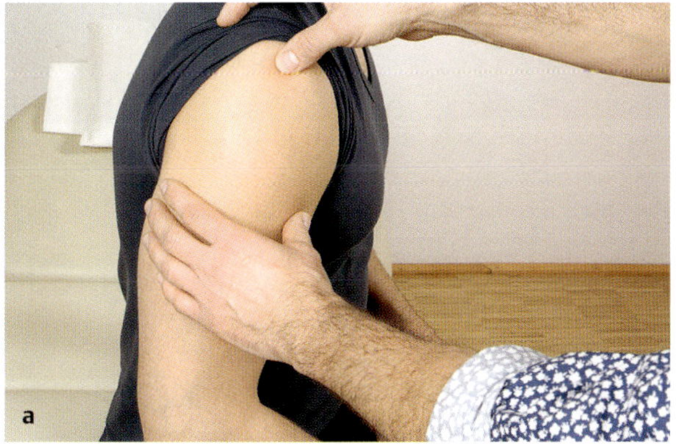

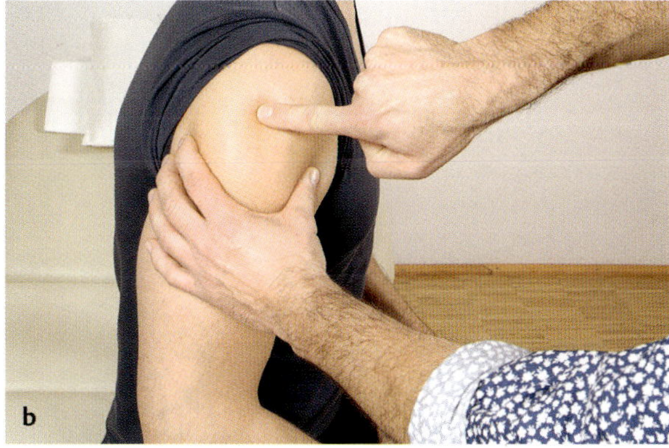

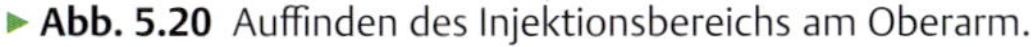

▶ **Abb. 5.20** Auffinden des Injektionsbereichs am Oberarm.
a Ertasten des Akromions.
b Die Punktionsstelle befindet sich beim Erwachsenen ca. 3 Fingerbreit unterhalb des Akromions.

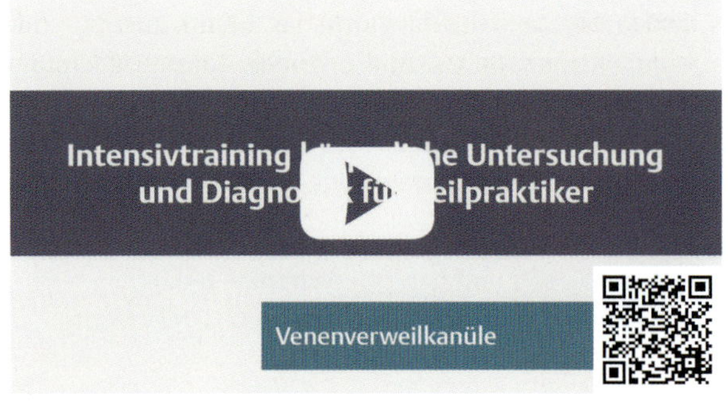

▶ **Video 5.5** Legen einer Venenverweilkanüle.

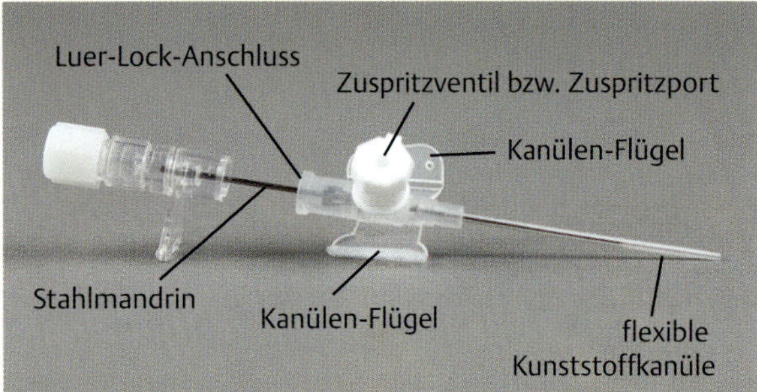

▶ **Abb. 5.21** Venenverweilkanüle

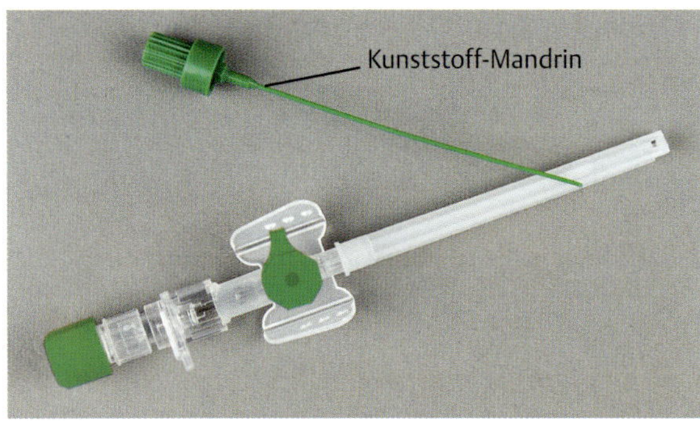

▶ **Abb. 5.22** Kunststoff-Mandrin

Die Venenverweilkanüle (▶ **Abb. 5.21**) besteht aus:

- einer Stahlkanüle (auch Stahlmandrin oder Punktionskanüle), die in eine flexible Kunststoffkanüle mit Luer-Lock-Anschluss eingebettet ist. Der Stahlmandrin dient der Venenpunktion und wird unmittelbar nach erfolgreicher Punktion entfernt.
- zwei sogenannten Flügeln
- einem Zuspritzventil bzw. Zuspritzport für Injektionen

Venenverweilkanülen liegen wie auch Injektionskanülen in verschiedenen farbkodierten Größen vor (▶ **Tab. 5.2**).

Soll die Venenverweilkanüle über mehrere Tage in der Vene verbleiben, kann während der Zeit, in der nicht infundiert oder injiziert wird, in das Lumen der Kunststoffkanüle ein Kunststoff-Mandrin in entsprechender

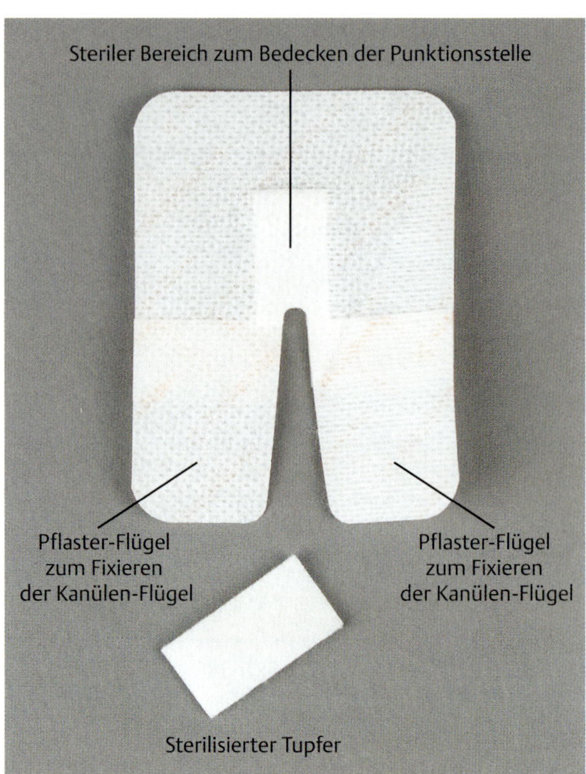

▶ **Abb. 5.23** Kanülenfixierpflaster

Größe eingebracht werden, der minimal länger ist als die Venenverweilkanüle selbst. Der Kunststoff-Mandrin (▶ **Abb. 5.22**) füllt das Lumen der Venenverweilkanüle aus, sodass sich darin kein Blut ansammeln und gerinnen kann (Verhinderung der Thrombenbildung).

! Beachten Sie alle o. g. rechtlichen und hygienischen Hinweise sowie die grundsätzlichen Anmerkungen zur Auswahl des zu punktierenden Gefäßes (Kap. 5.1).

Für die Venenpunktion mit einer Venenverweilkanüle benötigte Materialien. Tragen Sie zur Vorbereitung Handschuhe. Für die Venenpunktion und das anschließende Legen der Venenverweilkanüle bereiten Sie sich ein Tablett mit den benötigten Utensilien vor. Bevor Sie das tun, desinfizieren Sie mit einem dafür zugelassenen Flächendesinfektionsmittel die Arbeitsfläche, auf der Sie die benötigten Utensilien ggf. ablegen, sowie das Tablett. Beachten Sie die vom Hersteller angegebene Einwirkzeit des Desinfektionsmittels.

Stellen Sie auf dem Tablett folgende Materialien bereit:

- passende latex- und puderfreie Einmalhandschuhe
- eine geeignete Venenverweilkanüle
- ein VAH-gelistetes Haut- und ein entsprechendes Händedesinfektionsmittel
- einen Stauschlauch
- sterilisierte Tupfer oder sterile (Einweg-)Alkoholtupfer
- ein Kanülenfixierpflaster (▶ **Abb. 5.23**)

- einen Abwurfbehälter und eine Nierenschale zur Ablage von Verpackungen und gebrauchte Materialien
- ein Lagerungskissen für den Arm

5.5.1 Durchführung einer Venenpunktion und Legen der Venenverweilkanüle

Vorbereitung:
- Bereiten Sie das Legen der Venenverweilkanüle wie beschrieben vor.
- Lokalisieren Sie dann die Punktionsstelle (Kap. 5.2.1).

Desinfektion:
- Führen Sie die hygienische Händedesinfektion (Kap. 1.4.4) durch.
- Desinfizieren Sie die Haut über der Punktionsstelle großflächig. Empfohlen wird dazu der Gebrauch von sterilen (Einmal-) Alkoholtupfern.
- Achten Sie darauf, die Haut nach der Desinfektion nicht mehr zu berühren. Die Haut darf auch nicht durch Berührung mit dem Stauschlauch oder einem Kleidungsstück kontaminiert werden. Sie müssten die Hautdesinfektion ansonsten wiederholen.

Punktion und Legen der Venenverweilkanüle:
- Öffnen Sie die Verpackung der Venenverweilkanüle an der dafür vorgesehenen Stelle.
- Führen Sie dann eine hygienische Händedesinfektion durch.
- Tragen Sie Einmalhandschuhe.
- Stauen Sie erneut.
- Nehmen Sie die Venenverweilkanüle in die Hand, mit der Sie punktieren möchten.
- Entfernen Sie die Schutzkappe der Venenverweilkanüle mit der anderen Hand.
- **Punktieren der Vene:**
  - Punktieren Sie die Vene zügig in Richtung des Venenverlaufs.
  - Stechen Sie dazu die Venenverweilkanüle mit nach oben zeigendem Anschliff in einem Winkel von ca. 30° in die Haut.
  - Schieben Sie den Venenverweilkanüle zügig in die Vene. Zeigt sich am hinteren Ende der Venenverweilkanüle dunkles Blut in der sogenannten „Blutfängerkappe", ist das ein Zeichen dafür, dass die Kanüle in der Vene liegt. Zeigt sich helles Blut und pulsiert es, kann das ein Hinweis sein, dass Sie die Arterie punktiert haben.

! Sollten Sie eine Arterie punktiert haben, ziehen Sie die Verweilkanüle heraus und drücken Sie mehrere Minuten mit einem sterilen Tupfer fest auf die Einstichstelle, bis die Blutung steht. Injizieren Sie auf keinen Fall bzw. infundieren Sie nicht, das könnte zu Spasmen in der Arterie führen!

- Ziehen Sie den Stahlmandrin ca. 5 mm zurück und schieben Sie gleichzeitig die flexible Kunststoffkanüle weiter in die Vene vor.
- Öffnen Sie jetzt den Stauschlauch.
- Legen Sie zur Stabilisierung der Kunststoffkanüle einen sterilisierten Tupfer unter den Luer-Lock-Anschluss.
- Bringen Sie ein Kanülenfixierpflaster an. Ein sterilisierter Bereich des Kanülenfixierpflasters bedeckt die Punktionsstelle, zwei Pflaster-Flügel fixieren die Flügel der Kanüle auf der Haut. Achten Sie auf korrekten Sitz und Anhaften des Kanülenfixierpflasters.

Anschluss einer Infusion an die Venenverweilkanüle

- Bereiten Sie eine Infusion wie beschrieben vor (Kap. 5.6.2).

Durchführung:
- Ziehen Sie vorsichtig den Stahlmandrin komplett aus der flexiblen Kunststoffkanüle heraus. Drücken Sie dabei mit dem Daumen der anderen Hand hinter der Punktionsstelle auf die Vene und verhindern Sie dadurch, dass Blut aus der Kunststoffkanüle austritt, sobald der Stahlmandrin ganz entfernt ist.
- Entsorgen Sie den Stahlmandrin sachgemäß in einem Kanülenabwurfbehälter.
- Verbinden Sie die Infusion zügig mit der Venenverweilkanüle. Entfernen Sie die Schutzkappe des Anschlusskonnektors, stecken Sie diesen auf den Luer-Lock-Anschluss und arretieren Sie ihn.
- Überprüfen Sie nochmals die korrekte Lage der Verweilkanüle durch Inspektion der punktierten Vene.

Zuspritzen eines Ampullenpräparats über die Verweilkanüle

Die Verweilkanüle erlaubt die Zugabe eines Ampullenpräparats bei laufender Infusion.
- Bereiten Sie das Ampullenpräparat wie beschrieben vor (Kap. 5.3.2).

Durchführung:
- Öffnen Sie das Zuspritzventil bzw. den Zuspritzport der Venenverweilkanüle und setzen den Spritzenkonus auf.
- Injizieren Sie das Medikament langsam.
- Entfernen Sie die Spritze und verschließen Sie das Zuspritzventil bzw. den Zuspritzport.
- Entsorgen Sie den Abfall im Praxismüll.
- Dokumentieren Sie den Vorgang (▶ **Abb. 5.14**).

Teil 2

5.6 Infusion

Bei den nachfolgenden Erläuterungen für die Durchführung einer Infusion gehen wir davon aus, dass der notwendige venöse Zugang – über einen Butterfly oder eine Venenverweilkanüle – bereits angelegt ist. Beachten Sie dazu die entsprechenden vorab geschilderten Hinweise (Kap. 5.3).

Beachten Sie alle o. g. rechtliche und hygienischen Hinweise sowie die grundsätzlichen Anmerkungen zur Auswahl des zu punktierenden Gefäßes (Kap. 5.1).

5.6.1 Für die Infusion benötigte Materialien

Tragen Sie zur Desinfektion Handschuhe. Für die Infusion bereiten Sie ein Tablett mit den benötigten Utensilien vor.

Bevor Sie das tun, **desinfizieren** Sie mit einem dafür zugelassenen Flächendesinfektionsmittel eine ausreichend große Arbeitsfläche, auf der Sie die benötigten Utensilien ggf. ablegen, sowie das Tablett. Beachten Sie die vom Hersteller angegebene Einwirkzeit des Desinfektionsmittels.

Um eine Verkeimung zu vermeiden, bereiten Sie eine Infusion grundsätzlich erst **unmittelbar vor Gebrauch** zu.

Stellen Sie auf dem Spritzentablett die notwendigen Utensilien für die Vorbereitung der Infusion bereit. Sie benötigen Folgendes:

- das Behältnis mit der Infusionslösung (beispielsweise 0,9 %ige Natriumchloridlösung [NaCl-Lösung])
- ein Infusionsbesteck
- sterile (Einweg-)Alkoholtupfer oder ein Hautdesinfektionsmittel sowie sterilisierte Tupfer
- ein VAH-gelistetes Händedesinfektionsmittel
- Material für Kompressionsverband

Prüfen Sie beim **Medikament** immer, ob es

- das richtige Medikament,
- für den richtigen Patienten,
- in der richtigen Dosierung ist und
- ob es für die geplante Applikationsart geeignet ist.

Kontrollieren Sie, ob das Infusionsbehältnis/die Ampulle unbeschädigt ist und die enthaltene Flüssigkeit nicht trüb oder ausgeflockt sowie das Verfallsdatum nicht überschritten ist.

5.6.2 Vorbereiten einer Infusion

▶ Video 5.6

Durchführung:

- Führen Sie eine hygienische Händedesinfektion durch.
- Nehmen Sie das **Infusionsbehältnis** (▶ Abb. 5.24) in eine Hand und entfernen Sie mit der anderen die Schutzkappe. Achten Sie darauf, nicht den Gummistopfen zu berühren – dies ist die Einstichstelle für das Infusionssystem, die sich unter der Schutzkappe befindet.

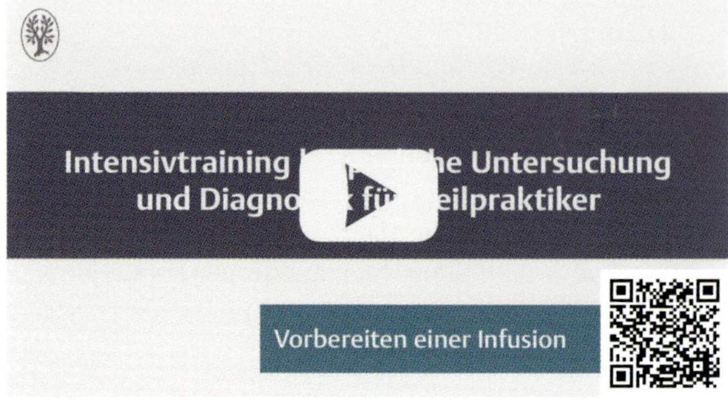

▶ **Video 5.6** Vorbereiten einer Infusion.

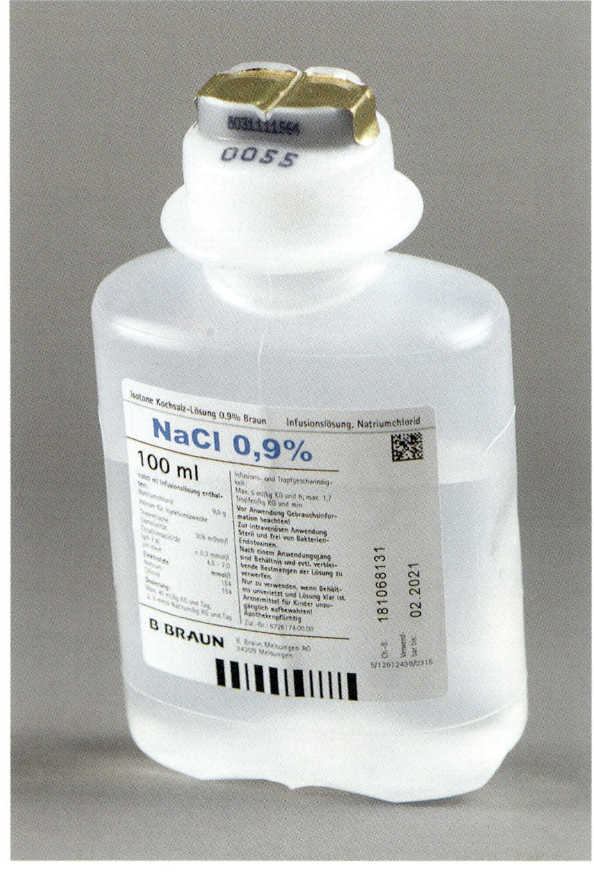

▶ **Abb. 5.24** Vorbereiten einer Infusion: 0,9 %ige NaCl-Lösung.

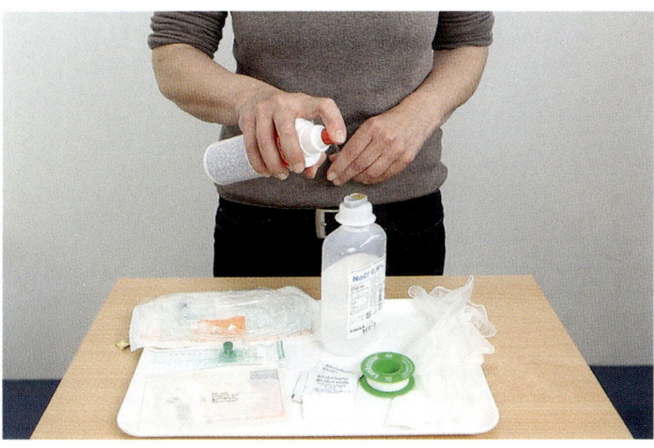

▶ **Abb. 5.25** Vorbereiten einer Infusion: Desinfektion des Gummistopfens.

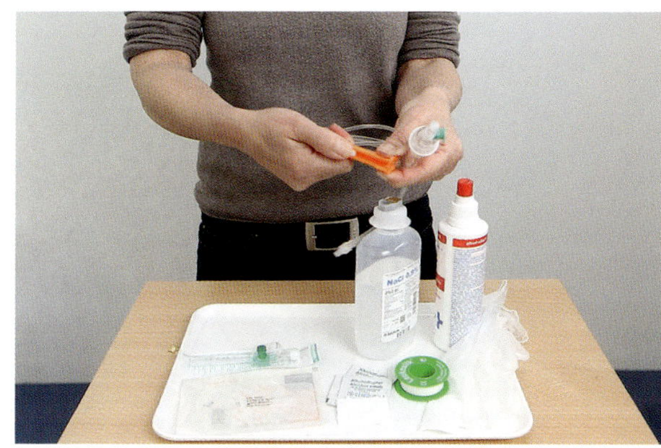

▶ **Abb. 5.26** Vorbereiten einer Infusion: Verschließen des Durchflussreglers.

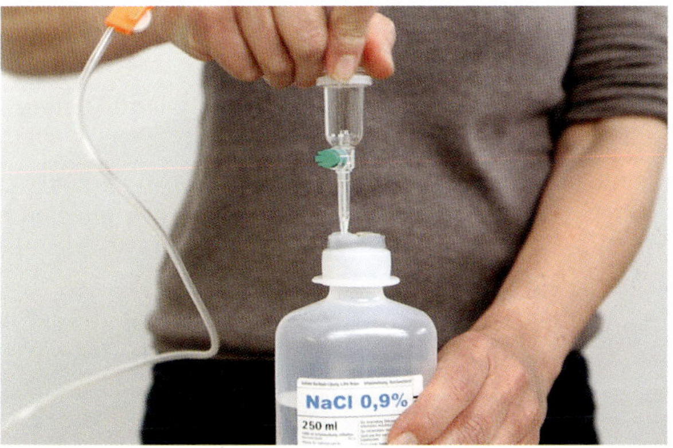

▶ **Abb. 5.27** Vorbereiten einer Infusion: Einstechen des Dorns in den Gummistopfen des Infusionsbehältnisses.

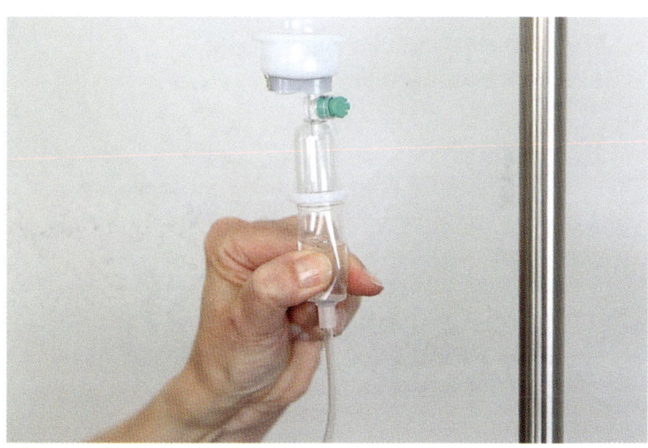

▶ **Abb. 5.28** Vorbereiten einer Infusion: Füllen der Tropfenkammer.

- **Desinfizieren** Sie den Gummistopfen (▶ **Abb. 5.25**).
- Öffnen Sie die Verpackung und entnehmen Sie das Infusionsbesteck. Öffnen Sie Verpackungen grundsätzlich an der dafür vorgesehenen Stelle und in der vorgesehenen Art.
- **Schließen Sie den Durchflussregler** am Infusionsbesteck (▶ **Abb. 5.26**). Schieben Sie dazu die Rollklemme ganz nach unten.
- Entfernen Sie die Schutzkappe des Dorns.
- Stechen Sie den Dorn in den Gummistopfen des Infusionsbehältnisses (▶ **Abb. 5.27**).
- Stellen Sie einen Infusionsständer bereit.
- Hängen Sie die Infusionsflasche mit der Tropfkammer nach unten auf.
- **Füllen Sie die Tropfenkammer** mindestens zur Hälfte und maximal zu zwei Dritteln mit Infusionslösung. Drücken Sie dazu die Tropfkammer mehrmals vorsichtig zusammen (▶ **Abb. 5.28**).
- **Entlüften Sie die Infusionsleitung:**
  - Schieben Sie dazu die Rollklemme langsam nach oben (▶ **Abb. 5.29**).
  - Wenn die Infusionsleitung vollständig mit Flüssigkeit gefüllt ist, schieben Sie die Rollklemme wieder nach unten.

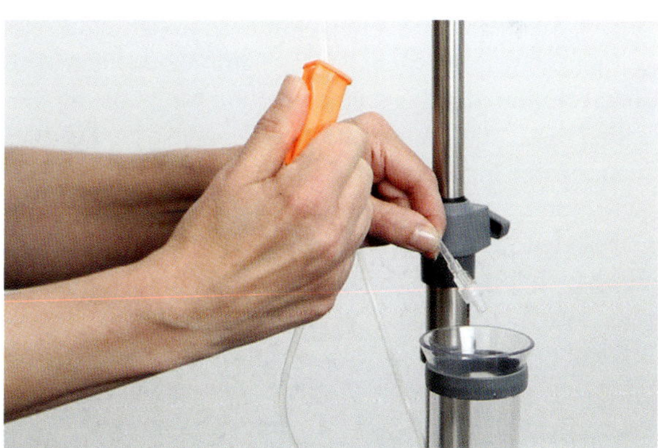

▶ **Abb. 5.29** Vorbereiten einer Infusion: Entlüften der Infusionsleitung.

  - Achten Sie darauf, dass sich keine Luftblasen im Infusionsschlauch befinden.
- Schließen Sie das Infusionssystem an einen sicher gelegten **venösen Zugang** an.
- **Regulieren** Sie die einlaufende **Infusionsmenge**, indem Sie die Rollklemme nach oben oder unten schieben (▶ **Abb. 5.30**).

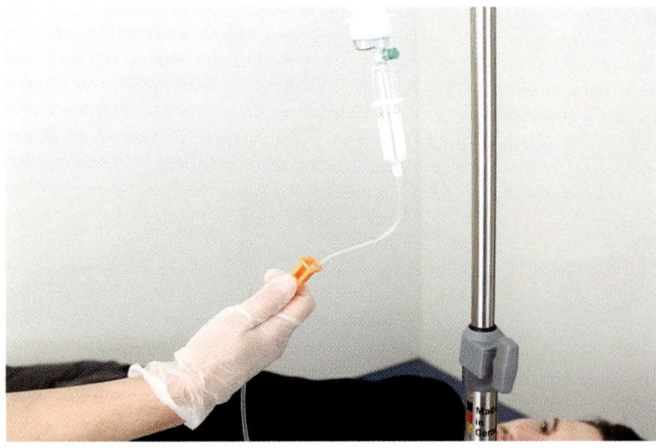

▶ **Abb. 5.30** Vorbereiten einer Infusion: Regulieren der Durchflussgeschwindigkeit.

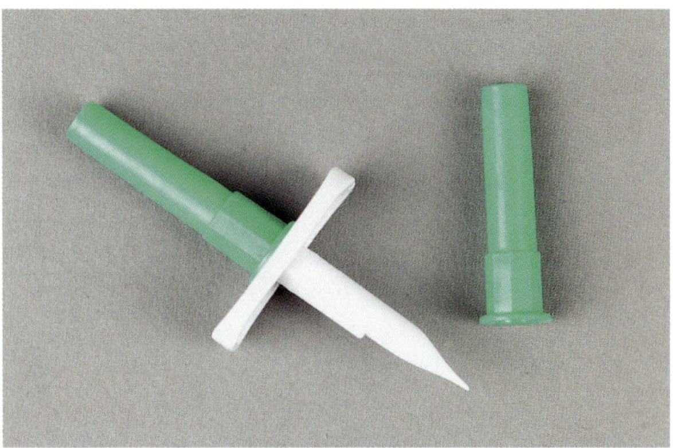

▶ **Abb. 5.31** Überleitungssystem für die Zugabe von Ampullenpräparaten mit größerem Volumen.

- **Entsorgen** Sie den Abfall im Praxismüll.
- **Dokumentieren** Sie alle Vorgänge.

Beachte

Beobachten Sie während der Infusion, ob der Patient unerwünschte vegetative Reaktionen wie Blässe, Unruhe oder Schweißbildung sowie allergische Symptome zeigt. Fragen Sie ihn, wenn Sie eine Komplikation vermuten, ob es ihm gut geht. Achten Sie auch darauf, ob die Region um die Punktionsstelle anschwillt. Das spräche für eine paravenöse Applikation der Infusionslösung.

5.6.3 Zugabe von Medikamenten zu einer Infusionslösung

Soll ein Medikament über eine Infusion in den Blutkreislauf eingebracht werden, ist das dafür verwendete **Trägermedium** in der Regel eine **0,9 %ige NaCl-Lösung**. Beachten Sie die Angaben des Herstellers für das zuzugebende Medikament. Ist es notwendig, das Medikament durch Zugabe in eine Infusionslösung zu verdünnen, finden Sie dort auch die notwendigen Informationen zum Mischungs- oder Verdünnungsverhältnis.

Zu beachten ist, dass Sie bei Verwendung mehrerer Arzneimittel in einer Infusionslösung ein neues Medikament herstellen. Das hat rechtliche Konsequenzen:

- Die Hersteller der Medikamente können jetzt nicht mehr für Schäden als Folge von Medikamentennebenwirkungen haftbar gemacht werden.
- Sie tragen als Hersteller der Mischinfusion die Verantwortung für die Wirkung, aber auch für die Nebenwirkungen und evtl. auftretende Schäden!
- Das Herstellen von Medikamenten muss bei der zuständigen Bezirksregierung mittels Formblatt angezeigt werden.

Durchführung:

- **Zugabe von Ampullenpräparaten :**
  - Bereiten Sie das Ampullenpräparat wie für eine Injektion vor (Kap. 5.3.2).
  - Injizieren Sie es unter Beachtung aller notwendigen Hygienemaßnahmen vor Einstechen des Infusionsbestecks über den Gummistopfen in die Flasche des Trägermediums.
  - Manche Infusionsbehältnisse, in der Regel Infusionsbeutel, haben eine eigene Einstichstelle für die Zugabe von Medikamenten, über die diese nach Desinfektion der Einstichstelle injiziert werden können.
- **Zugabe von Ampullenpräparaten mit größerem Volumen:**
  - Präparate mit einem größeren Volumen, beispielsweise 50 ml und mehr, werden in der Regel nicht über eine Injektion, sondern mithilfe eines Überleitungssystems der Infusionslösung beigegeben (z. B. über einen Transflo®; ▶ **Abb. 5.31**).
  - Das Überleitungssystem hat 2 Dorne: Einen Dorn sticht man nach vorheriger Desinfektion in den Gummistopfen am Infusionsbehältnis und den anderen in das Behältnis des Medikaments.
  - Das Medikament gelangt über das System in die Infusionslösung.
- Prüfen Sie immer, ob sich eine Infusionslösung nach Zugabe eines Medikaments verändert, z. B. ausflockt oder sich trübt.
- Vermerken Sie auf dem Infusionsbehältnis das hinzugefügte Medikament, die Dosierung, das Datum und die Uhrzeit der Zugabe sowie ggf. den Namen des Patienten und den Namen der Person, die die Infusion vorbereitet hat (falls daran eine weitere Person beteiligt war).
- Wenn **mehrere Infusionen** hintereinander erfolgen, kann die in der Vene des Patienten liegende Butterfly-Kanüle oder die Venenverweilkanüle verbleiben. Sie wechseln lediglich das Infusionsbesteck und das Infusionsbehältnis.

5.7

Anfertigung einer Blutsenkung

Die Blutsenkung spielt eine große Rolle in der klinischen und in der Praxisroutine. Sie kann (zwar unspezifisch, aber) einfach und schnell Anhaltspunkte v. a. für eine Entzündungsreaktion und/oder ihren Verlauf im Körper geben. Darüber hinaus geben bestimmte Ergebnisvarianten und besondere Befunde weiteren Aufschluss über spezifische Krankheitsbilder. Das Ergebnis einer Blutsenkung wird als Blutsenkungsgeschwindigkeit (BSG), Blutkörperchensenkungsgeschwindigkeit (BKS) oder Blutkörpersenkungsreaktion bezeichnet.

Eine BSG wird zumeist nach der **Westergren-Methode** durchgeführt.

Durchführung:

- Es werden dem Patienten zunächst 1,6 ml venöses Vollblut entnommen.
- Dieses wird mit 0,4 ml 3,8 %iger Natriumcitratlösung ungerinnbar gemacht (die Zugabe inaktiviert das zur Gerinnung notwendige Kalzium).
- Die Mischung wird in ein spezielles Glas- oder Kunststoffröhrchen aufgezogen. Dieses BSG-Röhrchen wird bis zu einer Höhe von 200 mm gefüllt und anschließend senkrecht in eine dafür vorgesehene Halterung gestellt. Halterung und/oder Röhrchen sind mit einer Millimeterskala ausgestattet.

Praxistipp
Im Handel gebt es Fertigsysteme, bei denen kein Mischen mehr notwendig ist. Die Blutentnahme erfolgt direkt in eine Art Spritze, die bereits Natriumcitrat enthält und nach kurzem Vermengen (durch Schütteln) direkt in einen passenden Ständer gestellt werden kann.

- Da das spezifische Gewicht der Blutzellen (in erster Linie Erythrozyten) höher ist als das des Blutplasmas, sinkt der zelluläre Bestandteil des Blutes langsam nach unten. Diesen Prozess kann man beobachten: Es zeigt sich nach und nach eine zellfreie Säule oben und eine zellreiche Masse unten.
- Die zellfreie Säule wird nach 1 h abgelesen (▶ Abb. 5.32). Heutzutage wird nur noch selten zusätzlich ein 2-h-Wert erfasst. Werden 2 Werte abgelesen, spricht man z. B. bei einem erfassten Wert von 6 mm nach 1 h und 11 mm nach 2 h von einer „BSG 6 zu 11“.
- Die Bestimmung der BSG sollte möglichst unverzüglich, spätestens aber 2 h nach der Blutentnahme bei Zimmertemperatur durchgeführt werden.

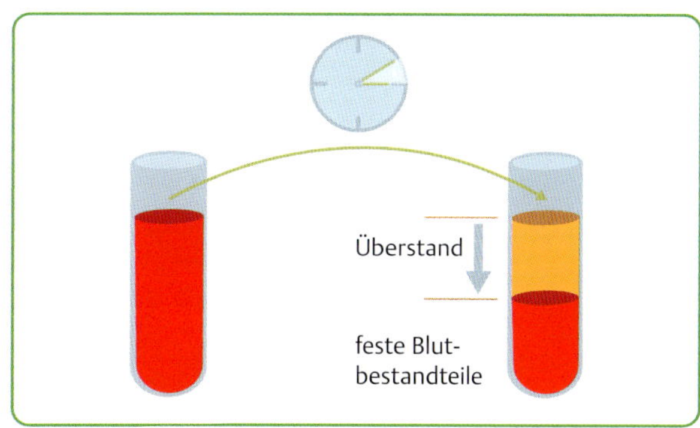

▶ **Abb. 5.32** Schema zur Blutsenkung.

5.7.1 Befunde

Physiologische Werte:

- Normwerte nach 1 h: 2–10 mm
- Normwert nach 2 h: 4–20 mm

Die BSG wird v. a. durch die beiden folgenden Faktoren beeinflusst:

1. **Zusammensetzung der Plasmaproteine:** Ein Anstieg von Albumin vermindert die Senkungsgeschwindigkeit, die erhöhte Konzentration/Zunahme von Immunglobulinen und Akute-Phase-Proteinen sowie Fibrinogen beschleunigt sie. Entscheidend dafür ist die Wechselwirkung von bestimmten Plasmaproteinen mit Strukturelementen der Erythrozyten, die zu einer Zusammenballung der Erythrozyten, zu sog. „Agglomeraten“, führt, die die Absenkung beschleunigen. Formanomalien der roten Blutkörperchen, z. B. bei Sichelzellenanämie oder megaloblastärer Anämie, erschweren die Agglomeration und vermindern so die BSG.
2. **Viskosität:** Eine hohe Viskosität verlangsamt in der Regel die BSG. Eine Hkt-Verminderung beschleunigt die BSG. Somit ist die BSG auch in hohem Maße abhängig von der Menge und Größe der Erythrozyten.

Pathologische Werte:

- **massive Erhöhung** (Sturzsenkung) mit Werten um **100 mm/h** bei
  - ausgeprägten (v. a. bakteriellen) Infektionen/Entzündungen,
  - Plasmozytom,
  - Morbus Horton/Polymyalgia rheumatica.
- **starke Erhöhung** mit Werten um **70 mm/h** bei
  - starken (v. a. bakteriellen) Infekten/Entzündungen,
  - fortgeschrittener Leukämie,
  - chronischen Leber-, Darm- und Nierenerkrankungen, nephrotischem Syndrom,
  - (rheumatischen) Autoimmunerkrankungen.

- **mäßige Erhöhung** mit Werten um **50 mm/h** bei
  - bakteriellen und viralen Infekten/Entzündungen,
  - Hkt-Verminderung, Tumoren,
  - Eisenmangelanämie,
  - Hypertriglyzeridämie,
  - Schwangerschaft, Menstruation,
  - postoperativen Zuständen,
  - bestimmten Medikamenteneinnahmen.
- **Absenkung/Verringerung** der BSG bei
  - angeborenen Erythrozytendefekten, megaloblastärer Anämie, Hkt-Erhöhung (z. B. Exsikkose, Hypovolämie, Erythrozytose), Albuminämie,
  - bestimmten Medikamenteneinnahmen (insbesondere Entzündungshemmer).

6 Bildgebende Verfahren

In diesem Kapitel stellen wir wichtige bildgebende Verfahren im Überblick vor. Da Heilpraktiker diese Verfahren in der Regel nicht selbst durchführen oder durchführen dürfen, gehen wir nur grob auf Aspekte der Durchführung und der physikalischen Grundlagen ein. Im Wesentlichen geht es darum, aufzuzeigen, wie ein Verfahren (grob umrissen) funktioniert, wann es eingesetzt wird, welche Bilder es produzieren kann und welche Diagnosemöglichkeiten sich daraus ergeben.

Vorgestellt werden folgende schulmedizinische bildgebende Verfahren:

- Sonografie
- Fibroscan
- Dopplersonografie, Farbdoppler
- Röntgendiagnostik
- Computertomografie (CT)
- Magnetresonanztomografie (MRT)
- Endoskopie, endoskopische retrograde Cholangiopankreatikografie (ERCP)

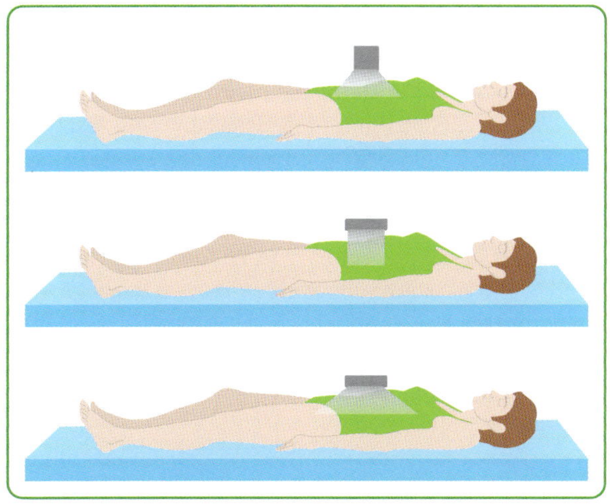

▶ **Abb. 6.1** Sonografie: Schema zu verschieden ausgerichteten Sonografieköpfen, **a** Sektorscan, **b** linearer (paralleler) Scan, **c** konvexer Scan.

6.1 Sonografie

Die Sonografie (Ultraschalluntersuchung) ist ein sehr häufig eingesetztes bildgebendes Verfahren. Der Sonografie wird gegenüber anderen bildgebenden Untersuchungsmethoden insbesondere deshalb Vorrang eingeräumt, weil sie für den Patienten (und den Behandler) als risikolos gilt und schmerzfrei ist. Zudem ist das Verfahren – im Gegensatz z. B. zum Röntgen oder einer CT – kostengünstig, wenig aufwendig und schnell durchführbar. Es steht in sehr vielen ärztlichen Praxen und praktisch jeder Klinik zur Verfügung.

Physikalische Grundlagen. Die Sonografie basiert auf der Tatsache, dass sich Ultraschallwellen im Körper unterschiedlich ausbreiten: Durch einen Schallkopf ins zu untersuchende Gewebe gesendete Wellen werden (▶ **Abb. 6.1**) an den Grenzen zwischen verschiedenen Geweben in verschiedener Weise reflektiert. Der Ultraschall arbeitet also ohne Strahlen. Luftgefüllte Hohlräume und Hohlorgane (z. B. Lungengewebe oder Magen/Darm) absorbieren und streuen den Schall sehr stark und ergeben in der Regel kein klares Bild. Weichteilgewebe (z. B. Nieren, Organwände) hingegen reflektieren klar und lassen sich gut abbilden. Knochen lassen sich per Sonografie schlecht untersuchen. Die reflektierten Schallwellen werden durch den Schallkopf wieder aufgenommen. Das Ultraschallgerät errechnet aus dem Wellenprofil ein Bild. So erfasste Bilder werden auf einem Monitor dargestellt. Sie können digital gespeichert, verarbeitet und ausgedruckt werden. Die Technik hat sich in den letzten Jahren in hohem Maße weiterentwickelt.

Einsatz der Sonografie. Die Sonografie ist besonders geeignet für die Untersuchung von Tumoren, Zysten, Steinen und anderen Gewebeverdichtungen in Nieren, Leber und Gallenblase, Milz und Pankreas; von Lymphknoten sowie von Vergrößerungen, Verkleinerungen, Formveränderungen (einschließlich hohler Zysten, Tumoren und Verengungen) von Schilddrüse, Herz, großen Blutgefäßen (v. a. im Abdomen, in den Beinen oder im Karotisbereich) und Gelenkstrukturen (insbesondere Ergüsse). Die Sonografie ist ein wichtiges pränatales Diagnoseinstrument.

Eignung bei bestimmten Patienten und Situationen. Die Sonografie bietet sich besonders bei Patienten an, bei denen aufgrund von Allergien, Nierenschäden oder Schwangerschaft keine Kontrastmittel eingesetzt werden können, immobilen Patienten, die mit einem mobilen Sonografiegerät am Krankenbett untersucht werden können, Patienten, die häufig untersucht werden müssen (und dann beim Röntgen z. B. hohen Strahlenbelastungen ausgesetzt wären), mit Geschehen, die durch verschiedene Lagen und/oder Bewegungen verschiedene Befunde zeigen (und deshalb z. B. für eine CT-, MRT- oder Röntgenuntersuchung, bei denen der Patient in einer Lage verharren muss, nicht angezeigt sind). Unter Ultraschallkontrolle können auch Biopsien oder Drainagen erfolgen.

Weitere Möglichkeiten ergeben sich durch eine **Kontrastmittelsonografie**, mit der sich Gefäße und Tumoren besser darstellen lassen. Die hierbei eingesetzten Kontrastmittel sind weniger belastend als z. B. beim MRT-Verfahren. Moderne Sonografiegeräte können dreidimensionale Aufnahmen oder Panoramabilder erzeugen.

Durchführung. Eine Sonografie kann in nahezu jeder Körperlage durchgeführt werden. Zur besseren Ankopplung des Schallkopfes an die Haut wird ein Gel eingesetzt. Der Untersuchende führt den Schallkopf mit leichtem Druck fächerförmig und in verschiedenen Winkeln über das mit dem Gel eingestrichene Körpergewebe.

Auch eine Sonografie innerhalb des Körpers ist machbar. Dieses Verfahren nennt man **Endosonografie**. Stabförmige Ultraschallsonden werden dazu z. B. durch den Mund und die Speiseröhre bis in den Magen, in den Enddarm oder in die Vagina eingeführt. Dabei können auch die angrenzenden Organe (z. B. Thoraxorgane, Prostata, Adnexe) dargestellt werden.

Der **Fibroscan** ist ein der Ultraschalldiagnostik ähnliches Verfahren. Er wird im Rahmen der Verlaufsdiagnostik bei Leberzirrhose eingesetzt und ersetzt die gängige Verlaufskontrollpraxis mittels Leberblindpunktion. Allerdings muss zur korrekten Beurteilung initial einmal eine Blindpunktion durchgeführt werden, anschließend wird der Fibroscan zur Verlaufskontrolle eingesetzt.

6.2 Dopplersonografie

Neben der herkömmlichen Sonografie gibt es die Dopplersonografie. Sie kann die Aussagekraft einer Ultraschallaufnahme, insbesondere bei der Diagnostik der Gefäße und des Herzens, enorm erweitern. Es gibt hier verschiedene (u. a. farbcodierte) Verfahren, die in Kombination auch als **Duplexsonografie** bezeichnet werden.

Physikalische Grundlagen. Die Dopplersonografie bedient sich dem Grundprinzip der Ultraschallmessung (Kap. 6.1). Der besondere Messeffekt tritt dadurch auf, dass sich der Sender und der Empfänger im Schallkopf in bestimmter Relation zueinander bewegen.

Wenn man beispielsweise die Fließgeschwindigkeit bzw. -richtung des Blutes (im Gefäß oder im Herzen) ermitteln möchte, bedient man sich des von den Erythrozyten reflektierten Echos. Die vom Schallkopf des Sonografiegeräts ausgesandte Frequenz ist im Vergleich zum empfangenen reflektierten Signal in bestimmter Weise verschoben. Dadurch kann man die Bewegung der Erythrozyten nachverfolgen (▶ **Abb. 6.2**).

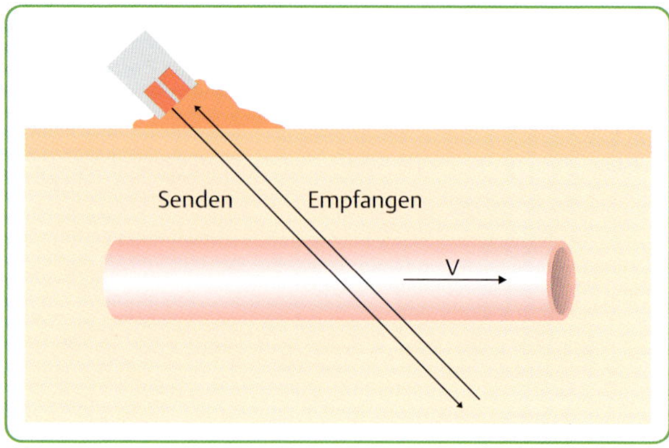

▶ **Abb. 6.2** Dopplersonografie: Schema (V = Blutflussgeschwindigkeit). (Quelle: Frey H. CW-Dopplersysteme. In: Sohn C, Kagan K, Fluhr H et al., Hrsg. Kursbuch Dopplersonografie in Gynäkologie und Geburtshilfe. 2., vollständig überarbeitete und erweiterte Auflage. Stuttgart: Thieme; 2018. doi:10.1055/b-004-140286)

Die Exaktheit der Messung ist in hohem Maße abhängig von einem exakten Winkel des Schallkopfes zur untersuchten Region. Die Abhängigkeit vom Winkel kann durch die Verwendung von Stereomessköpfen vermieden werden.

Bei der farbcodierten Dopplersonografie werden die Frequenzen – vereinfacht ausgedrückt – in Farben umgesetzt. Gemeinhin verdeutlicht die Farbe Rot eine Bewegung auf den Schallkopf zu, während blaue Farben z. B. einen Blutfluss von der Sonde weg darstellen. Turbulenzen erscheinen in der Regel grün.

Einsatz der Dopplersonografie. Mit der Dopplersonografie lassen sich z. B. Gefäßverschlüsse und -verengungen, Klappenfehler am Herzen (z. B. Pendelblut), Septumdefekte (mit Shunts) und Staseprozesse in Gefäßen, Shunts und Kollateralen darstellen.

Eine spezielle Anwendung ist die **Gewebedopplersonografie** (auch Tissue-Doppler). Dabei kann die Geschwindigkeit der Gewebebewegung verfolgt werden. Sie kommt insbesondere bei der Überprüfung des Herzmyokards zum Einsatz: Die Kontraktilität des Herzmuskels lässt sich mit ihr darstellen.

6.3 Röntgenuntersuchung

Eine Röntgenuntersuchung funktioniert im Prinzip wie eine klassische Fotografie, d. h., es kommt zu einem Negativabbild. Vereinfacht kann man sagen, dass sich Gewebe, die für Röntgenstrahlen wenig durchlässig sind (z. B. Knochen), hell/weiß darstellen, während Gewebe, die Röntgenstrahlen gut durchlassen (z. B. Luft), dunkel/schwarz erscheinen.

Der Radiologe beurteilt die Aufnahmen hinsichtlich der Veränderung der Form/Kontur, Dichte/Struktur und der normalen Anatomie.

! Beachte

Heilpraktiker dürfen nach der Röntgenverordnung keine Röntgenaufnahmen durchführen. In Heilpraktikerprüfungen werden u. a. deshalb in der Regel keine Röntgenaufnahmen – etwa zur Diagnose – vorgelegt. Sie sollten aber wissen, wann eine Röntgenaufnahme zur Diagnosesicherung angezeigt ist. Zu den in Kap. 3 besprochenen Erkrankungen ist dies jeweils einleitend unter dem Punkt „Diagnostik/bildgebende Verfahren“ angegeben.

6.4 Computertomografie

Die Computertomografie (kurz: CT), auch CT-Scan oder CAT-Scan (Computer-Assisted Tomography), ist ein bildgebendes Verfahren in der Radiologie.

Dabei werden zahlreiche Röntgenbilder erstellt, die per Computer ausgewertet werden. Sie werden aus verschiedenen Richtungen aufgenommen und ermöglichen die Anfertigung genauer Schnittbilder. Erst um 1970 entwickelte sich aus der Idee eine praktikable Diagnosemöglichkeit, wobei aufgrund der damals noch mangelnden Computerleistung die Abtastzeit für einen Körper noch bei fast 10 Tagen (!) lag. Gleichwohl lieferten auch bereits frühe Geräte wesentlich bessere Darstellungen als herkömmliche Röntgenapparate. Der Vorteil gegenüber der konventionellen Röntgenaufnahme liegt v. a. darin, dass kein zweidimensionales Bild (Durchleuchtung) erzeugt wird, bei dem überlagernde Körperstrukturen die Interpretation der erzeugten Bilder erschweren.

Bei der CT werden die Profile der untersuchten Körperstruktur aus zahlreichen verschiedenen Richtungen erstellt (▸ Abb. 6.3). Dies wird u. a. möglich durch einen in der viel zitierten „Röhre“ rotierenden Strahlengeber. Das errechnete Bild zeigt jeweils einen Transversalschnitt durch das Untersuchungsgebiet. Mit mehreren aufeinander folgenden und leicht verschobenen Röhrenumläufen lassen sich angrenzende Schnitte erzeugen. Aus bis zu mehreren hundert Einzelschnitten kann dann rechnergestützt eine dreidimensionale Abbildung rekonstruiert werden. Das bedeutet, dass das Bild nicht unmittelbar erzeugt, sondern am Computer errechnet wird.

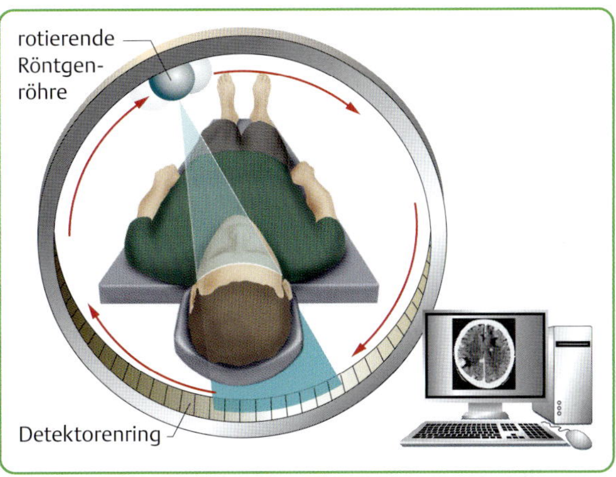

▸ **Abb. 6.3** Computertomografie (CT): Schema des Aufbaus. (Quelle: Möller T. Röntgendiagnostik. In: Schewior-Popp S, Sitzmann F, Ullrich L, Hrsg. Thiemes Pflege. 13. aktualisierte und erweiterte Auflage. Stuttgart: Thieme; 2017. doi:10.1055/b-004-140670)

6.5 Kernspin-/Magnetresonanztomografie

Die Kernspintomografie (kurz: Kernspin oder MRT) ist ein bildgebendes Verfahren, das sehr detaillierte Bilder von Strukturen innerhalb des Körpers erzeugen kann. Aufgrund der hohen Bildqualität, der Möglichkeiten der zwei- oder dreidimensionalen Darstellung und der Tatsache, dass keine Röntgenstrahlen zum Einsatz kommen müssen, ist das MRT anderen Verfahren häufig überlegen. Aufgrund des höheren Aufwands und bestimmter Einschränkungen in der Anwendung (s. u.) wird die MRT häufig aber erst in der Folge anderer oder nach anderen Verfahren (z. B. CT oder Sonografie) eingesetzt.

Physikalische Grundlagen. Die Kernspintomografie basiert auf dem sog. „Kernspin“, d. h. der Rotation von Atomkernen um ihre eigene Achse. Diese Bewegung erzeugt physikalisch ein kleines Magnetfeld um jeden Atomkern. Das Phänomen findet auch an den Wasserstoffatomen im menschlichen Körper statt. Die Kernspintomografie benutzt Radiowellen und die Magnetkraft: Im MRT-Gerät wirkt ein starkes Magnetfeld von außen auf den Körper ein. Dadurch werden die Drehachsen der Wasserstoffatome parallel ausgerichtet. Werden nachfolgend zusätzlich elektromagnetische Radiowellen erzeugt, werden die Achsen erneut in eine andere Richtung abgelenkt. Nach Ausschalten der Radiowellen springen die Drehachsen wieder in ihre vorherige parallele Position zurück. In diesem Moment gehen von den Atomkernen selbst Radiowellen ab. Das MRT-Gerät ist in der Lage, diese Wellen aufzuzeichnen und daraus eine Abbildung der Körperstrukturen zu errechnen. Im Grunde misst man den unterschiedlichen Gehalt an Wasserstoffatomen in den verschiedenen Geweben und leitet daraus die Abgrenzungen der Körperstrukturen ab.

In bestimmten Fällen wird ein Kontrastmittel eingesetzt. Dieses wird oral eingenommen oder injiziert. Eine Unverträglichkeit, z. B. durch Allergie oder Nierenschäden, ist vorab abzuklären.

Einsatz der MRT. Mit der MRT können insbesondere Strukturen gut dargestellt werden, die reich an Wasserstoffatomen sind. Das gilt v. a. für folgende: Magen und Darm, Leber und Milz, Gehirn und Nerven, Herz, Gefäße, Muskeln, Bänder, Gelenke und Knorpel. Knochen und Lungen lassen sich mit der MRT nur ungenügend wiedergeben.

Durchführung/Ablauf. Das „Herzstück“ des MRT-Geräts ist ein tunnelartiges Gebilde, in das der liegende Patient mithilfe einer Schiene auf dem Untersuchungstisch liegend geschoben wird. Manchmal reicht es, wenn nur der zu untersuchenden Körperbereich in diese Röhre gefahren wird.

Die MRT erzeugt laute Geräusche (z. B. Brummen oder Klopfen). Dieser Umstand sowie die Enge der Röhre sind für viele Patienten unangenehm oder sogar beängstigend. Zudem kann die Erstellung der Aufnahmen 30 min und mehr Zeit in Anspruch nehmen.

Das Untersuchungsteam steht über eine Sprechanlage permanent mit dem Patienten in Verbindung. Eventuell muss der Patient Anweisungen befolgen.

Metalle am und im Körper des Patienten können das Verfahren beeinträchtigen. Das gilt z. B. für Schmuck, Zahnspangen, Hörgeräte, Schlüssel oder auch Prothesen, Knochenverbindungsmaterialien (z. B. nach Frakturen) oder Herzschrittmacher. Im Zweifelfall muss vorab eine Röntgenaufnahme erfolgen.

6.6 Endoskopie (Spiegelung)

Die Endoskopie ist das gängigste Verfahren zur Diagnose von Körperhöhlen und Hohlorganen. Vereinfacht gesagt wird dabei ein „Guckrohr“ in den Körper geschoben, durch das von außen verborgene Körperbereiche betrachtet werden können. Die Endoskopie ist insbesondere bei einem V. a. Erkrankungen des Verdauungstrakts von großer diagnostischer Bedeutung.

Einsatz der Endoskopie. Eine endoskopische Untersuchung bietet sich besonders an im Verdauungstrakt (Ösophago-, Gastro-, Kolo-, Rektoskopie) und im Bauchraum (als Laparoskopie), daneben auch im Brustraum (Thorakoskopie, Mediastinoskopie) und in den großen Atemwege bis zu den Bronchien (Bronchoskopie). Zudem können große Gelenke endoskopisch untersucht werden (Arthroskopie).

Durchführung. Zur endoskopischen Betrachtung schiebt der Untersuchende das Endoskop (einen sehr biegsamen Gummischlauch, seltener ein dünnes Metallrohr) in den Körper. Normalerweise gelingt das über eine natürlich vorhandene Körperöffnung; evtl. wird ein künstlicher Zugang (z. B. über die Bauchdecke) geschaffen. Bedarfsweise wird vorab eine (meist) lokale Betäubung des Patienten und/oder eine Sedierung vorgenommen.

Nicht zugängliche Bereiche des Dünndarms können auch mit der **Kapselendoskopie** betrachtet werden. Dazu schluckt der Patient eine Kapsel mit einer Kamera, die durch die physiologische Peristaltik durch den Darmtrakt geführt wird und dabei in regelmäßigen Abständen Bilder aufnimmt.

Die Endoskopie wird mithilfe von Spezialinstrumenten häufig kombiniert mit kleinen operativen Eingriffen (z. B. Steinentfernungen) oder einer Biopsie. Kombinationen mit anderen bildgebenden Verfahren (Sonografie, Röntgenuntersuchung) sind zur genauen Diagnosefindung nicht unüblich. Ein solches Verfahren zur Untersuchung und Therapie der Gallengänge, der Gallenblase und der Bauchspeicheldrüse ist beispielsweise die **ERCP**.

Risiken der Endoskopie bestehen in Gewebeverletzungen und der Invasion von Erregern durch nicht sterile Geräte.

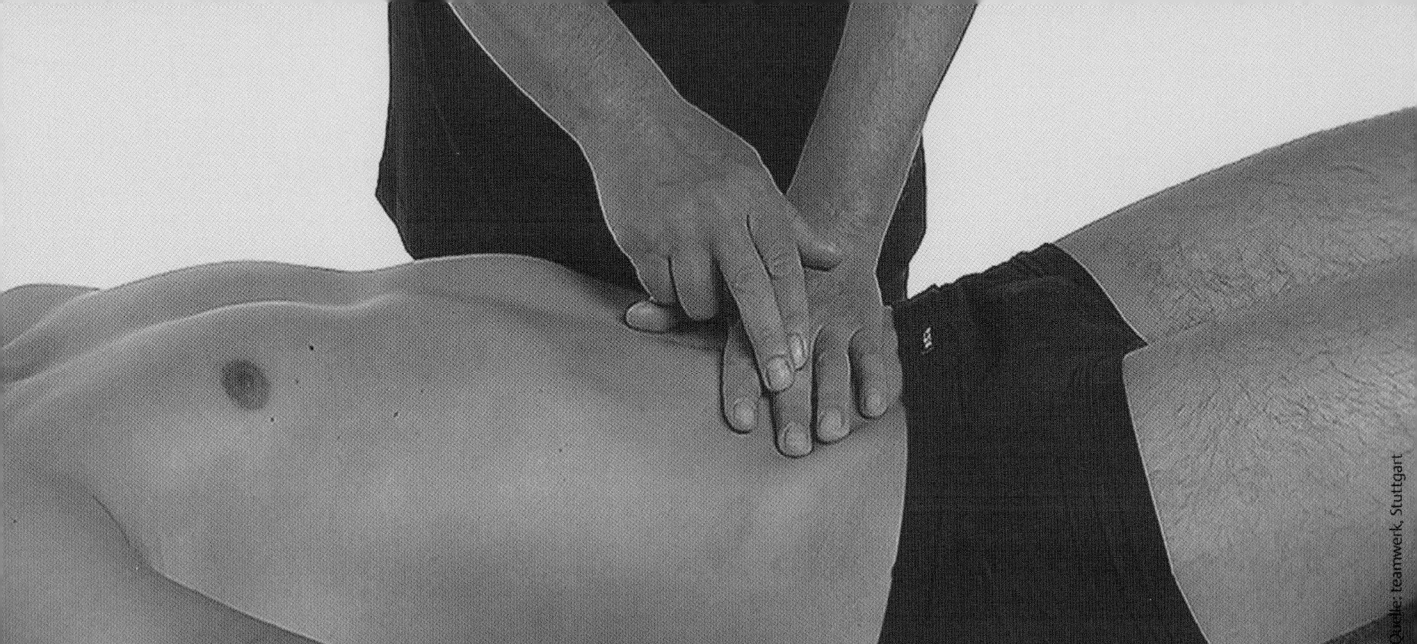

Teil 3
Übersichten

7 Tests, Funktionstests, Zeichen und Triaden

► **Tab. 7.1** Tests, Funktionstests, Zeichen und Triaden (path. = pathologisch, phys. = physiologisch).

Bezeichnung	Test (T), Zeichen (Z), Trias/Komplex (3)	Organsystem	Kurzbeschreibung	Indikation/Befund
Ab- und Aufdecktest (Abdecktest)	T	ZNS	s. Adduktorentest	Hirnnervenstörung, Strabismus, MS
Achillessehnenreflex (ASR)	T	Nervensystem	Eigenreflex: Dehnung der Achillessehne und Impulsgabe mit dem Reflexhammer auf den Sehnenansatz; Beobachtung der Reflexantwort	v. a. zur Prüfung spinaler Problematiken oder Wurzelläsionen im Bereich S 1/S 2 oder L 5–S 2, PNP
Adduktorentest	T	ZNS, Hirnnerven	seitenvergleichende Prüfung der Einstellung der Augenbulbi	Hirnnervenstörung, Strabismus, MS
Allen-Test I	T	Gefäße	manuelle Kompression der A. ulnaris/ A. radialis bei gleichzeitigem Faustschluss bis zum Abblassen der Hand; Zeitmessung bis zum Eintritt der Wiederdurchblutung nach Freigabe der A. ulnaris (negativ: > 15 s)	unzureichende Funktion des Arcus palmaris (Kontraindikation für eine Radialispunktion)
Allen-Test II	T	Gefäße	manuelle Kompression der A. radialis/ A. ulnaris bei gleichzeitigem mehrmaligem Faustschluss; path.: diffuses Abblassen der Handfläche	Verschluss der A. radialis oder A. ulnaris
Apley-Grinding-Test	T	Bewegungs- und Stützapparat	Druck auf die Fußsohle bei angewinkeltem Bein in Bauchlage; Schmerz bei Innenrotation (= Schädigung des Außenmeniskus); Schmerz bei Außenrotation (= Schädigung des Innenmeniskus)	Meniskusschaden
Ataxietests	T	Nervensystem	Set verschiedener Tests zur Überprüfung des Gleichgewichts und der zielgerichteten Motorik	spinale Problematik, Kleinhirnschäden
Babinski-Reflex	T	Nervensystem	Test durch rasches Bestreichen der Fußsohle von der Ferse im Bogen zur Großzehe; phys.: Beugung der Zehen; path.: Fächerphänomen (s. dort), einseitig fehlender Reflex	Pyramidenbahnschädigung
Bauchhautreflex (BHR)	T	Nervensystem; s. Fremdreflexe	durch kräftiges, rasches Bestreichen einer Bauchseite von lateral nach medial (evtl. in 3 Linien) ausgelöste Muskelkontraktion, ggf. Verziehen des Bauchnabels zur bestrichenen Seite hin; path.: fehlender Reflex, evtl. klonische Kontraktion	MS
Bell-Phänomen	Z	Nervensystem	sichtbare physiologische Aufwärtsrotation des Augapfels während des Lidschlusses	Fazialisparese
Bizepssehnenreflex (BSR)	T	Nervensystem	Eigenreflex: Dehnung der Bizepssehne und Impulsgabe mit dem Reflexhammer auf den Sehnenansatz; Beobachtung der Reflexantwort	v. a. zur Prüfung spinaler Problematiken oder Wurzelläsionen im HWS-Bereich (C 5/C 6)
Blumberg-Zeichen	T	Magen-Darm-Trakt	Loslassschmerz nach tiefem Eindrücken der Bauchdecke im unteren linken Quadranten	Appendizitis

▶ **Tab. 7.1** Fortsetzung

Bezeichnung	Test (T), Zeichen (Z), Trias/Komplex (3)	Organsystem	Kurzbeschreibung	Indikation/Befund
Brudzinski-Zeichen	T	Nervensystem	Schmerz und reflektorisches Anziehen der Beine bei passivem Anheben des Kopfes	Meningismus
Capillar-Refill-Test	T	Gefäße	s. Rekapillarisierungszeit	pAVK der Arme
Chaddock-Reflex	T	Nervensystem	Test durch Druck auf den Fußaußenknöchel bzw. Bestreichen der Haut am lateralen, dorsalen Fußrand; path.: Fächerphänomen (s. dort)	Pyramidenbahnschädigung
Chvostek-Zeichen	T	Nervensystem	Beklopfen des Fazialisstammes vor dem Kiefergelenk; path.: Mundzuckungen	Hypokalzämie, z. B. Tetanie
Courvoisier-Zeichen	T	Magen-Darm-Trakt	druckschmerzlose, tastbare Gallenblase und Ikterus	Verschluss des Ductus choledochus, Karzinom, z. B. Gallengang-, Gallenblasen-, Pankreaskopfkarzinom
Cover-Uncover-Test	T	ZNS, Hirnnerven	s. Adduktorentest	Hirnnervenstörung, Strabismus, MS
Dalrymple-Zeichen	Z	Endokrinum	sichtbarer weißer Streifen der Sklera zwischen Oberlidunterkante und Irisrand (Limbus)	Protrusion des Augapfels (Exophthalmus) bei endokriner Orbitopathie
Diabetes-insipidus-Trias	(3)	Endokrinum	Polyurie (5–25 l/24 h), Polydipsie (zwanghafter Durst), Asthenurie (fehlende Konzentrationsfähigkeit des Harns)	Mangel an antidiuretischem Hormon (ADH), fehlende Rezeption von ADH
Diadochokinesetest	T	Nervensystem	gleichzeitiges Herausdrehen „virtueller" Glühbirnen mit beiden Händen; path.: nicht möglich, v. a. nicht beidseitig parallel	Kleinhirnläsion
Dreifußphänomen	Z	Nervensystem	Aufstützen der Arme hinter dem Gesäß beim Sitzen	Meningismus
Eigenreflexe	T	Nervensystem	Set verschiedener monosynaptischer Tests (s. Bizepssehnen-, Trizepssehnen-, Radiusperiost-, Patellarsehnen-, Achillessehnenreflex)	periphere Nervenstörung (auch bei PNP, Elektrolytstörungen, Bandscheibenvorfall u. Ä.)
Fächerphänomen	T	Nervensystem	Dorsalextension der Großzehe und Plantarflexion der Zehen (s. Babinski-, Chaddoc-Reflex, Oppenheim-, Gordon-Test)	Pyramidenbahnschädigung
FAST-Tests	T	ZNS	motorische Störungen beim Test der Gesichtsmuskulatur (face), der Arme (arms) und der an der Sprache beteiligten Muskulatur (speech) mit Hinweis auf den Zeitfaktor (time) – Cave: Notfall!	Apoplexie
Faustschlussprobe	T	Gefäße	Handgelenkkompression bei hochgehaltenem Arm; 20–30 Faustschlussbewegungen; phys.: nach aufgehobener Kompression sofortige Rötung; path.: verlangsamte (>5 s), ggf. seitendifferente Rötung	pAVK, Perfusionsstörung in der oberen Extremität
Finger-Nase-Versuch, Finger-Finger-Versuch	T	PNS und ZNS	Finger im Bogen auf die Nasenspitze/den anderen Finger führen; path.: Ataxie (Unfähigkeit, die Nasenspitze/den Finger zu treffen) und Intentionstremor	Kleinhirnläsion

▶ **Tab. 7.1** Fortsetzung

Bezeichnung	Test (T), Zeichen (Z), Trias/Komplex (3)	Organsystem	Kurzbeschreibung	Indikation/Befund
Finger-Boden-Abstand	T	Bewegungs- und Stützapparat	Abstand der Fingerspitzen zum Boden beim maximalen Vorbeugen; path.: nicht bis zum Fußboden	z. B. Morbus Bechterew (v. a. zur Verlaufskontrolle)
Flush-Syndrom /Karzinoidsyndrom	Z	Magen-Darm-Trakt	Flush, Diarrhö, anfallsartige/asthmaähnliche Dyspnoe, kardiale Symptome	Karzinoid/Hyperserotonismus
FOB-Test	T	Verdauungstrakt	Test auf okkultes fäkales Blut durch Guajak-Test (gFOB-Test, sog. „Hämokkult-Test") oder immunologischen Test (iFOB-Test)	gastrointestinale okkulte Blutung
Fremdreflexe	T	ZNS	10 unterschiedliche Reflexe; Reflexbogen über mehrere Synapsen, deshalb Reflexantwort nicht im reizwahrnehmenden Organ, habituierbar	spastische Lähmungen, Sensibilitätsstörungen; z. B. multiple Sklerose
Gangataxietest	T	Hirnnerven	Test einer Gangataxie: Prüfung, ob ein Patient (sowohl mit geöffneten wie auch mit geschlossenen Augen) sicher auf einer vorgegebenen Linie gehen kann	z. B. PNP, spinale Problematik, Kleinhirnläsion oder Pyramidenbahnschaden
Gaenslen-Handgriff	T	Bewegungs- und Stützapparat	Schmerzauslösung durch Zusammendrücken der Finger- oder Zehengrundgelenke	rheumatoide Arthritis
Gesichtsfeldprüfung	T	ZNS, Hirnnerven	Heranführen von Fingern oder Testgegenstand ins Gesichtsfeld des Patienten; Prüfen des kompletten Sichtfelds auf Einschränkungen	Hirnnervenstörung, Schäden der Retina
gFOB-Test	T	Verdauungstrakt	s. FOB-Test	gastrointestinale okkulte Blutung
Glabellareflex	T	Nervensystem	Beklopfen der Glabella (unbehaarte Stelle zwischen Augenbrauen); phys.: Lidschluss (kann bei Erschöpfung bei mehrfacher Wiederholung fehlen); path.: fehlt bei Fazialislähmung	Fazialislähmung
Glühbirnentest	T	Nervensystem	s. Diadochokinesetest	Kleinhirnläsion
Gordon-(Scharfer-)Reflex	T	Nervensystem	Test durch Kneten der Wadenmuskulatur des Patienten; path.: Fächerphänomen (s. dort)	Pyramidenbahnschädigung
Graefe-Zeichen	Z	Endokrinum	Zurückbleiben des Oberlids bei Bewegung des Auges nach unten, sodass die Sklera sichtbar bleibt	Hyperthyreose
Graphästhesietest	T	Nervensystem (v. a. PNS)	Sensibilitätsprüfung: Test, ob ein Patient auf die Haut gezeichnete Symbole erspüren kann	PNP (z. B. bei Diabetes mellitus und Vitamin-B_{12}-Mangel)
Herxheimer-Trias	(3)	Atemapparat	Bronchospasmus, Schleimhautödem, Dyskrinie/Hyperkrinie (Hypersekretion eines zähen Schleims, MS)	Asthma bronchiale
Hirnnerventests	T	Nervensystem	s. Hirnnerv I–XII	Hirnnervenläsionen
Hirnnerv I	T	Nervensystem	Geruchsprüfung: seitengetrennte Präsentation aromatischer Stoffe	Läsion des N. olfactorius (I)
Hirnnerv II	T	Nervensystem	Sehtest: Lesen einer Visustafel mit Buchstaben/Symbolen (Nah-/Fernsicht)	Läsion des N. opticus (II)
Hirnnerv III	T	Nervensystem	Test der Blickrichtung; path.: gezeigte Augenbewegungen nicht symmetrisch	Läsion des N. oculomotorius (III)
Hirnnerv IV	T	Nervensystem	Test der Blickrichtung: Senkung der Augen und Blick Richtung Nase prüfen	Läsion des N. trochlearis (IV)

▸ **Tab. 7.1** Fortsetzung

Bezeichnung	Test (T), Zeichen (Z), Trias/Komplex (3)	Organsystem	Kurzbeschreibung	Indikation/Befund
Hirnnerv V	T	Nervensystem	motorisch: Masseterreflex (s. dort); sensibel: Unterscheidung von spitz/stumpf in den 3 Versorgungsgebieten, Kornealreflex (s. dort)	Läsion des N. trigeminus (V)
Hirnnerv VI	T	Nervensystem	Test der Blickrichtung: Blick nach außen (Richtung Ohr) prüfen	Läsion des N. abducens (VI)
Hirnnerv VII	T	Nervensystem	Überprüfung der mimischen Muskulatur; path.: fehlende Symmetrie	Läsion des N. facialis (VII)
Hirnnerv VIII	T	Nervensystem	Prüfen des Hörvermögens, Rinne- und Weber-Test (s. dort)	Läsion des N. vestibulocochlearis (VIII)
Hirnnerv IX	T	Nervensystem	Auslösen des Würgereflexes; path.: bei einseitiger Lähmung Abweichung des Zäpfchens	Läsion des N. glossopharyngeus (IX)
Hirnnerv X	T	Nervensystem	Auslösen des Würgereflexes	Läsion des N. vagus
Hirnnerv XI	T	Nervensystem	Überprüfung der Versorgung des M. sternocleidomastoideus: Palpation des Muskels bei der seitlichen Kopf- und aufwärtsgerichteten Schulterbewegung gegen Widerstand	Läsion des N. accessorius
Hirnnerv XII	T	Nervensystem	Herausstrecken der Zunge; path.: Abweichung zu einer Seite	Läsion des N. hypoglossus
Homans-Zeichen	T	Gefäße	Wadenschmerz bei Dorsalflexion	Venenthrombose, Phlebothrombose
HOPS-Trias	Z/T/(3)	Nervensystem	Orientierungsstörung (Zeit, Ort), Merkfähigkeitsstörung (Kurzzeitgedächtnis), Denkstörung (v. a. Urteils- und Kritikfähigkeit)	hirnorganisches Psychosyndrom
Horner-Trias	Z (3)	Nervensystem, Diverses	Enophthalmus, Miosis, Ptosis (des Augenlids)	Blockade/Läsion des Ganglion stellatum, Läsion der zentralen Sympathikusbahn (C 7–Th 1), des präganglionären sympathischen Neurons an der Karotisgabel/des postganglionären sympathischen Neurons; Vorkommen z. B. bei Pancoast-Syndrom, Hirnstamminfarkt, zervikalen Lymphknotenmetastasen, Zustand nach Stellatumblockade, Ösophagus-, Schilddrüsenkarzinom
iFOB-Test	T	Verdauungstrakt	s. FOB-Test	gastrointestinale okkulte Blutung
Iliopsoaszeichen	Z	Magen-Darm-Trakt	s. Psoaszeichen	Appendizitis
Kernig-Zeichen	T	Nervensystem	Meningenschmerz durch Strecken des in der Leiste gebeugten Knies (im Sitzen wie auch im Liegen)	Meningismus

▸ **Tab. 7.1** Fortsetzung

Bezeichnung	Test (T), Zeichen (Z), Trias/Komplex (3)	Organsystem	Kurzbeschreibung	Indikation/Befund
Kinn-Brust-Abstand	T	Bewegungs- und Stützapparat	Befundung von Bewegungseinschränkungen: Abstand vom Kinn zur Brust beim Absenken des Kopfes; phys.: 0 cm; path.: > 0 cm	z. B. Morbus Bechterew
Kleinhirntests	T	Nervensystem, s. Ataxietests	Set verschiedener Tests und Zeichen; s. Strichgangtest, Finger-Nase-Versuch, Knie-Hacke-Versuch, Romberg-Stehversuch, Unterberger-Tretversuch, Diadochokinesetest, Rebound-Test	Kleinhirnläsion
Kniekussphänomen	T	ZNS/Meningen	Unvermögen, bei angewinkelten Beinen die Knie mit dem Mund oder der Stirn zu berühren	Meningitis
Knie-Hacke-Versuch	T	Nervensystem	in Rückenlage die Hacke des Fußes an das Knie des anderen Beins führen, ggf. dann an der Schienbeinvorderkante nach unten lenken; path.: Ataxie und Intentionstremor	Kleinhirnläsion
Kopf-Wand-Abstand	T	Bewegungs- und Stützapparat	Befundung von Bewegungseinschränkungen: Abstand zwischen Hinterhaupt und Wand beim rückwärtigen Stehen an einer Wand; phys.: 0 cm; path.: > 0 cm	z. B. Morbus Bechterew
Kornealreflex	T	Nervensystem; s. Fremdreflexe und Hirnnerventests	Betupfen der Kornea mit Wattebausch; phys.: Lidschluss; path.: fehlende Reflexantwort	N.-trigeminus-Schädigung
Kremasterreflex	T	Nervensystem, s. Fremdreflexe	rasches Bestreichen der Oberschenkelinnenseite; phys.: Hochziehen des ipsilateralen Hodens; path.: fehlender Reflex	Nervenläsion bei L 2/L 3
Kulissenphänomen	Z	ZNS	Mund: Hängen des Gaumensegels und Abdriften des Zäpfchens zu einer Seite beim forcierten Öffnen des Mundes	Hirnnervenstörung
Lanz-Punkt	T	Magen-Darm-Trakt	Druckschmerzpunkt im ersten rechten Drittel einer Verbindungslinie zwischen den vorderen oberen Darmbeinstacheln	Appendizitis
Lasègue-Zeichen	T	Nervensystem	beim Anheben des Beines ausgelöster Schmerz der Rückenmarkshäute (Meningenschmerz)	Meningismus
Lasègue-Zeichen	T	Bewegungs- und Stützapparat, Nervensystem	beim Anheben des gestreckten Beins (des liegenden Patienten) ausgelöster Schmerz (durch Dehnung des N. ischiadicus) in Gesäß und Oberschenkel der erkrankten Seite	Bandscheibenprolaps, Ischiassyndrom/Ischialgie, Lumbago
Lhermitte-Zeichen	T	Nervensystem	starke passive Nackenbeugung führt zu Parästhesien und/oder elektrisierendem Gefühl in den Armen und entlang der Wirbelsäule	MS, Entzündungen im Rückenmark
Maschinengang	Z	Nervensystem	s. Robotergang	Morbus Parkinson, spastische Parese
Masseterreflex	T	ZNS, Hirnnerven	durch Schlag gegen den quer unterhalb der Unterlippe auf dem Kinn liegenden Finger bei leicht geöffnetem Mund und entspanntem Unterkiefer ausgelöster Kieferschluss	Hirnnervenstörung

► **Tab. 7.1** Fortsetzung

Bezeichnung	Test (T), Zeichen (Z), Trias/Komplex (3)	Organsystem	Kurzbeschreibung	Indikation/Befund
McBurney-Punkt	T	Magen-Darm-Trakt	Druckschmerzpunkt im unteren rechten Quadranten des Abdomens	Appendizitis
Mennell-Zeichen	Z	Bewegungs- und Stützapparat	bei maximaler Beugung des unten liegenden Beins in Seitenlage bzw. Überstreckung des oben liegenden Beins nach hinten in Rückenlage durch Druck auf beide Darmbeinschaufeln ausgelöster Schmerz im Bereich des Iliosakralgelenks	V. a. entzündliche, degenerative Gelenkveränderungen
Merseburger-Trias	Z (3)	Endokrinum	Struma, Exophthalmus, Tachykardie	Morbus Basedow
Meyer-Druckpunkte	T	Gefäße	durch Druck entlang der Tibiakante ausgelöste Schmerzen	Phlebothrombose
Möbius-Zeichen	T	Endokrinum	Beim Blick zur Decke und dann zur Nasenspitze tritt nur ein Auge in Konvergenz, das andere weicht nach lateral ab.	Hyperthyreose
Morbus-Bechterew-Trias	(3)	Bewegungs- und Stützapparat	tief sitzender nächtlicher Rückenschmerz, Fersenschmerz, Morgensteifigkeit	Morbus Bechterew
MS-Trias (Charcot-Trias)	Z (3)	Nervensystem	Intentionstremor, Nystagmus, Ataxie oder skandierende Sprache	MS
Murphy-Zeichen	Z	Magen-Darm-Trakt	Stoppen der Atmung bei tiefer Palpation der Gallenregion	Cholezystitis/-lithiasis
Musset-Zeichen	Z	Herz- und Kreislauf	pulssynchrones Nicken des Kopfes	Aortenklappen-insuffizienz
Nackenzeichen	Z	Nervensystem	s. Brudzinski-Tests	Meningismus
Oppenheim-Reflex	T	Nervensystem	kräftiges Bestreichen der vorderen Tibiakante; path.: Fächerphänomen (s. dort)	Pyramidenbahn-schädigung
Ott-Test	T	Bewegungs- und Stützapparat	Test der Beweglichkeit der BWS: im Stand Markieren eines 30 cm von C 7 (nach kaudal) entfernten Punktes; path.: nach Vorbeugen (Flexion der BWS) Zunahme der Entfernung zu dem markierten Punkt < 3 cm	verminderte Beweglichkeit der BWS, z. B. Morbus Bechterew
Pankreasdruckpunkt	T	Magen-Darm-Trakt	Druckpunkt links im Dreieck zwischen unterster Rippe und Wirbelsäule	Pankreatitis
Parkinson-Trias	(3)	Nervensystem	Rigor, Ruhetremor, Hypokinese	Morbus Parkinson/ Parkinson-Syndrom
Patellarsehnenreflex (PSR)	T	Nervensystem	Eigenreflex: Dehnung der Patellarsehne und Impulsgabe mit dem Reflexhammer auf den Sehnenansatz; Beobachtung der Reflexantwort	v. a. zur Prüfung spinaler Problematiken (insbesondere N. femoralis) oder Wurzelläsionen im Bereich L 2–L 5, PNP
Payr-Zeichen	Z	Bewegungs- und Stützapparat	medialseitige Schmerzen im Schneidersitz bei Läsion des Innenmeniskus	Meniskusriss
Payr-Test (Deneke-Zeichen)	T	Gefäße	Schmerzen bei Druck auf die Innenseite der Fußsohle	tiefe Beinvenen-thrombose
Perimetrietests	T	ZNS, Hirnnerven	s. Gesichtsfeldprüfung	Augenerkrankungen, z. B. Glaukom, Raumforderung im Gehirn, z. B. Hirntumor

▸ **Tab. 7.1** Fortsetzung

Bezeichnung	Test (T), Zeichen (Z), Trias/Komplex (3)	Organsystem	Kurzbeschreibung	Indikation/Befund
Perthes-Test	T	Gefäße	Stau der Venen unterhalb des Knies; path.: keine Varizenentleerung durch Muskelpumpe bei Bewegung (Gehen)	Insuffizienz der ableitenden und tieferen Venen
Prehn-Zeichen	Z	Genitalien	Anheben des Skrotums; path.: Schmerz verringert bei Epididymitis (positives Prehn-Zeichen) **oder** Schmerz erhöht bei Hodentorsion (negatives Prehn-Zeichen)	Differenzialdiagnose Hodentorsion/ Epididymitis
Psoaszeichen (auch Iliopsoaszeichen)	Z	Magen-Darm-Trakt	Schmerzen im Bereich des M. iliacus und M. psoas major durch reflektorische Muskelanspannung, dadurch Schonhaltung: angewinkeltes rechtes Knie	Appendizitis
Psoastest	T	Magen-Darm-Trakt	Schmerzen beim Anheben des Beins und beim Beugen des rechten Beins gegen einen Widerstand (Handdruck des Untersuchers)	Appendizitis
Pyramidenbahnzeichen	Z/T	ZNS	s. Babinski-, Oppenheim-, Chaddock- und Gordon-Zeichen/-Test	Pyramidenbahnläsion
Radiusperiostreflex (RPSR)	T	Nervensystem	Eigenreflex: Schlag mit dem Reflexhammer auf die laterale Seite des distalen Radiusrands, Auslösen eines Drehungsmoments im Ellenbogengelenk durch Kontraktion des M. biceps brachii, M. brachialis und M. brachioradialis	Nervenläsion im Bereich der HWS
Ratschow-Lagerungsprobe	T	Gefäße	Anheben der Beine im Liegen, dann Fußkreiseln, „Radfahren" (ca. 2 min); phys.: nach Absenken der Beine Hyperämie, Venenfüllung; path.: Verzögerung der Durchblutung, diffuse Abblassung	pAVK der Beine
Rebound-Phänomen/ -Test	T	Nervensystem	Drücken der Hände des Patienten am gebeugten Arm gegen den Widerstand der Hände des Untersuchers, dann plötzliches Aufheben des Drucks durch den Untersucher; phys.: leichte „Rebound-Bewegung"; path:. ausfahrende, wenig gebremste Bewegungen	Kleinhirnläsion
Rechtsherzinsuffizienztrias	(3)	Herz	Halsvenenstau, Leberstau, Knöchelödeme	Rechtsherzinsuffizienz
Reiter-Trias	(3)	Diverse	Arthritis, Urethritis, Konjunktivitis	Reiter-Syndrom/ reaktive Arthritis/ urethro-okulo-synoviales Syndrom
Rekapillarisierungszeit (Capillar-Refill-Test)	T	Gefäße	Prüfen der Durchblutung des Nagelbetts nach Druck auf den Fingernagel; path.: verzögert	pAVK der Arme
Restless-Legs-Syndrom-Trias	(3)	Nervensystem	Bewegungsdrang, Parästhesien, Verschlechterung/Auftreten in Ruhe	Restless-Legs-Syndrom
Rinne-Test	T	Nervensystem, Hörapparat	Aufsetzen einer schwingenden Stimmgabel auf den Proc. mastoideus bis zum Abklingen des Tons, anschließend Platzierung vor dem Ohr des Patienten; phys./bei Innenohrschwerhörigkeit: Ton über die Luftleitung wieder hörbar; bei Schallleitungsschwerhörigkeit: Ton länger über die Knochenleitung zu hören	Schwerhörigkeit

▸ **Tab. 7.1** Fortsetzung

Bezeichnung	Test (T), Zeichen (Z), Trias/Komplex (3)	Organsystem	Kurzbeschreibung	Indikation/Befund
Robotergang	Z	Nervensystem	„Scherengang", roboterartig	Morbus Parkinson, spastische Parese
Romberg-Stehversuch	T	Nervensystem	Fußdichtstand bei geschlossenen Augen; path.: Standataxie (starke Dreh- und Schwankbewegung beim Stehen mit geschlossenen Augen)	Ataxie (u. a. bei Kleinhirnläsion, vestibulärer oder spinaler Störung)
Rovsing-Zeichen	T	Magen-Darm-Trakt	Schmerzprovokation beim Ausstreichen des Kolons in Richtung Appendix (Cave: Gefahr der Ruptur!)	Appendizitis
Rückstoßphänomen	T	Nervensystem	s. Rebound-Phänomen	Kleinhirnläsion
Rumpel-Leede-Test	T	Gefäße	Stauung mit einer Blutdruckmanschette um den Oberarm für 5 min (Druck von 10 mmHg über der Diastole); path.: Petechien am Unterarm	Angiopathie (Kapillarresistenz) und/oder Thrombopathie
Schellong-Test I	T	Herz- und Kreislauf	Blutdruck-/Pulsmessung im Abgleich: im Liegen, nach dem Aufstehen; phys.: Pulssteigerung, Blutdrucksystole anfangs erniedrigt, Diastole anfangs erhöht; path.: Systole erniedrigt, Puls verringert, Diastole erhöht/spätes Einpendeln	orthostatische Regulationsstörung
Schellong-Test II	T	Herz- und Kreislauf	Belastung durch Treppensteigen, Kniebeugen o. Ä., danach Blutdruck-/Pulsmessung; phys.: Pulssteigerung um 20–30 Schläge/min, systolische Blutdrucksteigerung um 30–80 mmHg	orthostatische Regulationsstörung
Schellong-Test III	T	Herz- und Kreislauf	Belastung wie oben; phys.: deutliche QRS-Verkürzung	orthostatische Regulationsstörung
Scherengang	T	Nervensystem	s. Robotergang	Morbus Parkinson, spastische Parese
Schieltest	T	ZNS, Hirnnerven	s. Adduktorentest	Hirnnervenstörung, Strabismus, MS
Schirmer-Test	T	Auge	Test auf verminderte Tränensekretion/Tränengangverschluss: Einlage eines Filterpapierstreifens an der Unterlidkante; phys.: nach 5 min Befeuchtung des Streifens um 10–20 mm; path.: Werte unter 5 mm, Seitendifferenz von mehr als 30 %	Sicca-/Sjögren-Syndrom
Schober-Zeichen	Z	Bewegungs- und Stützapparat	Test der Beweglichkeit der LWS: im Stand Markieren eines 10 cm von S 1 (nach kranial) entfernten Punktes; path.: nach Vorbeugen (Flexion der LWS) Zunahme der Entfernung zu dem markierten Punkt < 4 cm	verminderte Beweglichkeit der LWS, z. B. Morbus Bechterew
Schubladenphänomen	Z	Bewegungs- und Stützapparat	abnorm weite Verschieblichkeit des Unterschenkels gegen den Oberschenkel bei Kreuzbandriss („Schublade")	Kreuzbandriss
Seiltänzertest	T	Nervensystem	auch Strichgangtest: s. Gangataxietest	z. B. PNP, spinale Problematik, Kleinhirnläsion oder Pyramidenbahnschaden
Sensibilitätsprüfung	T	Nervensystem (v. a. PNS)	Set verschiedener Tests zur Prüfung der Oberflächen- und Tiefensensibilität sowie des Vibrationsempfindens	PNP (z. B. bei Diabetes mellitus und Vitamin-B_{12}-Mangel)

▸ **Tab. 7.1** Fortsetzung

Bezeichnung	Test (T), Zeichen (Z), Trias/Komplex (3)	Organsystem	Kurzbeschreibung	Indikation/Befund
Steinmann-Zeichen I	T	Bewegungs- und Stützapparat	Schmerzen bei gebeugtem Kniegelenk in Außenrotation (Schädigung des Innenmeniskus) **oder** in Innenrotation (Schädigung des Außenmeniskus)	Meniskusschaden
Steinmann-Zeichen II	T	Bewegungs- und Stützapparat	von vorn nach hinten wandernder Schmerz am inneren Gelenkspalt bei zunehmender Kniebeugung	Meniskusschaden
Stemmer-Zeichen	T	Gefäße	mit der Pinzette nicht abhebbare Ödeme am Fußrücken/an den Zehen	Lymphstau
Stellwag-Zeichen	Z	Endokrinum	langsamer seltener Lidschlag	Hyperthyreose
Steppergang/ Storchengang	T	ZNS und PNS	abnormes Anheben des Knies, um das Schleifen des Fußes über den Boden zu verhindern	Fußheber-/Peroneusparese (z. B. durch PNP, MS, alkoholische Leberzirrhose, Bandscheibenvorfall)
Stereognosietests	T	Nervensystem (v. a. PNS)	Sensibilitätsprüfung: Test, ob ein Patient 2 an verschiedenen Punkten parallel gesetzte Hautreize wahrnehmen kann	Hirnläsion, z. B. Apoplex
Strichgangtest	T	Nervensystem	auch Seiltänzertest: s. Gangataxietest	z. B. PNP, spinale Problematik, Kleinhirnläsion oder Pyramidenbahnschaden
tanzende Patella	T	Bewegungs- und Stützapparat	hyperbewegliche „tanzende“ Patella/palpabler Widerstandsstoß der Patella bei ruckartigem Andrücken (nach vorherigem „Zusammenschieben“ des Ergusses durch den Untersucher)	Erguss im Kniegelenk
Trendelenburg-Zeichen	Z	Nervensystem	Absinken der gesunden Beckenseite beim Stehen auf dem kranken Bein und Anheben des in Hüfte und Knie gebeugten gesunden Beins; beim Stehen auf dem gesunden Bein kann das Becken horizontal gehalten werden.	Gluteuslähmung (Mm. glutei maximus, minimus, medius), angeborene Hüftgelenkluxation
Trendelenburg-Test I	T	Gefäße	Ausstreichen der Varizen am hochgelagerten Bein, Stauung unterhalb der Leiste, Patienten gehen lassen; path.: Varizenfüllung von proximal (Insuffizienz der ableitenden Venen), nach Staulösung Venenfüllung nach distal (Insuffizienz der oberflächlichen Venen)	Klappeninsuffizienz, venöse Insuffizienz
Trendelenburg-Test II	T	Gefäße	schlagartige Füllung der Varizen von der dekomprimierten Mündungsstelle aus (Mündungsklappeninsuffizienz – Test doppelt positiv)	Klappeninsuffizienz, venöse Insuffizienz
Treppensteiggang	Z	Nervensystem	Gangbild bei Peroneusparese mit starker Beugung im Kniegelenk (s. auch Stepper-/Storchengang)	Peroneusparese; u. a. bei PNP, MS, alkoholischer Leberzirrhose, Bandscheibenvorfall
Triceps-surae-Reflex	T	Nervensystem (v. a. PNS)	Eigenreflex: s. Achillessehnenreflex	spinale Problematik, PNP
Trousseau-Phänomen	T	Nervensystem	Pfötchenstellung beim Aufpumpen einer Blutdruckmanschette zwischen systolischem und diastolischem Blutdruck	Tetanie/Hypokalzämie
	T	Psychiatrie		Demenz

▸ **Tab. 7.1** Fortsetzung

Bezeichnung	Test (T), Zeichen (Z), Trias/Komplex (3)	Organsystem	Kurzbeschreibung	Indikation/Befund
Uhren-Zeichen-Test (Uhrentest)			Zeichnen eines analogen Zifferblatts und Einzeichnen einer vorgegebenen Uhrzeit	
undulierende Welle	T	Abdomen	Auslösen einer palpablen Welle im Bauchraum bei Wasseransammlungen	Aszites
Unterberger-Tretversuch	T	Nervensystem	Ataxietest: 1 min auf der Stelle gehen mit geschlossenen Augen; path.: Drehung > 45°	Ataxie (u. a. bei Kleinhirnläsion, vestibulärer oder spinaler Störung)
Virchow-Trias	(3)	Gefäße	Strömungsfaktor (verringerte Fließgeschwindigkeit), Gefäßwandschaden, Hyperviskosität/-koagulabilität (Hkt erhöht)	erhöhtes Risiko einer Thrombose/chronisch-venösen Insuffizienz
Weber-Test	T	Gehör	Prüfung der Knochenleitung: Stimmgabel wird auf den Scheitel des Patienten gehalten. phys.: Patient hört den Ton auf beiden Seiten gleich laut. path.: **Mittelohrschwerhörigkeit:** Patient hört den Ton im kranken Ohr; **Innenohrschwerhörigkeit:** Patient hört den Ton im gesunden Ohr.	Schwerhörigkeit
Zweipunkt-diskrimination	T	Nervensystem	Berühren von 2 Punkten in einem Nervensegment; path.: Patient spürt bei geschlossenen Augen nur einen Punkt	Sensibilitätsstörung, PNP
3-N-Schmerz (veraltet)	Symptom	Magen-Darm-Trakt	nüchtern, nachts, nach Nahrung	Ulcus duodeni (Symptome mehr rechts); Ulcus ventriculi (Symptome mehr links)
6-F-Regel	(3)	Magen-Darm-Trakt	Konstitutionenkombination: • female (weiblich) • fat (beleibt) • fair (hellhäutig, blond) • fecund/fertile (fruchtbar) • fourty (Lebensalter um die 40 Jahre) • family (familiäre Disposition)	erhöhtes Risiko von Erkrankungen des Gallensystems
6-P-Symptomatik	(3)	Gefäße	Symptomkombination: • pain (Schmerz) • paleness (Blässe) • paresthesia (Missempfindungen) • pulselessness (Pulslosigkeit) • paralysis (Lähmung) • prostration (Erschöpfung/Schock)	akuter (peripherer) arterieller Verschluss/ pAVK

8 Wichtige Laborparameter

▶ **Tab. 8.1** Wichtige Laborparameter (F = Frauen, M = Männer, i. S. = im Serum).

Parameter	Geschlecht	Referenzbereich
Blutbild		
Erythrozyten	F M	4,3–5,2/pl 4,5–5,7/pl
Hämoglobin	F M	12–16 g/dl (7,5–9,9 mmol/l) 14–18 g/dl (8,7–11,2 mmol/l)
Hkt	F M	35–45 % 40–50 %
MCH	F M	28,0–35,0 pg 27,0–32,0 pg
MCHC	F M	31,0–35,0 g/dl 32,0–36,0 g/dl
MCV	F/M	85–98 fl
Thrombozyten	F/M	140000–350000/µl
Leukozyten	–	4–10/nl
Neutrophile	–	40–75 %
Lymphozyten	F/M	25–45 %
Eosinophile	F/M	0–4 %
Basophile	–	0–1 %
Retikulozyten	F/M	7–15‰
Elektrophorese		
α-Globuline	F/M	α_1-Globuline: 2–5 % α_2-Globuline 7–10 %
β-Globuline	F/M	9–12 %
γ-Globuline	F/M	12–20 %
Leberlabor		
γ-GT	F M	< 40 U/l < 50 U/l
GOT	F M	< 35 U/l < 50 U/l
GPT	F M	< 35 U/l < 50 U/l
GLDH	F/M	< 5 U/l
Bilirubin direkt	F/M	< 0,05–0,3 mg/dl (0,9–5,1 µmol/l)
Bilirubin gesamt	F/M	< 0,2–1,1 mg/dl (3,4–18,8 µmol/l)
Bilirubin indirekt	F/M	< 0,8 mg/dl (< 13,7 µmol/l)
Cholinesterase	F M	2800–7400 U/l 3500–8500 U/l
LDH	F/M	80–240 U/l
Pankreas		
Lipase	–	< 60 U/l
Amylase	–	< 100 U/l
Entzündungsparameter		
BSG	–	10/20
CRP	F/M	< 5 mg/l bzw. 0,5 mg/dl

▶ **Tab. 8.1** Fortsetzung

Parameter	Geschlecht	Referenzbereich
Blutfette		
Cholesterin	F/M	< 200 mg/dl
LDL-Cholesterin	–	< 150 mg/dl (< 4,0 mmol/l)
HDL-Cholesterin	F/M	> 45 mg/dl (> 1,0 mmol/l)
Quotient Gesamtcholesterin/HDL	–	< 5
Quotient LDL/HDL	F/M	< 3
Triglyzeride	F/M	75–150 mg/dl (0,83–1,7 mmol/l)
Lipoprotein a	F/M	< 30 mg/dl
Homocystein	–	< 12 µmol/l
Gerinnung		
PTT	F/M	25–33 s
Quick/TPZ	F/M	70–100
INR	–	0,85–1,15
Stoffwechsel		
Gesamt-CK	F M	< 145 U/l < 171 U/l
CK-MB	F/M	< 6 % der CK
Glukose	F/M	70–110 mg/dl
HbA_{1c}	F/M	< 6,0 %
Nierenprofil		
Kreatinin	F M	0,5–1,1 mg/dl (44–106 µmol/l) 1,3 mg/dl
Harnsäure	F/M	2,6–6,4 mg/dl (155–384 µmol/l)
Harnstoff	F/M	10–55 mg/dl
Kreatinin-Clearance	F/M	80–140 ml/min
Mikronährstoffe		
Eisen	F/M	60–150 µg/dl (14–27 µmol/l)
Ferritin	F/M	22–180 ng/ml
Transferrin	–	20–250 mg/dl
Kalzium i. S	F/M	2,3–2,6 mmol/l
Kalium i. S.	F/M	3,5–5 mmol/l
Magnesium i. S.	F/M	0,7–1,2 mmol/l
Natrium i. S.	F/M	135–150 mmol/l
Phosphat	F/M	2,7–4,5 mg/dl
Phosphor i. S.	F/M	2,50–4,80 mg/dl
Hormone		
PSA	F/M	< 4 ng/dl
TSH	F/M	0,55–4,78 mU/l
fT 3	F/M	2,0–4,20 pg/l
fT 4	–	7,0–15,0 ng/l
Anti-TPO	–	< 34,0 kIU/l
Rheumalabor		
RF	F/M	< 20 U/ml
CCP-AK	F/M	< 7 U/ml
ANA	–	< 1:160
ASL	F/M	< 200 IU/ml

9 Diagnoseaspekte der Organe

▶ **Tab. 9.1** Diagnoseaspekte der Organe.

Organ(system)	Beispiele für mögliche Befundung
Ösophagus	• **Anamnese:** Dysphagie (differenziert nach Art der Speise), Regurgitation, Sodbrennen, Globusgefühl (evtl. nahrungsabhängig), hämorrhagisches Erbrechen, Foetor ex ore • **Inspektion:** unspezifisch: Blässe (Anämie) • **Labor:** unspezifisch: Anämie-, Entzündungszeichen
Magen	• **Anamnese:** Übelkeit, Erbrechen, Risikofaktoren (Medikamente, Reizstoffe, Stress) • **Inspektion:** Blässe, Magenfalte, Virchow-Drüse, Zungenbelag, Differenzierung von Erbrochenem • **Auskultation:** Peristaltik • **Palpation:** Abwehrspannung, diffuse oder punktgenaue Druckdolenz, Resistenzen, Peristaltik • **Perkussion:** hypersonorer Klopfschall • **Labor:** Helicobacter pylori
Dünndarm	• **Anamnese:** Schmerzdifferenzierung, Auslöser, Grunderkrankungen; Risikoanamnese, z. B. Noxen, Dispositionen, Nahrungsmittel • **Inspektion:** Auffälligkeiten des Abdomens (Einziehungen, Entzündungszeichen, Narben, extraabdominelle Zeichen) • **Auskultation:** Stenosegeräusche, Peristaltik, Aorta • **Perkussion:** Klopfschallveränderungen • **Palpation:** Abwehrspannung, Resistenzen, provozierbare Schmerzen • **Labor:** Antikörper, Erregernachweis (IfSG beachten!), HLA-B27; unspezifisch: Entzündungs- und Anämiezeichen; Stuhllabor: okkultes Blut/FOB-Test; H_2-Atemtest; unspezifisch: Anämie-, Entzündungszeichen
Dickdarm	• **Anamnese:** Schmerzdifferenzierung, Auslöser, Grunderkrankungen; Risikoanamnese, z. B. Noxen, Dispositionen, Nahrungsmittel • **Inspektion:** Auffälligkeiten des Abdomens (Einziehungen, Entzündungszeichen, Narben, extraabdominelle Zeichen) • **Auskultation:** Stenosegeräusche, Peristaltik • **Perkussion:** Klopfschallveränderungen • **Palpation:** Abwehrspannung, Resistenzen, provozierbare Schmerzen • **Tests:** Appendizitiszeichen und -untersuchungen: Blumberg-, Douglas-, Lanz-, McBurney-, Psoaszeichen, Psoastest, Temperaturdifferenzen; rektale Untersuchung: Blut, Resistenzen, Schmerz etc. • **Labor:** unspezifisch: Anämie-, Entzündungszeichen
Leber	• **Anamnese:** Verdauungsstörungen (insbesondere Fettunverträglichkeit, Durchfall), Leistungsminderung/Müdigkeit, psychiatrische Symptome (z. B. Merkschwäche, Denkstörungen); Risikoanamnese: Alkoholabusus, Diabetes mellitus, Adipositas/metabolisches Syndrom, Infektionen • **Inspektion:** Gefäßzeichnungen (z. B. Spider naevi), Palmar- und Plantarerythem, (Sub-)Ikterus, Zeichen hormoneller Dysbalance (Gynäkomastie, Abdominalglatze etc.), neurologische Symptome (z. B. Fußheberschwäche, Tremor, Tics), Hinweise auf hämorrhagische Diathese (Hämatome, Petechien), Stuhlinspektion (Durchfall, acholischer Stuhl) etc. • **Auskultation:** (Kratz-)Auskultation • **Palpation:** Vergrößerung, Verkleinerung, Konsistenzveränderungen • **Perkussion:** Vergrößerung, Verkleinerung • **Tests:** Aszitesuntersuchungen: undulierende Welle, wandernde Flankendämpfung • **Labor:** Leberlabor mit Stauungs-, Entzündungs- und Funktionsparameter
Galle	• **Anamnese:** Verdauungsstörungen (insbesondere Fettunverträglichkeit, Durchfall), Koliken; Risikoanamnese: 6-F-Komplex, v. a. Adipositas/metabolisches Syndrom, Steinleiden, Bilirubin- und Cholesterinstörung, Salmonelleninfektionen (IfSG beachten!) • **Inspektion:** (Sub-)Ikterus, Stuhlinspektion (Durchfall, acholischer Stuhl), Kratzeffloreszenzen etc. • **Palpation:** Courvoisier-, Murphy-Zeichen • **Labor:** Stauungsparameter
Pankreas	• **Anamnese:** Verdauungsstörungen (insbesondere Fettunverträglichkeit, Durchfall), Schmerzen (gürtelförmig); Risikoanamnese: Alkoholabusus, Gallenproblematiken (Cholelithiasis) • **Inspektion:** (Sub-)Ikterus, Stuhlinspektion (Durchfall, acholischer Stuhl, klebriger, schwimmender Stuhl), Kratzeffloreszenzen etc. • **Palpation:** Courvoisier-, Murphy-Zeichen, Pankreasdruckpunkt • **Labor:** Lipase, Amylase, Elastase
Nieren	• **Anamnese:** Kopf-, Rückenschmerz, Pruritus, Vigilanzstörungen; Risikoanamnese, v. a. Diabetes mellitus, Arteriosklerose, Hypertonie, Störungen des Kalziumhaushalts, familiäre Disposition

▶ **Tab. 9.1** Fortsetzung

Organ(system)	Beispiele für mögliche Befundung
	• **Inspektion:** Foetor uraemicus, Hautfarbe (schmutzig grau), Ödeme, Kratzspuren • **Auskultation:** Stenosegeräusche der A. renalis • **Perkussion:** Erschütterungs- und Klopfschmerzen der Nierenlager • **Weitere:** Blutdruckauffälligkeiten (diastolische Hypertonie) • **Labor:** Nierenlabor, Urinteststreifen, Sediment
Harnwege	• **Anamnese:** Miktionsstörungen (Dys-, An-, Oligo-, Poly-, Pollakisurie), Rücken-/Flankenschmerz (v. a. als Erschütterungsschmerz, einseitig), Blasenschmerz (Tenesmen), hohes Fieber mit Schüttelfrost (v. a. bei Pyelitis), kolikartige Schmerzen (ausstrahlend in Rücken, Oberschenkel, Genitalien); Risikoanamnese: Infektionen, neuromuskuläre Störungen (z. B. MS), Steinleiden, Prostatavergrößerung • **Inspektion:** Harnsichtbefund • **Perkussion:** Erschütterungs- und Klopfschmerzen der Nierenlager • **Palpation:** druckdolente/gefüllte Harnblase • **Labor:** Urinteststreifen: Nitrit, Leukozyten, pH-Wert, evtl. Blut und Proteine; Urinsediment: evtl. Leukozytenzylinder (Pyelonephritis), ggf. Erregernachweise (IfSG beachten!); Blut: unspezifisch: Entzündungsparameter
Genitalien	• **Anamnese:** u. a. Menstruationsstörungen, Ausfluss, unerfüllter Kinderwunsch; Stuhlgang, Miktion, Schmerzen, Spannungsgefühle, Gewichtsveränderungen, klimakterisches Syndrom, Begleitsymptome von sexuell übertragbaren Krankheiten; Risikoanamnese: Alter, Hormonveränderungen und -störungen; mechanische Verhütungsmittel; Schwangerschaften und Aborte, riskante Sexualpraktiken/intensive Promiskuität; mangelnde oder überzogene Hygiene, Zustand nach Entbindung, Milchstau; Vorerkrankungen (z. B. Bindegewebsschwächen, Schilddrüsenfunktionsstörung; Hypophysentumoren, Morbus Cushing, Anorexia nervosa, Bulimie; Depression, Diabetes mellitus) • **Inspektion:** Brust, Vulva- und Scheidenbereich; Hodensack, Penis, Präputium, Behaarung, Harnröhrenausgang • **Palpation:** Bauch, Blase, Rektum (Prostata); Leisten-, axilläre Lymphknotenuntersuchung; Hodensack, Penis, Präputium • **Tests:** Prehn-Zeichen • **Labor:** Hormonstatus, (unspezifische) Entzündungsparameter, β-hCG, Erregernachweise (IfSG beachten!), Urinstatus, Urinkultur, Harnröhrenabstrich, evtl. Urogramm und Urethrozystoskopie sowie urodynamische Untersuchungen
Atemapparat : Lungen , Atemwege , Pleuren	• **Anamnese:** Differenzierung von Atemnot (z. B. Belastungsdyspnoe, Auslöser); Differenzierung von Husten (z. B. produktiv, unproduktiv, Beimengungen, therapieresistent); Schmerz (z. B. atemabhängig, lokalisiert, bewegungsabhängig); Risikoanamnese: Tabakabusus (aktiv/passiv), Allergien, Umfeldnoxen, Infektionserkrankungen • **Inspektion:** Hautfarbe (zentrale Zyanose, Pink Puffer), Schonhaltung/Atemexkursion (z. B. nachschleppend, vermindert), Thoraxveränderungen (z. B. Fassthorax), Halsvenenstau (bei Cor pulmonale), Atemcharakter/-typ (z. B. Frequenz, Nasenflügelatmen, paradox, verlängertes Exspirium, Door-Stop-Atmung), periphere Zeichen chronischer Hypoxie (Trommelschlägelfinger, Uhrglasnägel) • **Auskultation:** pathologische Atemgeräusche (Rassel- oder Reibegeräusche, Stridor, projiziertes Bronchialatmen, abgeschwächtes oder aufgehobenes Atemgeräusch, Bronchophonie) • **Perkussion:** aufgehobener, hypo- oder hypersonorer Klopfschall, pathologisch eingeschränkte Verschieblichkeit der Lungengrenzen • **Palpation:** eingeschränkte oder seitendifferente Atemexkursion, Stimmfremitus • **Weitere:** unspezifisch: Entzündungszeichen, Horner-Trias, Fieber etc. • **Labor:** unspezifisch: Entzündungs- und Anämiezeichen, IgE; Blutgasanalyse; u. U. ACE, Sputumuntersuchung (IfSG beachten!)
Herz	• **Anamnese:** Schwindel, Synkopen, Leistungsknick, (lage- und belastungsabhängige) Atemnot, pektanginöse Beschwerden; Risikoanamnese: Hypertonie/Arteriosklerose, Diabetes mellitus, Alkohol- und Tabakabusus, Stress, Infektionen • **Inspektion:** Zyanose, Halsvenenstau, Mitralgesicht, Knöchelödeme, Uhrglasnägel, Trommelschlägelfinger, Herzbuckel etc. • **Auskultation:** pathologische Herztöne, Herzgeräusche, Rhythmusstörungen, funktionelle Herzgeräusche • **Palpation:** Pulsauffälligkeiten (v. a. Rhythmusstörungen, Pulsdefizit, Wasserhammerpuls, flacher Puls) • **Labor:** Troponin I, CK-MB; NT-proBNP, Elektrolyte • **weitere:** Blutdruckauffälligkeiten (Hypotonie, Hypertonie mit großer Amplitude), Leberstauungszeichen, Symptome von Adrenalin- oder Serotoninstörungen
Gefäße	• **Anamnese:** Risikoanamnese, z. B. Immobilität, bekannte Arteriosklerose, Hypertonie, chronisch-venöse Insuffizienz; Hyperlipidämie, Tabak-, Alkoholabusus, Östrogene, Gestagene, Kortisol, Serotonin • **Inspektion:** Gefäßzeichnungen (Varizen, Warnvenen); Blässe, Gangrän, Ulzerationen, livide Verfärbungen, Entzündungszeichen, Lymphknotenschwellungen; Ödeme, trophische Veränderungen • **Auskultation:** Pulsstatus • **Palpation:** Pulse, Pulsdefizit, Thrombosezeichen, Zeichen einer Minderperfusion

▸ **Tab. 9.1** Fortsetzung

Organ(system)	Beispiele für mögliche Befundung
	• **Perkussion:** Ursachenermittlung • **Tests:** Tests der Arterien: u. a. Faustschluss-, Ratschow-Lagerungsprobe;Tests der Venen: Homans-, Lowenberg-, Meyer-, Payr-, Perthes-, Trendelenburg-Test
Blut	• **Anamnese:** Anämien (Müdigkeit, Konzentrationsstörungen, Kopfschmerz, [Belastungs-]Dyspnoe, Tachykardie, Frieren, trockene und kalte Haut, Schwindel, Ohrensausen/Sehstörungen, Parästhesien); Leukämien: (Infektanfälligkeit, hämorrhagische Diathese, Anämie, Knochenschmerz, Pruritus, subfebrile Temperatur, Nachtschweiß, Gewichtsverlust); hämorrhagische Diathesen: (Risikoanamnese: Medikamenteneinnahme, Exposition gegenüber endogenen und exogenen Toxinen, familiäre Disposition, Infektionen, Synthesestörungen/Verlust von Bluteiweißen) • **Inspektion:** Anämiezeichen (z. B. Blässe, Haarausfall, Fingernagelveränderungen [Löffelnägel], Hautturgor [trocken], periphere PNP, Rhagaden, Glossitis); Leukämiezeichen (v. a. Schleimhautläsionen Ikterus, Pruritus [Kratzspuren], Blässe, Rötung, Lymphknoten-Schwellungen, Petechien, Purpura, Ulzerationen der Haut [v. a. Mund], leukämische Infiltrate); hämorrhagische Diathesen (Hämatome, Petechien, Purpura) • **Perkussion:** Knochenschmerz • **Palpation:** Hepatomegalie, Splenomegalie, Lymphknotenschwellung • **Tests:** Rumpel-Leede-Test • **Labor:** Erythrozyten/-konstanten, EPO, Eisenlabor;Vitamin B_{12}/Folsäure; Urin: Urobilinogen; Leukozyten, Differenzialblutbild, LDH, Harnsäure; Thrombozyten, Fibrinogen, Quick/TPZ, PTT, INR, Gesamteiweiß
Nervensystem	• **Anamnese:** Myalgien, Zephalgie, Parästhesien, psychiatrische Befunde (z. B. Denk-, Merk- oder Wahrnehmungsstörungen, affektive Störungen, Orientierungsstörungen), Sehstörungen; Risikoanamnese: u. a. Alkohol- und anderer Abusus, endokrine Krankheiten (v. a. Diabetes mellitus), Hypertonie/Arteriosklerose, familiäre Disposition, Be- und Überlastungssituationen, Infektionserkrankungen etc. • **Inspektion:** spastische und schlaffe Paresen, Gangstörungen (z. B. Roboter-, Stepper- oder Trippelgang, Zirkumduktion), Asymmetrien von Mimik, Gestik, Haltung und Gang, Tics etc. • **Tests und Zeichen:** u. a. Eigenreflexe (Bizepssehnen-, Trizepssehnen-, Radiusperiost-, Patellarsehnen-, Achillessehnenreflex, Kornealreflex), Fremdreflexe (Bauchhaut-, Kremasterreflex); Meningismuszeichen (v. a. Brudzinski-, Kernig-, Lasègue-Zeichen, Kniekuss- und Dreifußphänomen); Hirnnerventests, Hirndruckzeichen, Kleinhirn-/Ataxiezeichen (z. B. Finger-Nase- und Knie-Hacke-Versuch, Romberg-Steh- und Unterberger-Tretversuch, Diadochokinesetest, Rebound-Test), Sensibilitätsprüfungen (Oberflächen-/Tiefensensibilität, Vibrationsempfinden etc.), Pyramidenbahnzeichen/Tests auf pathologische Reflexe: (v. a. Babinski-, Oppenheim-, Chaddock- und Gordon-Zeichen), weitere Tests: Lhermitte-Zeichen, Schreibtests, Uhren-Zeichen-Test, Chvostek-Zeichen
Stütz- und Bewegungsapparat	• **Anamnese:** sehr variabel, v. a. Arthralgien/Myalgien, Bewegungseinschränkungen, Sensibilitätsstörungen; Risikoanamnese: Disposition (u. a. Familie, HLA-B), physikalische Reizungen, Infektionen (z. B. Streptokokken) • **Inspektion:** sehr variabel, v. a. Hautveränderungen (z. B. Erythema nodosum, dünn, zyanotisch, Verfärbungen und andere Effloreszenzen), Entzündungszeichen, Schon-, Fehlhaltung/Deformitäten, pathologische Wirbelsäulenkrümmung, Asymmetrien, subkutane Knötchen • **Perkussion:** Klopfempfindlichkeit • **Palpation:** Muskel-, Gelenkdruckschmerz • **Tests:** u. a. Wirbelsäulentests (Lasègue-, Mennell-Test); Kniegelenktests (z. B. Schubladenphänomen, Steinmann I und II, Apley-GrindingTest, tanzende Patella); Beweglichkeitsprüfungen (z. B. Schober- und Ott-Test, Mennell-Zeichen, Test des Kopf-Wand- und Finger-Boden-Abstands, Neutral-Null-Methode); neurologische Tests (Reflexstatus, Sensibilitätsprüfungen) • **Labor:** CCP-AK, RF, ANA, HLA (z. B. HLA-B27), AP, PTH; Entzündungszeichen, Anämielabor (unspezifisch), Mikronährstoffe (z. B. Kalzium, Vitamin D), ggf. Erregernachweise
Schilddrüse	• **Anamnese:** Unruhe/Müdigkeit, Schwitzen/Frieren, Diarrhö/Obstipation, Tachykardie/Bradykardie, Hypertonie/Hypotonie, Schmerzen, Risikoanamnese (z. B. Jodmangel, Strahlenexposition), Heiserkeit (Rekurrensparese) • **Inspektion:** Myxödem (generalisiert, prätibial), feinschlägiger Fingerspitzentremor, strohige Haare, Haarausfall, Struma, Hautturgor, -farbe, Horner-Trias • **Auskultation:** Schwirren über der Schilddrüse, Blutdruck • **Palpation:** Größenveränderungen/Struma, Knoten, Schluckunverschieblichkeit, Verwachsungen, Konsistenzveränderungen, Pulsfrequenz • **Tests:** bei endokriner Ophthalmopathie (Exophthalmus, Entzündungen), Graefe-, Stellwag-, Möbius-, Dalrymple-Zeichen • Blutdruck- und Pulsveränderungen • **Labor:** TSH, fT 3/fT 4; TAK, TRAK, Anti-TPO

10 Achsen- und Richtungsbezeichnungen

▶ Abb. 10.1, ▶ Abb. 10.2

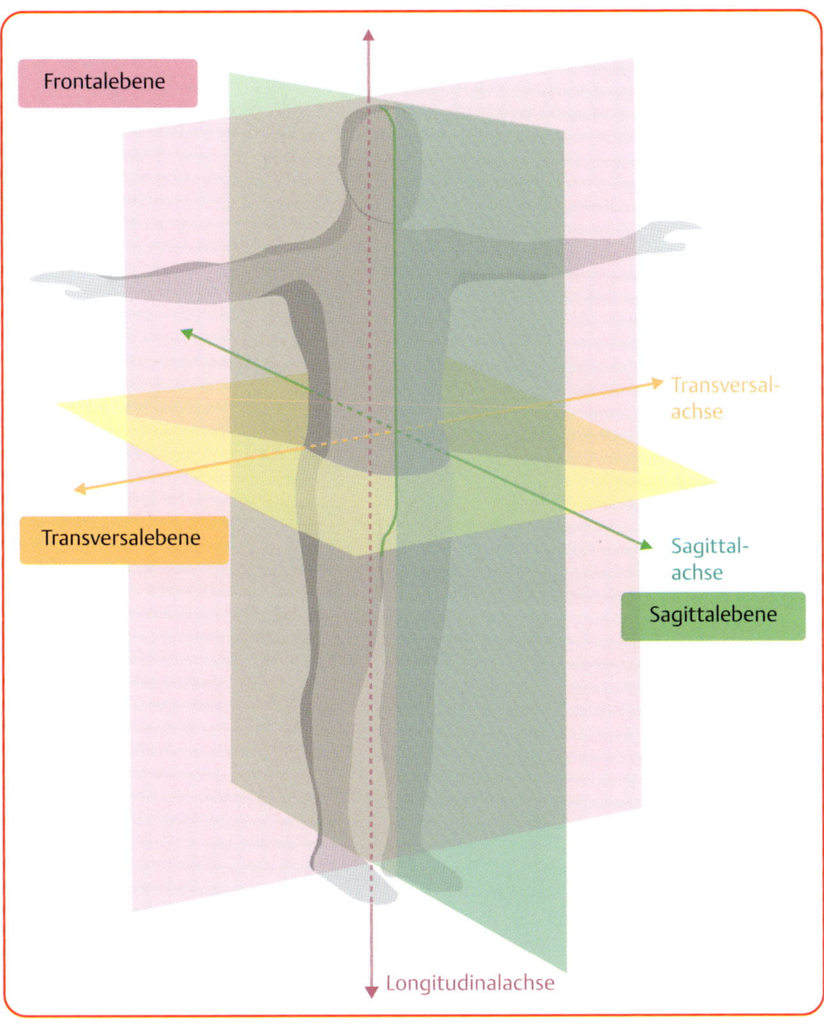

▶ **Abb. 10.1** Schnittebenen des Körpers, **1** Frontalebene, **2** Sagittalebene, **3** Transversalebene. (Quelle: Organangaben. I care Anatomie, Physiologie. 1. Auflage. Stuttgart: Thieme; 2015. doi:10.1055/b-003-125803)

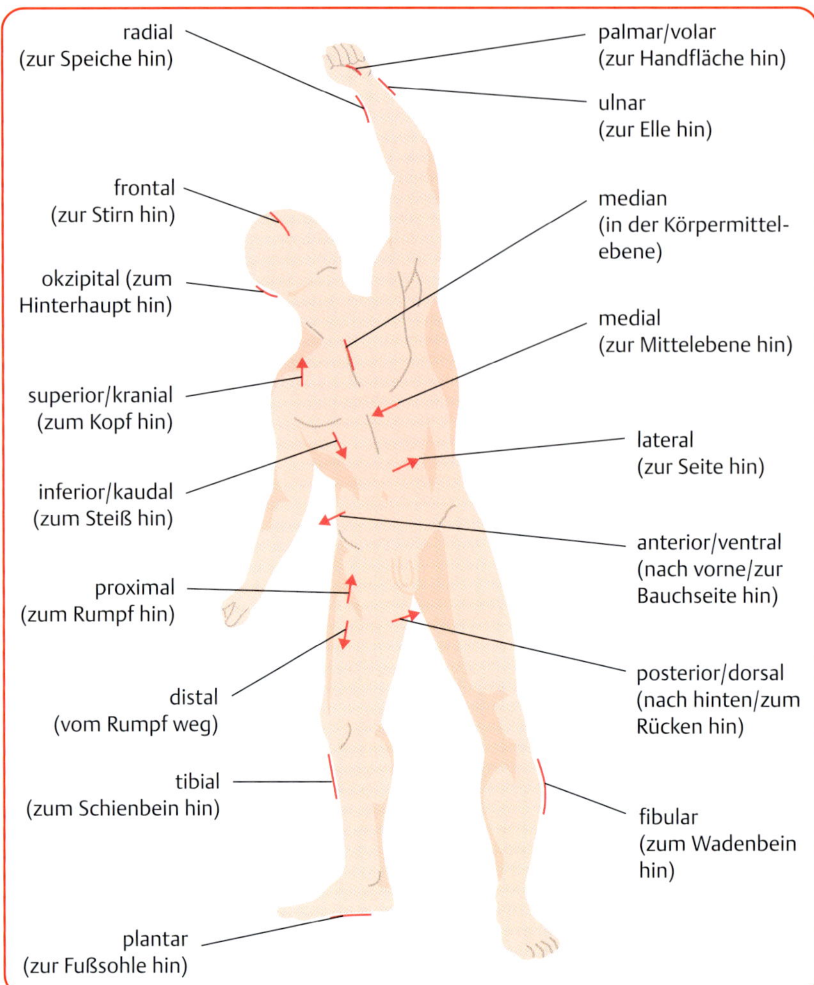

▸ **Abb. 10.2** Richtungsbezeichnungen am menschlichen Körper. (Quelle: Fachwortlexikon. In: I care Krankheitslehre. 1. Auflage. Stuttgart: Thieme; 2015. doi:10.1055/b-003-125802)

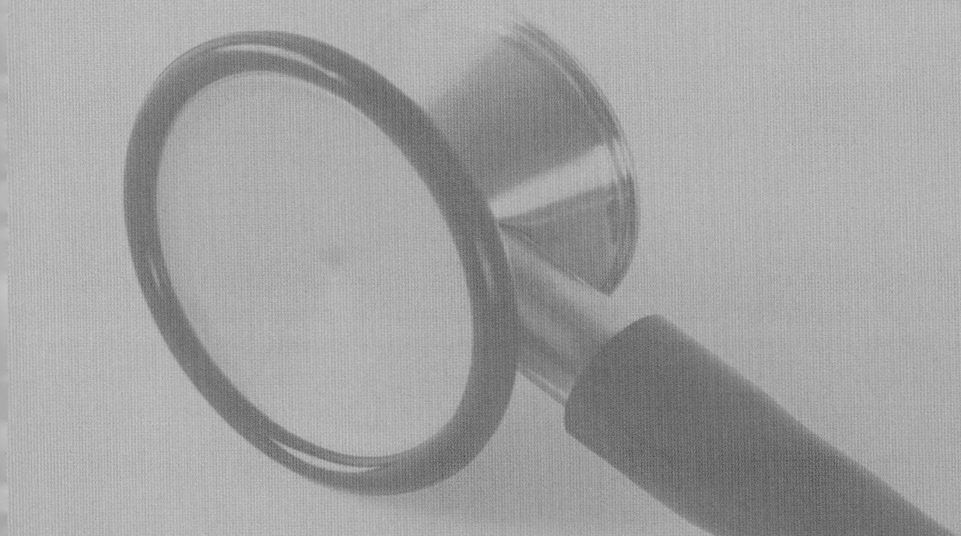

Quelle: Kisten Oborny, Thieme

Teil 4
Anhang

11 Abkürzungen

A./Aa. *Arteria/Arteriae*
ACE *Angiotensin-Konversionsenzym*
ADH *antidiuretisches Hormon, Adiuretin*
ADHS *Aufmerksamkeitsdefizit-Hyperaktivitätsstörung*
ANA *antinukleäre Antikörper*
Anti-TPO *Anti-Thyreoperoxidase*
AP *alkalische Phosphatase*
ASL *Antistreptolysin*
β-hCG *humanes Choriongonadotropin*
BfArM *Bundesinstitut für Arzneimittel und Medizinprodukte*
BHR *Bauchhautreflex*
BioStoffV *Biostoffverordnung*
BKS *Blutkörperchensenkungsgeschwindigkeit*
BMI *Body-Mass-Index*
BSG *Blutsenkungsgeschwindigkeit*
BSR *Bizepssehnenreflex*
BWS *Brustwirbelsäule*
C 1–C 7 *Halswirbel 1–7*
CAT *Computer-Assisted Tomography*
CCP-AK *Antikörper gegen zyklisches zitrulliniertes Peptid*
CED *chronisch-entzündliche Darmerkrankungen*
CK *Kreatinkinase*
CK-MB *Kreatinkinase aus Muskulatur („muscle") und Gehirn („brain")*
COPD *chronic obstructive pulmonary disease, chronisch-obstruktive Lungenerkrankung*
CR *Kornealreflex*
CRP *C-reaktives Protein*
CrR *Kremasterreflex*
CT *Computertomografie*
DSGVO *Datenschutz-Grundverordnung*
EEG *Elektroenzephalografie*
EKG *Elektrokardiografie*
EMG *Elektromyografie*
EPO *Erythropoetin*
ERCP *endoskopische retrograde Cholangiopankreatikografie*
FAST-Test *Test bei V. a. Apoplexie; Akronym: face (Gesicht), arms (Arme), speech (Sprache), time (Zeit)*
FOB-Test *Test auf fäkales okkultes Blut*
fT 3 *freies Trijodthyronin*
fT 4 *freies Tetrajodthyronin, Thyroxin*
γ-GT *γ-Glutamyltransferase*
GefStoffV *Gefahrenstoffverordnung*
gFOB-Test *Guajak-basierter Test auf fäkales okkultes Blut*
GLDH *Glutamatdehydrogenase*
GOT *Glutamat-Oxalazetat-Transaminase*
GPT *Glutamat-Pyruvat-Transaminase*
HNO *Hals-Nasen-Ohren*
HbA_{1c} *glykosyliertes Hämoglobin*
HDL *high-density lipoproteins*
HIV *humanes Immundefizienzvirus*
Hkt *Hämatokrit*
HLA *humanes Leukozyten-Antigen*
HWS *Halswirbelsäule*
ICR *Interkostalraum*
iFOB-Test *immunologischer (immunochemischer) Test auf fäkales okkultes Blut*
IfSG *Infektionsschutzgesetz*
IgE *Immunglobulin E*
INR *International Normalized Ratio (Maßzahl bei der Thrombokinasezeit)*
IVP *intravenöses Pyelogramm (Infusionsurogramm)*
KRINKO *Kommission für Krankenhaushygiene und Infektionsprävention*
L 1–L 5 *Lendenwirbel 1–5*
LAP *Leuzinaminopeptidase*
LDH *Laktatdehydrogenase*
LDL *low-density lipoproteins*
LWS *Lendenwirbelsäule*
M./Mm. *Musculus/Musculi*
MCH *mittlerer korpuskulärer Hämoglobingehalt*
MCHC *mittlere korpuskuläre Hämoglobinkonzentration*
MCV *mittleres korpuskuläres Volumen*
MRT *Magnetresonanztomografie*
MS *Multiple Sklerose*
NaCl-Lösung *Natriumchloridlösung*
NSAR *nichtsteroidale Antirheumatika*
NT-proBNP *N-terminales B-Typ natriuretisches Peptid*
NYHA *New York Heart Association*
o. B./Ø *ohne Befund*
oGTT *oraler Glukosetoleranztest*
pAVK *periphere arterielle Verschlusskrankheit*
PET *Positronenemissionstomografie*
PNP *Polyneuropathie*
PNS *peripheres Nervensystem*
Proc. *Processus*
PSA *prostataspezifisches Antigen (Tumormarker)*
PSR *Patellarsehnenreflex*
PsychKG *Psychisch-Kranken-Gesetz*
PTH *Parathormon*
PTT *partielle Thromboplastinzeit*
RF *Rheumafaktoren*
RKI *Robert Koch-Institut*
RPSR *Radiusperiostreflex*
RR *Blutdruck nach Riva-Rocci*
S 1/S 2 *1. und 2. Kreuzbeinwirbel*
SHT *Schädel-Hirn-Trauma*
STIKO *Ständige Impfkommission*
TAK *Thyreoglobulin-Antikörper*
TCM *traditionellen chinesischen Medizin*
TIA *transitorische ischämische Attacke*
TPZ *Thromboplastinzeit*
TRAK *Rezeptorantikörper des Thyreoidea-stimulierenden Hormons*
TRBA *Technische Regel für Biologische Arbeitsstoffe im Gesundheitswesen und in der Wohlfahrtspflege*
TSH *Thyreoidea-stimulierendes Hormon*
TSR *Trizepssehnenreflex*
V./Vv. *Vena/Venae*
V. a. *Verdacht auf*
VAH *Verbund für Angewandte Hygiene*
WHO *World Health Organization*
ZNS *zentrales Nervensystem*

12 Literatur

[1] Battegay E. Differenzialdiagnose Innerer Krankheiten: Vom Symptom zur Diagnose. 21. Aufl. Stuttgart: Thieme; 2017

[2] Bierbach E. Naturheilpraxis Heute: Lehrbuch und Atlas. 6. Aufl. München: Urban & Fischer; 2019

[3] Blum HE, Müller-Wieland D. Klinische Pathophysiologie. 10. Aufl. Stuttgart: Thieme; 2018

[4] Böhm M, Hallek M, Schmiegel W, Hrsg. Innere Medizin. 6. Aufl. München: Elsevier; 2009

[5] Füeßl HS, Middeke M. Duale Reihe: Anamnese und klinische Untersuchung. 6. Aufl. Stuttgart: Thieme; 2018

[6] Herold G, Hrsg. Innere Medizin 2019. Köln: Gerd Herold; 2018

[7] Herzog M, Bierbach E, Hrsg. Handbuch Naturheilpraxis: Methoden und Therapiekonzepte. 3. Aufl. München: Elsevier; 2016

[8] Herzog M, Lang E, Sengebusch J. Blickdiagnose für Heilpraktiker. Stuttgart: Haug; 2010

[9] Jäckle R. Hexal Taschenlexikon Medizin. 3. Aufl. München: Elsevier; 2004

[10] Pschyrembel-Redaktion, Hrsg. Pschyrembel Klinisches Wörterbuch. 267. Aufl. Berlin, New York: Walter de Gruyter; 2017

[11] Sengebusch J, Bastian U. Crashkurs Heilpraktikerprüfung: Übungen – Checklisten – Prüfungstipps. 4. Aufl. München: Urban & Fischer; 2015

13 Anamnesebogen

Anamnesebogen

Basisdaten

Vorname, Name	Geschlecht	Größe	Gewicht	Blutdruck	Temperatur
Adresse (Straße, PLZ, Ort, Telefon, email	Alter	BMI, Proportionen	Gewichts-verlauf	Puls	**DATUM**

Aktuelle Beschwerde

Grund des Kommens: Beschwerden seid...| zunehmend, intermittierend...| Lokalisationen etc.

Vegetative Anamnese		
Allgemeinzustand	gut – eingeschränkt – krank – schwer krank	
Ernährung Essen, Trinken	u.a. Ernährungsweise, Diäten, Unverträglichkeiten, Durst, Appetit	
Stuhlgang	u.a. Frequenz, Beschwerden, Veränderungen, Stuhlauffälligkeiten (Farbe, Konsistenz, Geruch, Auflagerungen)	
Miktion	u.a. Frequenz, Beschwerden, Veränderungen, Harnauffälligkeiten, Nykturie	
Schlaf	u.a. Ein-, Durch-, Tiefschlaf, Erholung, Nachtschweiß	
Atmung	u.a. Belastungs-, Lagedyspnoe, Husten, Auswurf	
Leistung / Belastbarkeit	Einschränkung: ohne – mit – stark eingeschränkt / Art der Einschränkung	
Sexualität	**Frau**: Menses, Schwangerschaften, mgl. Schwangerschaft, Geburten, Libido, Menarche, Menopause, Ausfluss **Mann**: Miktionsbeschwerden / Prostata; Potenz, Dysfunktionen	Vorsorge (Gyn., Urologie)
Schmerzen	Lokalisationen, Verlauf, Charakter	
Orientierung	uneingeschränkt – eingeschränkt – schwer eingeschränkt	

Ergänzende Patienten-Informationen

Pflege(stufe)	Benötigte Hilfsmittel ADL	Behinderung(sgrad)	Patientenverfügung
Vorliegende Laborbefunde	(u.a. Indikation, Datum, Auffälligkeiten)		
Kontaktperson (Status, z.B. Familie, Vormund, Betreuer)	Vorname, Name, Adresse, Telefon, email		

1

▶ **Abb. 13.1** Anamnesebogen (Quelle: Jürgen Sengebusch)

Allgemeine Anamnese-Daten

Medikationen (einschl. Kontrazeptive, nicht verordnete Mittel) Indikation, Zeitraum, Dosierungen				
Risikofaktoren	Vorerkrankungen, Krankenhausaufenthalte, Therapien			
	Umfeld, Beruf (Noxe, Gefahrenstoffe, Infektionsrisiken, Tiere, Auslandsaufenthalte)			
	Familie (Krankheiten, z.B. Stoffwechselerkrankungen, Tumoren, psychiatr. Erkrankungen)			
	Soziale Situation (Lebenssituation, Belastungsfaktoren)			
	Genuss- / Suchtmittel (Zeiträume, Frequenz, Mengen)			
	Nikotin (Packyears)	Alkohol	Weitere Drogen	Medikamente
Allergien, Unverträglichkeiten				
Impfstatus			Vorsorgen	

Körperliche Untersuchung I	
Haut (Kolorit, Turgor, Effloreszenzen u.a.)	**Kopf / Hals** (Augen, Pupillen, Ohren, Nase, Gefäße u.a.)
Haltung, Gangbild (Wirbelsäule, Schonhaltungen u.a.)	**Mund / Rachen** (Schleimhäute, Mandeln, Zunge, Zahnstatus, Foetor u.a.)
Extremitäten (Beweglichkeit, Effloreszenzen, Lageanomalien u.a.)	**Stütz- / Bewegungsapparat** (Beweglichkeit, Anomalien u.a.)
Puls- / Gefäßstatus (Palpation, Strömungsgeräusche, Varizen u.a.)	**Neurologischer Status** (Eigen- / Fremdreflexe, Hirnnerven, Meningismus u.a.)
Lymphknotenstatus (Kopf, Hals, Achsel, Leiste u.a.)	

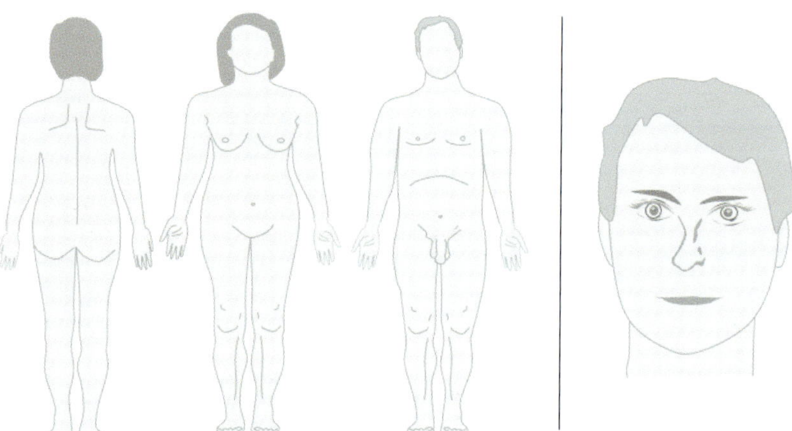

Abdomen
Bauchdecke | Magen, Dünndarm, Dickdarm | Milz Leber, Galle, Pankreas | Nieren, Blase, Genitale
Inspektion
Auskultation
Perkussion
Palpation
Weitere

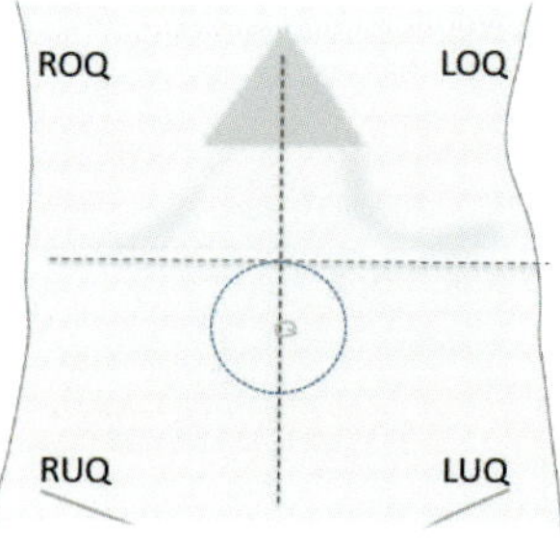

Körperliche Untersuchung II
Herz (Frequenz, Rhythmus, Geräusche u.a.)
Thorax (Form, Palpationsschmerz u.a.)
Lunge / Atemapparat
Auskultation
Perkussion
Palpation
Atmung
Atemexkursion u.a.

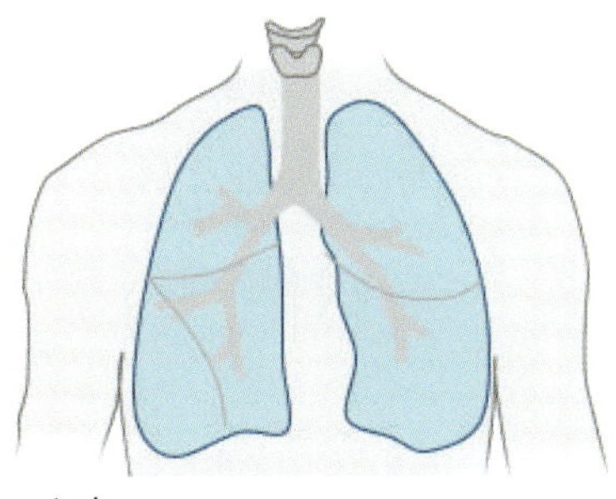

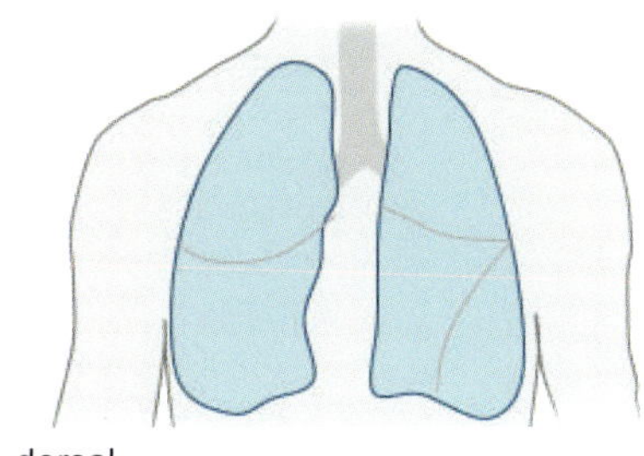

Eigenes Labor	
Blut	Urin
Stuhl	Weitere

Diagnosen, weitere Abklärung, Therapie
Diagnosen
Weitere Abklärung
Therapie

Sachverzeichnis

C

D

E

F

G

L

M

N

W

X

Z